# DER VERBAND

## LEHRBUCH DER CHIRURGISCHEN UND ORTHOPÄDISCHEN VERBANDBEHANDLUNG

VON

**FR. HÄRTEL** UND **FR. LOEFFLER**

PROFESSOR DR. MED.      PRIVATDOZENT DR. MED.

OBERARZT      LEIT. ARZT DER ORTHOPÄD. ABTEILUNG

DER CHIRURGISCHEN UNIVERSITÄTSKLINIK ZU HALLE A. S.

MIT 300 TEXTABBILDUNGEN

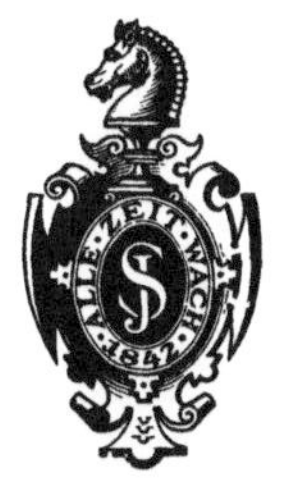

BERLIN

VERLAG VON JULIUS SPRINGER

1922

ISBN-13: 978-3-642-89390-2    e-ISBN-13: 978-3-642-91246-7

DOI: 10.1007/978-3-642-91246-7

IHREM HOCHVEREHRTEN LEHRER UND MEISTER

HERRN GEH. MED.-RAT PROF. DR. MED.
# AUGUST BIER
IN BERLIN

EHRFURCHTSVOLL GEWIDMET

# Vorwort.

Die moderne Entwicklung der konservativen Chirurgie, die fortschreitende Ausgestaltung und zunehmende Bedeutung der Orthopädie, der neuzeitliche Aufschwung in der Behandlung der Knochenbrüche, sie alle befassen sich in ganz besonderem Maße mit derjenigen Seite der ärztlichen Tätigkeit, welche dem Verbande gewidmet ist; weisen jene Gebiete doch dem Verbande vielfach den wichtigsten und ausschlaggebenden Teil der Behandlung zu.

Aber auch die operative Tätigkeit bedarf, das wird jeder erfahrene Chirurg und Orthopäde bestätigen, der Ergänzung durch eine sorgfältige, gewissenhafte und sachgemäße Ausführung der zweckmäßigen Verbände, und die Erfolge einer noch so glänzenden Operationskunst werden ohne die Mitwirkung jener stillen und mühevollen Kleinarbeit, die sich in den Verbandzimmern und am Krankenbette abspielt, stets fraglich bleiben.

Noch stehen wir alle unter dem frischen Eindruck der ungeheuren Summe von Erfahrungen, die der Weltkrieg uns gebracht hat. Und diese Erfahrungen haben auch allen denen, die sich der Bedeutung des Verbandes nicht in vollem Umfange bewußt waren, mit zwingender Kraft vor Augen geführt, welch wichtige und verantwortungsvolle Rolle der Verband in der kriegschirurgischen Tätigkeit spielt, und wie nur zu oft der Verband es ist, der letzterhand über das Schicksal des Verwundeten entscheidet.

So ist denn wohl kein Zweifel, daß das Interesse der Ärzte für den Verband, das durch die einseitige Entfaltung der operativen Technik in den letzten Jahrzehnten stark in den Hintergrund gedrängt war, heute in mächtiger Weise neu belebt worden ist. Dafür spricht schon die namentlich in der Kriegszeit zu üppiger Fülle angewachsene Literatur über den Verband. Hier auf Grund umfassender, praktischer Erfahrung und gründlichen Studiums der Geschichte die Spreu vom Weizen zu sichten und das wirklich Neue und Wertvolle dem Praktiker in leicht faßlicher Form zugänglich zu machen, muß das Ziel einer heutigen Verbandlehre sein.

Wohl haben die zahlreichen vorhandenen Verbandlehren sich ernstlich bemüht, die neuen Forderungen aufzunehmen und einzugliedern, aber man kann sich des Eindrucks nicht erwehren, daß die alte Hülle vielfach zu eng geworden ist, und daß das Bedürfnis vorliegt, die Lehre vom Verband einmal wieder systematisch von neuem aufzubauen, sie frei zu machen von der Scholastik der alten „Schulverbände" und anderen überkommenen Gewohnheiten und Fesseln, und sie dem Geiste der heutigen Zeit anzupassen.

Die Lehre vom Verband kann nur dann erfolgreich und in anregender Form dargestellt werden, wenn man die einzelnen Verbände in enger, lebendiger Verbindung läßt mit ihren therapeutischen Zielen! Nur so wird es gelingen, diese Lehre von der Auffassung einer mechanischen, handwerksmäßigen und letzten Endes langweiligen Technik zu befreien und sie zum Range einer Wissenschaft zu erheben: einer Wissenschaft der Verbandbehandlung.

Das vorliegende Buch, das der Zusammenarbeit eines Chirurgen und eines Orthopäden seine Entstehung verdankt, bedeutet einen Versuch in dieser Richtung. Es ist in der Absicht verfaßt, nicht nur ein Leitfaden des Studierenden für den Verbandkursus zu sein, sondern zugleich auch dem Praktiker in allen Fragen beratend zur Seite zu stehen, welche die chirurgische und orthopädische Behandlung durch Verbände berühren.

Der Inhalt ist in folgender Weise gegliedert:

Der erste Teil: „Der Deckverband", behandelt die Bedingungen, nach denen die einzelnen Körperteile unter Berücksichtigung ihrer anatomischen und physiologischen Eigenart und pathologischer Verhältnisse mit Verbänden bedeckt werden. Der zweite Teil: „Der mechanische Verband", stellt alle auf mechanischem Wege wirkenden Verbände dar und liefert dabei naturgemäß einen kurzen Abriß der Knochenbruchbehandlung. Auch sind hier alle orthopädischen Verbände besprochen, soweit sie in den Tätigkeitskreis des nicht spezialistischen Arztes und Chirurgen fallen. Der dritte Teil: „Der Wundverband", gibt eine ausführliche Anleitung der Wundbehandlung nach den heute geltenden Grundsätzen und beschreibt ferner die den Blutumlauf beeinflussenden Verfahren, wie Hyperämie, Blutleere usw. Jedem Teil geht ein geschichtlicher Abschnitt voraus, der in kurzen Zügen den Werdegang der Verbandkunst, Knochenbruch- und Wundbehandlung schildert und die heute geltenden Anschauungen und Verfahren auf ihren Ursprung zurückführt. Als Anhang folgt eine alphabetisch geordnete Zusammenstellung der Rezepte und Bezugsquellen, sowie ein Verzeichnis der wichtigsten Literatur.

Der Abschnitt: „Gipsverbände und Orthopädische Technik", sowie derjenige über die „Nagelextension" haben Herrn Privatdozent Dr. Loeffler, alle übrigen Teile des Buches Herrn Prof. Dr. Härtel zum Verfasser; durch enge Fühlungnahme beider Verfasser ist eine möglichst einheitliche Darstellung angestrebt. Die beschriebenen Verbandmethoden entsprechen den an den chirurgischen Universitätskliniken Halle, Berlin und Frankfurt gebräuchlichen, einige sind von den Verfassern selbst angegeben. Im übrigen waren wir bestrebt, alle wichtigeren Verfahren der Gegenwart zu berücksichtigen und auch dankenswerten Anregungen von dritter Seite Folge zu geben. Dem ehemaligen und dem derzeitigen Direktor der Klinik Halle, den Herren Prof. Dr. Schmieden und Prof. Dr. Voelcker, sagen wir für die Förderung unserer Arbeit wärmsten Dank.

In der Herstellung des 300 Nummern umfassenden Abbildungsmaterials haben wir den Grundsatz befolgt, durchweg neue Abbildungen durch Zeichnung oder Lichtbild herzustellen, und haben von der Übernahme von Bildern aus anderen Werken, abgesehen von wenigen historischen Abbildungen, so gut wie ganz abgesehen. In der künstlerischen Herstellung der Zeichnungen fanden wir in Herrn Zeichenlehrer Wilh. Tiemann, Halle a. S., wertvolle Unterstützung.

Dem Verleger, dessen überaus großem Entgegenkommen die reiche, „friedensgemäße" Ausstattung des Werkes in schwierigster Zeit zu verdanken ist, sprechen wir unsere größte Anerkennung und unseren Dank aus.

Wohl bewußt der Schwierigkeit, das umfangreiche Material auf engem Raume zu übersichtlichem Lehrstoff organisch zu gestalten, konnten wir nur dadurch mit Vertrauen ans Werk gehen, daß wir uns den Grundsatz der Einfachheit und praktischen Brauchbarkeit zum obersten Gesetz machten.

Halle a. S., im Herbst 1921.

**F. Härtel.     F. Loeffler.**

# Inhaltsverzeichnis.

# Erster Teil

# Der Deckverband.

## 1. Geschichte des Deckverbands.

Wenn wir die geschichtliche Bedeutung des Bindenverbandes richtig würdigen wollen, so müssen wir uns vergegenwärtigen, daß sowohl die erhärtenden Verbände wie die klebenden Verbände, insbesondere der Gips- und der Heftpflasterzugverband, Kinder der jüngsten Vergangenheit sind: ihre Entstehung fällt in das 19. Jahrhundert. Vor dieser Zeit bis hinauf ins graue Altertum mußte der Bindenverband nicht nur die Befestigung der Verbandstoffe auf der Wunde besorgen, sondern auch die Behandlung der Knochenbrüche und die orthopädischen Aufgaben zu einem viel größeren Teil mitübernehmen als heute. Nicht genug damit, so mußte auch, als Ersatz der zwar alten, aber durchaus nicht immer geübten Wundnaht, der Bindenverband häufig die Vereinigung der Wundränder zwecks primärer Verheilung gewährleisten. Hieraus erklärt sich der hohe Wert, den die Alten dem Bindenverband beilegten, hieraus die Unzahl typischer Verbände, die angegeben wurden. Finden sich doch schon bei Galen, dem Altmeister der Wickelkunst, nicht weniger als folgende Zahlen von benannten Verbänden: 17 für die Beine, 10 für die Arme, 20 für Hals und Rücken, 5 für die Brüste, 15 (!) für die Nase, 7 für die Augen, 24 für den Kopf und 10 für Wangen und Gesicht. Ja, bereits die alten Inder, welche schon Baumwolle, Wolle, Seide und Leinwand für Verbandzwecke benutzten, kannten 14 ihrer Form nach benannte Verbände.

Hippokrates (geb. 460 v. Chr.), der Vater der antiken Heilkunde, dessen unvergleichliches Wissen und Können turmhoch über das der nachgeborenen Geschlechter des Altertums und Mittelalters zu uns herüberragt, hatte bereits eine hochentwickelte Verbandtechnik. Er verwendete Rollbinden aus weicher Leinwand von 3—6 Ellen Länge und einer auffallend geringen Breite (2—3 Querfinger). Sie wurden als ein- und zweiköpfige Binden, als geschlitzte Binden (= Fundae), sowie als „wundvereinigende“ Binden (Abb. 1) benutzt.

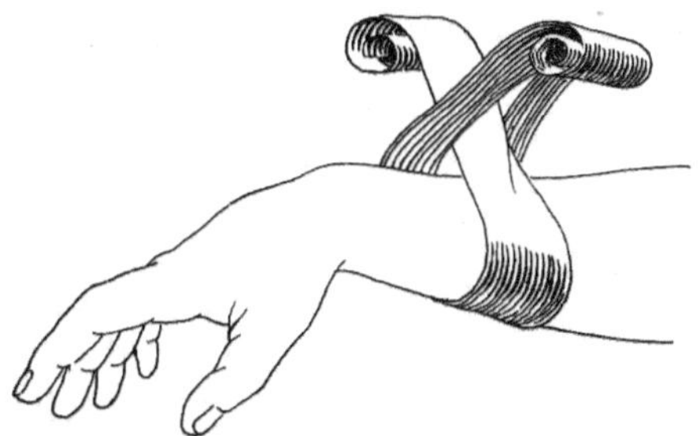

Abb. 1. Fascia uniens (nach Bernstein).

Letztere bestanden aus einer zweiköpfigen Binde, deren Mittelteil einen Schlitz enthielt, durch den nach einem Kreisgang der eine Bindenkopf hindurchgesteckt wurde. Hippokrates legte in einer gutgeschriebenen Abhandlung Wert auf sorgfältige Bindenführung und Vermeidung von Künsteleien. Er benutzte Kreisgänge, freie und gedeckte Windungen [1]), Achtergänge; statt des Rückschlags (Renversé) nähte er, z. B. beim Verbinden der Wade, Falten in die Binde ein. Auch die erste Bindenbehandlung des Schlüsselbeinbruchs findet sich bei ihm beschrieben, das Verfahren befestigte den Arm der kranken Seite auf der Brust und die Hand auf der gesunden Schulter, ähnelt also unserem „Velpeau". Dagegen ist bemerkenswert, daß die nach Hippokrates benannte

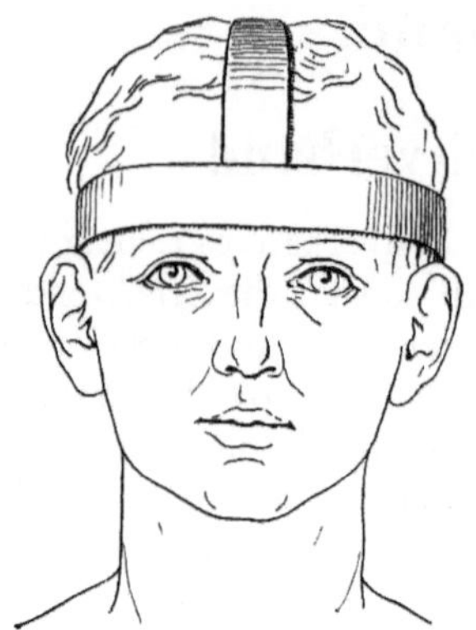

Abb. 2. Fascia dimidiata.

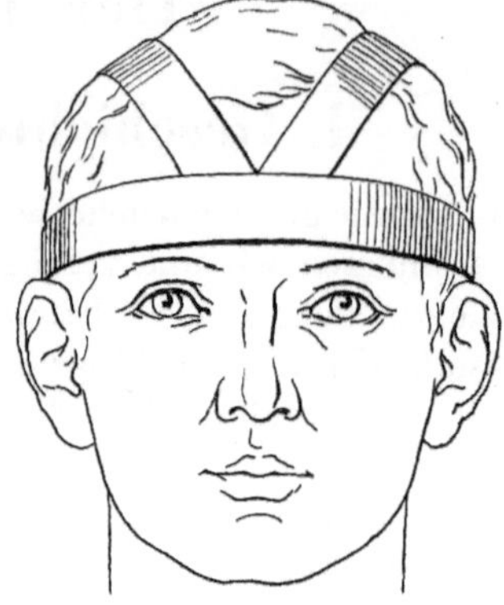

Abb. 3.  Scapha.

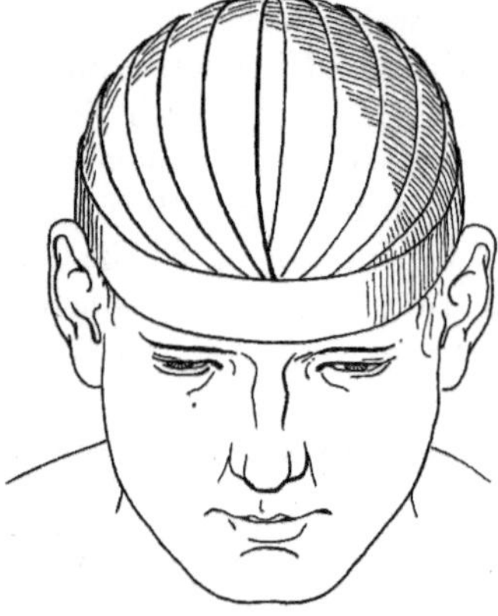

Abb. 4. Mitra Hippocratis.

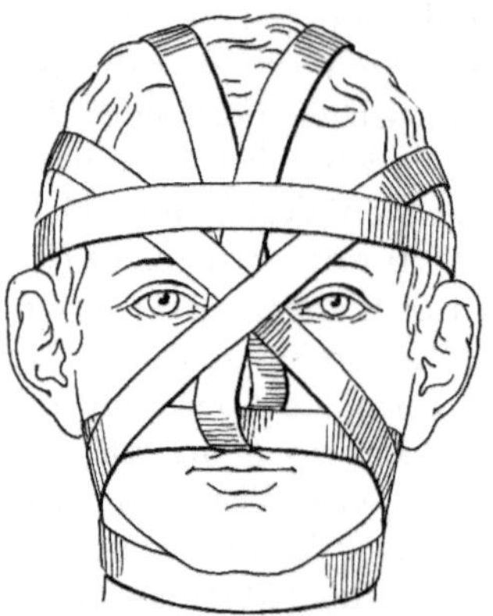

Abb. 5.  Nasenverband.

Abb. 2—5. Hist. Kopfverbände (nach Bernstein).

„Mitra" sich nicht bei ihm erwähnt findet. Diese Form des Kopfverbandes ist weit älter und findet sich bereits bei den ägyptischen Mumien vor; Hippokrates selbst aber verwirft die schräg über den Kopf laufenden Gänge. Mitraähnliche Verbände bringen Galen und die späteren Verbandlehrer; der Name „Mitra Hippocratis" findet sich erst in der Verbandlehre von Baß (1720) für einen Tuchverband und bei Bernstein (1798) für die heute bekannte Bindenform (Abb. 4).

Von den Ärzteschulen des Altertums wurde die Verbandkunst eifrig aus-

---

[1]) Über die deutschen Benennungen der Grundformen vgl. S. 5.

gebaut, und so finden wir denn bei Galenus (geb. 130 n. Chr.) nahezu sämtliche unserer heutigen Schulverbände nebst einer großen Zahl anderer, jetzt vergessener Formen erwähnt und beschrieben. Galen kannte die Mitella (parva), die Testudo des Ellbogen- und Kniegelenks, die Spica der Schulter und Hüfte, die Funda, die T-Binde, sowie eine primitive Form des Kapistrum. Der von Galen beschriebene Schlüsselbeinbruchverband befestigte den Arm über ein in die Achsel gelegtes Polster an die Brust, glich also im wesentlichen unserem „Désault" (Abb. 6 a—c).

In den folgenden Jahrhunderten wandte man im wesentlichen die Verbände Galens an, soweit man davon Kenntnis hatte. Erst im 17. Jahrhundert finden wir wieder systematische Verbandlehren. Eine der ersten ist die des Franzosen Verduc (1693). Er beschreibt von den Grundformen zum ersten Male das

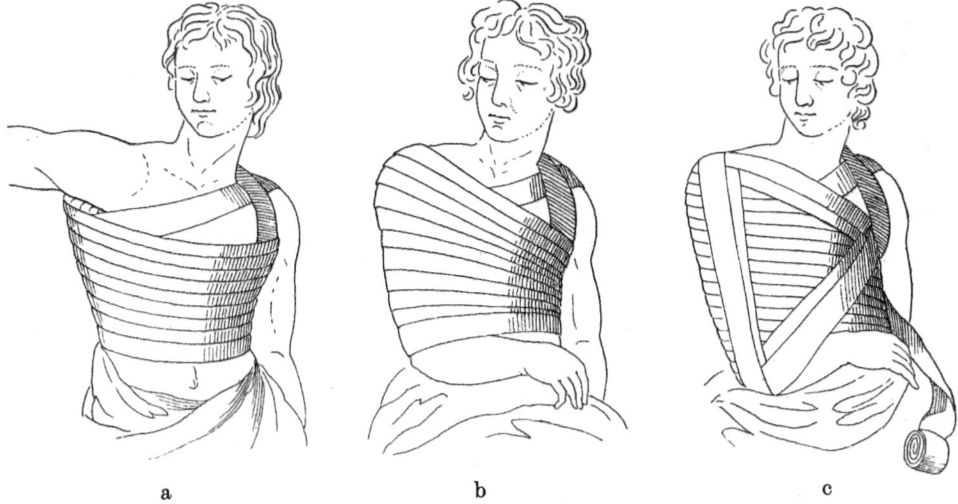

a        b        c

Abb. 6. Désaultscher Verband (nach Bernstein).

Renversé; er bringt die Sternverbände (étoile), den Steigbügelverband (étrier). Verduc gibt ferner ausführliche Vorschriften über die Einwicklung der Finger (gantelet), auch bildet er den Kopfverband weiter aus (chevêtre). Die Brust-Schulterverbände, Galens Quadriga und Kataphrakta, wurden vereinfacht.

Die erste deutsche Verbandlehre von Baß (Halle 1720) bringt in größerer Zahl noch wie Verduc die klassischen Verbände und nennt sie mit den heute noch üblichen lateinischen Ausdrücken (stella, stapes, capistrum, mitra usw.) Vorzüglich sind die Arbeiten Désaults (Ende 18. Jahrh.), besonders über die Verbandbehandlung der Knochenbrüche; hiervon soll später die Rede sein. Die Verbandlehre von Bernstein (Jena 1798) beschreibt erschöpfend die bis zu dieser Zeit bekannten Verbandarten; er bringt die Bezeichnung chirotheca completa und dimidia, sowie suspensorium mammae. Abb. 1—6 zeigen einige alte Verbände.

Zu Beginn des 19. Jahrhunderts erleben wir noch einmal das Bestreben, unzählige neue Verbände und Modifikationen auszutüfteln, wie zu Galens Zeiten. Für jeden Verband werden 6—10 Abweichungen beschrieben, für den „Désault" allein 19 (Lehrbuch von Lode [1848]). Der letzte der typischen

Verbände ist der von Velpeau (um 1883) angegebene Schlüsselbeinbruchverband, der, wie erwähnt, seinen Vorläufer schon bei Hippokrates hatte.

Mit der Einführung des Gips- und Heftpflasterverbands Mitte des
19. Jahrhunderts schwand das Interesse an der Neueinführung von Verbandtypen, da nunmehr die Knochenbruchbehandlung von der Kunst der Bindenwicklung, von der besonderen Wirkung der oder jener Bindentour im großen
und ganzen unabhängig wurde. Aber auch der Wundverband vereinfachte
sich erheblich, vor allem durch die Einführung der weichen und schmiegsamen
Mullbinde, welche das Anwickeln der Verbandstoffe gegenüber den früher
gebrauchten Leinenbinden und auch den neueren (Anfang 19. Jahrh.) englischen
Flanell- und gewirkten (Cambric-)Binden bedeutend erleichtert.

Der Mull, ein klarer, feiner, weißer und weicher Baumwollstoff, welcher
zu Zwecken der Frauenkleidung und zu sanitären Zwecken hergestellt wird,
kam ursprünglich aus Ostindien. Anfang des 19. Jahrhunderts (1822) gelangte
durch Roberts der mechanische Webstuhl zur allgemeinen Einführung; seit
dieser Zeit wird der Mull fabrikmäßig hergestellt. Die allgemeine Einführung
der Mullbinde stammt jedoch wohl erst aus den 70er Jahren, dem Beginn der
antiseptischen Ära.

In den Verbandlehren unserer Zeit, von denen ich hier nur die bedeutendsten
von v. Esmarch, von Hoffa und die des Holländers v. Eden hervorheben
will, ist die Zahl der Galen-Verduc-Baß-Bernsteinschen Schulverbände
erheblich verringert und auf ein gesundes Maß des Brauchbaren zurückgebracht.
Trotzdem scheint mir, daß auch diesen Zusammenstellungen noch
ein gut Teil Scholastik anhaftet und der moderne Arzt mit noch
einfacheren Hilfsmitteln auskommt.

Die erste Erwähnung der **Tuchverbände** finden wir bei Hippokrates,
während Galen sich weniger mit Tuchverbänden befaßt zu haben scheint.
Verduc beschrieb einen Tuchverband für den Kopf, ähnlich dem Capitium
parvum triangulare, das sich unter diesem Namen zuerst bei Baß findet. Dieser
bringt auch das Capitium magnum quadrangulare. Die erste Erwähnung der
dreieckigen und der viereckigen Mitella findet sich bei Bernstein. Dieser
bringt zuerst vollständig die heute üblichen Tuchverbände. Bemerkenswert
ist, daß zu Beginn des 19. Jahrhunderts eine Richtung auftauchte, welche die
Verwendung der Tuchverbände zu verallgemeinern, ja die Bindenverbände ganz
durch Tuchverbände zu ersetzen bestrebt war. Vertreter dieser Richtung
waren Gerdy 1826 und mehr noch Mayor 1829. Dieser beschrieb nicht weniger
als 70 Tuch- und Kravattenverbände. Unter den neueren Chirurgen ist v. Esmarch zu erwähnen, der den Tuchverband als wichtiges Hilfsmittel der Kriegschirurgie anpries und das bekannte Dreiecktuch mit den aufgedruckten Schul-
beispielen herstellen ließ.

Gewiß ist, daß der Tuchverband als erster Notverband stets große Bedeutung
behalten wird; auch bei stark absondernden Wunden mit häufigem Verbandwechsel, z. B. am Becken, bei der halboffenen Verbandweise (s. S. 237), bei Bauchverbänden usw. leistet er unschätzbare Dienste.

Es folgt nunmehr eine Aufzählung der heute noch gangbaren und der wichtigeren historischen Verbandtypen mit Angabe der verschiedenen Benennungen, des geschichtlichen Ursprungs und des ersten Zwecks, zu dem der Verband angegeben wurde.

| Deutsche Bezeichnung | Synonyma | Geschichtlicher Ursprung | Erster Zweck |
|---|---|---|---|
| **A. Grundformen** | | | |
| Kreisgang | Fascia orbicularis (Galen) Fascia circularis (Bassius) | | |
| Windung | Hobelspanverband, Dolobra (Galen) | Hippokrates 5. Jahrh. v. Chr. | Wund- und Knochenbruchbehandlung |
| Gedeckte Windung | Dol. currens „ ascia (Galen) | | |
| Freie Windung | Dol. serpens „ sima (Galen) „ obtusa 18. J. | | |
| Rückschlag | Renversé | Verduc 1703 | Verwendung wie heute |
| Gefächerte Acht | Testudo | Galen 150 n. Chr. | desgl. |
| Wandernde Acht | Spica | „ | desgl. |
| **B. Fertige Verbände.** | | | |
| Fingerverband | Chirotheca, Gantelet, Panzerhandschuh | Verduc | Luxation im Metakarpophangealgelenk und Wundverband |
| Armtrageverbände | Mitella parva „ triangularis „ quadrangularis | Galen Bernstein 1800 | Vorderarmbruch Verwendung wie heute |
| Désaultscher Verband | Spica Glaucii | Galen, Désault 18. Jahrh. | Schlüsselbeinbruch |
| Velpeauscher Verband | | Hippokrates, Velpeau 19. Jahrh. | desgl. |
| Hüftgelenkverband | Spica coxae (iliaca, trochanterica, glutaea, v. Eden) | Galen | Einwicklung des Hüftgelenks |
| Steigbügelverband | étrier (Verduc) stapes (Bassius) | Verduc | Aderlaß- und Wundverband |
| Sternverband | étoile, stella | Verduc, Petit | Verwendung wie heute |
| Viergliedriger Brustverband | Quadriga, Kataphrakta | Galen | desgl. |
| Brüsteverband | Suspensorium mammae | Bassius 1720 | desgl. |
| Beckenverbände, T-Binde | Kreuzverband am Damm | Galen | Verwendung wie heute |
| Kleiner Kopfverband | Mitra Hippokratis | Alten Ägypter und Bernstein | Verwendung wie heute |
| Großer Kopfverband | Capistrum unimembre s. simplex, bimembre s. duplex, chevêtre | Galen, Verduc, Bernstein | Kieferbruch |
| Nasenschleuder | Funda nasi | Galen | Verwendung wie heute |
| Kinnschleuder | Funda maxillae | Galen | Kieferbruch |
| Augenverband | Monoculus und Binoculus | Hippokrates | Verwendung wie heute |

# II. Der Bindenverband.

## 1. Arten der Bindenverbände. Material. Übungsverbände.

**a) Der Mullbindenverband.** Der moderne Verband schlechthin ist der Mullbindenverband. Die Wunde ist mit einer mehrfachen Lage (Kompresse) von sterilem Mull bedeckt, der Körperteil mit Zellstoff oder Watte gepolstert, und die Befestigung geschieht durch Umwickeln von Mullbinden.

Die Mullbinde hat vor allen anderen Binden den Vorzug der größten Schmiegsamkeit. Ohne große Kunst beim Anlegen zu erfordern, sitzen die Bindengänge auf der untergelegten Polsterung fest und schmiegen sich infolge ihrer seitlichen Dehnbarkeit jeder Wölbung des Körpers an. Durch Einpressen des Polstermaterials in die Maschen des Gewebes ist die Reibung auf der Unterlage groß und das Abgleiten erschwert. Bei ihrem Anlegen haben wir nur zu beachten, daß der richtige Grad des Zuges — nicht zu lose und nicht zu fest — gewahrt wird, und daß die Binde am Rande des Verbandes nicht die Haut berührt, sondern von der Polsterung um etwa 1 cm überragt wird, da sonst die Haut gescheuert und geschnürt wird. Niemals sollen Mullbinden auf die bloße Haut angelegt werden, sie verschieben sich da leicht und rutschen zu schnürenden Strängen zusammen.

Man achte darauf, weiche und geschmeidige Mullbinden zu verwenden. Gerade die lose gewebten billigeren Stoffe sind die zweckdienlicheren, während die guten, straff gewebten Binden nur eine überflüssige Verteuerung bedeuten.

**b) Andere Bindenarten.** Stärkebinden, auch Kleister-, Steifgaze-, appretierte Binden genannt, sind Mullbinden, welche mit Stärkekleister durchtränkt sind. Sie werden als Abschluß für einfache Mullverbände gebraucht, um ihnen erhöhte Dauerhaftigkeit zu verleihen, und spielen im übrigen bei den mechanisch wirkenden Verbänden eine große Rolle (vgl. S. 92). Vor dem Anlegen müssen sie in heißem Wasser erweicht und tüchtig ausgedrückt werden. Beim Anlegen müssen die Binden straff angezogen werden, da sie beim Trocknen etwas nachgeben, und durch mehrfaches Überstreichen in der Richtung der Bindengänge fest anmodelliert werden. Die Vorschrift, nie auf die bloße Haut zu wickeln, ist hier besonders wichtig, da der freie Rand der erhärteten Stärkebinde wie eine Säge scheuert.

Als billigerer Ersatz der Mullbinde werden seit der Kriegszeit Binden aus Kreppapier verwendet. Sie haben nicht die guten mechanischen Eigenschaften der Mullbinde, schmiegen sich weniger gut an und sind leicht zerreißlich. Trotzdem erfüllen sie ihren Zweck, wenigstens wenn es sich nicht um besonders wichtige, längere Zeit liegenbleibende Verbände handelt.

Binden aus Cambric (= Toile de Cambrai, ein locker gewebter, ursprünglich leinener, später aus Baumwolle gefertigter Stoff) sind weniger schmiegsam als Mullbinden und teurer als diese, finden deshalb seltener Verwendung.

Das gleiche gilt für die aus Leinwand gewebten Binden. Leinwandbinden mit eingewebter farbiger Kante dienen uns zu Übungszwecken, da man die einzelnen Bindengänge damit übersichtlicher darstellen kann als mit Mullbinden. Sie werden für diesen Zweck aus Gründen der Einfachheit auf die bloße Haut angelegt.

Für die elastische Einwicklung der Glieder oder des Rumpfes stellen die schlauchförmigen Trikotbinden das beste Material dar; auch die wollenen Flanellbinden dienen diesem Zweck. Bei diesen Wicklungen, welche stets ohne Unterpolsterung vorgenommen werden, ist auf genaue regelrechte Bindenführung die größte Sorgfalt zu verwenden.

**c) Übungsverbände.** Die heute üblichen Verbandformen, namentlich der so bequem anzulegende Mullverband, sind geeignet, die Verbandübungen nicht unwesentlich zu beeinflussen, und wir müssen zunächst einmal die Frage aufwerfen,

1. ob die Verbandübungen mit leinenen Binden am Gesunden überhaupt noch eine Berechtigung haben,

2 ob die bisher übliche Form der Erlernung bestimmter Schulverbände heute noch aufrecht zu erhalten ist.

Die erste dieser Fragen muß unbedingt bejaht werden. Die Übungen mit verhältnismäßig sprödem Material am Phantom bzw. am Gesunden bilden, wie auch sonst in der Medizin, eine Schule der Geschicklichkeit, die wir in der Ausbildung der Ärzte und des ärztlichen Hilfspersonals nicht entbehren können. Ihr Wert beruht darauf, den Formensinn zu bilden, die räumliche Vorstellungsfähigkeit zu üben und all die notwendigen Handgriffe zur Gewohnheit zu machen und gleichsam ins Unterbewußtsein hinabzurücken. Der Arzt hat im Ernstfalle so vielerlei Dinge zu erwägen, daß das Anlegen des Verbandes automatisch von der Hand gehen muß. Eine systematische Einübung im Verbinden muß daher aus pädagogischen Gründen durchaus verlangt werden.

Dagegen bedarf die Form dieser Übungen einer gründlichen Umgestaltung. Das mechanische Auswendiglernen bestimmter Schulverbände mit vorgeschriebener Reihenfolge der Touren ist eines wissenschaftlich denkenden Arztes unwürdig und entspricht auch den Bedürfnissen der Praxis keineswegs. Die überlieferten Schulverbände stellen, soweit sie nicht als Künsteleien veraltet und überhaupt abzulehnen sind, optimale Gebrauchsformen dar, die sich im Laufe der Jahrhunderte als zweckmäßig bewährt haben. Es hieße das Kind mit dem Bade ausschütten, wollte man solch altbewährte Lehren fortwerfen und das Verbinden wilder Empirie überlassen. Aber wie das Wesen der pharmakologischen Ausbildung nicht darin besteht, bestimmte Rezepte auswendig zu lernen, sondern für jeden Fall das geeignete Rezept neu zu entwerfen, so müssen auch die Verbandübungen den Schüler befähigen, in jedem Falle den geeigneten Verband selbst zu erfinden. Denn die zahlreichen Aufgaben, welche uns die Pathologie, ja schon die Veränderlichkeit der normalen Körperformen zuweist, können nicht nach dem gleichen Schema behandelt werden. Es sollen daher in den Verbandübungen nicht gelehrt werden die oder jene bestimmten Verbandformeln, sondern die lebendige Anschauung von folgenden Gesichtspunkten:

1. Wie wird der betreffende Körperabschnitt am einfachsten mit sicher sitzenden Bindengängen im gewünschten Umfange bedeckt?

2. Wie vermeidet man dabei fehlerhaft sitzende Gänge, welche abgleiten oder durch Schnürung, Behinderung der Atmung usw. den Kranken schädigen?

3. Welchen Einfluß haben die Bewegungen des Körperteils auf den Verband? Soll dieser Bewegungen gestatten oder verhüten? Welche anderen mechanischen Wirkungen soll der Verband ausüben?

4. Wo sind die Grenzen des Bindenverbandes? An welchen Körperstellen sind Bindenverbände unzweckmäßig und müssen Ersatzverbände (Pflaster, Tücher usw.) gebraucht werden?

Mit anderen Worten: Es muß der Anlegung jedes Verbandes die eingehende Betrachtung der anatomischen Form des Körperteils und seiner physiologischen Bewegungen sowie der Veränderung dieser Faktoren durch die Pathologie vorausgehen. Es muß die Wirkung des Verbandes in jeder Hinsicht genau vorher berechnet werden und darauf der Plan seiner Anlegung gegründet werden. So wird der Übende schließlich befähigt, von selbst in jedem Falle die richtige Form zu finden — ihre mehr oder minder große Übereinstimmung mit den typischen Schulverbänden ist belanglos.

Was an reinem Lernstoff bleibt, sind nur die — recht einfachen — Grundformen. Denn die Zergliederung der verschiedenen Verbandstypen zeigt, daß sie sich alle auf bestimmte geometrische Formen zurückführen lassen, die wir als die ein-, zwei- und dreigliedrigen Grundverbände alsbald beschreiben wollen.

Wer diese Grundformen einmal begriffen hat, wird imstande sein, jeden Körperteil nach Maßgabe der Erfordernisse des betreffenden Falls zweckmäßig und dabei schulgerecht zu verbinden.

## 2. Grundformen des Bindenverbands.

**a) Eingliedrige Verbände.** Legt man um einen gleichmäßig starken Gliedabschnitt ein Bindenstück, so entsteht eine einfache Ringform, die wir Kreisgang nennen (Abb. 7 a). Will man die Binde um ein kegelförmig anschwellendes Glied legen, so würde ein Kreisgang nicht sitzen, da der obere Rand zu eng, der untere zu weit würde. Man muß dem Bindengang Kegelform erteilen. Dies geschieht durch Herumwerfen oder Zurückschlagen der Binde so, daß deren Innenseite durch eine Drehung um 180° nach außen gekehrt wird: Rückschlag (Abb. 7b). Der obere Rand des Bindengangs ist nunmehr gegenüber dem unteren verlängert, und die Binde sitzt.

Soll eine Binde das Glied fortlaufend bedecken, „einwickeln", so muß sie sich wie die Rebe um den Stock herumwinden: Windung. Halten sich die Gänge der Windung eng aneinander, so decken sich die Bindenringe teilweise, es entsteht die gedeckte Windung (Abb. 8a). Verlaufen die Gänge lang ausgezogen ohne Deckung, so sprechen wir von der freien Windung (Abb. 8b). Die gedeckte Windung liefert eine vollständige Bedeckung des Gliedabschnitts mit der Binde, die freie Windung führt uns rasch von einem Ende des Glieds

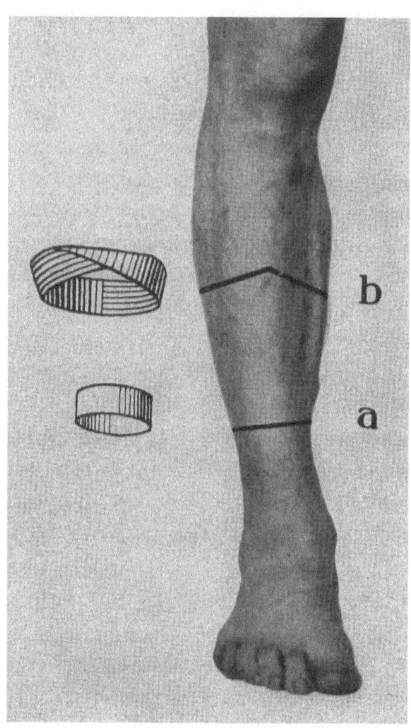


Abb. 7.   a Kreisgang.   b Rückschlag.

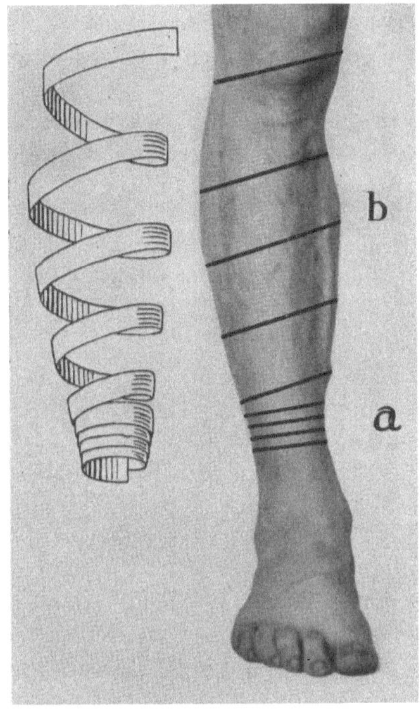

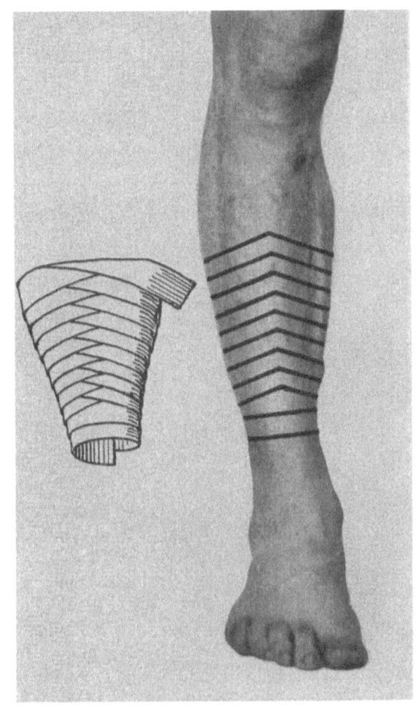

Abb. 8.  a Gedeckte Windung. b Freie Windung.

Abb. 9.  Gedeckte Windung mit Rückschlägen.

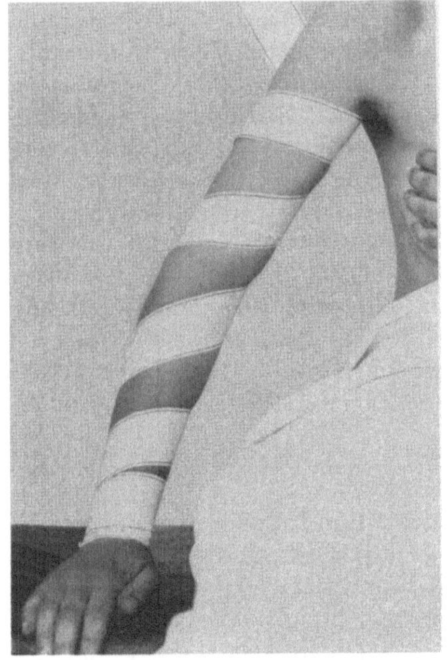

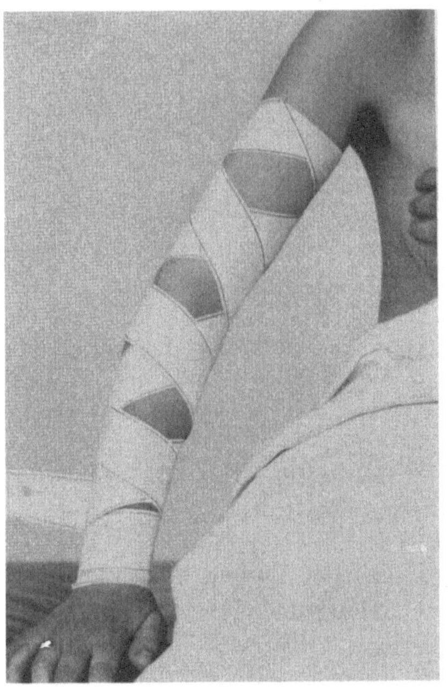

Abb. 10.  Freie Windung.

Abb. 11.  Freie Windung mit Rückschlag.

zum anderen und dient beispielsweise dazu, Polsterstoffe, Schienen u. dgl. am Gliede festzuhalten, ehe man an die vollständige Einwicklung mit gedeckten Windungen geht (Abb. 10).

An kegelförmigen Gliedabschnitten müssen in die Gänge der gedeckten Windung Rückschläge eingeschaltet werden aus dem oben dargelegten Grunde: **Windung mit Rückschlägen** (Abb. 9). Bei der freien Windung ist dies unnötig, da diese sich auch ungleich starken Gliedern gut anschmiegt. Ist man mit der freien Windung am Ende des Gliedes angelangt und will umkehren, so schaltet man einen Rückschlag ein (Abb. 11).

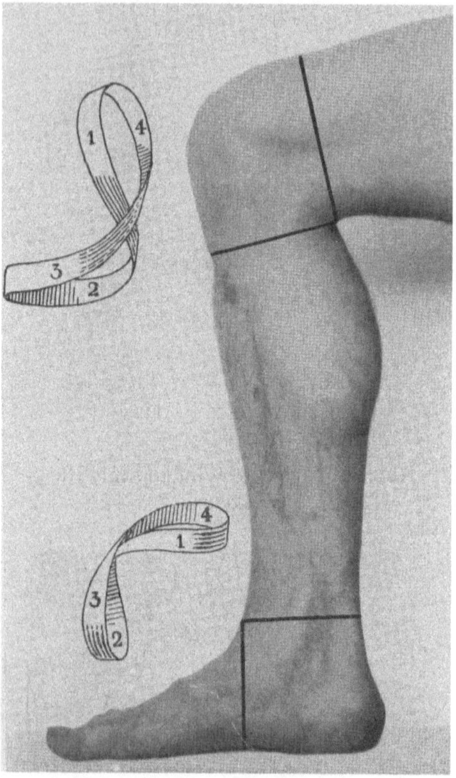

Wir kennen somit folgende Bindengänge für **eingliedrige Verbände:**

1. Kreisgang (Fascia circularis).
2. Rückschlag (Renversé).
3. Windung (Dolabra, wörtlich Hobelspan).
4. Gedeckte Windung (Dolabra currens).
5. Freie Windung (Dolabra serpens s. repens).
6. Windung mit Rückschlägen (Dolabra reversa).

**b) Zweigliedrige Verbände.** Kommen wir an ein Gelenk, so kann die bisher geschilderte Wickelung nur dann beibehalten werden, wenn die das Gelenk bildenden Glieder etwa gleich stark sind und das Gelenk in Streckstellung verharrt; bei jeder Bewegung des Gelenks aber würden sich die Binden abstreifen. Es sind deshalb besondere Verbände erforderlich, welche darauf beruhen, daß je ein Kreisgang des einen und des anderen Gliedes durch Kreuzung der Binde an der Berührungsstelle sich zu einem **Achtergang** vereinigen. Dabei kann die Kreuzung der Binde in die Beugeseite des Gelenks fallen (Abb. 12, Knie) oder auf die Streckseite (Abb. 12, Fuß).

Abb. 12. Achtergänge.

Die Bedeckung des Gelenks mit Hilfe dieser Achtergänge läßt zwei Möglichkeiten zu:

a) Die Kreuzungen der Gänge bleiben an derselben Stelle, während die entgegengesetzten Enden der Kreisgänge fächerförmig zusammenlaufen bzw. auseinanderstreben. Wir bezeichnen diesen Verband als **gefächerte Acht**, lat. **Testudo** (wörtl. = Schildkröte) und sprechen von einer **Testudo inversa**, wenn der Verband mit den weiteststehenden Achtergängen anfängt und die Gänge sich nähern (Abb. 13, Knie), im anderen Falle, wenn der Verband mit einem Kreis um die Mitte des Gelenks beginnt und die Achtergänge sich voneinander entfernen, von einer Testudo reversa (Abb. 14, Knie).

b) Die Kreuzungen der Achtergänge schreiten weiter, während die freien Enden stehen bleiben oder auch mitgehen: fortschreitende Achtergänge. Man bezeichnet diesen Verband nach der durch die Kreuzungen der Gänge entstehenden Verzweigung als Spica (= Kornähre) und spricht von auf-

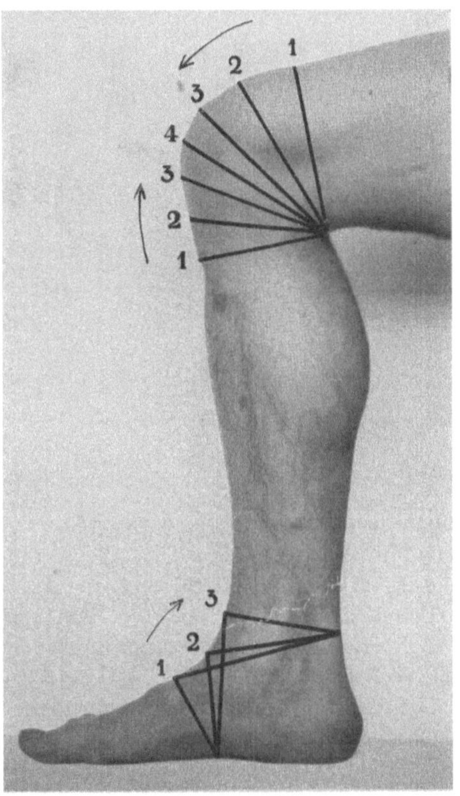

Abb. 13. Gefächerte Acht s. Testudo inversa (Knie) und aufsteigende Acht (Fuß).

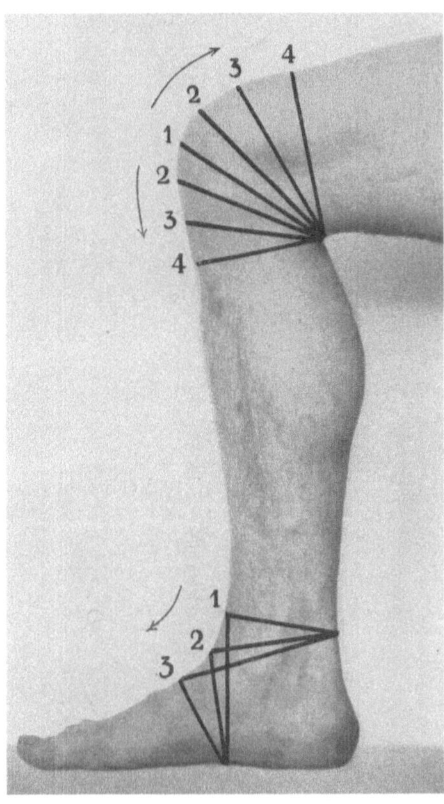

Abb. 14. Testudo reversa (Knie) und absteigende Acht (Fuß).

steigenden Achtergängen oder Spica ascendens, wenn die Gänge nach dem Herzen hin fortschreiten (Abb. 13, Fuß), im umgekehrten Falle von absteigenden Achtergängen, Spica descendens (Abb. 14, Fuß).

Dieser in den alten Schulverbänden streng durchgeführte Grundsatz der auf- oder absteigenden Spicagänge erleidet in der Praxis mancherlei Abänderung. Hier richtet sich die Lage der Achterkreuzungen nach dem jeweiligen Bedürfnis der Bedeckung, und so kennen wir auch Folgen von Achtergängen, welche nicht in auf- oder absteigender Richtung, sondern in querer Richtung am Gelenk weiterschreiten. Dies kommt besonders am Hüftgelenk zum Ausdruck, wo wir nebeneinander die Spica inguinalis, trochanterica und glutaea legen, um die ganze Hüfte zu decken, an der Hand, wo wir die Spica manus mit der Spica pollicis verbinden usw.

Bei den gefächerten Achtergängen (Testudo) liegen die Kreuzungen in der Regel in der Beugeseite, bei den fortschreitenden Achtergängen (Spica) an der Streckseite der Gelenke. Mit gefächerten Gängen wickelt man Ellbogen, Kniegelenk und mit gewissen Änderungen (s. u.) die Hacke, mit fortschreitenden Achtergängen Schulter-, Hüft- und Fußgelenk.

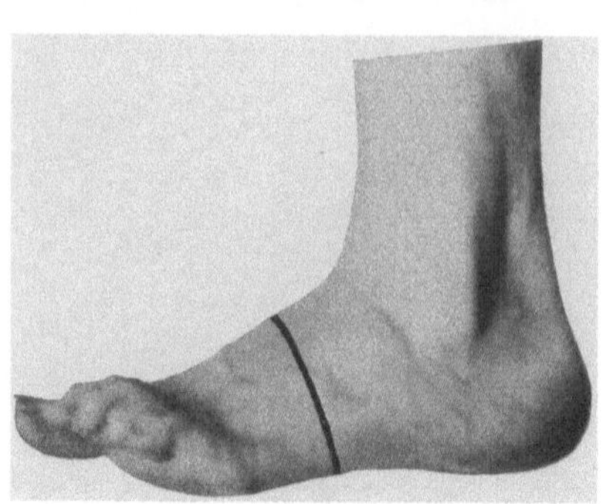

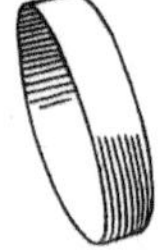

Abb. 15. Eingliedriger Verband.

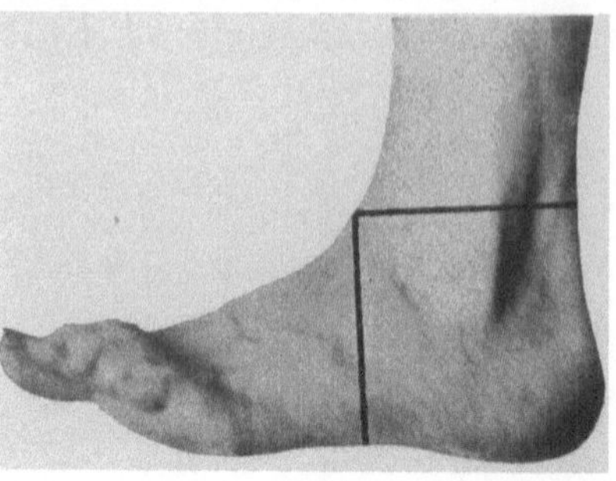

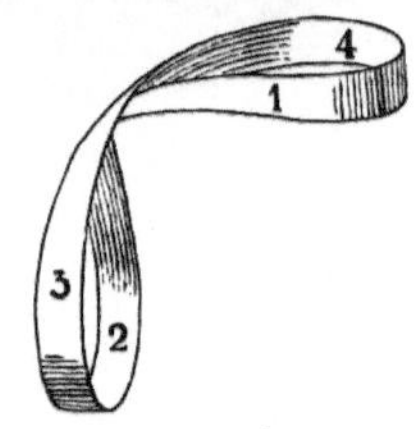

Abb. 16. Zweigliedriger Verband.

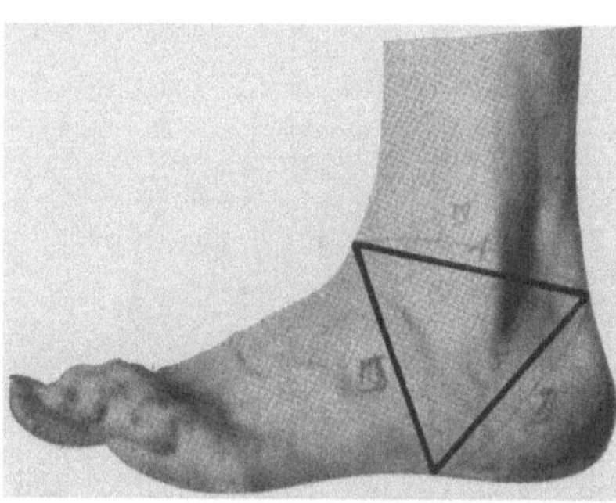

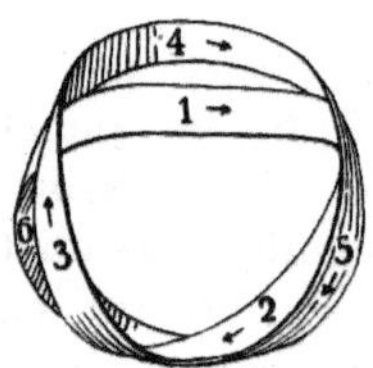

Abb. 17. Dreigliedriger Verband.

Folgende zweigliederige Verbände werden demnach ausgeführt:

1. Achtergang mit Kreuzung in der Beuge des Gelenks.
2. Achtergang mit Kreuzung auf der Streckseite des Gelenks.
3. Gefächerte Acht mit sich nähernden Gängen (Testudo inversa).
4. Gefächerte Acht mit auseinanderstrebenden Gängen (Testudo reversa).
5. Aufsteigende Achtergänge (Spica ascendens).
6. Absteigende Achtergänge (Spica descendens).

**c) Drei- und mehrgliedrige Verbände.** Das Wesen des dreigliedrigen Verbandes ergibt sich aus den Abb. 15—17. Beim zweigliedrigen Verband (Testudo, Spica) hatten wir zwei Kreisgänge, die sich zu einer Acht verkreuzen; beim dreigliedrigen Verband treten drei solcher Kreisgänge zu einer dreimal gekreuzten, gleichsam körperlichen Acht zusammen. Kehrte bei den bisher beschriebenen Verbänden die Binde nach jedem Kreisgang zum Ausgangspunkt oder in dessen Nähe zurück, so wandert sie nunmehr in halben Kreisgängen weiter und erreicht erst nach drei Halbkreisen den Ausgangspunkt, um dann nochmals umlaufend das Gebilde zu schließen (Abb. 17).

Der dreigliedrige Verband besteht also aus 6 Halbkreisgängen, welche sich zu drei verschlungenen Ringen zusammenfügen. Er kommt überall da

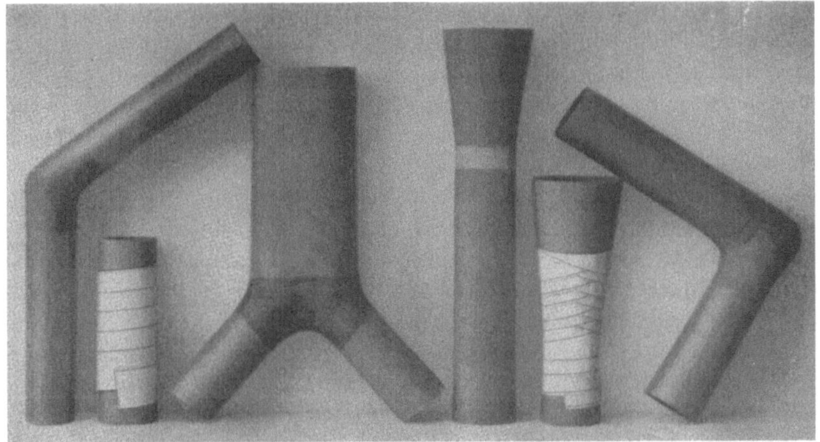

Abb. 18. Modelle zum Einüben der Grundformen.

zur Anwendung, wo drei Gliedabschnitte oder hervorstehende Körperteile zusammenstoßen und bildet die Grundlage der meisten schwierigeren Verbände an Kopf und Rumpf. Das Verständnis all dieser Verbände wird wesentlich erleichtert, wenn man sich einmal die nur scheinbar verworrenen Verhältnisse

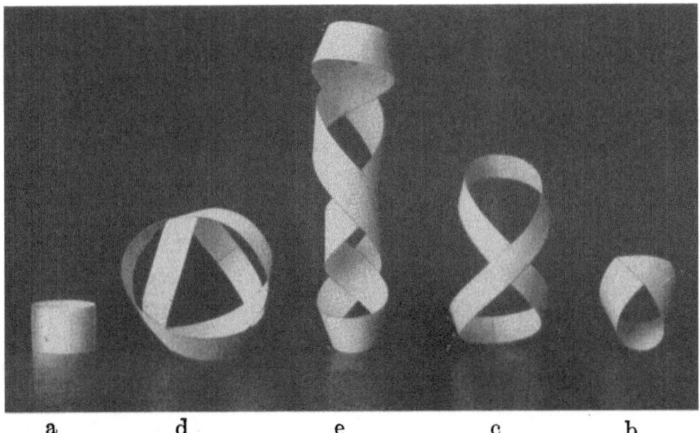


Abb. 19. Modelle der Grundformen. a Kreisgang, b Rückschlag, c Acht, d dreigliedrige Acht, e fortlaufende Doppelacht.

klar gemacht hat. Beispiele dreigliedriger Verbände sind: Schlußgang des Fersenverbands (Abb. 51), Hauptgang des Kapistrum (Abb. 87 b), Tour III des Désaultschen Verbands (Abb. 43 c), Kreuzverband am Damm (Abb. 82).

Die eingliedrigen Verbände dienen zur Bedeckung einfacher Gliedabschnitte und kurzer Glieder: Oberarm, Unterarm, Ober-, Unterschenkel, Finger, Zehen, ferner für kleinere Verbände an Rumpf und Hals. Es muß jedoch betont werden, daß eingliedrige Verbände allein im allgemeinen nicht sicher halten, sondern leicht abrutschen. Es ist deshalb meist vorzuziehen, ein benachbartes Gelenk mitzunehmen und einen zweigliedrigen Verband anzufügen. So wird ein Oberarmverband durch Achtergänge um Schulter oder Ellbogengelenk gesichert, werden beim Vorderarm Ellbogen und Mittelhand in den Verband einbezogen usw.

Die Verbände der Gelenke sind im allgemeinen zweigliedrig, führen sich also auf den Achtergang zurück. Dreigliedrige Verbände kommen am Kreuzungspunkt dreier Körperabschnitte an den erwähnten Stellen zur Verwendung. Stoßen vier Körperabschnitte zusammen, wie z. B. der Hals, die beiden Arme und der Rumpf in der oberen Thoraxgegend, so entsteht aus verschlungenen Achtergängen der viergliedrige Verband (Stella, Quadriga), der sich jedoch praktisch so leicht in die einzelnen zweigliedrigen Achtergänge auflösen läßt, daß eine besondere Grundform aufzustellen überflüssig ist (vgl. S. 37).

Werden mehrere Gelenke hintereinander gleichzeitig überwickelt, so können sich mehrfache Achterkreuzungen aneinander reihen, so bei der Doppelacht mit vier Ringen und drei Kreuzungen, wie wir sie zur Befestigung der Finger- und Zehenverbände empfehlen (Abb. 19e, 33, 34, 52, 53). Auch diese Formen dürften dem Verständnis keine Schwierigkeiten machen, und es bleiben der ein-, der zwei- und der dreigliedrige Verband als die Grundelemente bestehen, aus denen sich alle Verbände aufbauen.

Abb. 18 zeigt die für die ersten Verbandübungen der Grundformen zu benützenden Pappmodelle in Form von Zylindern, Zylindern mit kegelförmiger Anschwellung, Gelenken usw., Abb. 19 die aus Karton hergestellten Modelle der Grundformen selbst.

## 3. Verbände für das obere Glied.

**a) Schultergelenk.** Die Grundform des Schulterverbandes ist ein Achtergang, dessen erster Kreis die Wurzel des Oberarms umgreift, während der andere schräg von der kranken Schulter um Brust und Rücken herumgeht und dabei unter der gesunden Achsel hindurchtritt (Abb. 20). Die Kreuzung liegt über dem Akromioklavikulargelenk. Mehrere solcher Achtergänge werden zu einer Spica vereinigt, die, je nachdem sie am Arm oder an der Brust anfängt, eine aufsteigende (Abb. 21) oder absteigende (Abb. 22) Form bekommt. Das Ergebnis ist eine Bedeckung der Streckseite der kranken Schulter, während die Beugeseite nur unvollkommen bedeckt wird und namentlich der thorakale Teil der Achselhöhle stets frei bleibt. Mit der einfachen Spica humeri können daher nur Wunden an der Außenseite verbunden werden, die im Gebiet des M. deltoideus und der seitlichen Teile des Schlüsselbeins und Schulterblatts gelegen sind.

Die Bewegungen im Schultergelenk werden durch die Spica humeri nur dann nicht beeinträchtigt, wenn die Kreuzungen der Achtergänge genügend hoch auf die Schulter hinaufgelegt werden. Der die Wurzel des Arms umgreifende Ring muß mindestens die Gelenklinie des Schultergelenks schneiden (Abb. 23). Sowie er tiefer tritt, fixiert er den obersten Teil des Arms gegen den Brustkorb und hindert seine Bewegungen. Bei einem guten Verband muß daher zwischen dem letzten Kreisgang um den Arm und den Achtergängen eine dreieckige Aussparung auf dem M. deltoideus entstehen (Abb. 25).

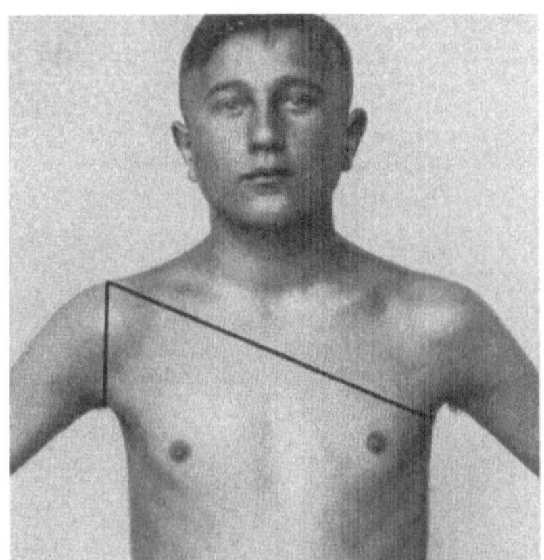

Abb. 20. Schulteracht.

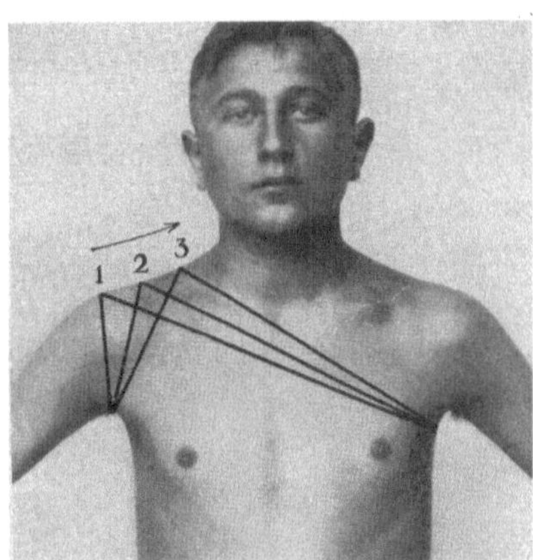

Abb. 21. Aufsteigende Schulteracht.

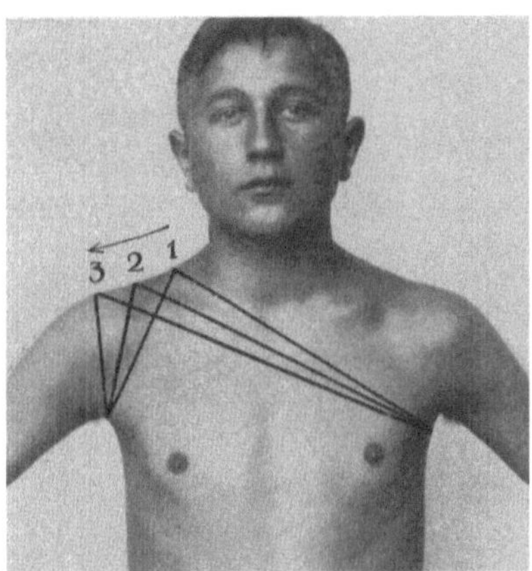

Abb. 22. Absteigende Schulteracht.

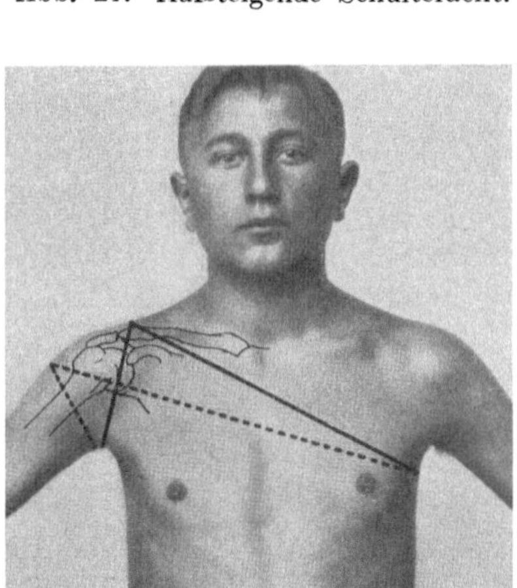

Abb. 23. Fehlerhafte Schulteracht
(punktiert).

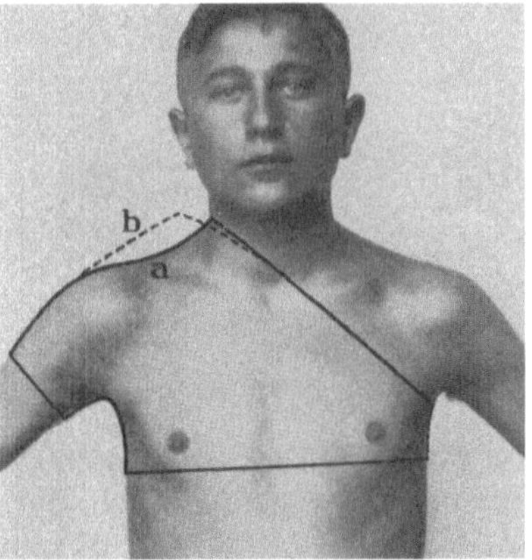

Abb. 24. Konturlinie des Schulter-
verbands. a richtig, b falsch.

Ferner muß darauf geachtet werden, daß die Kreuzungen der Achtergänge sich genau der Form der Schulterhöhe anpassen und die Konkavität zwischen Schulter und Hals, also die Kontur des M. trapezius, stramm ausfüllen. Bei fehlerhaftem Anlegen wird dies unterlassen, und der Verband klafft mit jeder Bewegung des Halses (Abb. 24 a, b). Dieses praktisch notwendige Anmodellieren an die Form der Schulterlinie wird sehr erleichtert, wenn wir die Gänge, wie das in Abb. 25 geschehen, auf der Brust und dem Rücken sich nochmals fächerförmig überschneiden lassen.

**b) Achselhöhle.** Es ist bereits darauf hingewiesen, daß mit der Spica humeri

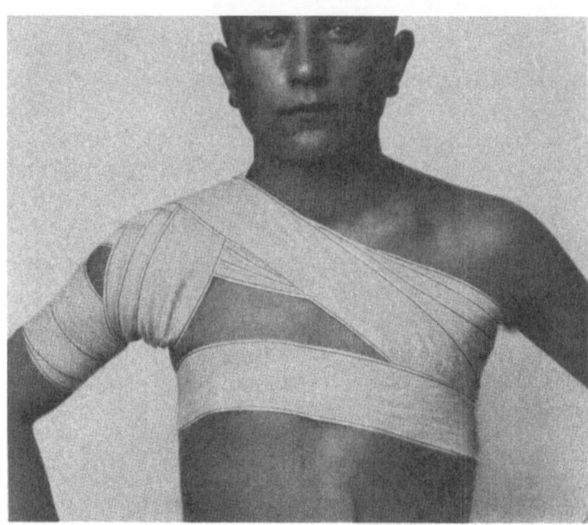

Abb. 25.  Schulterverband.

die Achselhöhle nur unvollständig bedeckt wird. Um sie ganz zuzudecken, müssen wir, wie Abb. 26 zeigt, Gänge haben, welche von allen Seiten zusammenlaufend sich in der Achselhöhle treffen, also eine Art Testudo. Dies erreichen

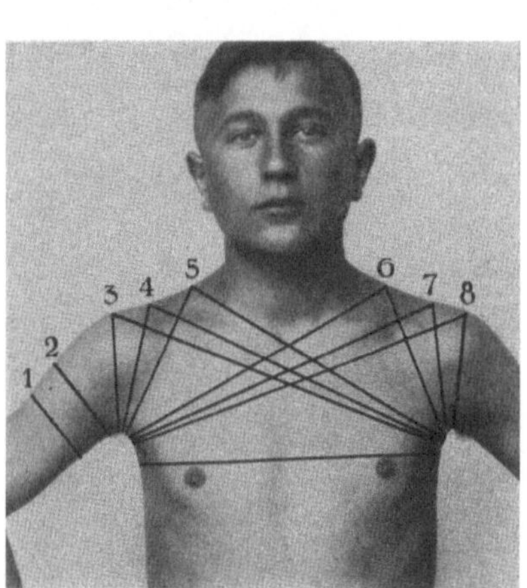


Abb. 26.  Achselverband.

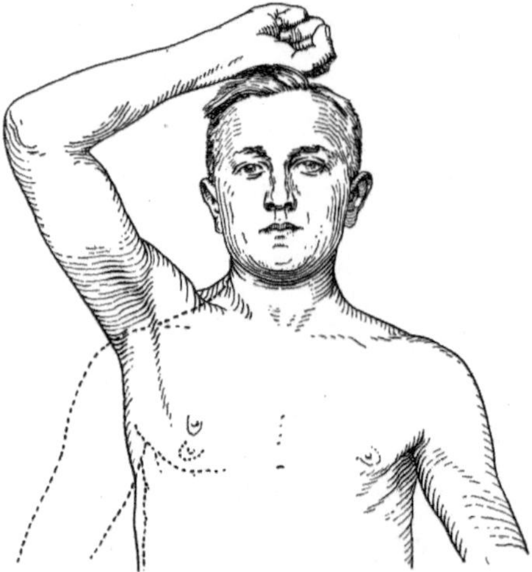

Abb. 27.  Achselhöhle bei gesenktem und erhobenem Arm.

wir, wenn wir die gesunde Schulter einbeziehen und zur Spica ascendens der kranken die Spica descendens der gesunden Seite hinzufügen. Beim Bindenverband der Achselhöhle ist jedoch eine Schwierigkeit zu berücksichtigen: Die Achselhöhle bildet bei adduziertem Oberarm eine nach unten

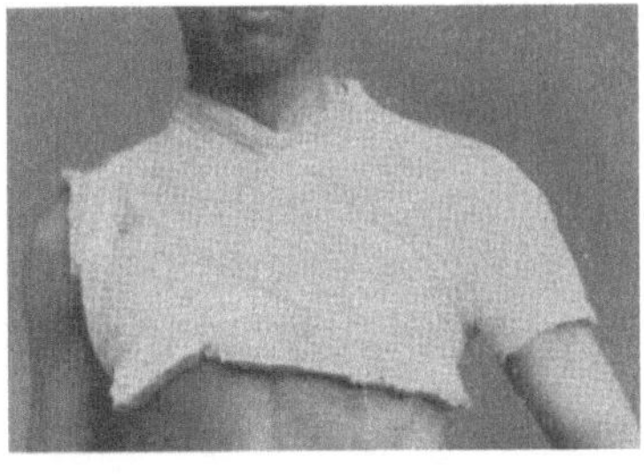

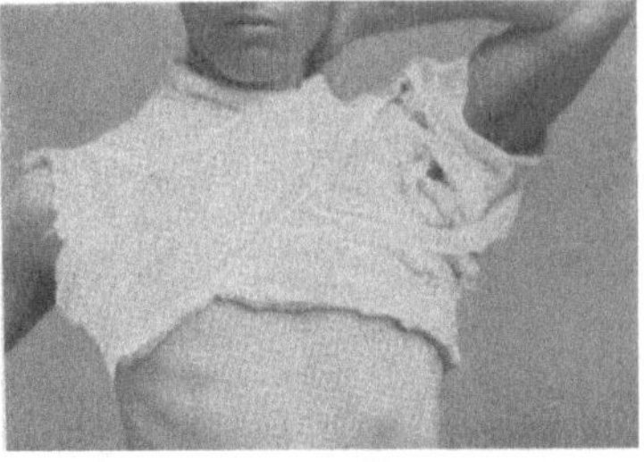

Abb. 28. a Wickelverband der l. Achselhöhle, b derselbe bei erhobenem Arm.

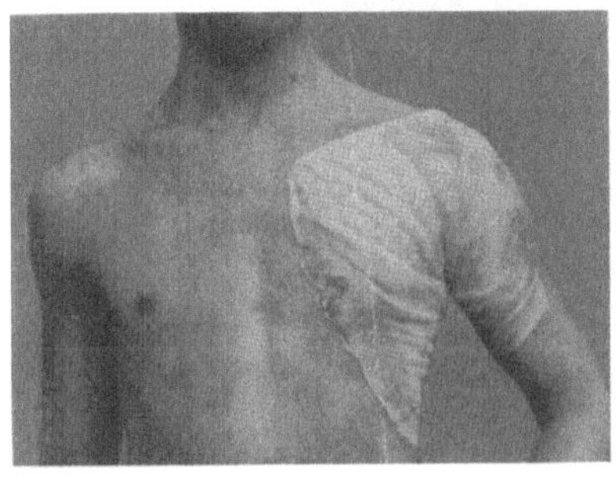

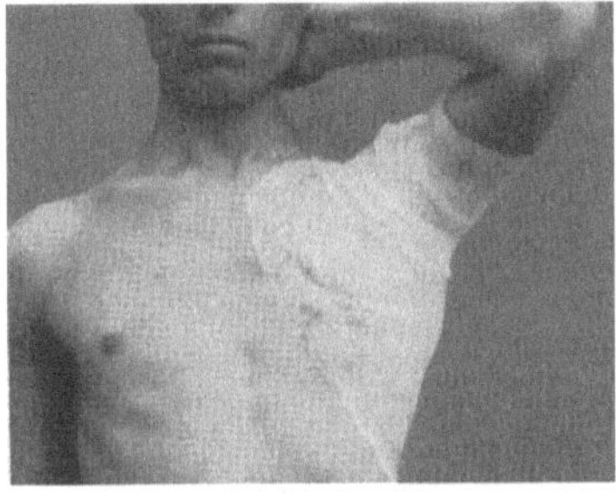

Abb. 29. a Mastisolverband der l. Achselhöhle, b derselbe bei erhobenem Arm.

außen sehende Nische. Sobald aber der Arm emporgehoben wird, rückt diese Nische nach vorn und schaut bei senkrecht erhobenem Arm nach vorn und medial-wärts; dabei nähert sie sich um mehrere Zenti-meter der Körpermitte (Abb. 27). Wickelt man nun einen Bindenverband bei addu-ziertem Arm, so erweisen sich die Binden bei erhobenem Arm als zu lang und verlieren jeden Halt (vgl. Abb. 28 a und b); wickelt man dagegen bei abduziertem Arm und läßt dann den Arm herabsinken, so schnüren die Binden unerträglich. Es ist daher ein Bindenverband für die Achselhöhle nur unter der Bedingung möglich, daß das Schultergelenk gleichzeitig in der Stellung der Anwicklung fixiert wird, bei adduziertem Arm z. B. durch eine Mitella, bei erhobenem Arm durch eine Triangel. Am freibewegten Arm sind für die Achselhöhle nur Heftpflaster- oder Mastisolverbände brauchbar (vgl. Abb. 29 a und b).

**c) Ellbogengelenk.** Das Ellbogengelenk wird durch gefächerte Achtergänge sowohl an der Streckseite wie Beugeseite vollständig bedeckt (Abb. 30). Ob man die Testudo inversa oder reversa wickelt, ist

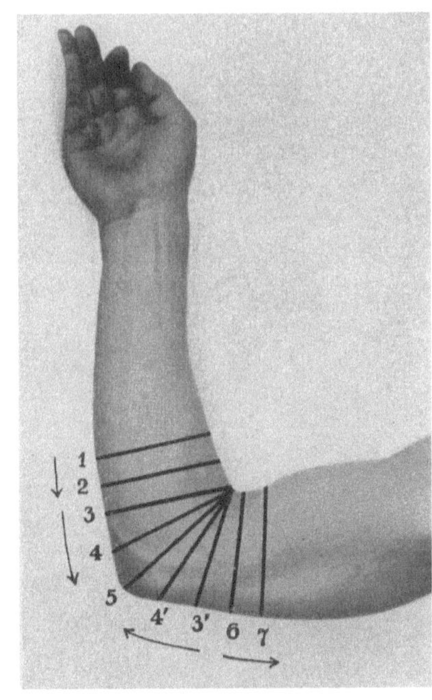



Abb. 30. Ellbogenverband.

                    Der Bindenverband.

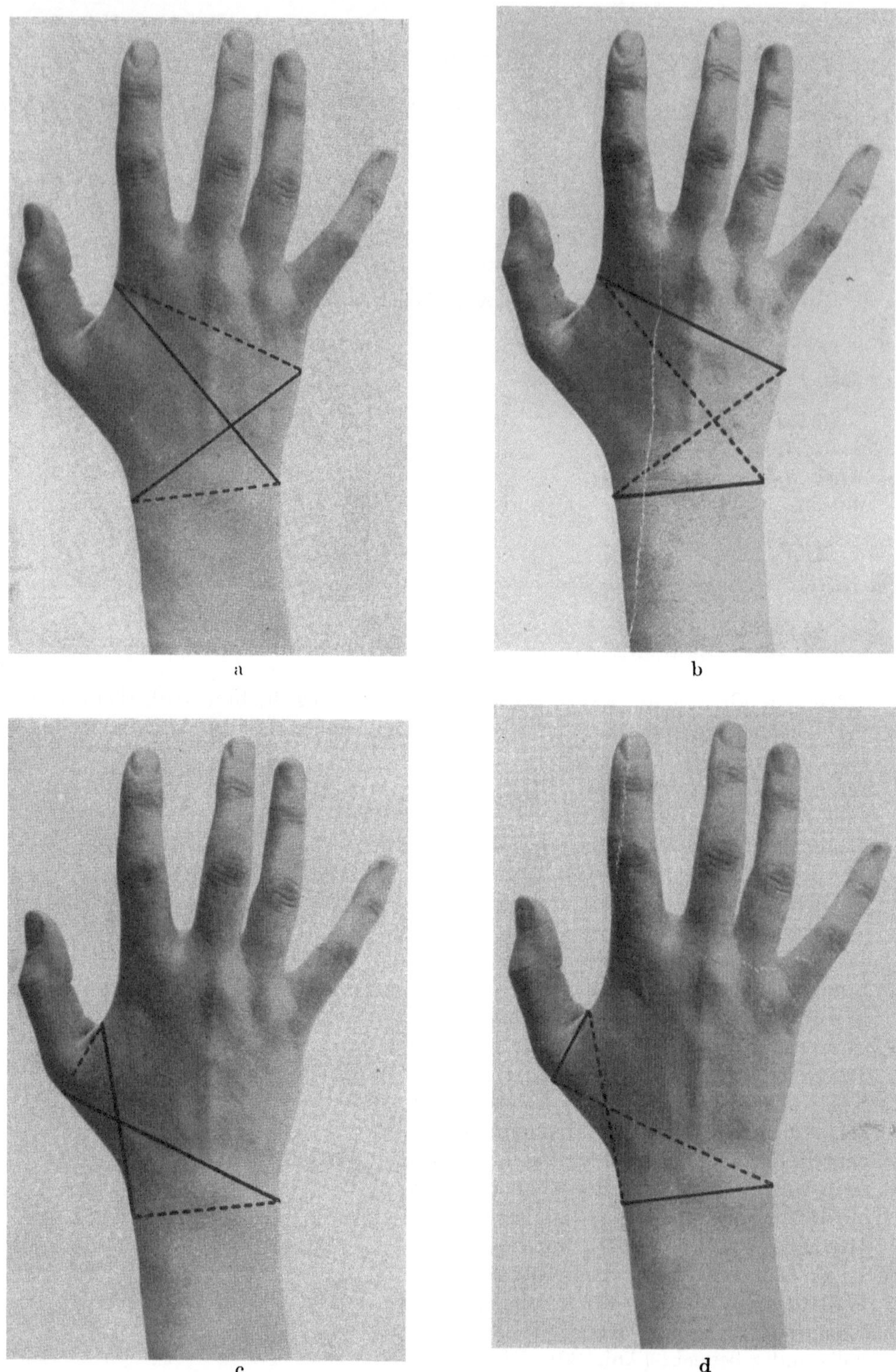


Abb. 31a—d. Die 4 Hauptgänge des Handgelenkverbands.

praktisch belanglos. Dagegen muß stets darauf geachtet werden, den Verband bei rechtwinklig gebeugtem Arm anzulegen, bzw. in dem Grade der Beugung, der später beibehalten werden soll. Ein häufiger Fehler wird z. B. gemacht,

indem man den Arm bei nur wenig gebeugtem Ellbogen einwickelt und dann in eine kurze Mitella legt. Die Binde strammt dann in der Ellenbeuge und drückt auf die Gefäße, und die Folge ist ein Ödem der Hand.

**d) Handgelenk.** Das Handgelenk muß verbandtechnisch so betrachtet werden, daß von dem gemeinsamen Stiel des Vorderarms zwei bewegliche Gliedstücke ihren Ausgang nehmen, 1. die Mittelhand und 2. der Daumen, welcher mit seinem Metakarpale einen selbständigen Bewegungsmechanismus bildet. Die für die Bewegungen hauptsächlich in Frage kommenden Gelenke sind das Radiokarpalgelenk für die Bewegungen der Mittelhand und das Gelenk zwischen Multangulum majus und Metakarpale I für diejenigen des Daumens. Wir brauchen, um das Handgelenk zu bedecken, Achtergänge für diese beiden Hauptgelenke, und zwar ist, wie die Abb. 31 a—d zeigen, je ein dorsal und ein volar gekreuzter Gang möglich. Es muß also dem Achtergang der dorsal gekreuzten Spica manus stets ein solcher der Spica pollicis

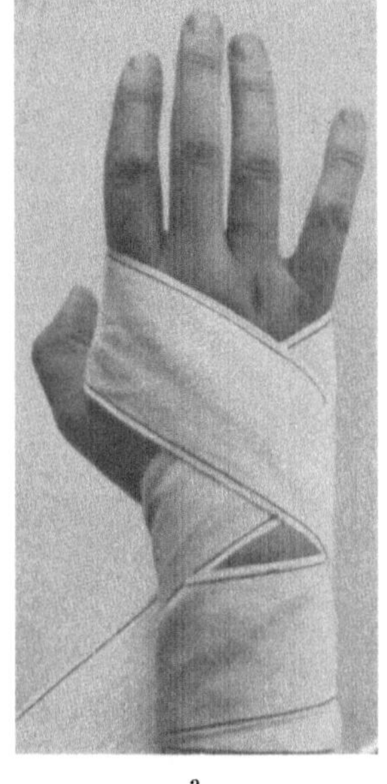 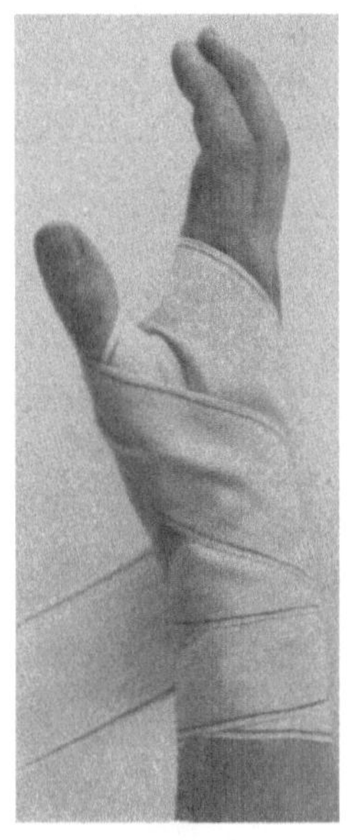

a b

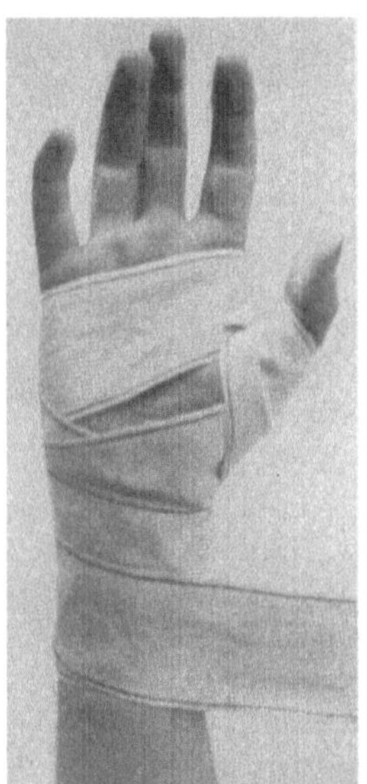 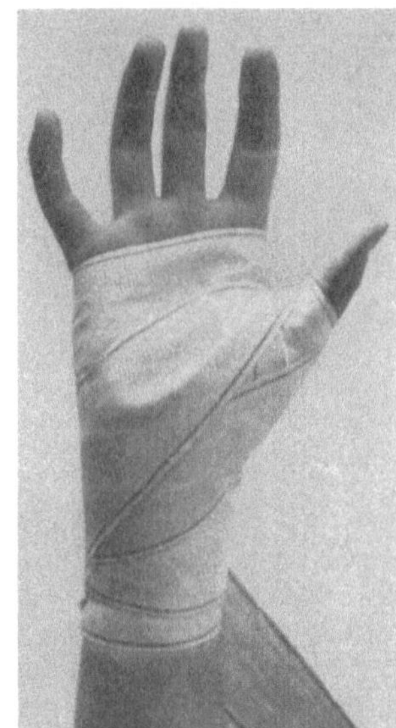

c d

Abb. 32a—d. Handgelenksverband.

hinzugefügt werden, und zur Bedeckung der Volarseite müssen volar gekreuzte Achtergänge hinzukommen. Die gleichförmige Aufreihung dieser Gänge zu den bisher geübten Kornähren ist dabei praktisch unwichtig. Wir beginnen also beispielsweise mit einer dorsal gekreuzten Acht um die Mittelhand (Abb. 32 a), fügen eine ebenso gekreuzte Acht um den Daumen hinzu (Abb. 32 b) und sehen nun, daß die Volarseite noch unvollständig bedeckt ist (Abb. 32 c). Durch weitere volar gekreuzte Gänge, z. B. um den Daumen (Abb. 32 d) wird der Verband vollständig.

**e) Finger.** Man benutzt zur Einwicklung möglichst schmale Binden, nicht breiter als höchstens 3 cm. Wir unterscheiden beim Fingerverband:

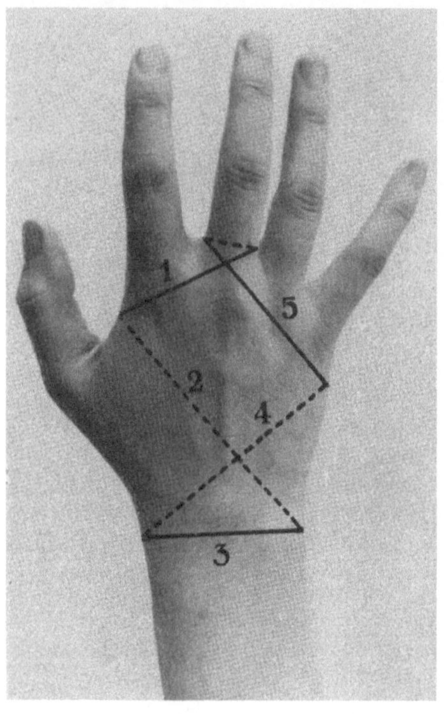
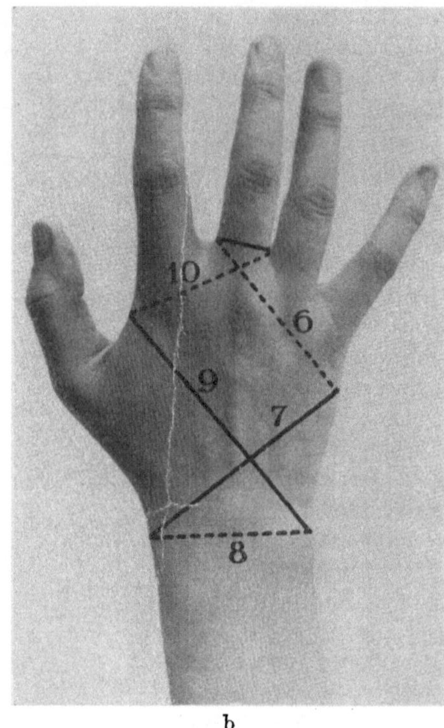

a        b

Abb. 33a und b. Befestigung des Fingerverbands am Handgelenk.

1. die Einwicklung des Fingerschaftes,
2. die Befestigung der Verbands am Handgelenk.
3. die Bedeckung der Fingerkuppe.

Zu 1. Die Einwicklung des Schaftes ist einfach: der Finger wird vom End- oder Grundglied beginnend mit gedeckten Windungen umgeben, eventuell, besonders bei zu breiten Binden, unter Einschaltung von Rückschlägen.

Zu 2. Um zu verhüten, daß sich dieser Verband abstreift, wurde er nach den bisherigen Vorschriften durch Achtergänge am Handgelenk befestigt, welche sich in Spikaform auf dem Handrücken kreuzten. In dieser Befestigungsart liegt jedoch eine wohl zu beachtende Gefahr. Es handelt sich da nicht um eine gewöhnliche zweigliedrige Acht, sondern um einen Verband, welcher mehrere Gelenke überbrückt. Bei jeder Beugung im Hand- und in den Fingergelenken strafft sich dieser Verband wie die Sehne eines Bogens an und überstreckt den eingewickelten Finger im Grundgelenk. Die Folge ist, daß dieser aus der

Reihe seiner Nachbarn nach hinten herausgezogen wird, und es entstehen unter Umständen Versteifungen in funktionell ungünstigster Stellung.

Es ist deshalb vorzuziehen, die Abschlußgänge nicht nur auf die Dorsal-, sondern auch auf die Volarseite zu legen und mit kurzen Achtergängen zu arbeiten, die die Mittelhand mit umschließen, wie es aus Abb. 33 a und b ersichtlich ist. Der Verband besteht aus einer Doppelacht mit vier Ringen und drei Kreuzungen (s. auch Abb. 19 c) und wiederholt sich dann noch einmal mit

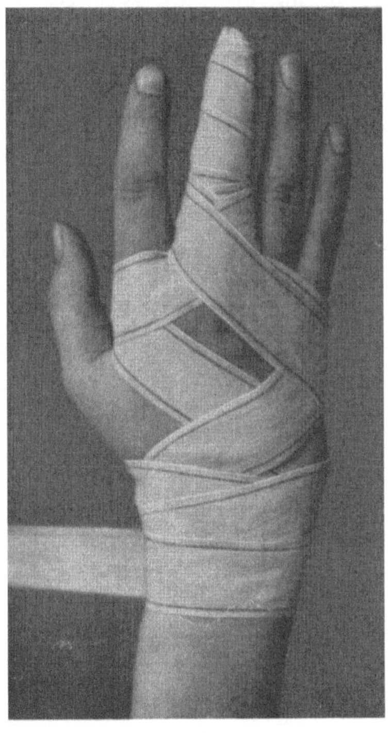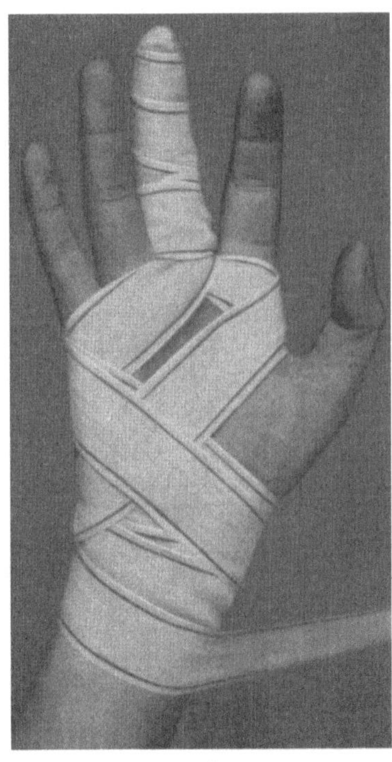

a        b

Abb. 34a und b. Fingerverband.

Kreuzungen auf der Gegenseite oder, viel kürzer und verständlicher, er setzt sich in Schlangenwindungen über Mittelhand und Handgelenk hin- und rückwärts fort, bis ein guter Anschluß an den Fingerverband erzielt ist. Er schmiegt sich allen Teilen der Hand an, und die oben gerügten Mißstände werden vermieden (Abb. 34 a und b).

Zu 3. Die Bedeckung der Fingerkuppe stellt uns zum ersten Mal vor die Aufgabe, den freien Stumpf eines Gliedes mit Binden zu bedecken, wie wir sie auch an anderen Stellen, am Fuß, an Amputationsstümpfen, am Kopf, am Fersenbein usw. wiederfinden. Um der in der Längsrichtung des Gliedes über den Stumpf hinweglaufenden Binde Halt zu verleihen, gibt es zwei Möglichkeiten: entweder man befestigt die Decktouren am Gliede selbst, indem man sie zwischen die kreisförmigen Touren mit Hilfe winkliger Umschläge einschaltet bzw. mit einigen Decktouren beginnt und sie mit Windungen festwickelt (Abb. 35a), oder man holt die Decktouren von weiter proximalwärts her, indem man die über Mittelhand und Handgelenk ziehenden Gänge über die Fingerkuppe hinweglaufen läßt (Abb. 35 b). Bei dieser letzteren Art muß sorgfältig darauf geachtet werden, daß die Binden bei Bewegungen nicht einen schädlichen Druck auf die Fingerspitze ausüben. Dem Anfänger wird es oft nicht leicht, an den zierlichen Gebilden der Finger diese Dinge fertig zu bringen; er verschaffe sich Gelegenheit, bei einem Amputierten z. B. am Arm (vgl. Abb. 36) oder Bein das Einwickeln des Stumpfes zu üben, wo er dieselben Verhältnisse im großen wiederfindet. Den fertigen Fingerverband zeigen die Abb. 34 a und b.

Gilt es mehrere Finger einzuwickeln, so wird in der Praxis häufig so verfahren, daß man nach vorheriger guter Polsterung der Zwischenräume die Finger mit einer gemeinsamen Binde bedeckt. Hier sind die Gänge der Spica manus mit dorsaler und eventuell volarer Kreuzung berechtigt.

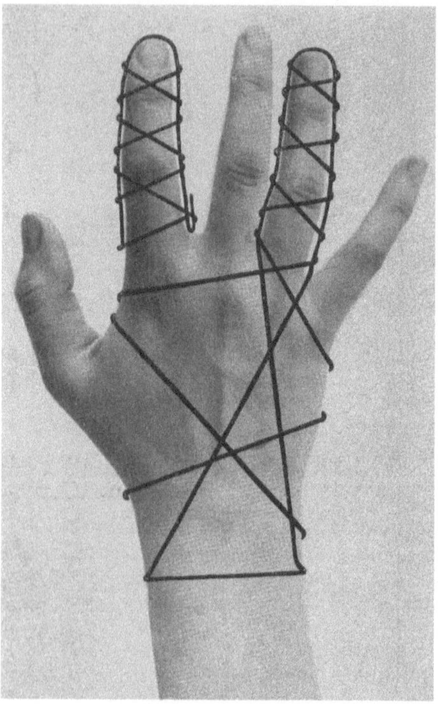

Abb. 35. Stumpfdeckverbände der Fingerkuppe, a mit Anschluß am Finger selbst, b mit Anschluß am Handgelenk.

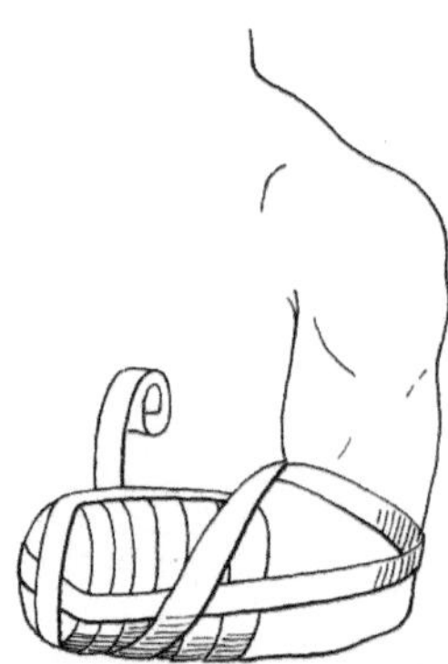
Abb. 36. Historische Abbildung eines Stumpfdeckverbandes (Bernstein).

In anderen Fällen wird man gezwungen sein, jeden Finger einzeln in der beschriebenen Weise zu verbinden.

Für diese Verbände an Fingern und Hand die alten Namen „Chirotheka completa, dimidia" usw. noch weiter beizubehalten, erscheint überflüssig.

**f) Praktische Übung. Einwicklung des Arms.** Wir beginnen mit der Einwicklung des Arms. Wir setzen den entkleideten Patienten so, daß er gut beleuchtet ist und stellen oder setzen uns ihm gegenüber, so daß wir ihm ins Gesicht sehen können. Wir ergreifen die Binde, das etwas abgerollte freie Ende mit der linken, den Bindenkopf mit der rechten Hand (der Bindenkopf sieht nach oben) und beginnen am Handgelenk zu wickeln. Soviel Worte, soviel Regeln! Der ungeschickte Anfänger tut in allem das Gegenteil. Er stellt den Patienten gegen das Fenster oder in eine dunkle Ecke, er läßt ihn stehen, ohne zu bedenken, daß jeder Verband den Kranken angreift und Schwächeanfälle sich einstellen können; er dreht womöglich seinen Rücken dem Antlitz des Kranken zu und sieht nicht, daß dieses sich im Schmerz verzieht. Er wickelt

die Binde von rechts nach links, gegen die Hand, und zieht sie unter dem falsch gestellten Bindenkopf hervor, statt diesen abzurollen.

Es ergibt sich also, daß wir am rechten Glied von lateral nach medial, am linken von medial nach lateral wickeln, demnach liegen die Bindengänge der beiden Seiten nicht symmetrisch (Abb. 37). Nur in bestimmten Fällen wird hiervon eine Ausnahme gemacht und auf der linken Seite „gegen die Hand" gewickelt.

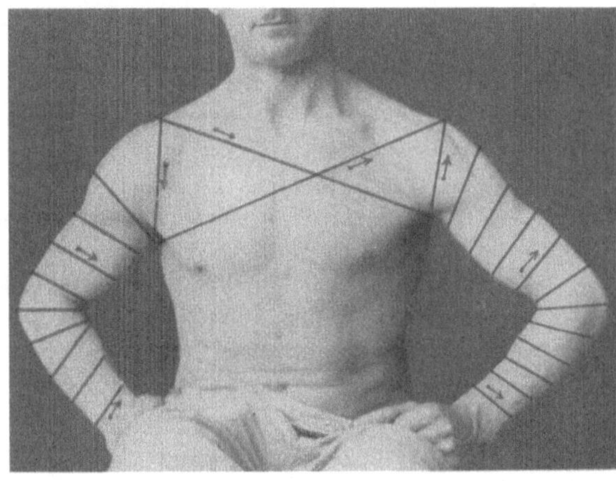

Abb. 37. Richtung der Bindengänge rechts (blau) und links (rot).

Wir beginnen mit einem Kreisgang ums Handgelenk. Da die Binde auf der nackten Haut sofort wieder abrutscht, schlagen wir das freie Ende seitlich

um und decken es durch einen zweiten Kreisgang. Ein dorsal gekreuzter Achtergang umfaßt die Mittelhand. Dann gehen wir in zur Hälfte gedeckten Windungen am Vorderarm weiter und kommen bald an eine Stelle, wo der Arm kegelförmig anschwillt. Nun werden Rückschläge eingeschaltet. Das will gelernt sein. Der Anfänger dreht die straff angezogene Binde um ihre Längsachse mit dem Erfolg, daß nicht ein Rückschlag, sondern ein Strang daraus wird. Man muß so verfahren, daß der Daumen der linken Hand den letzten Bindengang auf dem Glied festdrückt, dann läßt die rechte Hand den etwas abgerollten Kopfteil der Binde vollständig erschlaffen und wirft ihn nun um die Längsachse herum. Die vorher schräg aufwärts strebende Richtung der Binde zeigt nun schräg

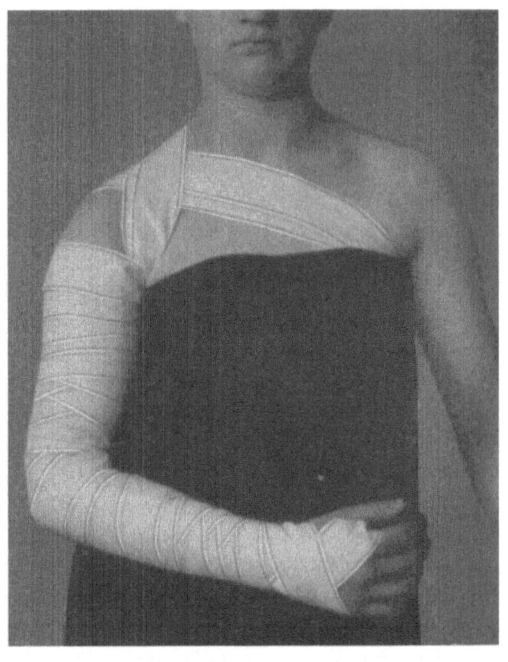

Abb. 38. Wickelung des Arms.

abwärts. Das umgeschlagene Dreieck liegt glatt dem Gliede an. Weitere Windungen mit Rückschlägen folgen. Hält der Daumen die Binde immer an derselben

Stelle des Gliedumfangs, sagen wir auf dem Radius, fest, so entsteht eine gefällige und saubere Form der Rückschlagfiguren.

Ist die kegelförmige Anschwellung des Gliedes überwunden, so gehts in einfachen Windungen weiter. Doch schon kommt das Ellbogengelenk, das wieder einen zweigliedrigen Verband erfordert. Dieser wird bei gebeugtem Ellbogen angelegt. Wir beginnen mit der ersten Acht, deren Kreuzung in der Ellenbeuge liegt, und wickeln weitere Achten mit demselben Kreuzungspunkt, während die Kreise sich von oben und unten fächerförmig dem Olekranon nähern und es schließlich ganz bedecken: Testudo inversa cubiti. Weiter in gedeckten Windungen den Oberarm aufwärts bis zur Achsel!

Dann kommen die Achtergänge ums Schultergelenk, deren Kreuzungen hier im Gegensatz zum Ellenbogeu auf der Streckseite des Gelenks liegen. Wir gehen mit der Binde gleich hoch hinauf zur Schulterhöhe, lassen sie über die Brust, unter der gesunden Achsel hindurch, über den Rücken (beim Wickeln der linken Seite umgekehrt: Rücken, Achsel, Brust) laufen, kreuzen auf dem Akromion und kommen zurück zum Arm. Die nächsten Gänge werden so angelegt, daß die Kreuzungen der Achtergänge in regelmäßiger Halbdeckung nach dem Halse zu fortschreiten: Spica humeri ascendens. Damit ist der Verband vollendet, das Bindenende wird mit einer Sicherheitsnadel festgesteckt. Den fertigen Verband zeigt Abb. 38.

**g) Armtrageverbände.** Die freischwebende obere Extremität erfordert zu ihrer Unterstützung ein ständiges Muskelspiel, welches nicht nur die Muskeln des Arms, sondern auch die des Schultergürtels und des Stammes dauernd in Anspruch nimmt. Nur so versteht man die Bedeutung der Armtrageverbände, begreift man die Wohltat, welche der Kranke mit verletztem oder entzündetem oberen Glied und Schulter durch diesen Verband empfindet. Von den einfachsten Behelfsmaßnahmen, wie Einstecken der kranken Hand zwischen die Knöpfe des Rocks, über die Armtragetücher bis zu den großen Bindenverbänden sind zahlreiche Verbandarten hierfür angegeben worden.

Ehe wir jedoch daran gehen, den Arm mit dem Brustkorb zu verbinden, müssen wir uns über die Stellung klar sein, in welcher diese Verbindung hergestellt werden soll. Dies gilt in erster Linie für die mechanischen Verbände, ist aber auch schon bei den einfachen Deckverbänden von Wichtigkeit. Man unterscheidet in der Verbandlehre folgende Stellungen des Arms:

1. Die Stellung des Velpeauschen Verbands. Der Arm ist stark adduziert, die kranke Hand ruht auf der gesunden Schulter (Abb. 39 a).

2. Die Stellung des Désaultschen Verbands. Der Ellbogen ist rechtwinklig gebeugt, der Oberarm über ein in der Achselhöhle befestigtes Kissen herübergehebelt und adduziert (Abb. 39 b).

3. Die Mittelstellung: Der Arm liegt in natürlicher Haltung mit horizontalem Vorderarm zwanglos dem Rumpfe an, im Schultergelenk besteht eine mittlere Abduktion von etwa $45^0$ (Abb. 39 c).

4. Die Abduktionsstellung. Der Oberarm steht horizontal abduziert, der Vorderarm zeigt nach vorn (Abb. 39 d).

5. Die Elevationsstellung. Der Oberarm steht nach oben erhoben (Abb. 39 e).

Wie später bei den mechanischen Verbänden näher auszuführen sein wird, besteht bei allen Verbänden, welche den Arm in Adduktion feststellen, die große

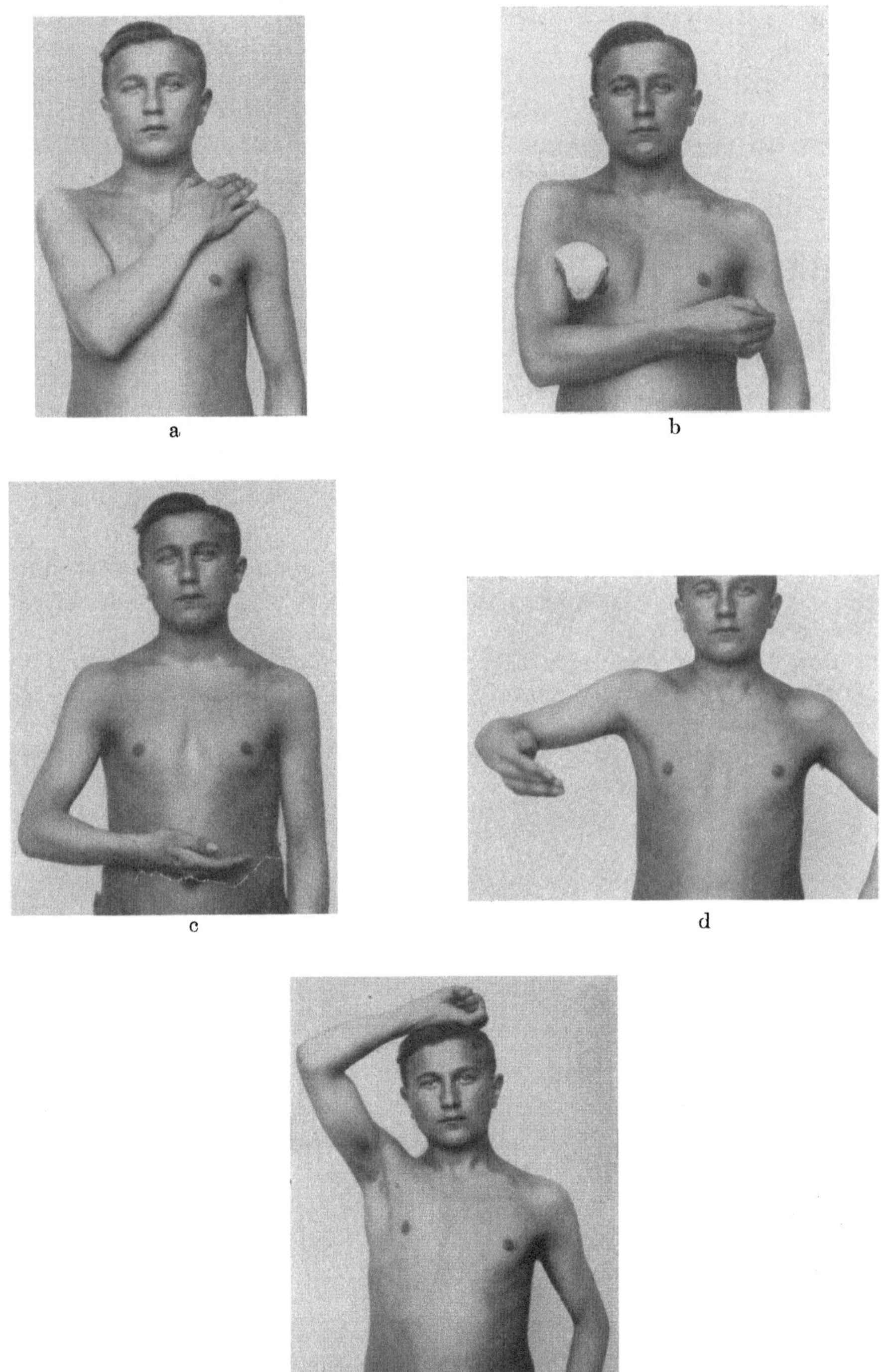

Abb. 39a—e. Haltungstypen des Arms.
a Velpeaustellung, b Désaultstellung, c Mittelstellung, d horizontale Abduktion, e Elevation.

Gefahr der Versteifung im Schultergelenk. Aus diesem Grunde sind die Velpeau- und Désaultstellung für gewöhnliche Deckverbände abzulehnen und nur für bestimmte mechanische Zwecke zu gebrauchen. Der Verband in

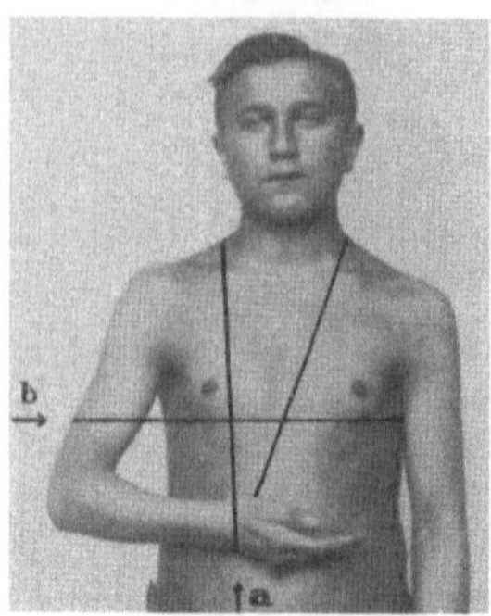

Abduktionsstellung läßt sich nur mit fixierenden Hilfsmitteln, Schienen, Gips usw. herstellen und dient ebenfalls mechanischen Zwecken; das gleiche gilt von der Elevation, welche bei Streckverbänden, bei Plastiken usw. Verwendung findet.

Der einfache Deckverband wird am besten in der Mittelstellung angelegt, d. h. also mit Vermeidung einer festen Adduktion des Oberarms an den Rumpf und mit horizontal gestelltem Vorderarm (Abb. 39 c).

Der Armtrageverband soll zwei Aufgaben erfüllen. Er trägt zunächst den im Ellbogen gebeugten Vorderarm in einer Schwebe und verhütet, daß er der Schwere folgend nach unten sinkt. Dies geschieht durch eine um den Nacken gelegte Bindenschlinge, die Mitella parva (Abb. 40, Pfeil a; Abb. 41). Der auf diese Weise unterstützte Arm hat das Bestreben, nach außen zu fallen. Ein zweiter Bindenzug im Sinne des Pfeils b

Abb. 40. Grundform der Armtrageverbände.
a Unterstützung in vertikaler, b in horizontaler Richtung.

der Abb. 40 soll das verhüten. Die beiden Aufgaben werden am einfachsten erfüllt durch die sog. Doppelmitella, welche einmal aus Binden besteht, die den Vorderarm und die Hand tragen bzw. am Hals aufhängen, sodann mit einer

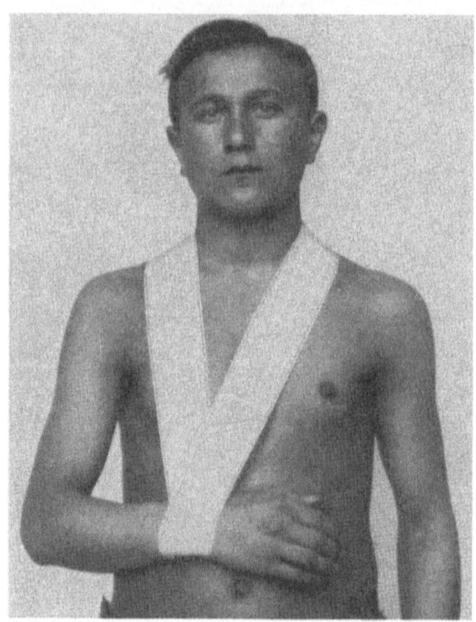

Abb. 41. Mitella parva.

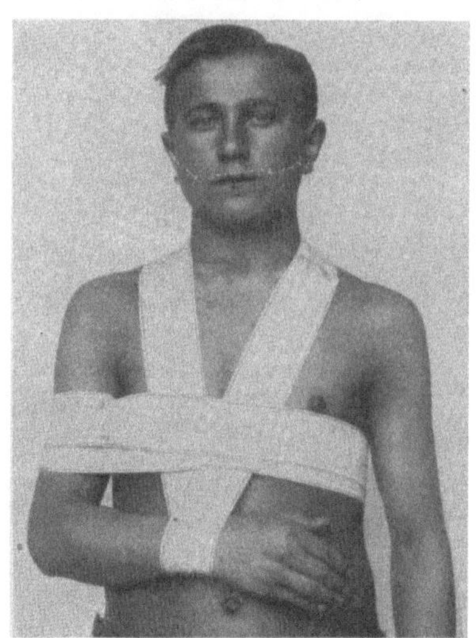

Abb. 42. Mitella duplex.

zweiten Binde den Arm am Rumpf festhält (Abb. 42). Hier haben wir das Skelett des Armtrageverbands; alles übrige ist Beiwerk, dient nur zur Bedeckung oder besonderen Nebenzwecken.

Der Tuchverband der Mitella triangularis (Abb. 99, S. 64) wird ebenfalls beiden Forderungen gerecht, indem er einmal den Vorderarm trägt, sodann durch die umgeschlagene Spitze des Tuches das Herausfallen des Oberarms verhütet. Vollkommeneres leisten die großen Bindenverbände, als deren Urtyp der Verband von Désault anzusehen ist.

**Désault** verfolgte mit seinem Verbande den Zweck, den Bruch des Schlüsselbeins zu behandeln durch eine Hebeladduktion des Oberarms. Als Hypomochlion diente ein in der kranken Achsel befestigtes Kissen; der am langen Hebelarm des distalen Oberarms angreifende Verband sollte den kurzen Hebelarm des

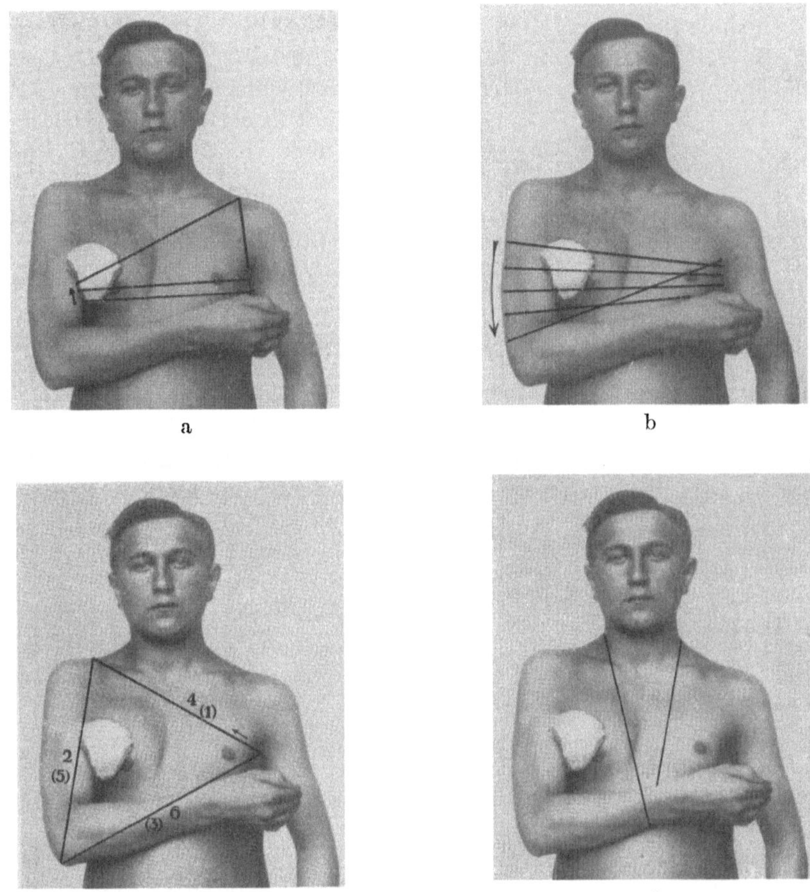

Abb. 43a—d. Gänge des Désaultschen Verbands.

Humeruskopfes nach außen drängen und dadurch unter Vermittlung der Bänder eine Zugwirkung auf das Schlüsselbein ausüben. Gleichzeitig sollte die Schulter gehoben und das zentrale Bruchende des Schlüsselbeins, das bekanntlich die Neigung hat, nach oben zu dislozieren, herabgedrückt werden.

Der Verband besteht aus vier übereinander anzulegenden Einzelverbänden:

I. Einem einfachen Thoraxverband, welcher den Zweck hat, ein dreieckiges gepolstertes Lederkissen oder einen entsprechenden Behelf in der Achsel zu befestigen und zugleich den Rumpf für die Anlegung des Arms zu polstern.

Er besteht aus gedeckten Windungen um den Thorax, welche nach oben mit einem Achtergang um die gesunde Schulter abschließen. Er muß bei abduziertem Arm und in aufsteigender Richtung angewickelt werden, um das Kissen hoch in die Achsel hinaufzudrücken (Abb. 43 a und Abb. 6 a, S. 3).

II. Dem Oberarmbrustverband, welcher nun den kranken Oberarm mit gedeckten Windungen an den Brustkorb anwickelt und dabei über das Kissen herüberhebelt. Er kann diesen Zweck nur dann erfüllen, wenn er in absteigender Richtung angelegt wird und mit jeder folgenden Tour den Arm stärker an die Brust heranzieht (Abb. 43 b und Abb. 6 b, S. 3).

III. Dem dreigliedrigen Verband „Achsel-Schulter-Ellenbogen", welcher von dem festen Punkt der gesunden Achsel aus den kranken Oberarm mit einer aus drei sich kreuzenden Kreisgängen bestehenden Schlinge umgreift.

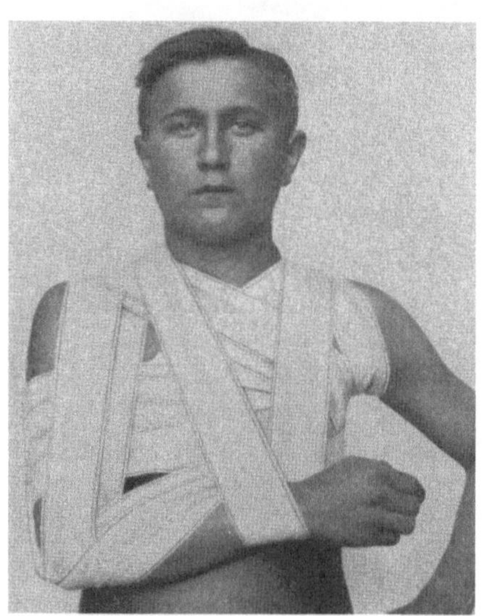

Abb. 44. Désaultscher Verband.

Er beginnt in der gesunden Achsel, geht schräg über den Rücken zur kranken Schulterhöhe (Abb. 43 c, 1) an der Vorderseite des kranken Oberarms in dessen Längsrichtung herab zum Ellbogen (2), um diesen herum nach hinten und über den Rücken zur Achsel zurück (3), erste Hälfte. Dann in drei weiteren Halbkreisen nochmal umlaufend von der gesunden Achsel über die Brust zur Schulter (4), längs der Rückseite des Oberarms zum Ellbogen (5) und vorn über Vorderarm und Brust zur gesunden Achsel zurück (6), zweite Hälfte. Auf der linken Seite wird erst in Richtung der zweiten, dann der ersten Hälfte gewickelt. Die gleiche dreigliedrige Bindentour pflegt nun noch einmal mit Deckung nach außen („der innere Rand bleibt frei") wiederholt zu werden; doch das ist unwichtig (Abb. 6 c).

IV. Den Schluß bildet ein einfacher Bindengang, welcher als Mitella parva über den Nacken zur kranken Hand und zurück zur Schulter geht, wo er befestigt wird (Abb. 43 d). Den fertigen Verband zeigt Abb. 44.

Die Wirkung der einzelnen Gänge ist folgende: Während der erste Teil (I) nur Befestigungszwecken dient, wirkt der zweite Teil (II) im wesentlichen in horizontaler Richtung und übt die besprochene Hebelwirkung aus. Der dritte Teil (III) hat zunächst wieder eine bedeutende horizontale Komponente, indem er den Oberarm an den Brustkorb noch stärker befestigt. Zugleich übt er auf den Ellbogen einen Zug nach oben im Sinne einer Hebung der kranken Schulter und auf die Klavikula bzw. deren größeres mediales Fragment einen Druck nach unten aus. Daß diese Wirkungen von praktischer Bedeutung sind, erscheint zweifelhaft. Dagegen kommt diese vertikale Wirkung in ungünstigem Sinne zum Ausdruck, wenn man, wie das oft geschieht, den Désaultschen Verband als Notverband eines Oberarmbruches anlegt. Es wird dadurch der Oberarm von oben und unten her zusammengedrückt, und die Folge ist eine Verkürzung, oder, wie man das meist sieht, eine nach außen zeigende winklige Abknickung des gebrochenen Humerus. Daraus ergibt sich, daß die sonst so schönen Achsel-Schulter-Ellbogengänge bei einer Oberarmfraktur nicht oder nur dann angelegt

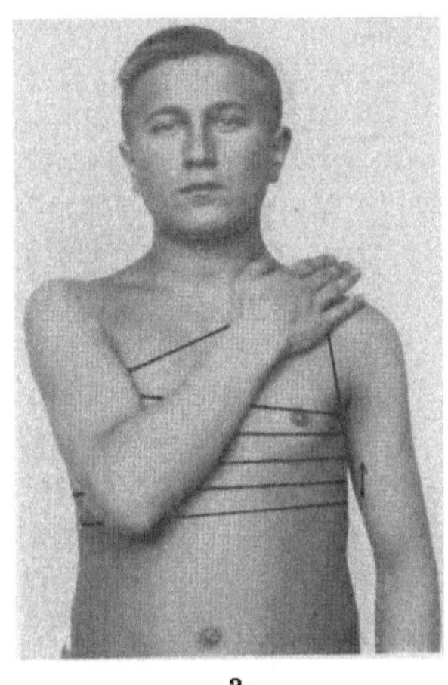
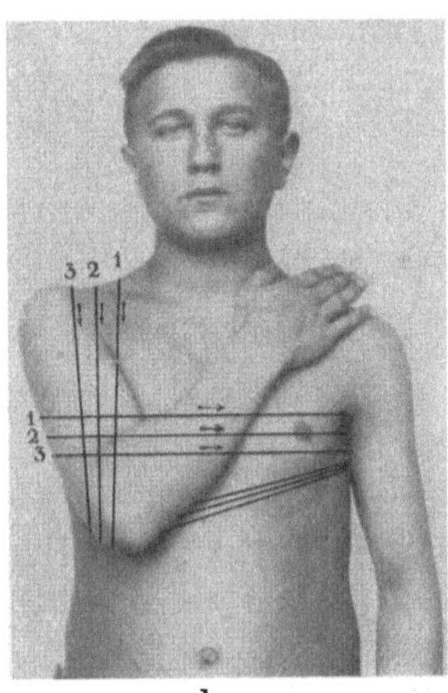


a           b

Abb. 45a und b.  Grundgänge des Velpeauschen Verbands.

werden dürfen, wenn durch geeignete Schienung ihre nachteilige Wirkung aufgehoben wird.

Soll, wie dies in der Praxis wohl am häufigsten geschieht, der Désaultsche Verband nur als ruhigstellender Verband bzw. Deckverband verwendet werden, so muß, wie bereits erwähnt, die starke Adduktion und Herüberhebelung des Oberarms fortfallen und der Verband in Mittelstellung angelegt werden. Die dreieckige Lücke zwischen Oberarm und Brustkorb wird durch entsprechende Polsterung ausgefüllt. Aber auch dieser Verband darf wegen der Gefahr der Schulterversteifung nicht als Dauerverband liegen bleiben, sondern muß, sobald es möglich ist, durch Verbände, welche die freie Abduktion des Arms gestatten, ersetzt werden.

Der Verband von **Velpeau**, welcher ebenfalls für Schlüsselbeinbrüche angegeben wurde, hat aus den oben angegebenen Gründen als Deckverband keine Berechtigung. Er fixiert den Arm in einer atypischen, gezwungenen

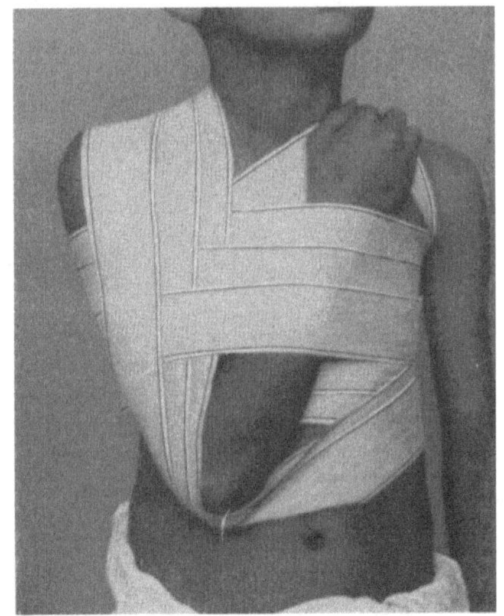

Abb. 46.  Velpeauscher Verband.

und ungünstigen Haltung in Hyperadduktion des Schulter- und Hyperflexion des Ellbogengelenks. Auch der noch vielfach bestehenden Neigung, einfache Mitellen in dieser steilen Haltung anzulegen, muß entgegen getreten werden.

Inwieweit der Verband zu mechanischen Zwecken anzuwenden ist, soll später erörtert werden.

Die Technik des Velpeauschen Verbands ist folgende. Ich empfehle den Verband zunächst genau so zu beginnen wie den Désaultschen (I), um die Brust für den aufliegenden Arm zu polstern und eventuell ebenfalls ein Kissen in die Achsel zu bringen (Abb. 45 a). Darauf legt man den Arm in Velpeau-stellung (Abb. 39 a) dem Burstkorb an und beginnt nun mit den typischen Velpeautouren (Abb. 45 b), welche sich aus zwei Ringen zusammensetzen, von denen der eine kreisförmig um Brustkorb, Oberarm und Vorderarm herumläuft, während der andere eine Schlinge bildet, in der der Ellbogen hängt. Diese Schlinge bildet gewissermaßen einen halben Désault III. Sie läuft von der Achsel über den Rücken zur Schulter und führt vorn herab zum Ellbogen, geht aber nun nicht wie bei Désault um den Ellenbogen herum nach hinten, sondern bleibt, die Innenseite des Ellbogens umgreifend, auf der Brust und kehrt zur Achsel zurück. Beide Ringe wechseln miteinander ab. Auf der linken Seite wird der Verband gegen die Hand gewickelt. Die Richtung, in der die Touren einander decken, wird verschieden dargestellt. Am meisten empfiehlt es sich, die Kreisgänge von oben nach unten und die vertikalen Gänge von innen nach außen sich folgen zu lassen. Den fertigen Verband zeigt Abb. 46.

## 4. Verbände für das untere Glied.

**a) Hüftgelenk.** Das Hüftgelenk wird mit Achtergängen verbunden, welche einen Kreis um die Wurzel des Oberschenkels mit einem Kreis um Becken und Bauch kreuzen (Abb. 47 a). Mehrere solcher Gänge vereinigt ergeben die Spica

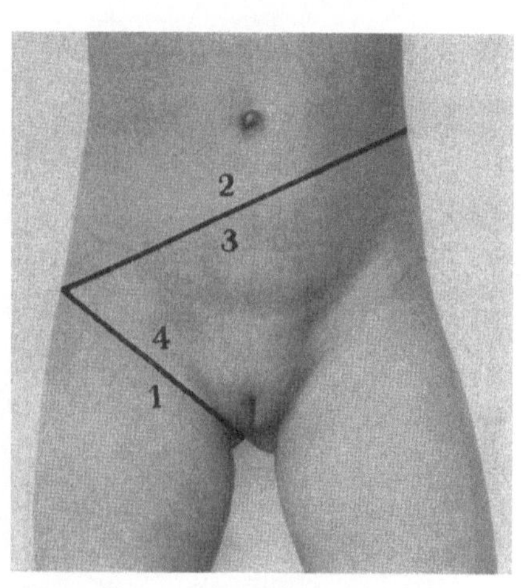
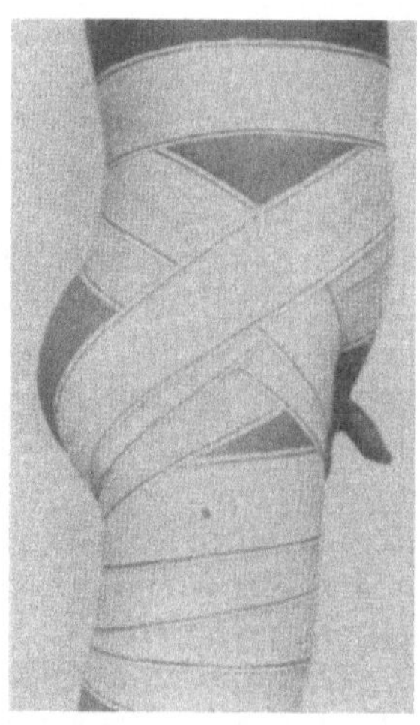

a            b

Abb. 47. Spica coxae trochanterica.<br>
a Grundform, b fertiger Verband.

coxae ascendens, wenn sie am Oberschenkel, descendens, wenn sie am Bauch begonnen wird. Bei dem großen Umfang des Hüftgelenks wird jedoch auch bei Verwendung breiter Binden mit einer einfachen Spika niemals der ganze

Umfang des Gelenks bedeckt, sondern nur, je nachdem man die Kreuzungspunkte anlegt, entweder die Leistengegend (Spica inguinalis, Abb. 48a, b) oder die Trochantergegend (Spica trochanterica, Abb. 47a, b), oder die Gesäß-

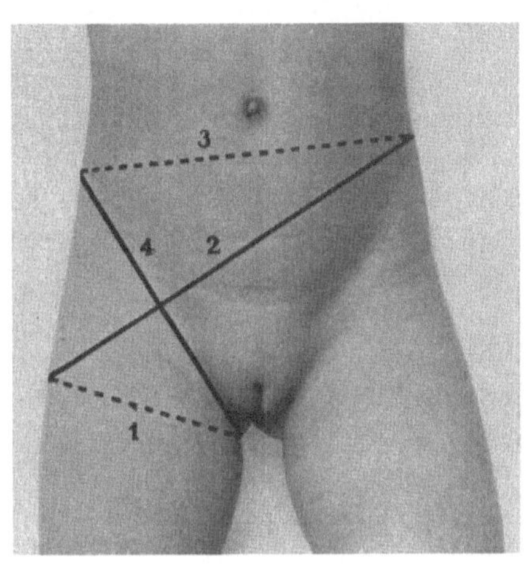
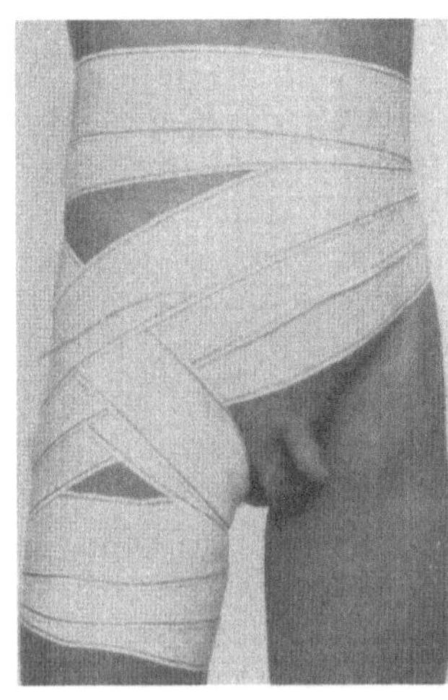

a       b

Abb. 48 a, b. Spica coxae inguinalis.

backe (Spica glutaealis, Abb. 49a, b). Das ist nun praktisch durchaus nicht gleichgültig, und die Erfahrung lehrt, daß die einfache Spica coxae, die vom Anfänger am liebsten inguinal angelegt wird, sowohl für die Bedeckung aus-

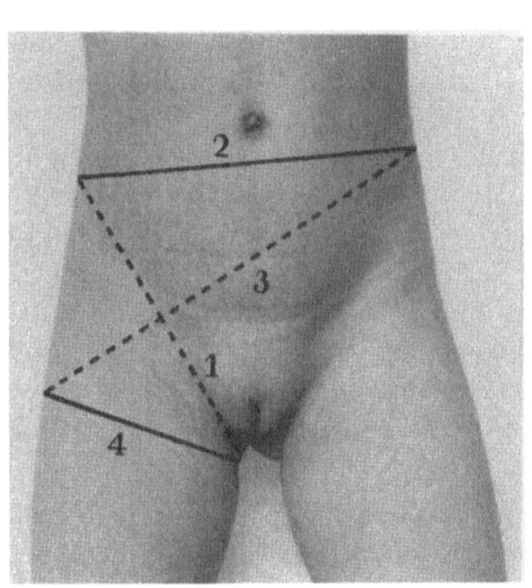
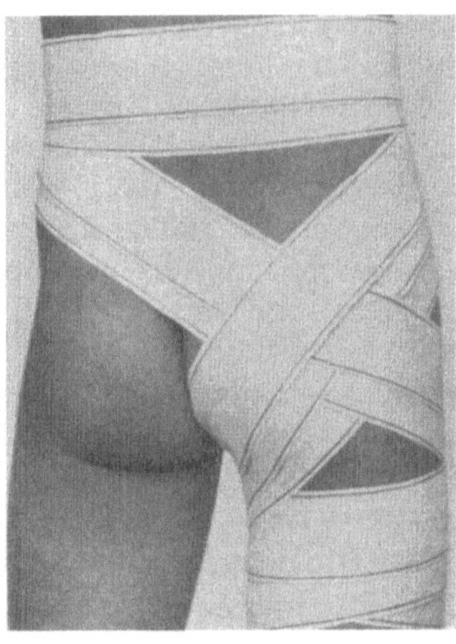

a       b

Abb. 49a, b. Spica coxae glutaealis.

gedehnter Wunden wie für ruhigstellende Verbände des Hüftgelenks einen ganz ungenügenden Verband darstellt. Ein guter Hüftverband muß den ganzen Umfang des Hüftgelenks einschließen und daher alle drei

Formen, die Spica inguinalis, trochanterica und glutaealis, zugleich enthalten. Mit anderen Worten, man muß die Achtergänge stets so legen, daß der ganze Umfang von der Leistengegend und dem Schambein bis zum Sitzbeinhöcker und der Gesäßfurche mitgenommen wird.

Die um den Rumpf gehenden Gänge der Spica coxae müssen auf der gesunden Seite stets bis über den Darmbeinkamm zur Taille hochgeführt werden, da sonst der Verband leicht abrutscht. Die Kreuzungen der Achtergänge müssen, wie das schon bei der Spica humeri beschrieben wurde, höher liegen als die Gelenklinie des Hüftgelenks, um nicht durch Bewegungen des Beins verschoben zu werden. Die doppelseitige Spica coxae sowie die Einwicklung des Damms sollen bei den Verbänden des Rumpfes besprochen werden (S. 46).

**b) Kniegelenk.** Die Testudo genu inversa und reversa sind leicht anzulegende Verbände, welche das Gelenk ringsum bedecken. Sie werden meist in leichter Beugung des Gelenks angelegt (Abb. 13, 14).

**c) Fußgelenk.** Die Grundform der Verbände am Fußgelenk bildet ein Achtergang, welcher den Unterschenkel in der Knöchelgegend und sodann den Mittelfuß bzw. die Fußwurzel nach Art eines Steigbügels („Stapes“) umfaßt und sich auf der Vorderseite des Sprunggelenks kreuzt (Abb. 12). Bei der Einwicklung des Unterschenkels wird dieser Gang nach unten angeschlossen, um dem Verband Halt zu geben, desgleichen als oberer Abschluß jeder Einwicklung des Mittelfußes. Legt man mehrere solcher Achtergänge in Spikaform hintereinander, so entsteht die Spica pedis ascendens bzw. descendens (Abb. 13 und 14).

Die Spica pedis bedeckt nur einen Teil des Gelenkumfangs des Fußgelenks, die Vorderseite. Handelt es sich darum, die Rückseite, also die Ferse zu bedecken, so treten andere Verbände in ihr Recht. Das Fersenbein springt stark nach hinten vor und erschwert dadurch die Einwicklung; es bildet gleichsam den Stumpf eines dritten Glieds, das hier mit Unterschenkel und Fuß zusammenstößt. Wir brauchen zu seiner Bedeckung zunächst Gänge, welche in der Längsrichtung des Fersenbeins über seine Kuppe hinwegziehen. Man wickelt sie von der Vorderseite des Fußgelenks her über das Fersenbein, meist so, daß sie sich von Fußsohle und Achillessehne her fächerförmig nähern (Testudo). Doch gelingt es niemals, sie den Konturen des Fersenbeins genau anzuschmiegen. Es muß daher noch ein weiterer Verband hinzugefügt werden, welcher diese Bindengänge an der Wurzel des Fersenhöckers festlegt. Dies geschieht durch den bereits erwähnten dreigliedrigen Hackenverband (Abb. 17). Die Einwicklung des Fußgelenks einschließlich Ferse wird demnach mit folgenden Gängen ausgeführt:

1. Mit Stapesgängen, die sich auf der Vorderseite kreuzen (Abb. 50 a).

2. Mit Stumpfdecktouren, welche von der Vorderseite des Sprunggelenks her über die Ferse gelegt werden (Abb. 50 b).

3. Mit Festlegung dieser Gänge durch einen dreigliedrigen Verband, welcher folgende Punkte nacheinander berührt (rechts!): Vorderseite des Sprunggelenks — innerer Knöchel — Achillessehne — Außenrand der Ferse — Fußsohle — Innenrand des Fußes — Vorderseite des Sprunggelenks; darauf nochmals andersherum: äußerer Knöchel — Achillessehne — Innenrand der Ferse —

Fußsohle — Außenrand des Fußes — Vorderseite des Sprunggelenks (Abb. 50 c). Den fertigen Verband zeigt Abb. 51.

Bei allen Verbänden des Fußgelenks muß streng darauf geachtet werden, daß der Fuß in rechtwinkliger Stellung gehalten wird und keine Spitzfußstellung entsteht.

**d) Zehen.** Die große Zehe, deren Verband praktisch nicht unwichtig ist (z. B. bei Unguis incarnatus) kann nach Art der Fingerverbände mit Windungen und kurzen Stumpfdecktouren isoliert eingewickelt werden. Als fehler-

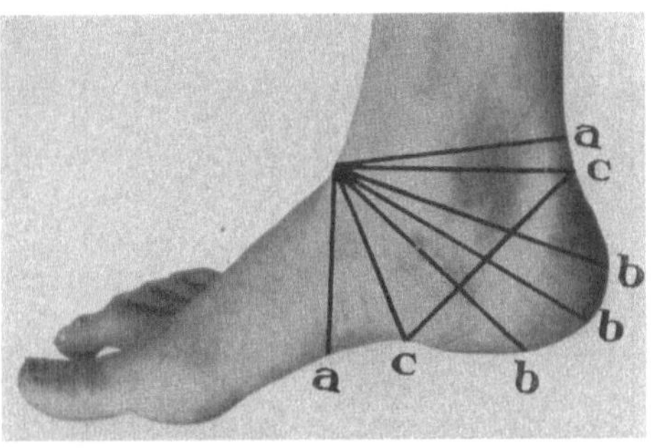

Abb. 50. Gänge des Fußgelenkverbands mit Einschluß der Ferse.
a Stapes, b Fersendecktouren, c Dreigliedriger Verband.

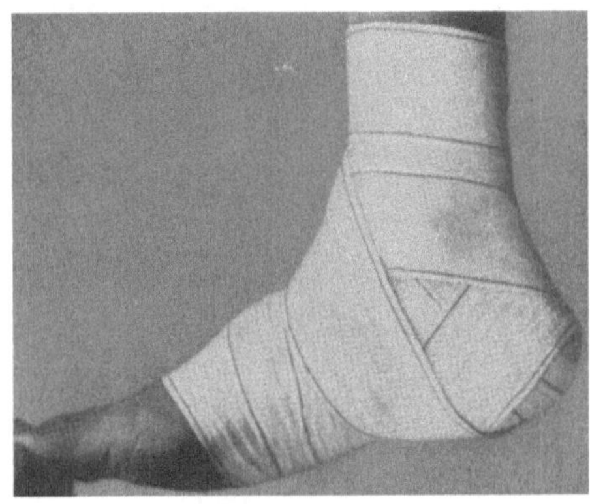

Abb. 51. Fußgelenk-Fersenverband.

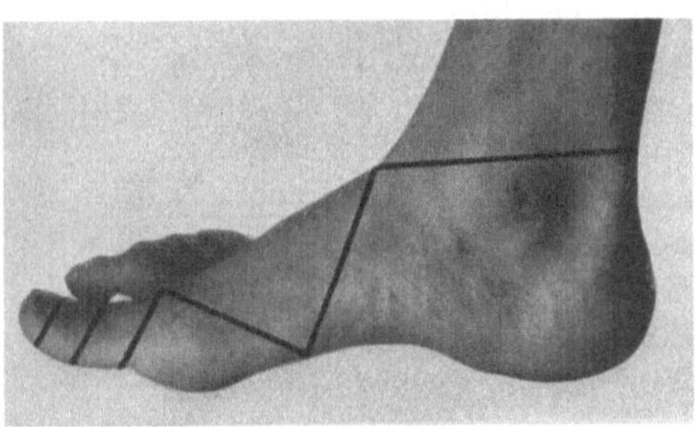

Abb. 52. Verband der großen Zehe, Schema.

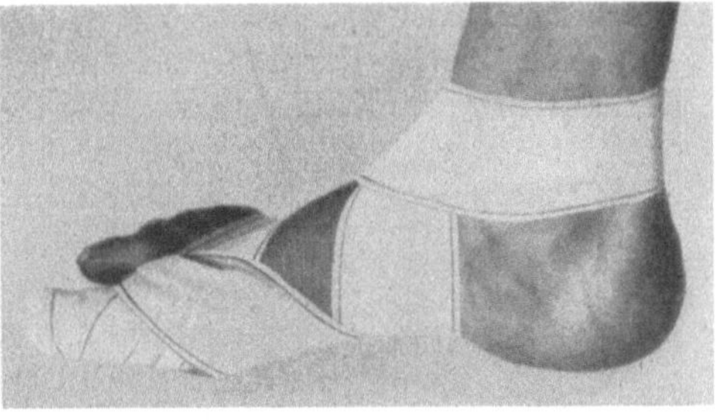

Abb. 53. Verband der großen Zehe, Ausführung.

haft muß ein Verband bezeichnet werden, welcher die große Zehe durch eine einfache Spikatour mit dem Fußgelenk verbindet. Will man den Großzehenverband nach hinten sichern, so muß man, ähnlich, wie bei den Fingern ausgeführt, einen doppelachtförmigen Verband anlegen, welcher sich dorsal über der Wurzel der Zehe, dann auf der Planta pedis und schließlich vor dem Fußgelenk kreuzt (Abb. 52 und 53).

Die Einwicklung aller Zehen geschieht nach vorheriger Polsterung der Zwischenräume durch lange, von der Ferse hergeholte Stumpfdecktouren, die durch eine Spica pedis festgewickelt werden.

**e) Praktische Übung. Einwicklung des Beins.** Die Einwicklung des Beins hat praktisch große Bedeutung insofern, als sie in schulgerechter Form mit Hilfe von Flanell-, Trikot- und anderen elastischen Binden bei Varizen,

Ulcus cruris und Ödemen häufig ausgeführt wird. Am Hüftgelenk bildet sie eine gute Vorübung für den so wichtigen Beckengipsverband. Der Patient

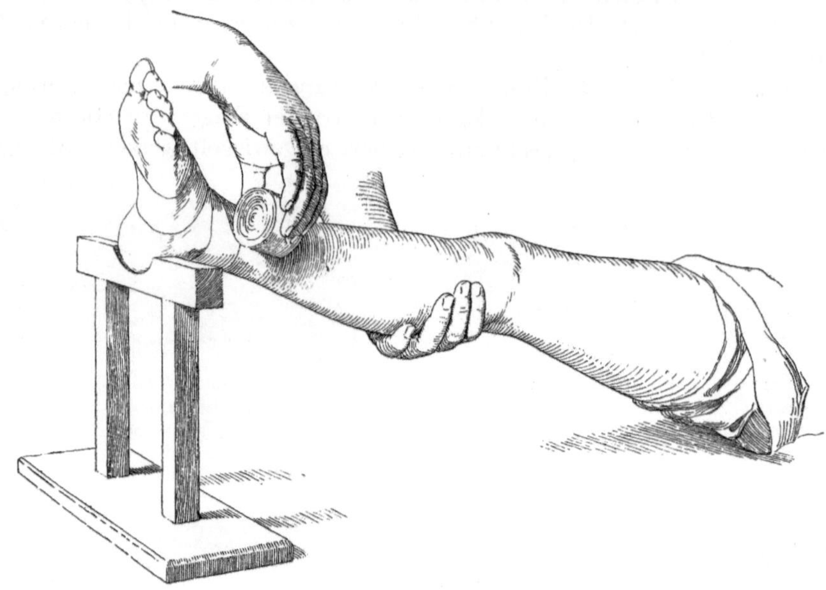

Abb. 54. Bänkchen zur Wickelung des Beins.

liegt entkleidet auf einem Verbandtisch. Für Wicklung des Beins bis zum Oberschenkel ist der Fuß auf einem Bänkchen hochgelagert, wie es bei der Behandlung des Ulcus cruris gebraucht wird (Abb. 54). Wir beginnen mit einem Kreisgang um den Mittelfuß, dem einige eng gedeckte Windungen folgen, und gehen mit einem Achtergang (Stapes) zur Knöchelgegend über. Man kann auch, wenn man den Fuß frei lassen will, mit diesem Achtergang beginnen. Nun folgt eine sehr exakte Einwicklung der Wade unter gleichmäßigem Anziehen der Binde mit regelmäßigen Rückschlaggängen, welche sich über der Schienbeinkante decken. Das Kniegelenk wird in leicht gebeugter Stellung mit einigen Testudogängen bedeckt. Dann wird am Oberschenkel mit gedeckten und eventuell rückgeschlagenen Windungen weiter gewickelt. Ist die Binde zu Ende und muß eine neue angefangen werden, so verhindert man deren Abgleiten dadurch, daß man den Anfang der neuen Binde unter das Ende der alten steckt und mit einem Kreisgang überwickelt.

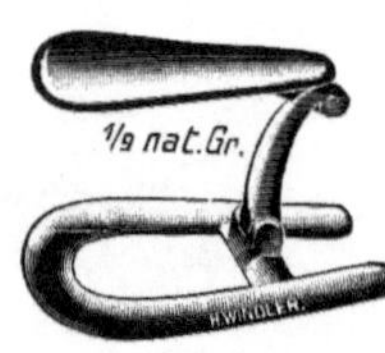



a) gebrauchsfertig.

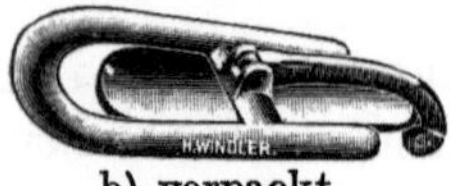



b) verpackt.

Abb. 55. Beckenbänkchen.

Am Ende des Oberschenkels angelangt, wollen wir nun das Hüftgelenk einbeziehen und legen zu diesem Zweck den Patienten auf ein Beckenbänkchen (Abb. 55), welches vom Damm her mit der zungenförmigen Spitze voran unter das Kreuzbein geschoben wird  Diese Spitze wird mit in den Verband gewickelt und dann fußwärts aus ihm herausgezogen. Bei fehlendem Bänkchen hilft man sich so, daß ein Gehilfe die aufgerichtete Faust unter das Kreuzbein schiebt. Der Fuß wird von einem anderen Gehilfen gehalten. Wir beginnen nun den Hüftverband mit aufsteigenden Achtergängen, die sich über dem Leistenband kreu-zen, gehen dann mit ab-steigenden Gängen mit einer neuen Spika, diesmal mit Kreuzung über der Tro-chantergegend zurück und enden mit einer dritten Spika, die aszendierend die Gesäß-backe in den Verband ein-schließt. Einige Kreisgänge um die Taille und den Rippen-bogen vollenden den Verband. Den fertigen Verband am Bein zeigt Abb. 56.

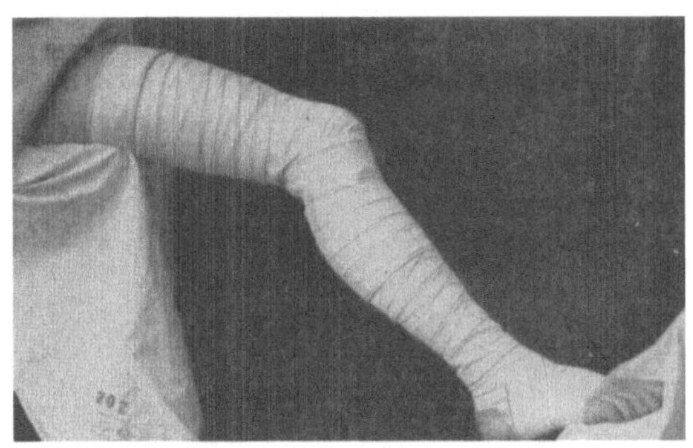

Abb. 56. Einwicklung des Beins.

# 5. Verbände für den Rumpf.

Die Einwicklung des Rumpfes geschieht mit Binden von beträchtlicher Breite (12—15 cm) durch Kreisgänge und gedeckte Windungen. Eingliedrige Verbände sind jedoch nur zulässig bei bettlägerigen ruhigen Kranken für Bauch- und Brustbauchverbände; im übrigen müssen stets zweigliedrige Ver-bände angelegt werden, d. h. es muß dem Brustverband grundsätzlich ein Achtergang um die Schulter, dem Bauchverband ein solcher um das Hüft-gelenk hinzugefügt werden.

**a) Brustkorb.** Der kleine Ver-band des Brustkorbs wird mit auf-oder absteigenden Windungen angelegt und mit einer Spikatour um die Schulter abgeschlossen bzw. begonnen. Man wählt für diese Spikatour gewöhn-lich die gesunde Schulter, um die kranke Seite nicht unnötig zu belasten (Abb. 57). In schwereren Fällen müssen beide Schultern in den Verband ein-bezogen werden (Abb. 58 a und b).

Ein Röntgenbild zeigt am besten, wieviel bei diesem Verband bedeckt wird, bzw. wieviel vom Brustkorb dem unge-gliederten Teil des Rumpfes angehört und wieviel im Gebiet der Schultern und des Halses gelegen ist. Es ergibt sich,

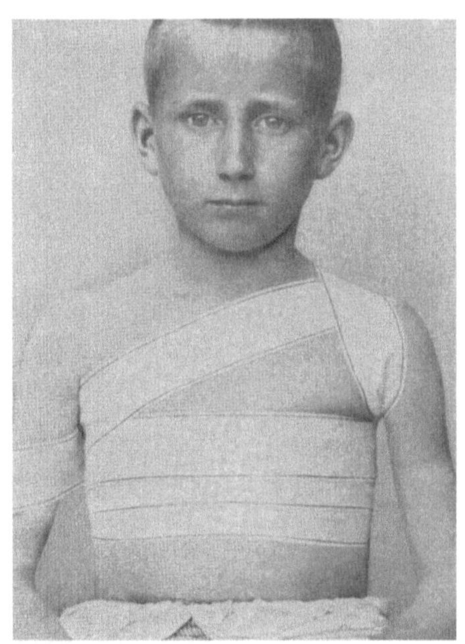

Abb. 57. Kleiner Brustverband.

daß ein einfacher zirkulärer Brustverband nur einen geringen Teil des Brustkorbs einschließt, vorn von der 4., hinten von der 7. Rippe etwa abwärts (Abb. 59).

3*

Will man den ganzen Brustkorb bedecken, so müssen auch die oberen Teile berücksichtigt werden. Dies geschieht durch den großen Brustverband, dessen Anlegung folgende Erwägungen zur Voraussetzung hat:

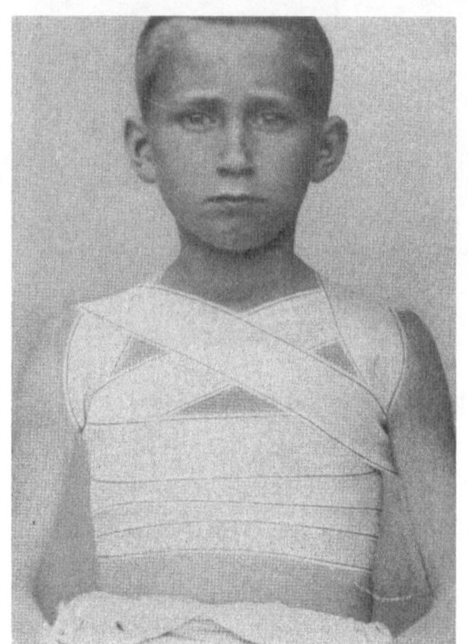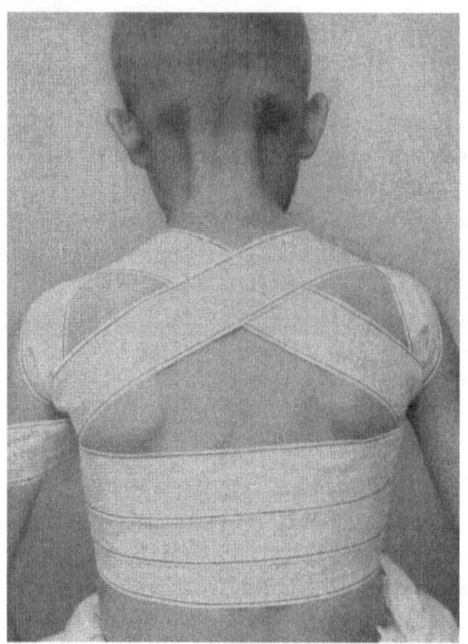

a                      b

Abb. 58a und b.  Kleiner Brustverband mit Einschluß beider Schultern.

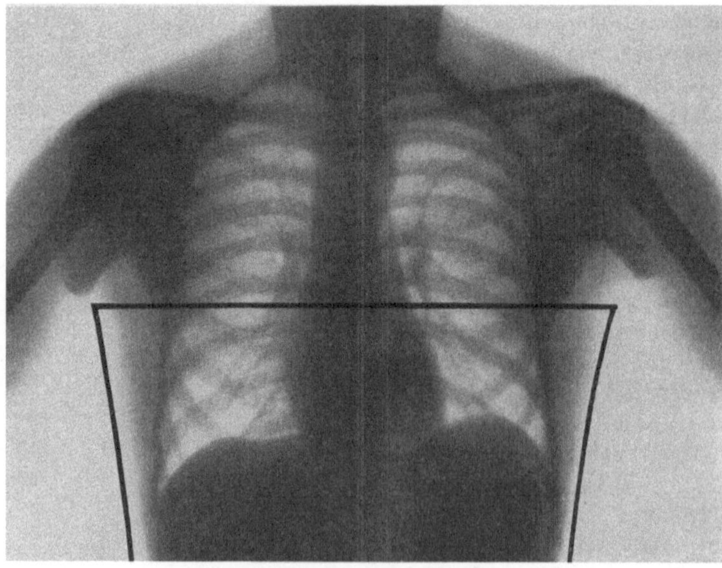

Abb. 59.  Röntgenbild der Brustorgane (nach Groedel), mit übergezeichnetem (falsch angelegtem) Brustverband.

Der obere Teil der Brust ist beiderseits von dem mächtigen Schultergürtel bedeckt und bietet durch die Ansätze der Arme und den nach oben sich anschließenden Hals Verhältnisse dar, welche zahlreiche Möglichkeiten der Bindenführung zulassen. Alle diese Verbände lassen sich jedoch in einige einfache

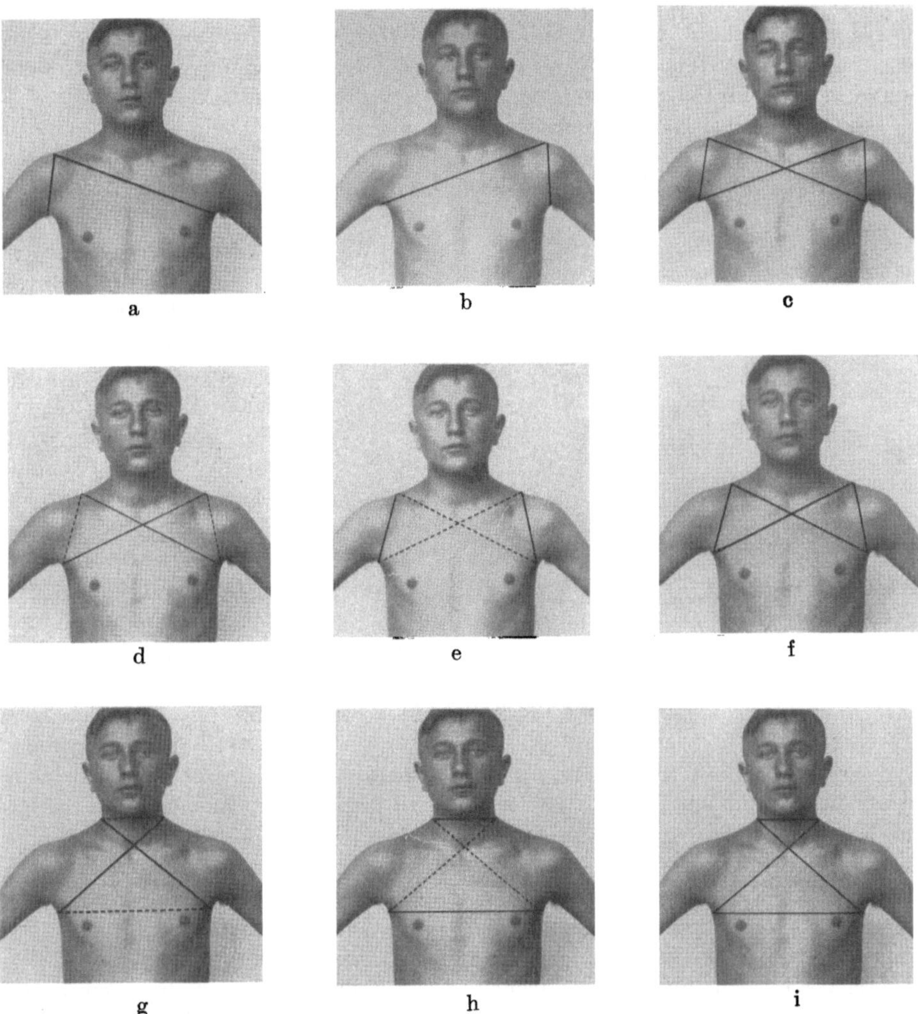

Abb. 60 a—i. Grundformen des großen Brustverbands (Quadriga).
a Spica humeri dextra, b sinistra, c duplex, d Stella pectoris, e St. dorsi, f St. pect. et dorsi, g Stella verticalis ant., h St. v. post., i St. v. duplex.

Grundformen auflösen, so daß Schwierigkeiten nicht entstehen können, wenn man sie nicht in Künsteleien sucht.

Abb. 60a—i zeigt die einzelnen Elemente, aus denen sich der viergliedrige Brustverband zusammensetzt. Abb. a—c veranschaulichen zunächst die Gänge der rechtseitigen und linkseitigen Spica humeri und ihre Vereinigung zur Spica duplex. In Abb. d tritt uns eine neue, dem Brustverband

eigentümliche Form entgegen, der Stern (Stella), welche in einer ventralen
(Stella pectoris) und dorsalen (St. dorsi) Abart angelegt wird. Abb. f zeigt nun
im Vergleich mit Abb. c die wichtige Tatsache, daß das Endergebnis der
doppelten Spica humeri und des kombinierten Rücken- und Bruststerns nahezu
dasselbe ist, nämlich eine kreuzförmige Einwicklung des oberen Brustkorbs
unter Einbeziehung der Schultern.

Hierzu kommen nun in Abb. g—i vertikal stehende Sterngänge,
deren Kreise um Hals und Brust gehen und deren Kreuzungen vorn auf dem
Jugulum oder hinten im untersten Teil des Nackens liegen.

Die vollständige Einwicklung des oberen Brustkorbs setzt sich aus all diesen
Gängen in zwangloser Reihenfolge zusammen. Die „Quadriga" besteht also
praktisch aus doppelseitigen Spica-humerigängen, aus Gängen der Stella dorsi
und pectoris und wird durch
vertikale Stellagänge gegen
Hals und Rumpf abge-
schlossen (Abb. 61).

Die Anlegung des großen
Brustverbands gestaltet
sich in der Praxis in folgender Weise: Der Kranke sitzt
vor uns auf einem Schemel
ohne Lehne oder quer auf
dem Bett. Schwerkranke
werden in sitzende Stellung
aufgerichtet und von einem
Gehilfen derart gehalten, daß
er mit kräftigem Griff den
Nacken stützt, während ein
zweiter von vorn her die
Hände des Kranken ergreift.

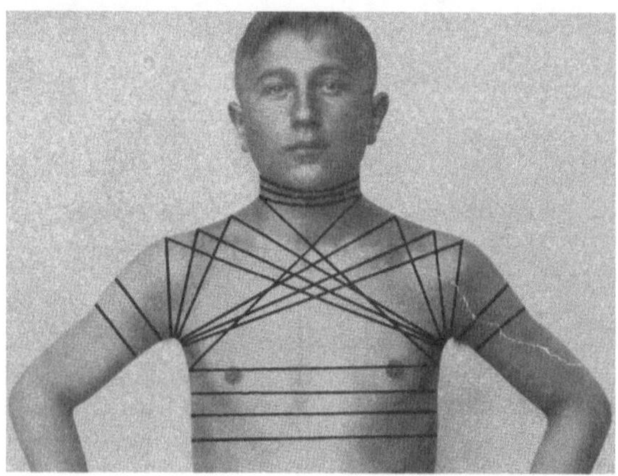

Abb. 61.   Großer Brustverband (schematisch).

Wir beginnen mit Kreisgängen um den Rumpf in der oberen Bauchgegend,
lassen sie bis zu den Achseln aufsteigen und schließen nunmehr Achtergänge
um beide Schultern an. Dann folgen ähnliche Gänge, welche nur die halbe
Schulter umgreifen und sich auf Brust oder Rücken kreuzen (Stellae). Endlich
schließt man einige hoch gekreuzte vertikale Stellagänge um Hals und Brust
an und endet mit Kreisgängen um den Hals. Oft werden im Anschluß an die
Schultertouren auch noch einige Windungen um die Oberarme gelegt.

Das Wesentliche an diesem Verbande ist, daß er sich überall gut anschmiegt,
daß die Kontur der Schulter schön herausgearbeitet wird (vgl. S. 16) und daß
die Arme frei beweglich bleiben. In der Praxis der mechanischen Verbände
bildet dieser Verband das Rumpfkorsett, sowie die Grundlage für alle großen
Brust-Armverbände. Nur durch genaue Modellierung des Körperreliefs ist
guter Sitz erzielbar. Bei den zahlreichen durch die Achseln verlaufenden Gängen
muß darauf geachtet werden, daß keine Beengung eintritt.

Von den Brustverbänden sind nun noch die Stella pectoris und die
Stella dorsi als Einzelverbände zu erwähnen. Sie haben praktisch als Deckverbände geringe Bedeutung, da kleine Wundverbände auf Rücken oder Brust
besser mit Pflaster oder Mastisol angelegt werden, bei großen Wunden aber stets

der geschilderte große Brustverband benötigt wird. Dagegen ist die Stella dorsi als mechanischer Verband von Wichtigkeit; sie ist mit der älteste und auch heute

noch ein zweckmäßiger Verband für die Schlüsselbeinbrüche (Petit). Die Gänge der Stella pectoris gewinnen praktische Bedeutung für die Bedeckung und Aufrichtung der Brüste und werden dort (s. u.) behandelt werden.

Die Stella dorsi soll die Schultern nach hinten bringen und die Schulterblätter einander nähern. Sie muß deshalb so angelegt werden, daß die Brust vollständig frei bleibt. Man beginnt, hinter dem Kranken stehend, mit einem Kreisgang hoch um die Wurzel des linken Armes, während ein Gehilfe die Schultern nach hinten zusammendrückt, legt dann eine auf der Wirbelsäule gekreuzte Acht um beide Schultergelenke und

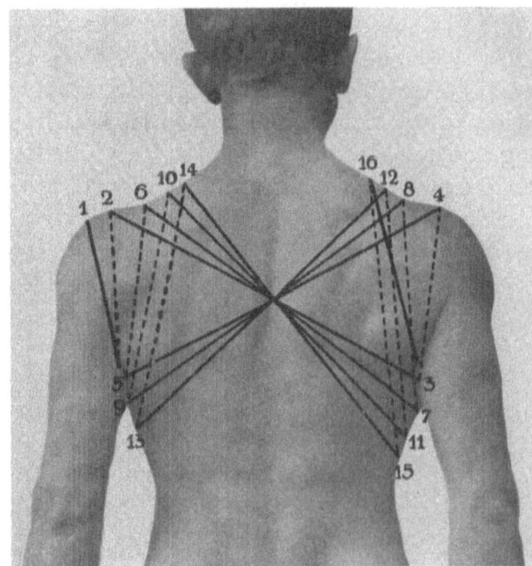

Abb. 62. Stella dorsi (schematisch).

wiederholt dies mehrmals, wobei die Binden am besten so geführt werden, daß sie eine wirkliche Sternform (nicht Spika) bilden und die Wirkung aller Züge

auf einen Punkt radiär konzentrieren. Zuletzt schließt man mit einem Kreis um die linke Schulter ab. Abb. 62 zeigt die Richtung der Binden, Abb. 63 den fertigen Verband.

**b) Weibliche Brust.** Der Verband für die weibliche Brust soll außer der einfachen Bedeckung noch die wichtige mechanische Aufgabe erfüllen, als Suspensorium mammae der Schwere der Brust entgegen zu wirken und die Brust aufzurichten und zu stützen, Aufgaben, wie sie im praktischen Leben mehr oder weniger voll-

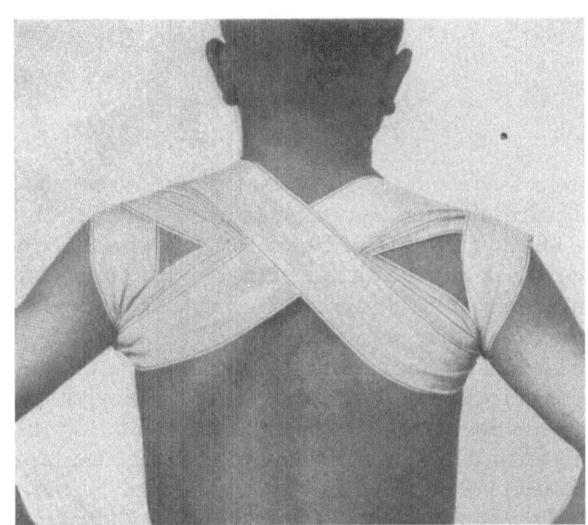

Abb. 63. Stella dorsi.

kommen durch Mieder, Brusthalter, Korsetts usw. gelöst werden. Die große Mannigfaltigkeit der Formen der weiblichen Brust sagt uns, daß

hier von einer Schematisierung keine Rede sein kann. Während für schwach
entwickelte, breit aufsitzende jugendliche Brüste der in einfachen Windungen
aufsteigende, mit Spica humeri zur anderen Seite abschließende kleine Brustverband (Abb. 57) völlig ausreicht, ist es bei schweren und lang herabhängenden Brüsten oft recht schwierig, durch geeignete Bindengänge den gewünschten
Halt zu erreichen. Hier sind unter anderem auch Gänge möglich und vorteilhaft,
welche die Brust nach Art der kleinen Mitella schlingenförmig hochziehen, die
dagegen an kleinen Brüsten sofort abrutschen würden. In der Praxis ist demnach der individualisierenden Kunst des Arztes breiter Spielraum gegeben.

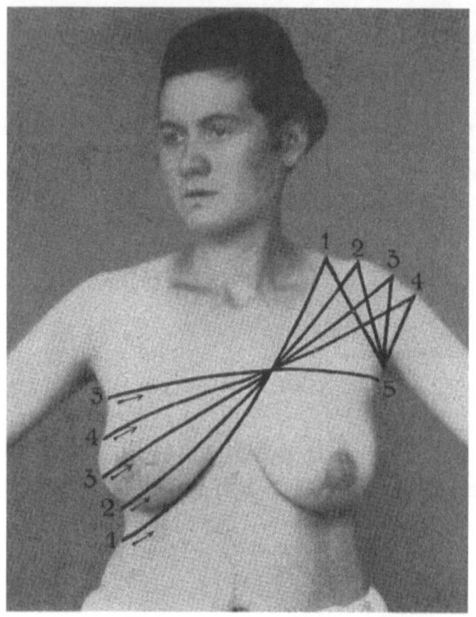

Abb. 64. Suspensorium mammae dextrae
(schematisch).

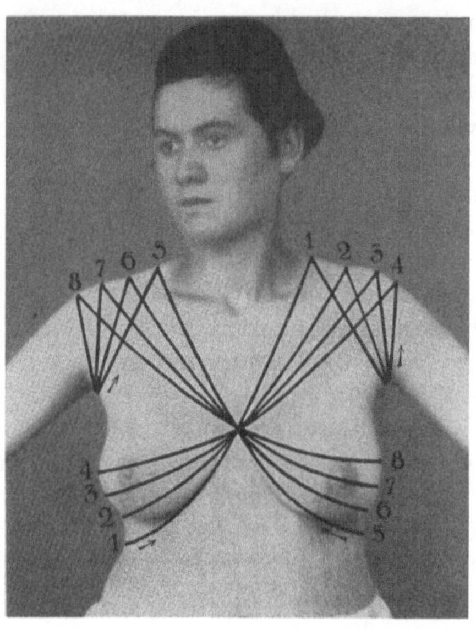

Abb. 65. Suspensorium mammae **duplex**
(schematisch).

Unsere Verbandübungen können nur allgemeine Anhaltspunkte über zweckmäßige Bindenführungen geben.

Die meist geübte Form des Suspensorium mammae besteht aus aufsteigend gedeckten Bindengängen, welche von der kranken Thoraxseite kommen,
die Mamma unterfassen und hinauf zur gesunden Schulter ziehen, wo sie mit
einer Achtertour festgelegt werden (Abb. 64). Man beginnt mit einem Kreisgang um den Rumpf unterhalb der Brüste, geht dann unter der kranken Mamma,
diese mitfassend, hinweg und schräg hinauf zur gesunden Schulter, mit Spikatour um den Arm und über den Rücken zur kranken Seite zurück. Die Gänge
steigen an der Mamma von unten nach oben auf. An der gesunden Schulter
läßt man sie zweckmäßig absteigen, so daß auf Brust und Rücken sternförmige
Überkreuzungen stattfinden; nur so liegen sie gut an, wie aus Abb. 64 und 66
ersichtlich ist. Den Schluß kann eventuell ein Kreis um den Brustkorb oberhalb
der Brüste bilden.

Zweckdienlich ist auch ein Verband, der, wie van Eden angibt, zwischen
die soeben beschriebenen Bindengänge jeweils Kreise um den Rumpf in auf-

steigender Reihenfolge einschaltet. Man erhält dann unter der Brust eine weitere Spikafigur, in der die Brust wie in einem Körbchen getragen wird (Abb. 67).

Auf der linken Seite müssen diese Verbände von links nach rechts, also gegen die Hand, gewickelt werden.

Will man beide Brüste einwickeln, so geschieht es am besten nacheinander

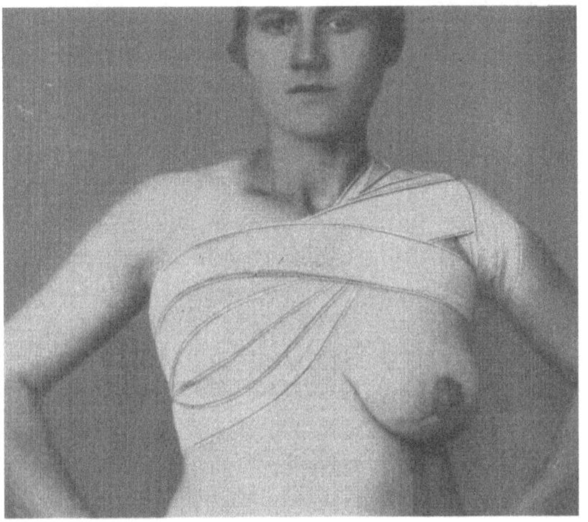

Abb. 66.  Suspensorium mammae dextrae.

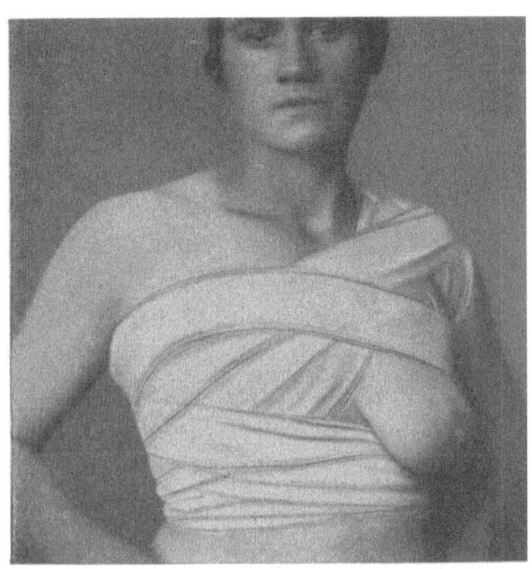

Abb. 67.  Suspensorium mammae dextrae nach v. Eden.

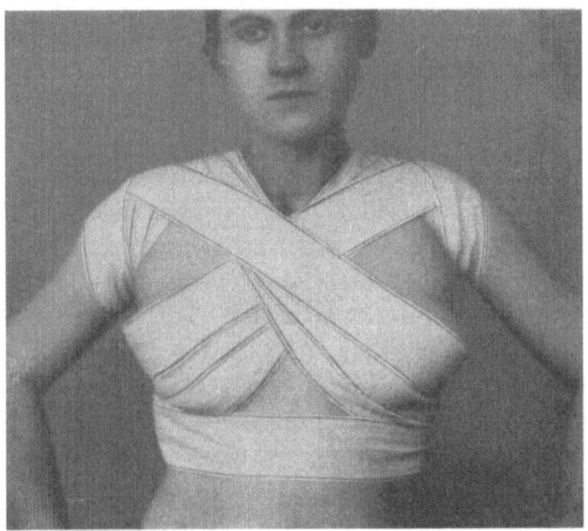

Abb. 68.  Suspensorium mammae duplex.

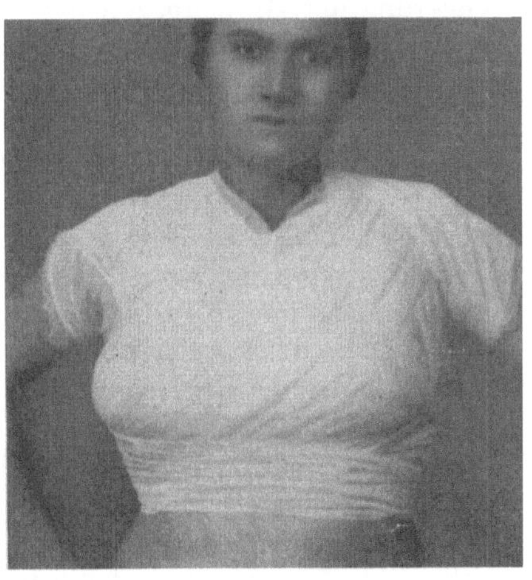

Abb. 69.  Mullverband beider Brüste.

(Abb. 65, 68). Um den Übergang von der rechten zur linken Seite zu bekommen, muß man nach Beendigung des rechtsseitigen Verbandes den Gang einer Stella dorsi einschalten.  Abb. 69 zeigt einen doppelseitigen Brüsteverband mit Polsterung und Mullbinden ausgeführt, wie er in der Praxis angelegt wird.

**c) Bauch.** Der Bauchverband, bisher ein Stiefkind der Verbandlehre, spielt heute bei der reichen Entwicklung der operativen Bauchchirurgie eine viel wichtigere Rolle als früher. Es ist daher notwendig, etwas ausführlicher auf ihn einzugehen.

Wir müssen die Gegend des Bauches für unsere Zwecke in zwei Teile zerlegen, deren Grenze eine durch den oberen Rand der Darmbeinkämme gelegte Horizontalebene bildet: einen oberen, epigastrischen oder hypochondrischen, und einen unteren hypogastrischen oder Beckenteil. Betrachten wir die Konturen des Rumpfes in Vorder- und Seitenansicht (Abb. 70 a und b), so sehen wir, daß der obere Teil des Bauches allseitig mehr oder weniger konkav gebaut ist und somit Sanduhrform hat. Die Konkavitäten werden gebildet hinten von der Lordose der Lendenwirbelsäule, seitlich von der Tailleneinziehung der Rippenbögen und Flanken und vorn durch das konkav gestaltete Epigastrium. Der untere Teil des Bauches dagegen zeigt folgende Konturen: vorn die mehr oder weniger stark entwickelte kugelige Bauchwölbung, hinten, etwas tiefer gelegen, die Vorwölbung des Gesäßes. Seitlich bestehen, wie die Frontalansicht zeigt, zwei Vorwölbungen, welche durch eine konkave Einziehung unterbrochen werden; es sind dies die Ausladungen der Darmbeinkämme und der großen Rollhügel und zwischen ihnen die Konkavität der seitlichen Beckenwand.

Außer diesen Verschiedenheiten der Form bestehen aber noch weitere wichtige Unterschiede zwischen dem oberen und unteren Teil insofern, als der obere Teil nur von Weichteilen oder wenig resistenten elastischen Knochenteilen, den unteren Rippen, begrenzt wird, während der untere Teil in großer Ausdehnung von der festen Knochenkapsel des großen Beckens umschlossen ist. Der obere Teil ist ferner in seinen Umfängen durchaus veränderlich, einmal durch die Atembewegungen, welche sich in einer Erweiterung und Verengerung der Rippenbögen und in einer Vorwölbung und Einziehung des Epigastriums ausprägen, sodann durch die Nahrungsaufnahme, welche durch Ausdehnung des Magens vorwiegend den epigastrischen Teil betrifft. Der Umfang des unteren Teils dagegen ist so gut wie konstant, da hier der Einfluß der Atmung verschwindend gering ist.

Die Technik des Anlegens von Verbänden um den Bauch ist demnach ganz verschieden, je nachdem man im epigastrischen oder hypogastrischen Teil des Abdomens wickelt. Im ersteren müssen wir auf die Ausdehnung durch die Atmung und Nahrungsaufnahme Rücksicht nehmen, auch verbietet hier das Fehlen starrer Skeletteile jedes feste Anziehen der Binden. Im unteren Teil fallen diese Rücksichten fort und wir können hier viel straffer wickeln. Dabei geben für diesen Teil des Bauches den besten Halt jene Bindengänge, welche zwischen der Krista- und Trochantergegend liegen: hier können und müssen die Binden der vorhandenen seitlichen Einziehung gut angepaßt bzw. bei erstarrenden Verbänden gut anmodelliert werden, wenn der Verband sitzen soll. Abb. 71 a und b gibt die Kontur eines richtig angelegten Bauchverbands mit dem straffen unteren und losen oberen Teil wieder.

Die erwähnten, besonders bei Frauen ausgebildeten Formverhältnisse des Leibes können nun bei gewissen Zuständen noch erheblich stärker zum Ausdruck kommen: Enteroptose und Hängebauch, starke Fettentwicklung und Gravidität können dem Bauchverband die Aufgabe eines „Suspensorium abdominis" zuweisen. Bei diesen Verbänden kommt die Tendenz „unten fest, oben lose" erst recht zum Ausdruck. Der Verband soll hier die erschlafften Bauchdecken ersetzen, er soll durch straffes Anheben der unteren

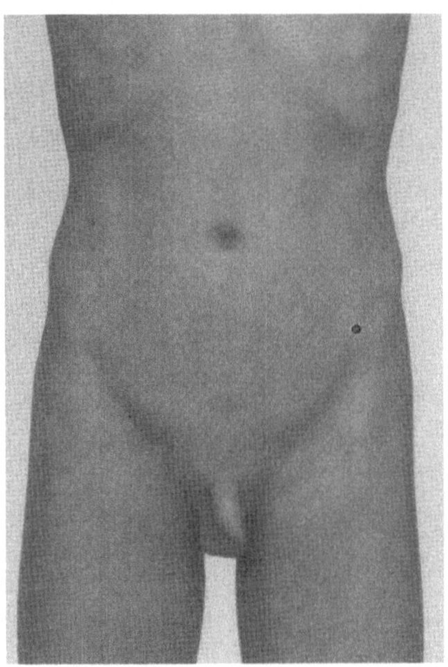 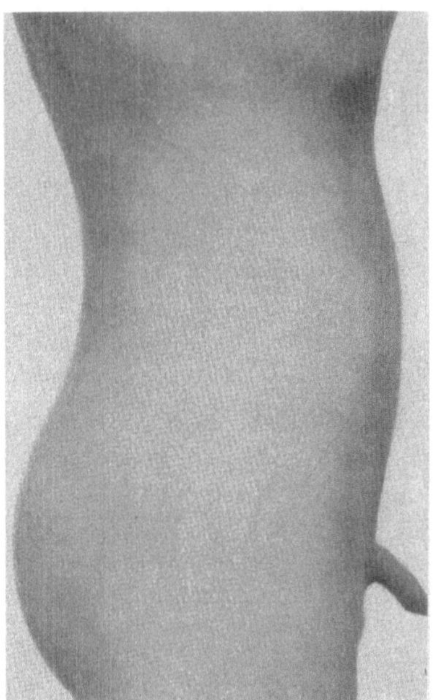

a            b

Abb. 70a und b. Konturen des normalen Abdomens.

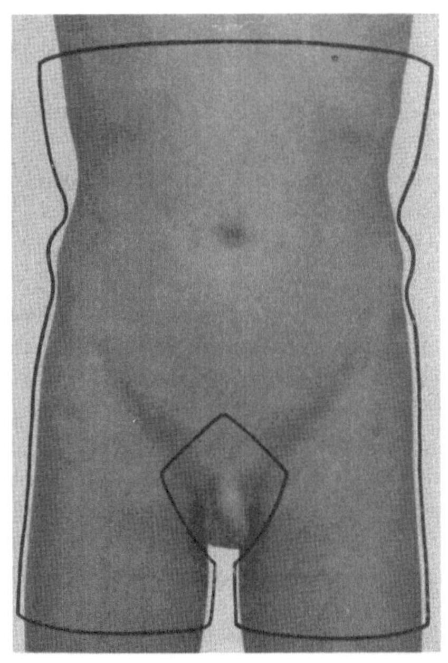 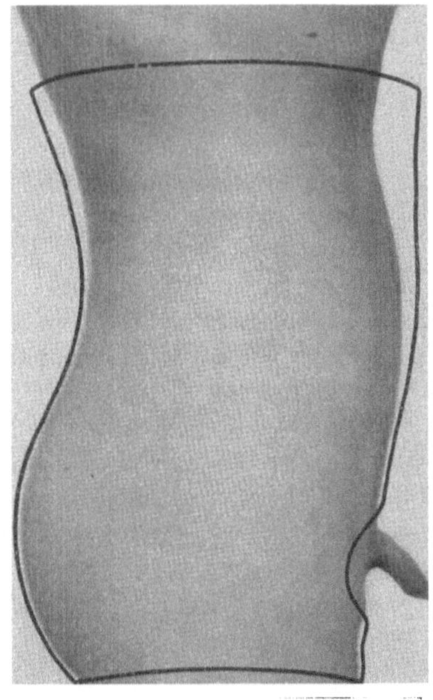

a            b

Abb. 71a und b. Konturen des richtig angelegten Bauchverbands.

vorgewölbten Teile in der Richtung gegen die hinteren Skeletteile der Becken-
schaufeln und der Wirbelsäule den unteren Bauchraum verengern und oben
Spielraum lassen für die nach oben gedrängten Organe.

Die hier entwickelten Grundsätze müssen natürlich auch bei der Anfertigung
der Bauchbandagen zugrunde gelegt werden, welche ja nichts anderes darstellen als abnehmbare Dauerverbände. Für die Bindenwicklung des Bauches
z. B. nach Laparotomien benutzt man am besten eine 15 cm breite Trikotschlauchbinde oder elastische Kreppbinde. Bei Wundverbänden wird nach vorheriger Polsterung mit Watte oder Zellstoff mit breiten Mullbinden gewickelt.

Jeder Bauchverband muß am liegenden Patienten angelegt werden
mit untergeschobenem Beckenbänkchen (Abb. 55). Bei sehr schwer Kranken

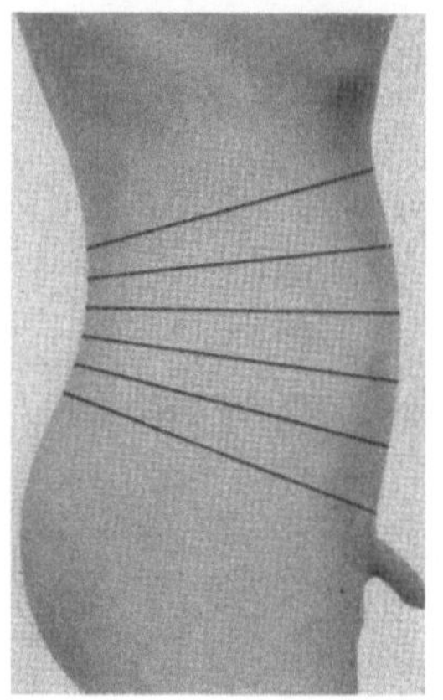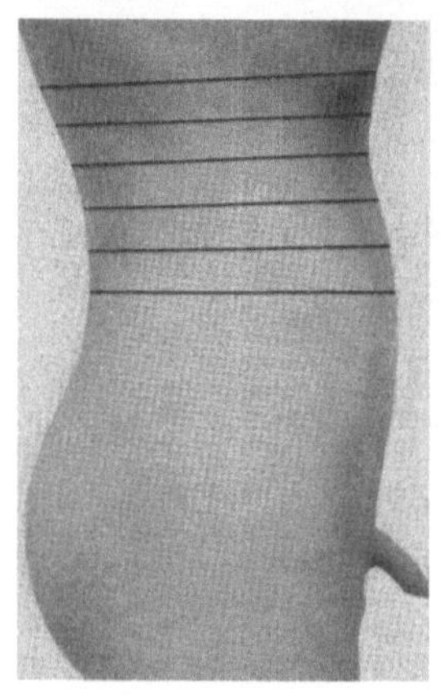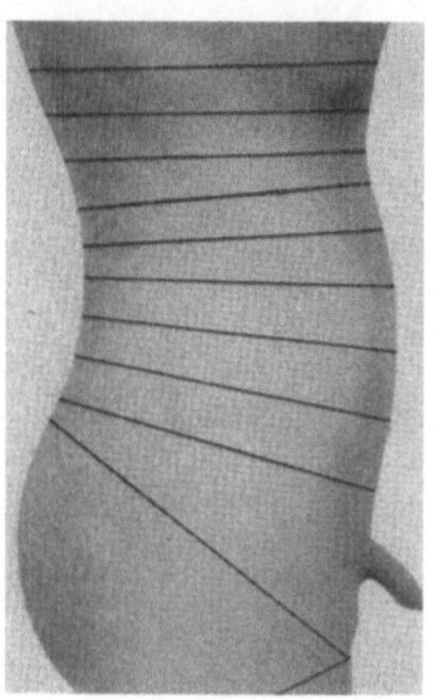

Abb. 72. Unterer Bauch-     Abb. 73. Gürtelverband.     Abb. 74. Großer Bauchverband.                                                 verband.

Abb. 72—74. Grundformen der Bauchverbände.

wird der Rumpf besser von zwei Gehilfen emporgehoben, welche von beiden
Seiten unter den Rücken des Kranken fassen und sich die Hände reichen.

Wir unterscheiden folgende Typen von Bauchverbänden:

1. Den unteren Bauchverband. Dieser soll nur den gewölbten Teil
des Bauches einschließen, während er das Epigastrium und die Hypochondrien
frei läßt. Er wird bei stärker entwickelter Rundung am besten in Fächerform
gewickelt und bedeckt mit von unten aufsteigenden Windungen die Bauchwölbung
(Abb. 72, 75); man kann ihn auch mit nach oben und unten auseinander
strebenden Gängen als echte Testudo anlegen (Abb. 76).

Soll der Patient aufstehen, so muß der Verband mit Spikatouren an einen
oder beide Oberschenkel angeschlossen werden, entsprechend dem Schenkel-
riemen der Bandagen (Abb. 76).

2. Der obere Bauchverband („Gürtelverband") wird mit einigen
Bindengängen um die Taille und die angrenzenden Teile gelegt, z. B. nach kleineren Operationen im Epigastrium, wie Magenfisteln usw. (Abb. 73, 77).

3. Der große Bauchverband bedeckt die ganze untere Rumpfgegend
vom Ansatz der Oberschenkel bis hinauf zum unteren Rand der Brüste. Er

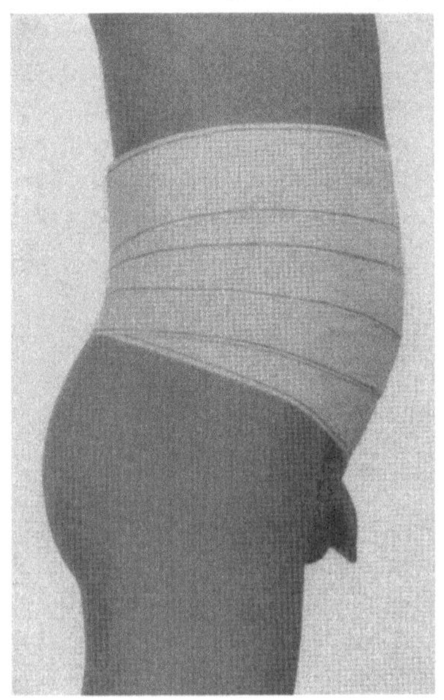

Abb. 75. Unterer Bauchverband.

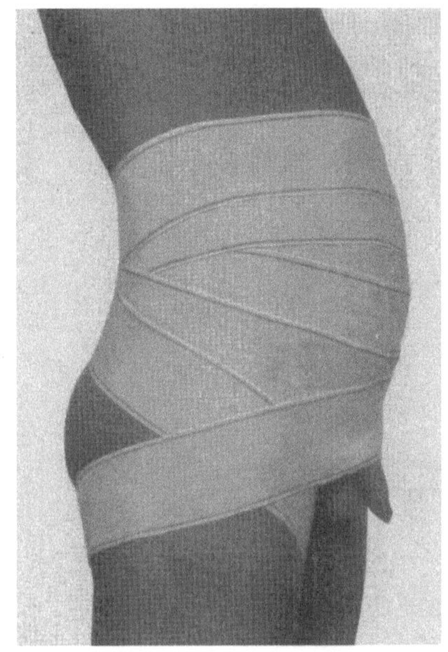

Abb. 76. Unterer Bauchverband mit Schenkelgang.

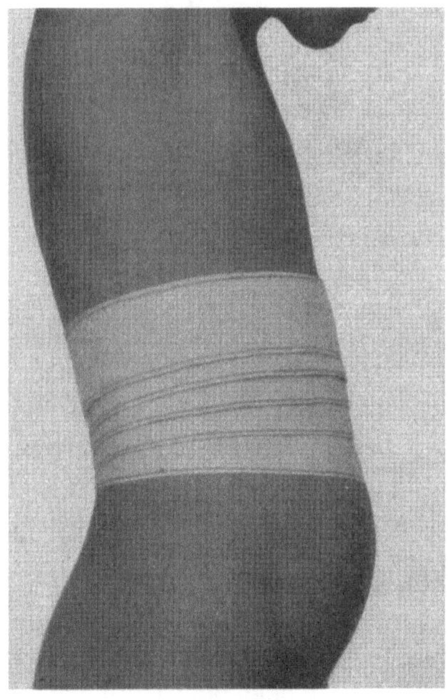

Abb. 77. Gürtelverband.

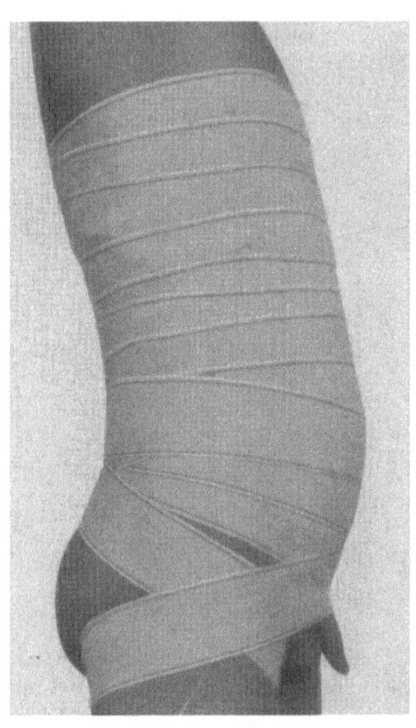

Abb. 78. Großer Bauchverband.

besteht in auf- oder absteigender Reihenfolge aus ein- oder doppelseitiger Spika um die Hüftgelenke und aus gedeckten und gefächerten Windungen, welche unten straff dem Becken anliegen, nach oben zu loser werden und über dem Schwertfortsatz so abschließen, daß man bequem die Hand unter den Verband schieben kann (Abb. 74, 78, 71 a und b).

**d) Becken und Damm.** Die Einwicklung des Beckens bietet, soweit sie nur ein Teil des Beinverbandes ist, nichts Besonderes und ist bei diesen Verbänden genügend besprochen. Will man z. B. im Anschluß an einen Bein-

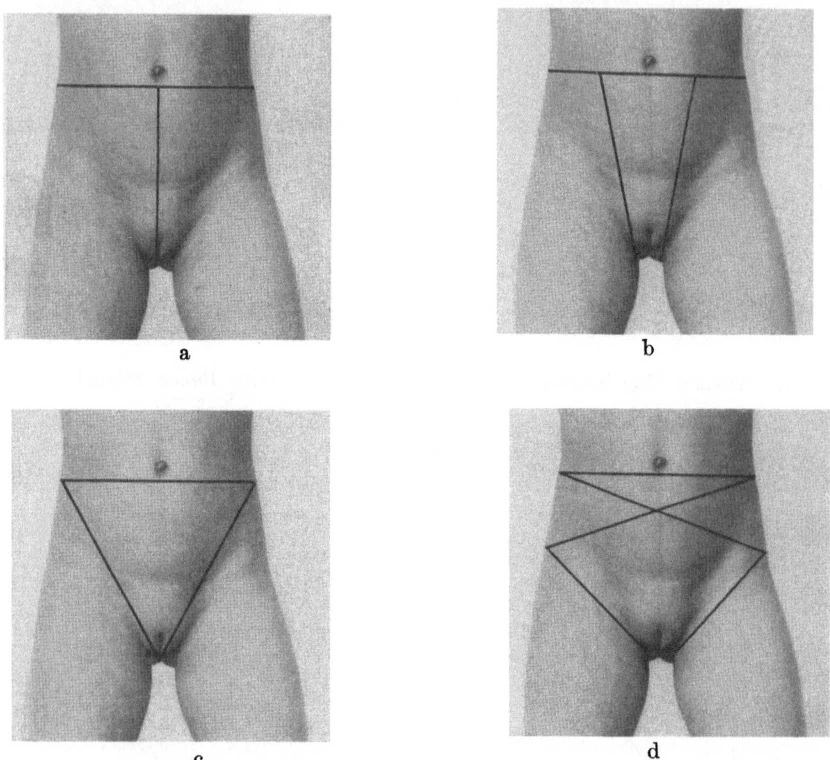

Abb. 79a—d.  Grundformen der Beckenverbände.
a T-Binde,  b doppelte T-Binde,  c dreigliedriger Dammverband,  d Spica coxae duplex.

verband das Becken mitnehmen, so wickelt man die Spica coxae in der S. 35 beschriebenen dreifachen Form, fügt einige Spikagänge um die andere Hüfte hinzu und schließt einen unteren Bauchverband an.

Dagegen bedürfen diejenigen Verbände, welche die Gegend des Damms, die Genitalien und den After bedecken sollen, einer gesonderten Besprechung. Abb. 79 zeigt die Grundformen der verschiedenen Becken- bzw. Dammverbände: a) die einfache T-Binde. An einem gürtelförmig um die Taille gelegten und abgeschlossenen Bindenkreisgang wird senkrecht in der Mitte des Bauches eine zweite Binde durch Annähen, Anstecken oder Umschlagen einer doppelt zusammengelegten Binde befestigt, zwischen den Beinen hindurchgeführt und am Rücken in gleicher Weise am Gürtel befestigt. Der Verband dient dazu, beim Weibe Verbandstoffe festzuhalten. Er wird, da er die natürlichen Öffnungen verschließt, nur in besonderen Ausnahmefällen angelegt.

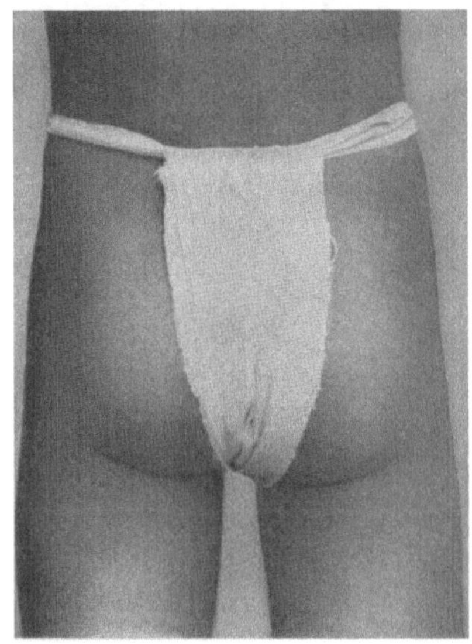

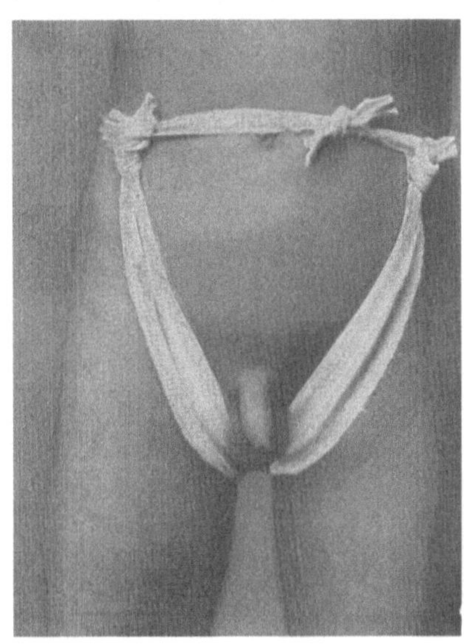

a                                                                   b

Abb. 80a und b.   T-Binde.

Besser ist die **doppelte T-Binde** (79 b), bei der vorn oder hinten oder zwiefach je zwei Zügel seitlich vom Gürtel abgehen und zwischen den Schenkeln hindurchlaufen. Als Beispiel diene folgendes: um beim Manne einen **Verband für den After** zu befestigen, schlingt man ein gedoppeltes Bindenstück am Rücken um den Gürtel, zieht es zwischen den Beinen nach vorn hindurch und läßt die beiden Enden rechts und links vom Skrotum zum Bauchteil des Gürtels gehen, wo sie festgebunden werden (Abb. 80 a und b).

T-Binden spielen auch eine Rolle als **käufliche Bandagen**. Die **Monatsbinden** der **Frauen**, das **Suspensorium** in seinen verschiedenen Arten (Abb. 81) sind Beispiele dafür.

Abb. 79 c zeigt die Grundform des **dreigliedrigen Beckenverbandes**, des sog. **Kreuzverbands um den Damm**. Der zu wenig gekannte Verband spielt z. B. bei der Einwicklung des Skrotums nach Bruchope-

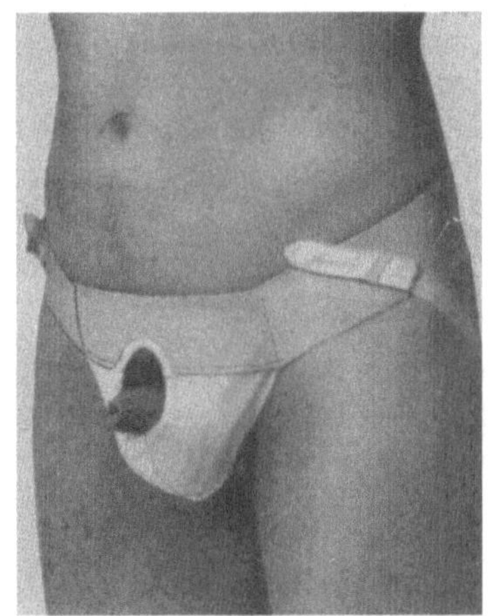

Abb. 81.   Suspensorium.

rationen, wie bei allen anderen Dammverbänden eine Rolle  Er wird typisch folgendermaßen angelegt: Der Kranke liegt auf dem Beckenbänkchen mit ge-

spreizt gehaltenen Beinen. Das Skrotum wird hochgehoben. Nach einem Kreisgang um den Bauch geht man über die linke Gesäßbacke zum Damm, unter Mitnahme des Skrotums schräg zur rechten Leiste, dann um den Rücken, nun über
die linke Leiste zurück zum Damm und, die erste Tour kreuzend, über die rechte
Gesäßhälfte zum Bauch zurück. Diese Gänge werden in Richtung von hinten nach
vorn mehrmals wiederholt, bis Damm
und Skrotum bedeckt sind (Abb. 82).

Die Spica coxae duplex endlich
(Abb. 79 d) bildet die Grundform derjenigen Bauch- und Beckenverbände,
welche beide Oberschenkel mit umfassen,
ist jedoch kein eigentlicher Damm-

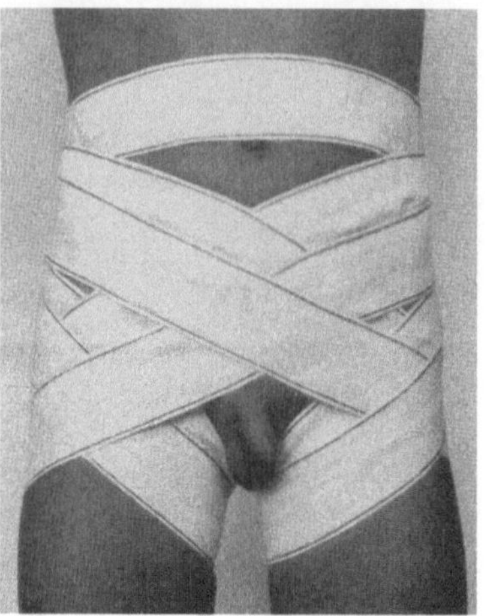

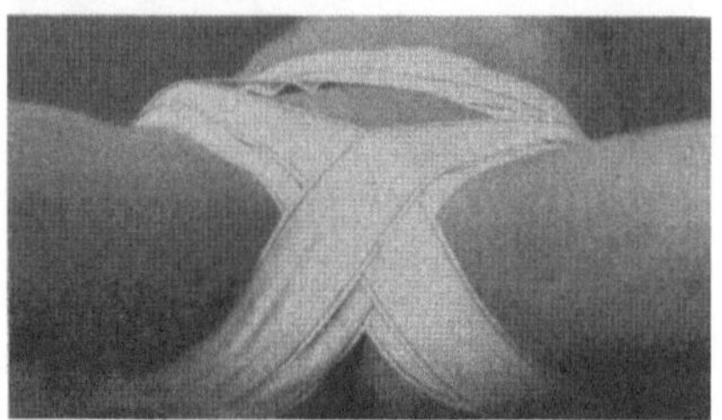

Abb. 82.　Dreigliedriger Dammverband

Abb. 83.　Spica coxae duplex.

verband. Eine besondere Einübung des ästhetisch sehr hübschen Verbandes
(Abb. 83) erscheint überflüssig.

Auf eines muß noch bei den Beckenverbänden hingewiesen werden:
Sie müssen stets bei im Hüftgelenk gestreckter Haltung angelegt
werden. Ist z. B. in Steinschnittlage operiert worden, und der Unkundige legt
den Verband in dieser Lage bei stark gebeugten Beinen an, so ist es nachher
dem Kranken im Bett nicht möglich, die Beine auszustrecken, oder der Verband
strammt unerträglich auf der Rückseite der Oberschenkel.

# 6. Verbände für Kopf und Hals.

a) Schädel. Die Einwicklung des Schädels hat von altersher das Interesse
der Verbandtechniker in hohem Maße in Anspruch genommen und bewirkt,
daß eine große Reihe von „typischen Verbänden“ vorhanden sind, deren Erlernung erfahrungsgemäß dem Anfänger oft Kopfzerbrechen gemacht hat. Heute
stehen wir auf dem Standpunkt, daß die Mehrzahl dieser Verbände in der vorgeschriebenen typischen Form überflüssig ist. Trotzdem wäre es grundfalsch,
jede Aufstellung bestimmter Regeln zu unterlassen und den Verband ganz
in das Belieben des einzelnen zu stellen. Denn der Kopfverband ist in der Tat
schwierig anzulegen und erfordert ganz besondere Sorgfalt.

Als erste Regel für die Einwicklung des Kopfes möchten wir aufstellen,
daß niemals ohne besonderen Grund die Ohrmuscheln, sowie Augen, Nase
oder Mund in den Verband einbezogen werden dürfen. Über die Verbände des
Gesichts wird später (S. 55) zu reden sein. Hier soll auf die weitverbreitete

Unsitte hingewiesen werden, die Ohren in den Wundverband für den Schädel einzubeziehen. Dies ist, abgesehen von Spezialohrenverbänden, für den Chirurgen stets überflüssig und dem Kranken schädlich. Der Knorpel der Ohrmuschel, von feinster Haut überzogen, verträgt nicht den geringsten Druck der Bindentouren. Nimmt man solchen Verband ab, so erscheint die Ohrmuschel plattgedrückt und anämisch. Ganz zu schweigen von den Ekzemen, die dadurch entstehen, daß die Ohrmuschel ohne Unterpolsterung an den Schädel angewickelt wird, was natürlich erst recht unzulässig ist. Aber auch trotz dieser Vorsichtsmaßregel kann es namentlich bei Schwerkranken — und das sind doch meist die Patienten, die die großen Kopfverbände gebrauchen — sehr leicht zu einer Gangrän der Ohrmuschel kommen, wie ich mehrfach beobachtet habe.

Auch muß vermieden werden, daß Bindengänge zu nahe an die Ohrmuschel herangeführt werden und sie einschnüren oder umkrempeln, was zu denselben

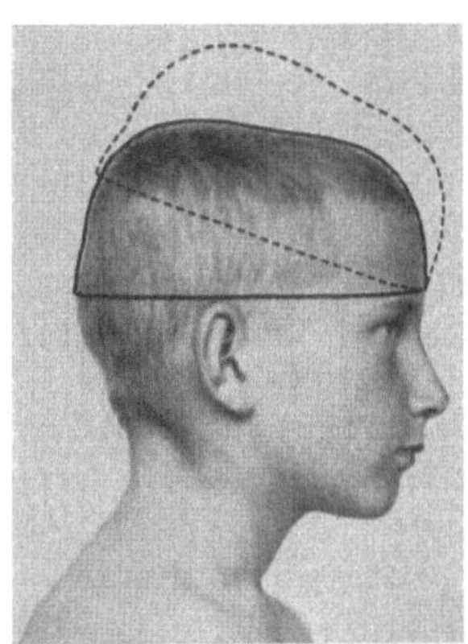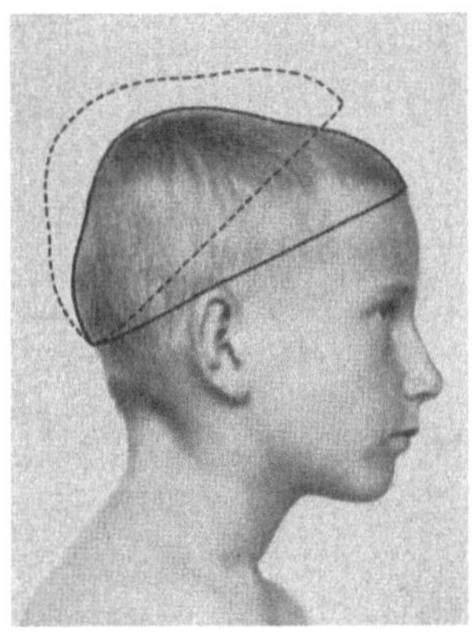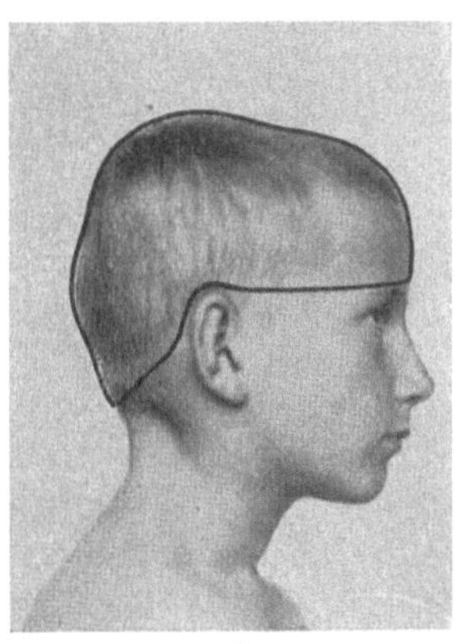

a      b      c

Abb. 84a und b fehlerhafter, c richtiger Kopfverband.

üblen Folgen führen kann. Über die Verbände der Ohrmuschel selbst siehe S. 58.

Ein zweiter, gewissermaßen ins andere Extrem fallender Fehler wird gern dadurch gemacht, daß der Verband nicht die ganze Schädelhaube namentlich in ihren abhängigen Teilen mit einschließt, sondern an Stirn, Hinterkopf oder Schläfe Teile freiläßt. Die Schädelhaube bildet ein Kugelsegment, das meist etwas mehr als eine Halbkugel darstellt. Der Verband hat nur dann sicheren Halt, wenn er vorn bis zur Glabella, seitlich bis zum oberen Rand der Ohrmuschel und hinten bis unter das Hinterhaupt herabreicht, sonst kann er leicht nach Art einer lose sitzenden Mütze abgestreift werden, selbst dann, wenn er noch durch Touren um Hals oder Kinn verankert ist. Die schematischen Abb. 84a—c zeigen die richtige und falsche Art, solche Verbände anzulegen.

Gehen wir nun auf die Technik der Verbände näher ein, so muß vorausgeschickt werden, daß allgemeine Regeln und Typen schon deshalb schwer aufzustellen sind, weil ja bekanntlich die Schädelform größten Mannigfaltigkeiten unterworfen ist. Schon der kindliche Schädel wird durch die Lage während der Geburt in verschiedene Form gepreßt; wir erinnern uns aus der Geburtshilfe der Schädeltypen bei Hinterhaupts-, Vorderhaupts-, Stirn-, Beckenendlage. Rasse und Geschlecht bieten große Verschiedenheiten: dolichozephale, brachyzephale Schädel und andere Extreme müssen unterschieden werden. Endlich können pathologische Zustände die Kopfform erheblich verändern: in erster Linie die Rachitis, ferner Mikrozephalie, Turmschädelbildung, Hydrozephalus usw.

Alle Ratschläge über die zu wählenden Bindengänge müssen daher „mit einem Körnchen Salz" genommen werden und mit der jeweiligen individuellen Kopfform in Einklang gebracht werden.

Wir sehen im folgenden zunächst ganz ab von den „typischen Verbänden" und ersetzen sie durch einige einfache leicht zu erlernende Grundformen.

Konstruieren wir uns am Profil eines normalen Schädels alle Möglichkeiten, Binden an demselben zu befestigen, so finden wir folgende sicher sitzenden Bindengänge (Abb. 85):

a a′ Glabella — Hinterhaupt

b b′ Stirn — Hinterhauptshöcker

c c′ Stirnhöcker — Nacken.

Diese Gänge können ohne Zuhilfenahme von Gesichts- oder Halsgängen an der Schädelhaube selbst gewickelt werden.

d d′ Scheitelhöhe — Unterkinn

e e′ Wirbel — Kinn.

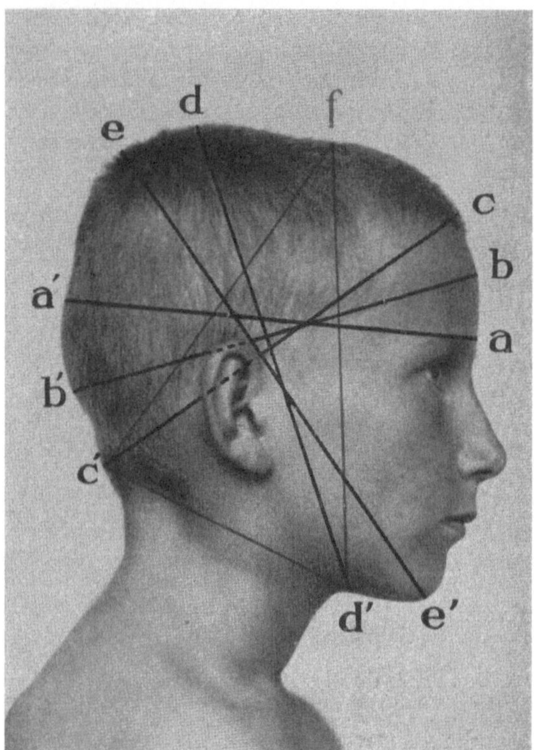



Abb. 85. Grundformen des Kopfverbands. Schwarz: Kreisgänge. Rot: dreigliedriger Gang.

Werden all diese Gänge gewickelt, so schließen sie sich so aneinander, daß der Schädel zum größten Teil von Binden bedeckt ist. Nur auf dem Vorderscheitel bleibt eine Lücke. Die Strecke zwischen d und c ist durch einfache Kreisgänge nicht zu bedecken, denn sowohl Gänge, welche von hier zum Unterkinn, wie solche, welche zum Nacken gehen, rutschen ab. Dies Abrutschen wird jedoch verhütet, wenn diese Scheitelgänge zum Nacken und Kinn in Form von Achtergängen miteinander verschlungen werden, indem wir einen dreigliedrigen Verband machen, welcher die Kreuzungspunkte c′, f und d′ mit einer dreifach gekreuzten Acht verbindet: f c′ d′ f c′ d′: Scheitel-Nacken-Kinn, dreigliedrige Acht (Abb. 85, rote Linie).

Von diesen Gängen kommen praktisch als Grundformen des Kopfverbandes folgende in Frage:

1. Die horizontalen Kopfkreisgänge (Abb. 85 aa', bb', cc', Abb. 86). Sie werden dicht über der Ohrmuschel, doch ohne auf diese zu drücken, vom Hinterkopf zur Stirn gewickelt, dienen für sich allein zum Verbinden von seitlich gelegenen Wunden des Schädels und der Stirn und bilden den festen Rahmen der größeren Kopfverbände. Je nach der Form des Schädels lassen sie sich durch fächerförmiges Auseinanderstreben mehr oder weniger weit gegen den Scheitel zu hinaufführen. Den Verband kann man wegen seiner Ähnlichkeit mit der orientalischen Kopfbekleidung auch als Turbanverband bezeichnen.

2. Die vertikalen Kopfkreise (Abb. 85 dd', ee') sind von geringerer praktischer Bedeutung, da sie von der individuellen Kopfform sehr abhängig und bei vielen Schädeln unmöglich sind. Gänge, welche vor dem Ohr vom Unterkinn zum Scheitel ziehen, haben nur bei runden und hohen Schädeln Halt, bei Langschädeln mit niedriger Stirn gleiten sie ab. Die vom Wirbel zum Kinn ziehenden Gänge laufen meist über die Ohrmuschel und rutschen an der Kinnspitze ab, sind daher abgesehen von der später zu besprechenden Visiertour nicht brauchbar, und hinter dem Ohr hinabziehende Binden schneiden die Ohrmuschel ein oder krempeln sie nach vorn um, nur bei sehr langen Kopfformen sind sie zu brauchen. Wir machen daher von den vertikalen Gängen weniger Gebrauch und verwenden sie meist nur als Übergang zwischen anderen Touren.

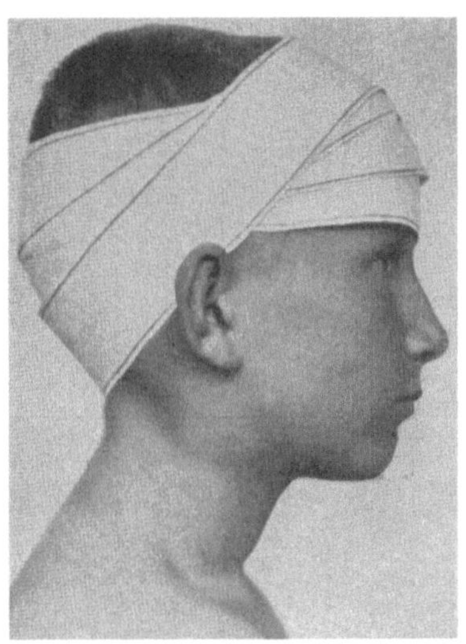

Abb. 86. Turbanverband.

3. Von hoher Bedeutung sind dagegen die dreigliedrigen Gänge (Abb. 85 c' f d'), und diese sollte der Arzt sich einprägen. Sie bilden das vertikale Grundgerüst des Kopfverbands, das die Kugel des Schädels gegen ihren Sockel, den Hals, fixiert, während die horizontalen Kreisgänge um den größten Durchmesser der Kugel laufen und das Gerüst stützen. Letztere bilden den Äquator, erstere die Meridiane der idealen Kopfkugel. Die Möglichkeit, mit derselben Binde von den horizontalen Kreisgängen zu den vertikalen dreigliedrigen Gängen überzugehen, ist dadurch gegeben, daß die Gänge sich im Nacken bzw. am Hinterkopf nahe kommen.

Diese Vereinigung ist in klassischer Weise hergestellt in den Schulverbänden des Kapistrum. Diese Verbände wurden ursprünglich für Kieferbrüche angegeben, während man für den Kopf komplizierte Verbände aus einfachen und zusammengesetzten T-Binden usw. anfertigte. Heute kommen sie für diesen ursprünglichen Zweck der Schienung des gebrochenen Unterkiefers gegen die oberen Zähne kaum mehr in Frage (vgl. S. 126), sondern nur für Kopf- und Gesichtsverbände. Bei der Verwendung für Kieferbrüche war der springende Punkt der, daß die Gänge immer in der Richtung vom Unterkinn zum Scheitel ziehen mußten. Außerdem war ein Gang eingeschaltet, der kreisförmig vom Nacken unter dem Ohr um die Vorderseite des Kinns und die Unterlippe verlief, ein Gang, der für den gedachten Zweck von recht fraglichem Werte ist. Das Capistrum simplex wird in den neueren Verbandlehren nicht mehr geführt (Hofmeister, v. Eden), da es die ungünstige Tour vom Scheitel hinter dem Ohr zum Kinn enthält, früher gab man ihm allerdings vor dem

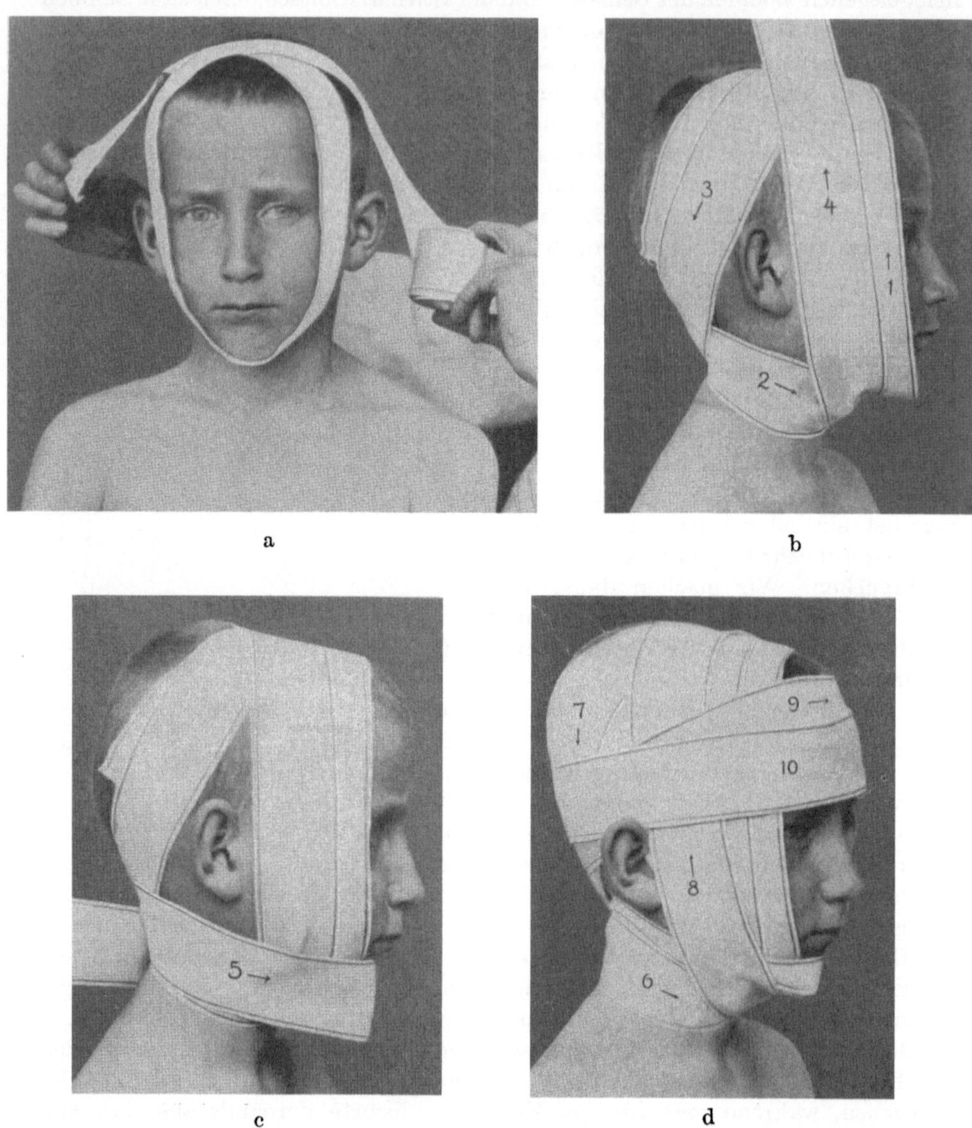

a             b

c             d

Abb. 87a—d. Capistrum duplex.

Capistrum duplex den Vorzug (Bernstein). Die Gänge des Capistrum duplex sind folgende:

1. Ein Vertikalkreis führt vom Vorderscheitel um linke Wange, Unterkinn, rechte Wange zum Scheitel zurück. Er läuft dicht hinter den äußeren Augenwinkeln (Abb. 87a).

2. Erster dreigliedriger Gang: vom Scheitel dicht hinter dem linken Ohr zum Nacken, um die rechte Halsseite zum Unterkinn, aufsteigend zum Scheitel, dann auf der anderen Seite nochmals in gleicher Weise herum. Die Gänge vom Kinn zum Scheitel sind so gelegt, daß sie den erst angelegten Scheitelkinnkreis nach hinten decken (Abb. 87b).

3. Einschaltung des Nackenkinnkreises: Vom Scheitel hinter dem linken Ohr zum Nacken und nun um Kinn und Unterlippe zum Nacken zurück (Abb. 87c).

4. Zweiter dreigliedriger Gang: Nacken — rechte Halsseite — Unterkinn — Scheitel usw., bis man vom Scheitel wieder im Nacken anlangt, und dann

5. mit einem Kreisgang um Hinterhaupt und Stirn abschließt (Abb. 87d).

In der Praxis spielt sich die Einwicklung des ganzen Schädels nach folgenden Regeln ab:

Wir können den Schädel auffassen als einen kurzen Stumpf, der außer mit kreisförmigen Gängen noch mit Stumpfdecktouren zu bedecken ist. Diese können nach den anderwärts dargelegten Grundsätzen (S. 21) entweder durch halbe Kreisgänge am Schädel selbst befestigt werden. Wir haben dann einen kappenförmigen Verband, der nur an der Schädelhaube Halt findet und Gesicht und Hals freiläßt: Kleiner Kopfverband, Mitra. Oder die Stumpfdecktouren werden an weiter zurückliegenden Teilen verankert, hier mit vertikalen und dreigliedrigen Gängen: Großer Kopfverband mit Einbeziehung des Halses, der seitlichen Gesichtsgegend und des Unterkinns.

1. Kleiner Kopfverband. Der klassische, dem Hippokrates zugeschriebene (vgl. S. 2) Mitraverband (Abb. 4, S. 2) wurde so gewickelt, daß eine zweiköpfige Binde nach einem Kreis um Stirn und Hinterhaupt im Nacken ihre Bindenhälften verkreuzte; nun wurde der eine Bindenteil in horizontalen Gängen weiter geführt, während der andere über die Mitte des Scheitels in sagittaler Richtung zur Stirn ging, hier durch Kreuzung mit der horizontalen Binde befestigt wurde und nun solange nach beiden Seiten abwechselnd in sagittaler Richtung hin und her geführt wurde, bis der Schädel nach Art einer Testudo reversa ganz bedeckt war. Auch mit einer T-Binde kann die Mitra Hippocratis gewickelt werden.

Die Mitra Hippocratis hat heute nur noch geschichtliches Interesse. Wir wickeln stets mit einköpfigen Binden, auch damit läßt sich eine Kopfhaube herstellen. Nun wird dabei in der Praxis gewöhnlich so verfahren, daß die Binde zunächst wie bei den Sagittaltouren der Mitra Hippocratis über den Scheitel lose hin- und hergeführt und diese Gänge dann durch Kreisgänge festgewickelt werden. Diese Technik ist als fehlerhaft zu bezeichnen, da die sagittalen Binden leicht herausgezogen werden können. Sie ist nur dann erlaubt, wenn Stärkebinden verwendet werden.

Ich habe für Mullbinden und zu Übungszwecken folgenden Verband angegeben:

1. Zunächst wird der Schädel durch Horizontalgänge, die sich über den Ohren fächerförmig kreuzen, soweit bedeckt, als die Touren noch Halt finden (Abb. 88a). Die Touren müssen vorn tief in die Stirn und hinten tief in den Nacken heruntergeführt werden.

2. Der jetzt noch unbedeckte Teil des Scheitels wird nunmehr mit Gängen bedeckt, welche provisorisch um die Spitze des Kinns geführt werden (Abb. 88b).

3. Nunmehr geht man unter Einschaltung eines Rückschlags wieder zu
horizontalen Gängen über (wie 1) und steckt das Bindenende fest.

Darauf werden die über das Kinn ziehenden Binden gefaßt und
wie das Visier oder der Kinnriemen des Helms heraufgeschlagen

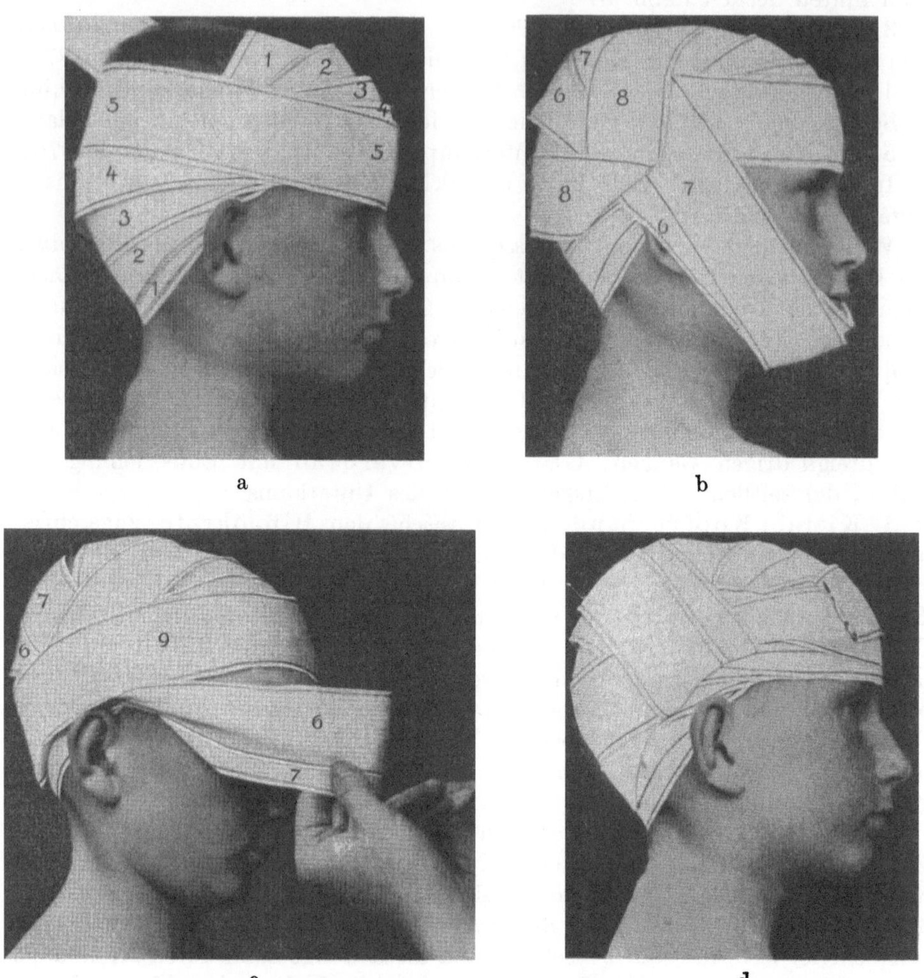

Abb. 88a—d.   Kleiner Kopfverband mit rückgeschlagenen Visiertouren.

(Abb. 88c). Man streift sie über den Kopfverband herüber, bis sie in der hinteren Scheitelgegend Halt finden.

Das Prinzip des Verbands beruht darauf, daß die horizontalen Gänge durch
die zurückgeschlagenen Visiertouren über den Ohren stramm angezogen werden.
Es ist nunmehr unmöglich, einzelne Touren aus dem Verband herauszuziehen.
Den fertigen Verband zeigt Abb. 88d, die Ausführung in Mullbinden (Abb. 89).

Ist die Form des Schädels sehr flach, so werden die Visiertouren zu lang;
man muß sie in solchen Fällen nicht über die Kinnspitze, sondern über die Unterlippe führen.

Welchen Mitraverband man immer auch anlegt, er wird bei großen, ausgeprägten, eckigen Kopfformen immer leichter sein als bei rundlichen und flachen Schädeln. In der Praxis empfiehlt es sich daher, vor Anlegung der Binden die Kopfform durch entsprechend Verstärkung der Wattepolsterung zu korrigieren, um für die Binden genügend Haltepunkte zu finden. Meist tut man gut, den Verband mit einer Stärkebinde abzuschließen.

2. Großer Kopfverband. Die Anlegung des großen Kopfverbands ist nach dem Gesagten leicht auszuführen. Man bedeckt zunächst den Umfang des Schädels mit gefächerten Horizontalgängen (Abb. 90a), und geht dann vom Nacken her über Halsseite und Unterkinn zu dreigliedrigen Kapistrumgängen über, bis die ganze Schädelhaube bedeckt ist (Abb. 90b). Der Abschluß erfolgt wieder durch einige Horizontalgänge, die man eventuell durch hochgeschlagene Visiertouren ergänzen und befestigen kann (Abb. 90c).

Beim Anlegen der vom Unterkinn zum Scheitel ziehenden Gänge der Kopfverbände muß stets darauf geachtet werden, daß das Öffnen des Mundes nicht behindert wird. Man läßt deshalb den Kranken während des Anlegens des Verbandes den Mund öffnen.

In sehr schweren Fällen und bei Kindern ist es oft nötig, dem großen Kopfverband noch eine Einwicklung der Schultern und oberen Brustteile anzufügen. Vor allem werden Fixationsverbände in diesem Umfang ausgeführt.

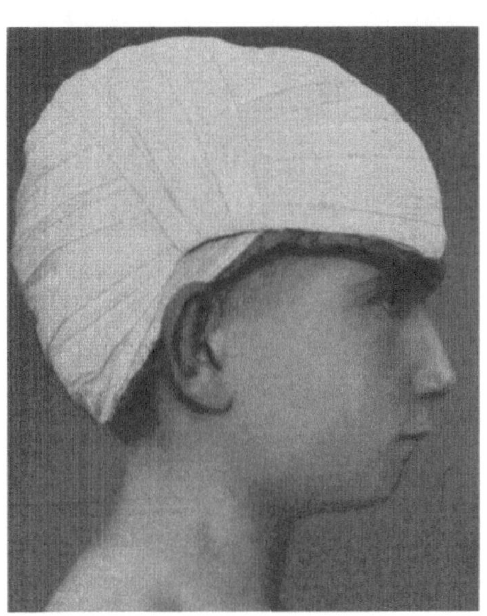

Abb. 89. Kleiner Kopfverband, Ausführung mit Mullbinden.

Es erübrigt noch, einige Winke zu geben über das Halten des Patienten bei diesen Verbänden. Nehmen wir an, Patient sei bewußtlos usw., so wird an dem halb sitzend aufgerichteten und im Nacken gestützten Kranken der Kopf so gehalten, daß der Gehilfe Kinn und Hinterhaupt erfaßt. Auch ist es in solchem Falle zulässig, den Kopf beim Haarschopf anzufassen und anzuheben. Soll ein Aufrichten in sitzende Haltung vermieden werden, so wird der Verband in Querlage angelegt, wie sie auch für Hals und obere Brustverbände anwendbar ist: Man dreht den Kranken so, daß die Beine nach einer, der Oberkörper nach der anderen Seite des Tisches überragen und läßt ihn so von zwei Gehilfen halten.

b) Gesicht. Die Einwicklung des Gesichts oder seiner einzelnen Teile gab in früheren Zeiten den Anlaß zur Erfindung der mannigfachsten Verbandstypen (Abb. 5, S. 2). Heute stehen wir auf dem Standpunkt, daß alle Wickelverbände im Gesicht schlechte Verbände sind. Die Bindengänge werden von den Sekreten aus Auge, Nase oder Mund durchweicht und leisten der Infektion Vorschub. Sie drücken auf die zarten und empfindlichen Teile in unvorteil-

hafter Weise und sind subjektiv stets unangenehm. In den meisten Fällen bedürfen Gesichtswunden überhaupt keines Verbandes. Wie oft findet man ein
Gesicht mit Hautabschürfungen, kleinen Wunden, Verbrennungen usw. mit
dichter, blut- und sekretdurchtränkter Verbandmaske zugewickelt, wo ein ein-

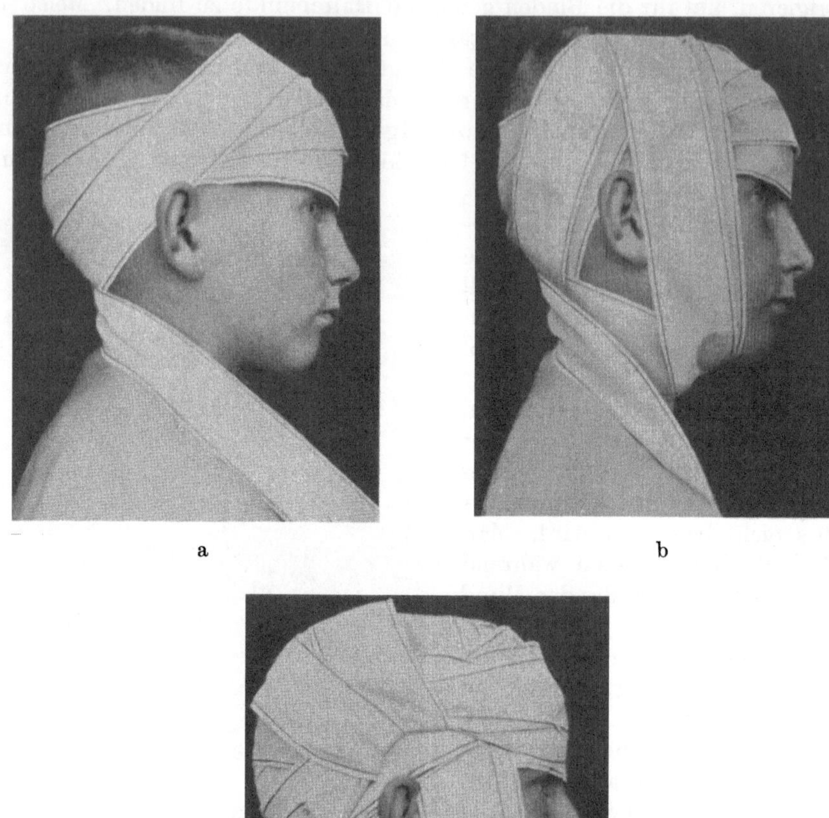

Abb. 90a—c.  Großer Kopfverband.

faches Bestreuen mit Dermatolpuder für den Kranken weit angenehmer und
für die Wunde viel dienlicher gewesen wäre! Auch frisch genähte Gesichtswunden heilen weitaus am besten an der Luft unter dem eingetrockneten Schorf.
Muß man durchaus verbinden, so sind Pflaster- und Mastisolverbände immer
vorzuziehen.

Vielfach ist es noch Sitte, im Gesicht die alten Schleuderbinden, Fundae, anzuwenden: ein an den Enden beiderseits längsgeschlitztes Bindenstück wird mit der ungeteilten Mitte auf den zu verbindenden Teil gelegt, während die Zipfel

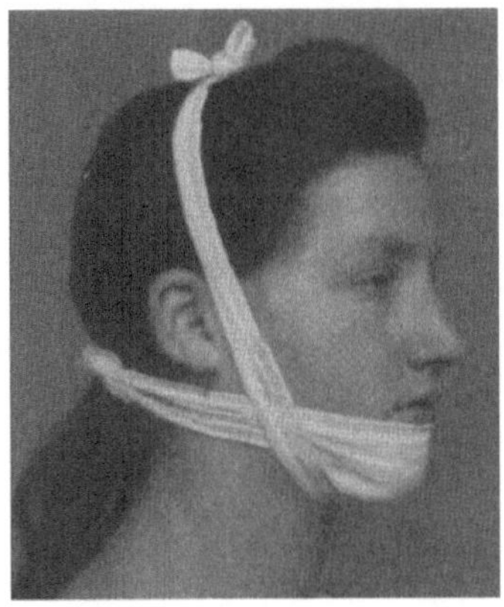

Abb. 91.  Funda maxillae.

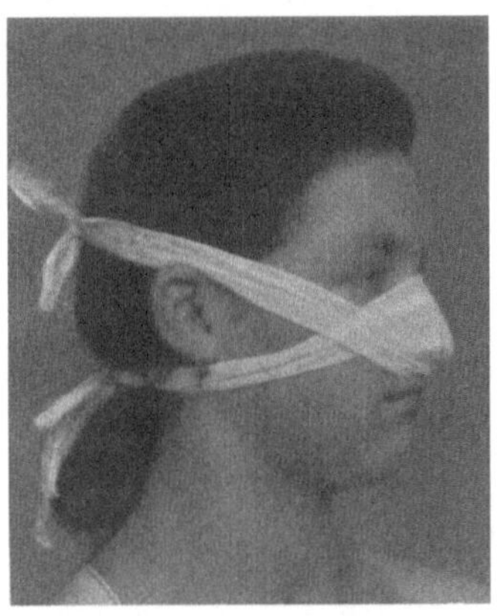

Abb. 92.  Funda nasi.

gekreuzt und zu fernliegenden Teilen hingeführt werden. Für die Fundae gilt jedoch das gleiche, was soeben über die Wickelverbände gesagt wurde: auch sie sollten so selten als möglich und nur als Notverbände Verwendung finden.

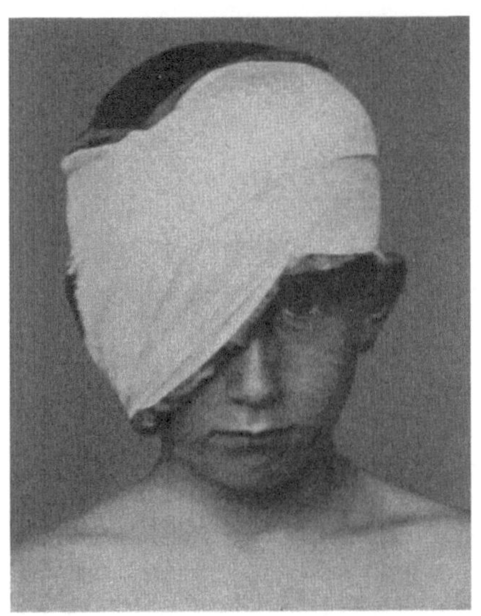

Abb. 93.  Augenverband.

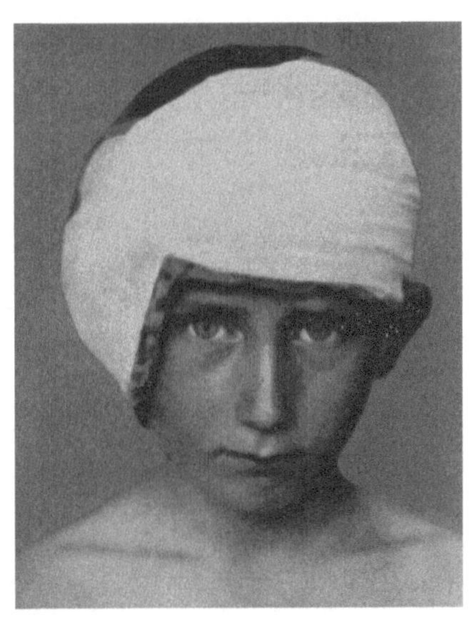

Abb. 94.  Ohrenverband.

Wir kennen folgende Gesichtsverbände:

1. Für die Stirn: Kreisgänge Stirn-Hinterkopf, bzw. Turbanverband (Abb. 86, S. 51).

2. Für Unterkiefer und Kinn: die Gänge des Kapistrum (Abb. 87a—d) oder die Funda maxillae (Abb. 91).

3. Für die Nase: die Funda nasi (Abb. 92).

4. Für das Auge ist von altersher der sog. Monokulus beliebt: fächerförmig gespreizte Bindengänge, welche von der Stirn über das Auge und unter dem Ohrläppchen zum Nacken, dann oberhalb der gesunden Ohrmuschel zurück

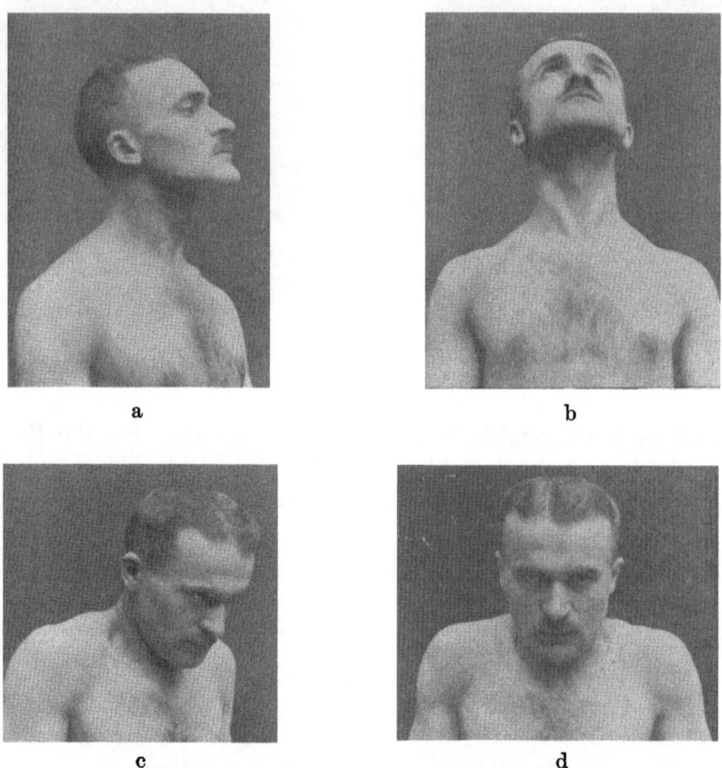

Abb. 95a—d.   Verschiedene Haltungstypen des Halses bei derselben Person.
(Aus Härtel, Kriegsschußverletzungen des Halses.)

zur Stirn laufen und mit Kreisgängen um Stirn und Hinterhaupt abwechseln (Abb. 93). Der nach dem gleichen Prinzip nacheinander oder mit abwechselnden Gängen gewickelte Verband für beide Augen führt den Namen Binokulus.

5. Zur Bedeckung der Ohrmuschel werden nach gehöriger Polsterung, welche aus folgenden Teilen besteht: Ausfüllung des äußeren Gehörgangs, Bedeckung der Außenseite der Ohrmuschel und deren Rückseite mit weicher Watte, die Gänge der großen Kopfverbände verwendet; die Ohrenärzte wenden häufig einen Verband an, welcher den Hals frei läßt und horizontale Kopfkreise auf der einen Seite bogenförmig über die Ohrmuschel herunterführt; der Verband sitzt unter der Voraussetzung, daß ein starkes Polster ihm Halt verleiht (Abb. 94).

c) Hals. Der Hals ist in seiner Form und Ausdehnung völlig abhängig von den Bewegungen des Kopfes und des Schultergürtels: er kann bei demselben

Menschen je nach Haltung bald lang, bald kurz, bald vorn, bald hinten höher erscheinen (Abb. 95a—d). Verbände am Hals sind daher stets schwierig anzulegen, was meist unterschätzt wird. Im allgemeinen wird der Fehler begangen, daß die Halsverbände — in der wohlverständlichen Absicht, nicht zu schnüren — zu lose gewickelt werden. Die Folge ist

1. Scheuern des Verbandes bei Drehbewegungen des Kopfes. Hierfür bietet ein abschreckendes Beispiel der allgemein übliche feuchte Verband bei Nackenfurunkulose, welcher meist mit der Gesetzmäßigkeit des bekannten Schimmelbuschschen Experiments die Weiterzüchtung der Furunkel durch Einreiben in die Haut veranschaulicht.

2. Der gelockerte und den Hals überragende Verband tritt je nach Kopfhal-

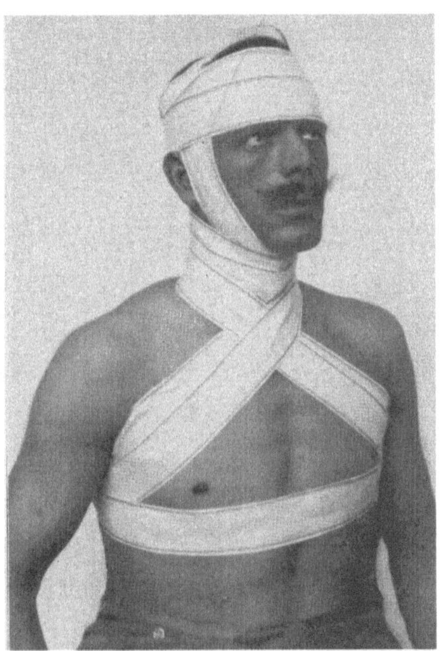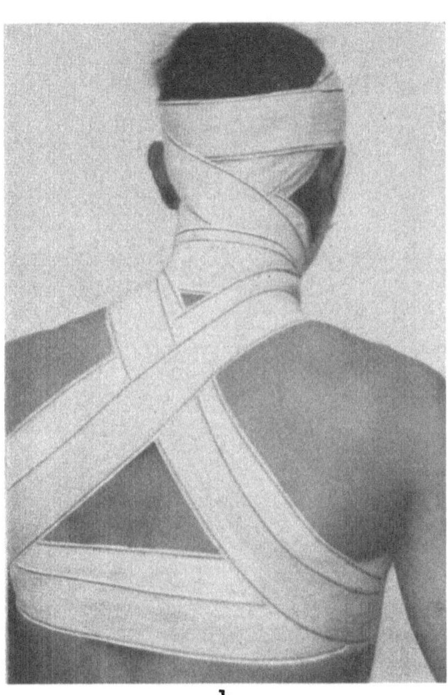

Abb. 96a Vorderansicht, b Rückansicht des großen Halsverbands.

tung über Kinn oder Brust heraus, gibt die Wunde, die er bedecken soll, frei und läßt vom Munde her Sekrete und Speisereste in die Verbandstoffe fließen.

Halsverbände können nur dann richtig liegen, wenn sie das Modell des voll entfalteten Halses wiedergeben und in ihrer Endform einen nach unten und oben kegelförmig anschwellenden Zylinder bilden. Vor ihrer Anlegung muß der Kopf an Kinn und Hinterhaupt emporgehoben und müssen die Schultern herabgezogen werden, so daß der Hals ganz frei zutage liegt. Es taugen nur schmale Binden (8—10 cm Breite), auch die nie zu unterlassende Polsterung muß bereits mit schmalen Watte- oder Zellstoffrollen gelegt und genau der Halsform angeschmiegt werden. Sitzt erst die Polsterung, so ist die richtige Anlegung der Binden erleichtert.

Wir unterscheiden den kleinen Halsverband, der ohne Zuhilfenahme von Kopf- oder Brustgängen angelegt wird, und die großen Halsverbände.

Der kleine Halsverband ist als zweckmäßiger Wundverband im allgemeinen nicht anzusehen. Kleinere Halswunden, Furunkel u. dgl. werden viel besser unter Vermeidung der Umwicklung mit Pflaster- oder Mastisolverbänden bedeckt. Der Wickelverband kommt meist nur als Behelf, z. B. zur Befestigung von Prießnitzschen Umschlägen oder als einfacher Schutzverband in Frage. Er wird mit einigen gut sitzenden Kreisgängen ohne weitere Regeln angelegt.

Der große Halsverband gewinnt Anschluß nach oben zum Kopfe, nach unten zu Brust und Schultern. Je nach Sitz der Wunde kann der eine oder andere Anschluß fortbleiben. Der Übergang zum Kopf geschieht durch die Gänge des dreigliedrigen Kopfverbands, wie wir sie beim Kapistrum kennen gelernt haben, und kann durch Horizontalgänge um den Schädel abgeschlossen werden. Bisweilen, bei Wunden der Unterkinngegend, ist auch ein Gang erforderlich, der vom Nacken kommend vor dem Kinn herzieht (Kinntour des Kapistrum). Zum Schutze des Verbands gegen Einfließen von Speichel muß in solchen Fällen ein Schutz aus wasserdichtem Stoff am Kinnteil des Verbandes angebracht werden.

Den Abschluß des Halsverbands gegen Brust und Schultern geben die bei den Brustverbänden besprochenen Gänge der Stella verticalis (s. Abb. 60g—i, S. 37), Achtergänge, deren Ringe Hals und obere Brust umgreifen und deren Kreuzungen entweder vorn in der Gegend des Jugulum (z. B. Verband nach Kropfoperation!) oder hinten im Nacken gelegen sind. Dazu können die übrigen Gänge des oberen Brustverbands (Stella pectoris et dorsi usw.) kommen. Abb. 96a und b zeigt den fertigen Verband.

## Tafel der Übungsverbände.

### A. Grundformen.

#### I. Eingliedrige Verbände.

Kreisgang, Rückschlag, freie und gedeckte Windung, Windung mit Rückschlägen.

#### II. Zweigliedrige Verbände.

Achtergang mit Kreuzung in Beuge- oder Streckseite.
Gefächerte Acht (Testudo inversa, reversa).
Wandernde Acht (Spica ascendens, descendens).

#### III. Drei- und mehrgliedrige Verbände.

Dreigliedrige Acht (z. B. im Kapistrum usw.).
Fortlaufende Doppelacht.
Viergliedrige Verbände der Stella und Quadriga.

### B. Verbände der einzelnen Körperteile.

#### I. Obere Extremität.

a) Schulterverband (Spica humeri).
b) Achselverband (Spica humeri duplex).
c) Ellbogenverband (Testudo cubiti).

d) Handgelenksverband.

e) Fingerverband $\alpha$) Verband des Fingerschafts.

$\beta$) Anschluß an die Hand mit Doppelacht.

$\gamma$) Stumpfdecktouren.

f) Einwicklung des Arms,

g) Armtrageverbände: Mitella parva, Doppelmittella, (Mitella triangularis), Désault, Velpeau.

## II. Untere Extremität.

a) Hüftverband (Spica coxae ing. + troch.+ glut.).

b) Knieverband (Testudo genu).

c) Fußgelenksverband (Stapes, Stumpfdecktouren der Ferse, dreigliedrige Acht).

d) Zehenverband (wie Fingerverband).

e) Einwicklung des Beins.

## III. Rumpf.

a) Brustkorb $\alpha$) Kleiner Brustverband (Windungen + Schulteranschluß).

$\beta$) Großer Brustverband (Quadriga).

$\gamma$) Stella dorsi.

b) Weibliche Brust. Suspens. mammae simplex, duplex.

c) Bauch $\alpha$) Unterer Bauchverband (Fächergänge + Beinanschluß).

$\beta$) Oberer Bauchverband (Gürtelverband).

$\gamma$) Großer Bauchverband.

d) Becken und Damm. Einfache und doppelte T-Binde, dreigliedriger Dammverband, Spica coxae duplex.

## IV. Kopf und Hals.

a) Schädel. $\alpha$) Turbanverband. $\beta$) Capistrum duplex. $\gamma$) Kleiner Kopfverband (Mitra). $\delta$) Großer Kopfverband (Mitra + Capistrum).

b) Gesicht. Stirnbinde. Capistrum. Funda maxillae, nasi. Augenverband. Ohrmuschelverband.

c) Hals. $\alpha$) Kleiner Halsverband (Kreisgänge).

$\beta$) Großer Halsverband (mit Anschluß an Kopf und Brust, Stella verticalis).

# III. Ersatzverbände.

Wir sind in der Darstellung der Deckverbände von den Binden verbänden als der häufigst verwendeten Art ausgegangen und wollen alle diejenigen Verbände, welche mit anderen Mitteln als Binden befestigt werden, als Ersatz- verbände bezeichnen.

Die Gründe, welche uns veranlassen, den Bindenverband durch andere Hilfsmittel zu ersetzen, können verschieden sein. Einmal können wir in Fällen der Not aus Mangel an Binden gezwungen sein, zu Behelfsmitteln zu greifen. Diesem Grund verdankt vor allem der Tuchverband seine Entstehung. Sodann können es Gründe der Sparsamkeit sein, welche uns veranlassen, die Binden- bedeckung großer Strecken gesunden Körpers zu vermeiden und die Verbandstoffe mittels Heftpflasters oder Klebstoffs zu befestigen. Auch wirken diese kleineren Verbände weniger entstellend und behindernd als Bindenverbände.

In anderen Fällen sind rein verbandtechnische Gründe maßgebend für die Anwendung der Ersatzverbände. Manche Stellen des Körpers sind mit Binden nur schwierig und umständlich zu bedecken und veranlassen uns, hier grundsätzlich dem Ersatzverband, sei es Tuch- oder klebender Verband, den Vorzug zu geben. Endlich kommt es in der Praxis auch sehr oft vor, daß Binden- und Ersatzverbände kombiniert werden und in ihrer Verbindung erst den gewünschten zweckmäßigen Verband abgeben.

Alle Ersatzverbände stellen summarische Vereinfachungen, oft nur Bruchstücke der Bindenverbände dar. Ihre Anlegung ist zwar noch mehr als die der Binden dem Geschmack und der Geschicklichkeit des einzelnen anheimgegeben. Immerhin sind auch bei ihnen, wenn sie ihren Zweck richtig erfüllen sollen, bestimmte Regeln unerläßlich. Auch bei ihnen können Fehler gemacht und vermieden werden, je nachdem man bestimmte Gesetze vernachlässigt oder beherzigt. Im allgemeinen soll man sich vor Augen halten, daß die den Bindenverbänden zugrunde liegenden Regeln auch für die Ersatzverbände gelten.

# 1. Tuchverbände.

Ein Tuch stellt gleichsam eine Anzahl von mehreren Bindengängen dar, welche mit einem Male umgelegt werden. Die Befestigung geschieht durch Knoten der Tuchzipfel oder durch Sicherheitsnadeln. Die Form des Tuches entspricht natürlich den jeweils vorhandenen Behelfsmitteln; bestimmte Arten werden gewohnheitsmäßig am meisten gebraucht (Abb. 97). Wir können uns die Einteilung und Anlegung der Tuchverbände dadurch erleichtern, daß wir sie mit den mehrköpfigen Binden vergleichen.

Der zweiköpfigen Binde entspricht die sog. Krawatte (Abb. 97a): das ist ein über die Diagonale mehrfach zusammengelegtes viereckiges oder dreieckiges Tuch. Sie dient zum Ersatz von ein- und zweigliedrigen Verbänden; Kreisgänge, Windungen, Achtergänge können damit überall ausgeführt werden.

Eine andere Form des zweiköpfigen Tuchverbands stellt der Handtuchverband dar, bei dem ein Handtuch oder ähnliches länglich rechteckiges Tuch in ganzer Breite um den Körperteil geschlagen und mit Sicherheitsnadeln befestigt wird.

Der dreiköpfigen Binde oder T-Binde entspricht das dreieckige Tuch (Abb. 97b), das entweder in dieser Form vorhanden ist oder durch diagonales Zusammenlegen eines Vierecktuches hergestellt wird. Es ersetzt uns zwei- und dreigliedrige Verbände und kommt für Gelenke, Verbände an Kopf und Rumpf und Stumpfverbände in Frage; das klassische Dreiecktuch ist das von v. Esmarch für Kriegszwecke angegebene, welches mit aufgedruckten Beispielen versehen ist. Zur Beschreibung der Verbände ist es nötig, eine einheitliche Benennung der Teile einzuhalten, die sich aus beistehendem Schema (Abb. 98) ergibt. Die Anlegung des Dreiecktuches geschieht gewöhnlich so, daß die beiden Zipfel mit der Langseite nach Art einer zweiköpfigen Binde oder Krawatte umgelegt und geknotet werden, während die Fläche des Dreiecks zur Bedeckung benutzt und die Spitze durch Umschlagen und Feststecken oder auch durch Umschlingen um ein zweites krawattenförmiges Tuch befestigt wird.

Als vierköpfige Binden können wir die Schleuderverbände (Fundae) bezeichnen, welche auch aus Tüchern durch Schlitzung hergestellt werden können (Abb. 97c). Ein Schlitztuch für die Hüfte zeigt Abb. 97d, s. a. Abb. 103.

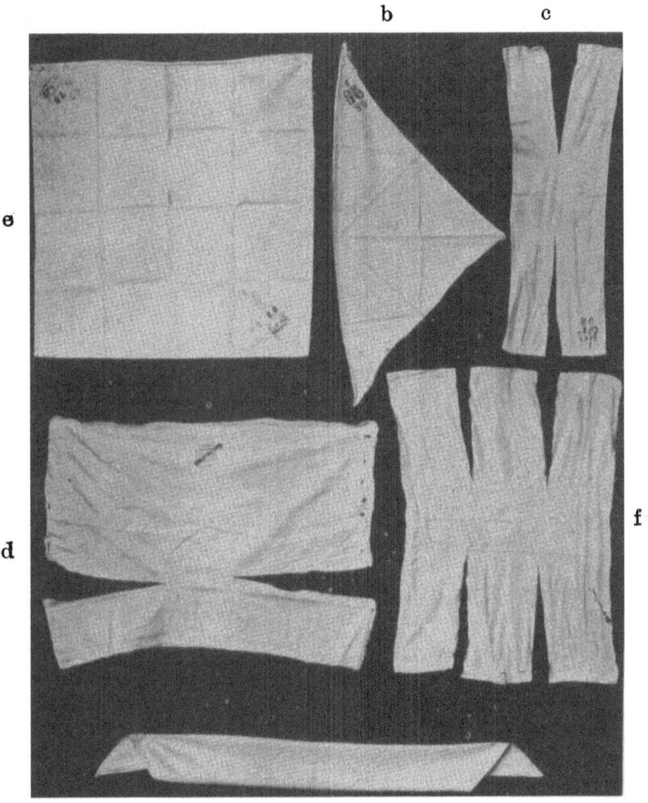

Abb. 97.   Herrichtung von Tüchern zu Tuchverbänden.
a Kravatte, b Dreiecktuch, c Funda, d Hüfttuch, e Vierecktuch, f Fascia Galeni.

Auch das Vierecktuch als solches wird für Tuchverbände benutzt und durch Knotung der vier Zipfel befestigt (Abb. 97e).

Endlich können Tücher durch Einschlitzen in mehrere Zipfel gespalten werden, ohne besondere Regeln. Ein schönes Beispiel eines in sechs Zipfel zerteilten Tuchverbands (Abb. 97f) ist der Abb. 107 wiedergegebene Kopfverband (Fascia Galeni). Daß man in früheren Zeiten der Verbandkünsteleien bis zu 18- und 22köpfige Binden bzw. Tücher schulgerecht angewendet und gelehrt hat, sei als Kuriosum erwähnt. Heute kommen solche Spielereien nicht mehr in Frage.

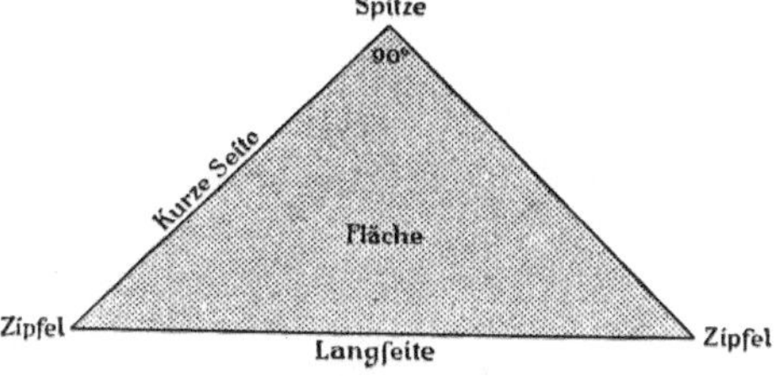


Abb. 98. Benennung der Teile des Dreiecktuchs.

Folgende Tuchverbände sind heute noch in Gebrauch:

**a) Oberes Glied.** Der wichtigste Tuchverband für das obere Glied ist das Armtragetuch, von dem wir, wie erwähnt, folgende Formen unterscheiden:

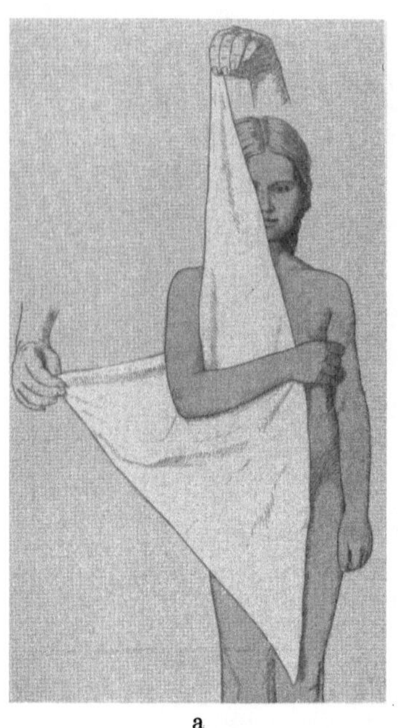

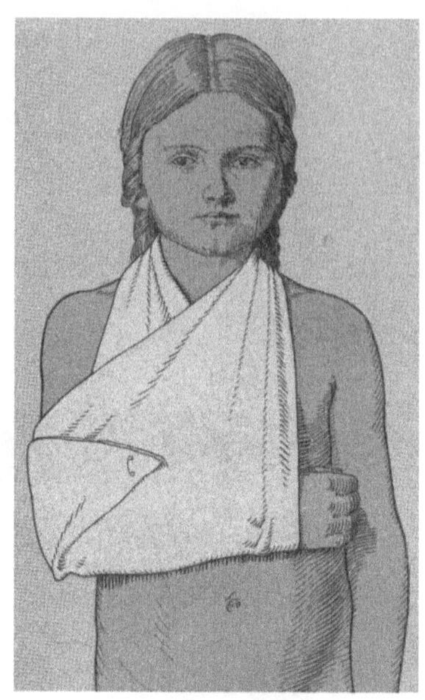

a　　　　　　　　　　　　b

Abb. 99a und b.　Mitella triangularis.

Die Mitella parva in Krawattenform (Abb. 41, S. 26).

Die Doppelmitella, welche zur Mitella parva ein den kranken Oberarm und den Brustkorb umfassendes Hand- oder Krawattentuch hinzufügt (Abb. 42, S. 26).

Die Mitella triangularis, deren Anlegung sich aus der Abb. 99a und b ergibt, ist die wichtigste und häufigst angewendete Form des Armtragetuches.

Diese drei Formen soll der Arzt kennen, während den sonst noch beschriebenen Formen von Mitellen mit einseitiger Belastung einer Schulter, der Mitella quadrangularis usw. praktische Bedeutung nicht zukommt.

Über Petersens Mitella für Radiusfrakturen s. S. 109.

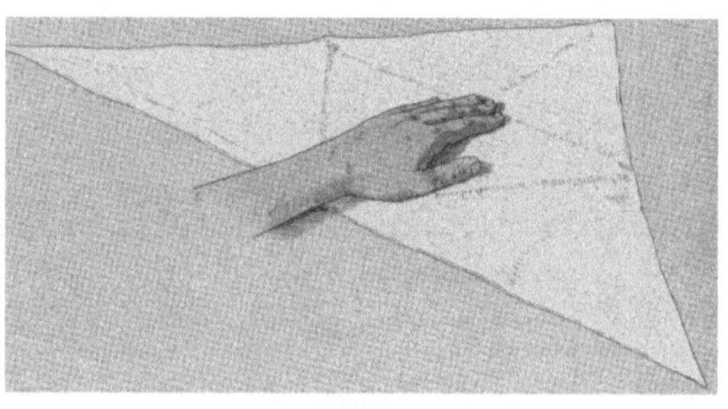

Abb. 100.　Anlegung des Tuchverbands für die Hand.

Tuchverbände, welche Teile des oberen Glieds selbst bedecken, kommen nur als Notverbände zur Anwendung. Als solche sind zu betrachten Dreiecktuchverbände für die Schulter als Ersatz der Spika (Abb. 101), Krawatten-

oder Dreiecktuchverband für den Ellbogen an Stelle der Testudo, endlich Tücher, welche die Hand ganz oder zum Teil einhüllen (Abb. 100 und 101).

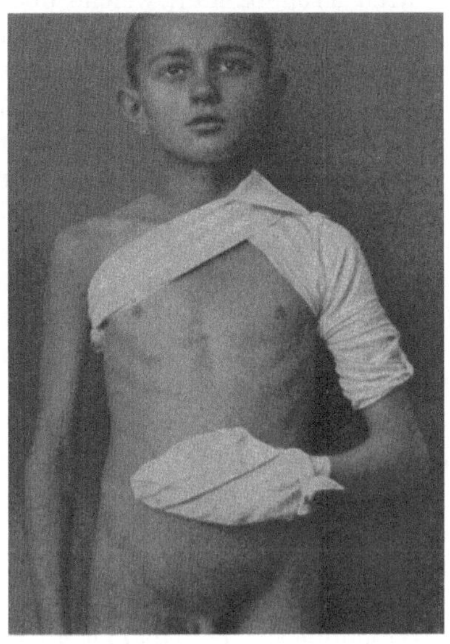

Abb. 101. Tuchverbände für Schulter und Hand.

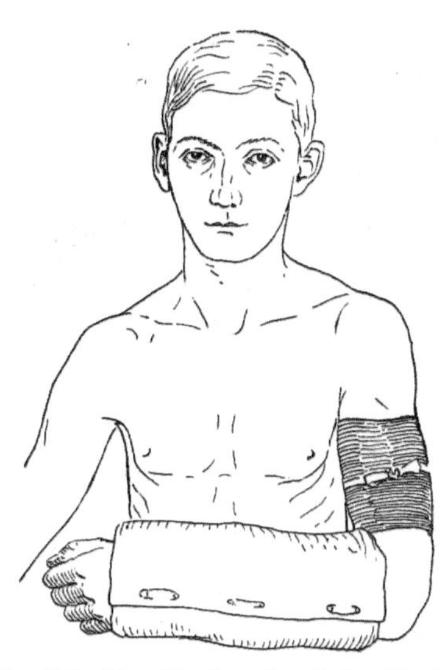

Abb. 102. Handtuchverband des Vorderarms nach Bier (mit Stauung).

Ein praktisch wichtiger Tuchverband ist der Handtuchverband für Vorderarm und Hand nach Bier, wie er vor allem in Verbindung mit der Stauung angelegt wird (Abb. 102).

**b) Unteres Glied.** Tuchverbände für die Hüfte werden nach demselben Grundsatz angelegt wie bei der Schulter: ein Dreiecktuch, dessen Langseite den Oberschenkel umgibt, während die Fläche die Hüfte deckt und die Spitze um eine gürtelförmige Krawatte geschlungen wird. Praktische Bedeutung kommt dem Hüfttuchverband zu bei großen, stark sezernierenden Weichteilwunden, welche einen häufigen Verbandwechsel erfordern. Hier genügt allerdings der erwähnte Dreiecktuchverband meist nicht; es ist besser, ein großes Vierecktuch zu nehmen und so einzuschlitzen, daß der untere Teil um den Oberschenkel, der obere, breitere Teil um den Bauch gebunden bzw. gesteckt werden kann (Abb. 103, s. a. Abb. 97 d).

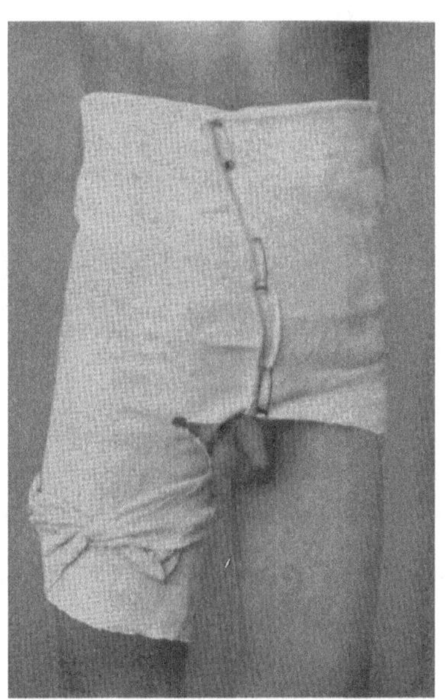

Abb. 103. Tuchverband für die Hüfte.

Tuchverbände für das Knie und den Fuß entsprechen denjenigen für Ellbogen und Hand.

**c) Rumpf.** Zur Bedeckung der Brust und des Bauches eignen sich am besten Handtuchverbände. Sollen diese zur Befestigung von Umschlägen für die Brust benutzt werden, so müssen sie durch Tragebänder, welche über die Schultern gehen, befestigt werden, sonst rutschen sie herab. Auch muß bedacht werden, daß mit solchem Verband nur ein kleiner Teil der Brusteingeweide bedeckt wird. Ein Brustprießnitz, der die ganze Lungengegend einhüllen soll, muß daher durch breite, kreuzförmig über die Schultern und obere Brust- und Rückengegend gelegte und am Handtuch befestigte Tücher ergänzt werden (Abb. 104).

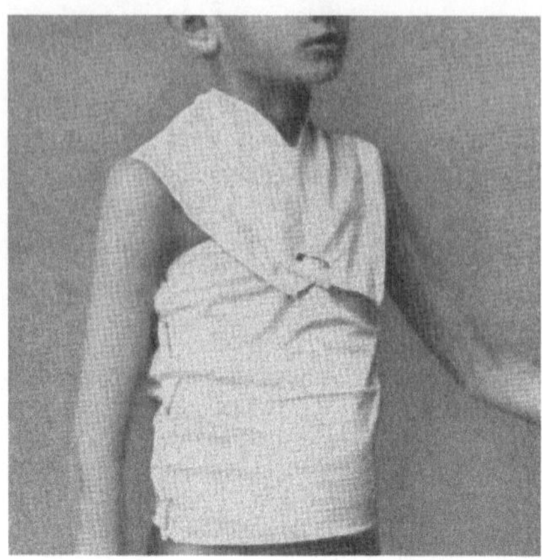

Abb. 104.   Brustprießnitz.

Dreiecktuchverbände für die Brust kommen nur zum Verbinden der Brüste in Frage: die Langseite geht um den Rumpf unter den Brüsten, während die Spitze über eine Schulter geführt und auf dem Rücken mit den Zipfeln der Langseite geknotet wird.

Der Handtuchverband für den Bauch ist ein sehr beliebter Verband nach Bauchoperationen, da er schonender anzulegen ist als der Bindenverband. Das Handtuch wird mit der nötigen Polsterung aus Watte oder Zellstoff bedeckt und von beiden Seiten her eingerollt. Dann wird in der S. 44 beschriebenen Weise der Kranke angehoben und die Rolle untergeschoben, entfaltet und umgelegt. Das Handtuch wird vorn mit mehreren Sicherheitsnadeln zugesteckt. Der Verband ist nur für schwere, bettlägerige Kranke geeignet (Abb. 105).

Verbände für die Dammgegend können nach Art der T-Binden aus großen dreieckigen Tüchern hergestellt werden, deren Langseite als Gürtel um den Leib gelegt wird, während die Spitze zwischen den Schenkeln hindurchgeht. Die Fläche des Dreiecks kann dabei entweder auf den Bauch zu liegen kommen (Schamtuch) oder das Gesäß bedecken (Gesäßtuch). Ist das Dreiecktuch aus einem diagonal zusammengelegten Vierecktuch hergestellt, so können die beiden Spitzen nach Art einer Doppel-T-Binde das Skrotum umfassen. Eine ähnliche Technik wird beim Einschlagen der Neugeborenen in Windeln befolgt.

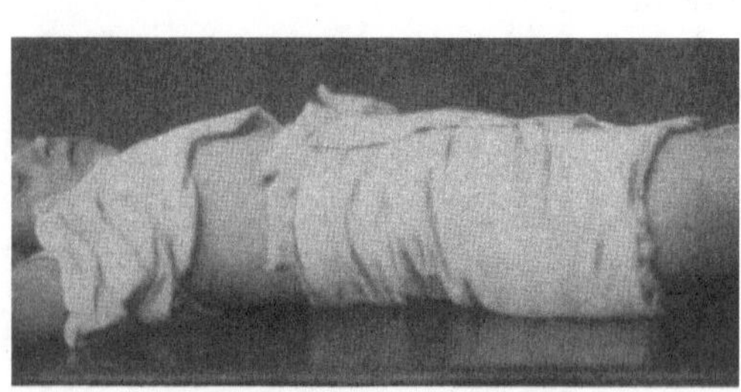

Abb. 105.   Handtuchverband des Bauches nach Laparotomie.

Sehr praktisch ist für viele Dammverbände das Überziehen einer einfachen weißen Männerbadehose.

**d) Kopf und Hals.** An Kopf und Hals spielen zunächst die einfachen Krawattenverbände eine große Rolle, wie sie namentlich von Laien bei feuchten

Umschlägen und Notverbänden improvisiert werden (Abb. 106). Besser ist für einen Halsumschlag ein 10—15 cm breiter Flanellstreifen, der nach Art des Handtuchverbands mehrmals umgewickelt und mit Nadeln festgesteckt wird.

Die Schleuderbinden für Unterkiefer und Nase sind bereits besprochen (S. 57).

Der kleine Kopfverband zur Bedeckung des Schädels wird aus einem Dreiecktuch hergestellt (Capitium parvum), dessen Langseite um Stirn und Hinterhaupt geführt und mit den Zipfeln geknotet wird, während die Fläche entweder von vorn her oder von hinten her den Schädel bedeckt, und die Spitze um die Zipfel geschlungen und festgesteckt wird (Abb. 106).

Als großer Kopfverband mit Freilassung der Ohren scheint mir der dreifach geschlitzte Tuchverband (Fascia Galeni) am empfehlenswertesten (Abb. 107, s. a. Abb. 97f). Das Capitium magnum quadrangulare, welches den ganzen Schädel nebst Ohren und Hals bedeckt, dürfte praktisch eine geringe Rolle spielen, da seine Anlegung nicht leicht zu behalten ist und, wie bei den Kopfverbänden erörtert, diese umfangreichen Einhüllungen des Kopfes lästig und schädlich sind. Die Anlegung ist folgende (Abb. 108):

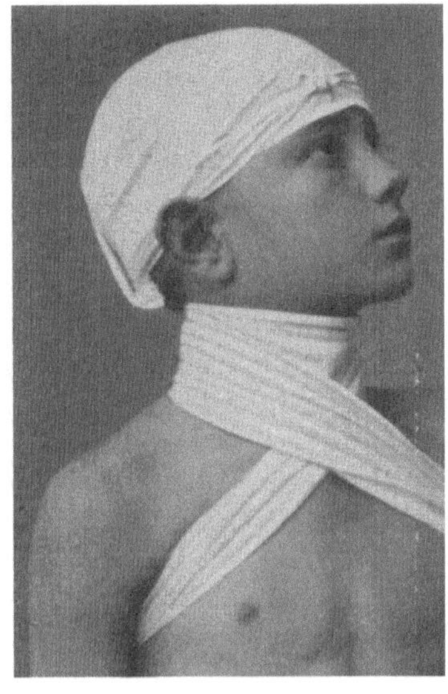

Abb. 106. Capitium parvum triangulare und Krawattenverband des Halses.

Man nimmt eine große Serviette, legt sie rechtwinklig so zusammen, daß der untere freie Rand den oberen um etwa 10 cm überragt und legt das Gebilde auf den Scheitel des

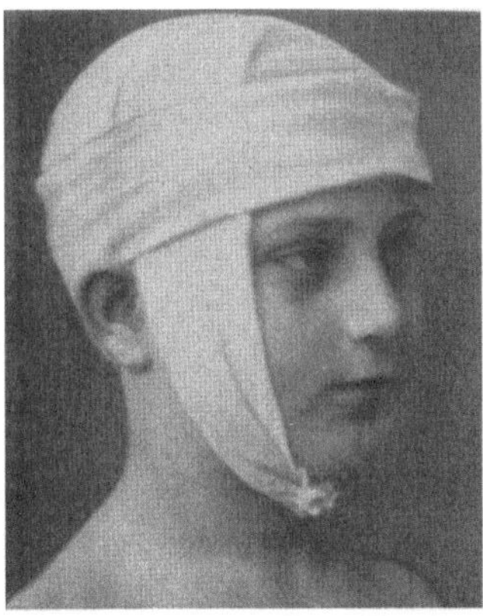

Abb. 107. Fascia Galeni aus dreifach geschlitztem Tuch.

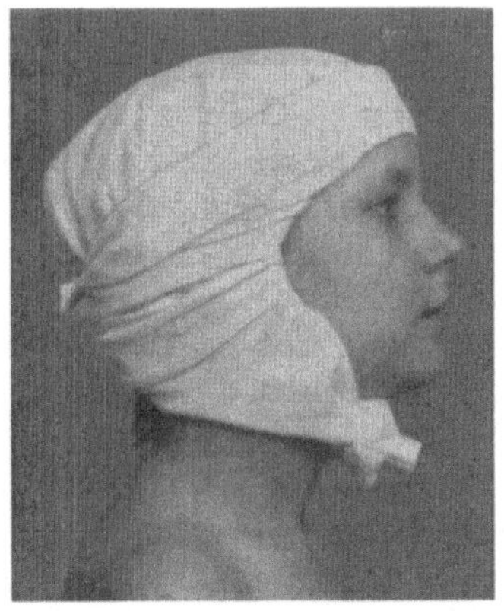

Abb. 108. Capitium magnum quadrangulare.

Kranken derart, daß der gefaltete Rand nach hinten in den Nacken hängt, während die freien Ränder das Gesicht bedecken, wobei der obere kürzere Teil bis zu den Augen, der untere bis unter die Nasenspitze reicht. Das Tuch wird nun so geknotet, daß der obere

freie Rand mit seinen unter dem Kinn geknoteten Ecken einen Kreisgang um Vorderscheitel, Wangen und Unterkinn bildet. Um das zu ermöglichen, muß man ihn über die
Stirn zurückschlagen. Die Zipfel des unteren Randes ragen nunmehr nach vorn heraus.
Sie werden fest angezogen, sodaß der gefaltete Rand des Tuches hinten sich dem Nacken
anschmiegt, und gleichzeitig der zurückgeschlagene freie Rand das Gesicht freigibt. Die Zipfel
werden um den Nacken geführt und dort geknotet.

## 2. Pflasterverbände.

Für den Ersatz von Bindenverbänden durch Pflasterverbände ist Voraussetzung ein sicher klebendes und reizloses Heftpflaster, wie es in Form von
Kautschukheftpflaster und des weißen zinkhaltigen Pflasters von den Fabriken
Helfenberg, Beiersdorf usw. geliefert wird. Man unterscheidet Pflaster in Rollen-
form und in größeren Platten.

Ersteres dient zur Herstellung von Heftpflasterstreifen, welche bei ihrem Anlegen wie Teile eines Bindenverbandes benutzt werden, während die Platten
eher dem Tuchverband gleichen.

Während wir es bei den Binden- und Tuchverbänden mit einem für Luft
und Feuchtigkeit durchlässigen Material zu tun hatten, müssen wir beim Heftpflaster bedenken, daß ihm diese Eigenschaften nicht zukommen. Bedecken
wir den Verband ohne Unterbrechung mit Heftpflaster, so erreichen wir eine
Okklusion. Wir unterscheiden diese gedeckten Heftpflasterverbände von
den offenen; bei letzteren wird das Verbandmaterial durch einzelne voneinander
getrennte Pflasterstreifen auf der Haut befestigt, oder es wird perforiertes Heftpflaster benutzt, bzw. Pflaster, dessen Porosität durch streifenförmiges Auftragen der Pflastermasse gewährleistet ist (Bonnaplast).

Um eine Schädigung der Haut zu vermeiden, muß sie vor Anlegung des
Verbandes rasiert und durch Abreiben mit Benzin gesäubert und entfettet
werden.

Heftpflaster wird gebraucht: a) für einfache Deckverbände, indem die Verbandstoffe durch dasselbe befestigt werden, b) für mechanische Zwecke verschiedenster Art, z. B. bei Extensionsverbänden, bei gewissen Frakturverbänden
z. B. nach Sayre, Gibney, zur Kompression, endlich c) zu Zwecken der Wundbehandlung, indem in gewissen Fällen die Wunden oder Geschwüre ohne weitere
Unterlage mit Pflaster verklebt werden. Es kommt also in allen Hauptarten
der Verbandtechnik vor und wird uns in den späteren Kapiteln noch öfter
begegnen.

Heftpflasterstreifen sitzen nur dann gut, wenn sie in einer Richtung angelegt werden, in der man auch eine Binde wickeln würde.
An den Extremitäten dürfen Zirkulärstreifen nur dann angelegt werden, wenn
sie, von der Peripherie beginnend, sich dachziegelförmig decken. Im übrigen
sollen die Streifen wegen Ödemgefahr stets einen Teil des Gliedumfangs freilassen. An den freien Enden der Glieder werden Stumpfdeckverbände mit
Längs- und Querstreifen hergestellt (Abb. 109e). Zur Befestigung von Mullkompressen auf freier Fläche ist der kreuzförmige Pflasterverband (Abb. 109a)
meist nicht anzuraten, da durch Körperbewegungen der eine der beiden Streifen
sich leicht abhebt; besser sind Gitterformen (Abb. 109b). Über gewölbten
Körperteilen und Gelenken sind Formen zu wählen, bei denen die Streifen
nach Art einer Testudo befestigt werden (Abb. 109c). Ähnliche Verbände

lassen sich wie die Schleuder durch Schlitzung und Überkreuzung der Enden des Pflasters herstellen (Abb. 109 d). Immer kommt es darauf an, daß jeder Pflasterstreifen der Haut gut anliegt und allen ihren Wölbungen und Vertiefungen sich anschmiegt, auch sollen die Streifen niemals Falten werfen.

Heftpflasterplatten bedecken auf einmal größere Flächen. Zum Zwecke besseren Anliegens werden sie an den Rändern je nach Bedarf eingeschlitzt.

Die Wiederablösung von Heftpflasterverbänden ist wegen des Ausziehens kleiner Härchen peinlich und zwar je mehr, je langsamer sie geschieht. Will man diesen Eingriff schonend gestalten, so befeuchtet man vorher das Pflaster mit Benzin und zieht es mit einem kräftigen Ruck im ganzen ab. Dabei muß die Richtung dieses Zuges gegen die Wunde hin erfolgen, um nicht die Wund-

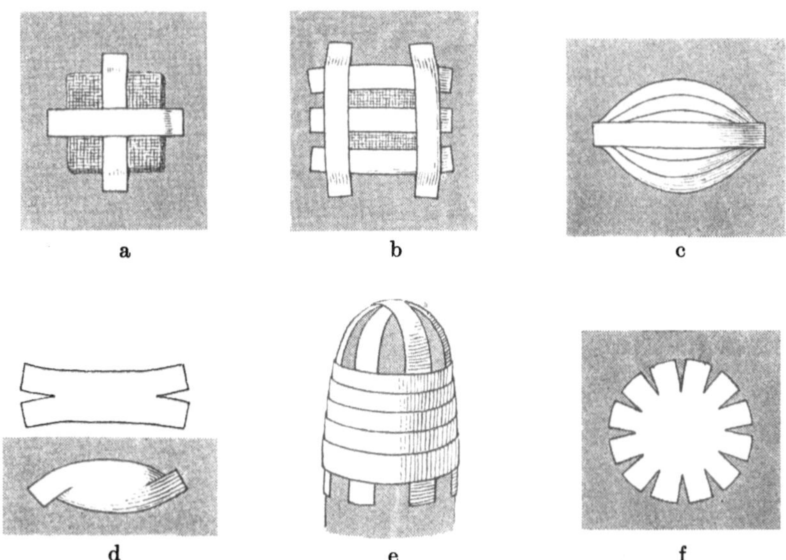

Abb. 109. Heftpflasterverbände.
a Kreuz (unzweckmäßig), b Gitter, c Testudo, d Schleuder, e Stumpfdeckverband, f Stern.

ränder auseinanderzureißen. Die auf der Haut sitzenbleibenden Reste von Pflastermasse sind sorgfältig mit Benzin zu entfernen und die Haut zu pudern. Eine Beschreibung des Heftpflasterverbandes für die einzelnen Körperteile erübrigt sich hier, wir werden diesen Verbänden, soweit sie typisch sind, später an entsprechendem Ort begegnen.

## 3. Mastixverbände.

Früher wurden kleine Verbände mit Hilfe von Kollodium, einer Lösung von Schießbaumwolle in Äther, angelegt, für größere Verbände war das Kollodium indessen nicht geeignet. Erst durch die neueren Harzklebemittel, vor allem das von v. Öttingen hergestellte Mastisol, sind wir in den Stand gesetzt worden, auch bei größeren Verbänden die Verbandstoffe unmittelbar an der Haut festzukleben. Das Verfahren ist außerordentlich einfach und brauchbar

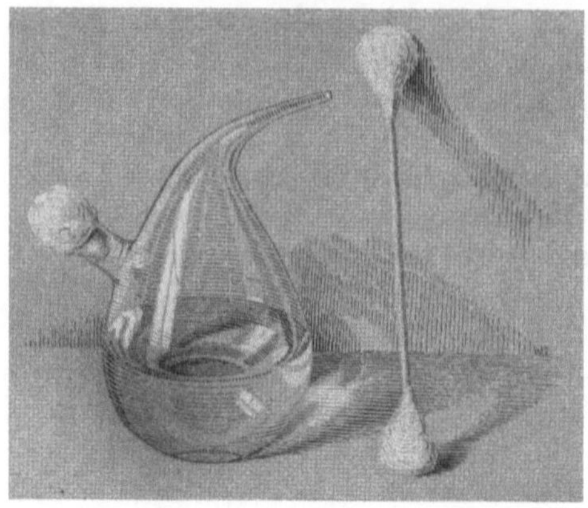

Abb. 110.  Phiole und Wattestab für Mastisol,
Jodtinktur usw.

und hat das teure und namentlich in den letzten Jahren schwierig zu beschaffende Heftpflaster zu einem großen Teil verdrängt.

Zur Vorbereitung gilt dasselbe wie für die Pflasterverbände, die Haut muß rasiert und abgeäthert werden.

Das Mastisol wird am besten in einer Phiole aufbewahrt und mit einem Holzwattestäbchen aufgetragen (Abb. 110); unsauber ist die Entnahme aus einer Flasche und Auftragung mit einem immer wieder benutzten Pinsel. Die Anlegung des Verbandes geschieht folgender-

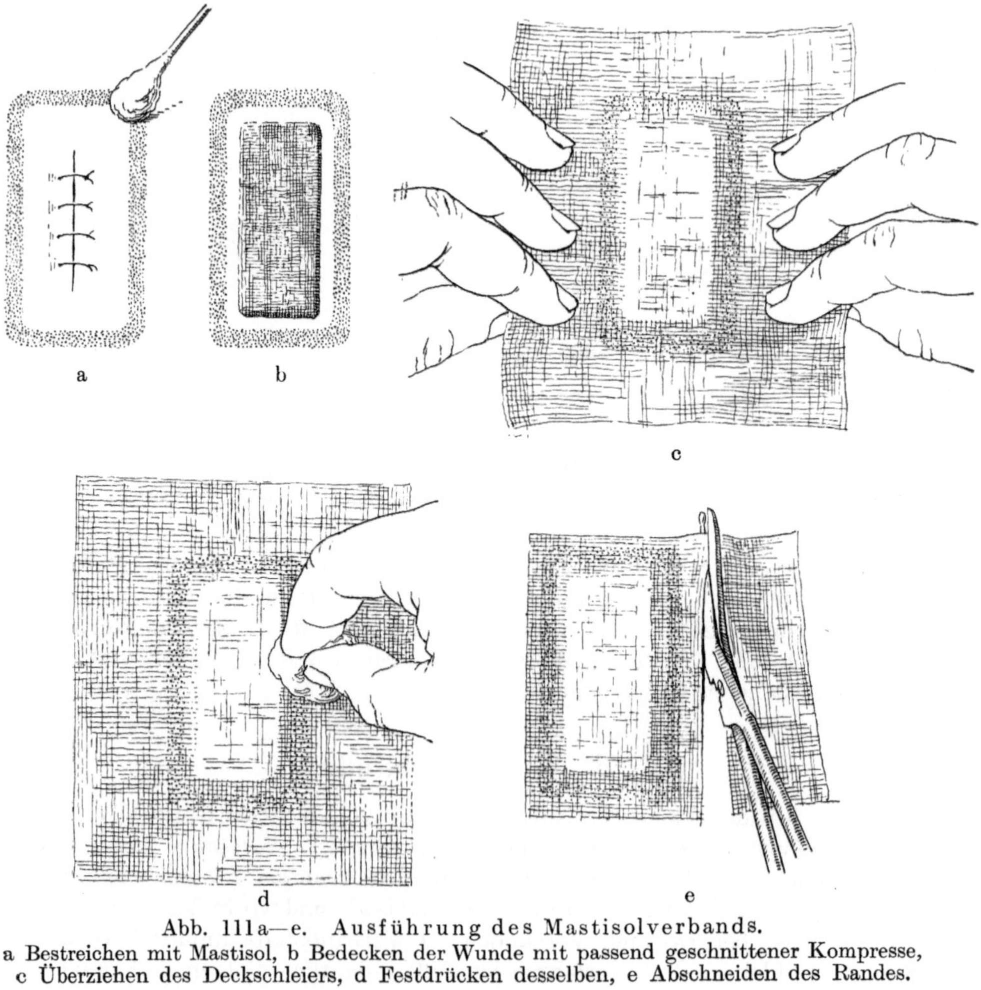

a                     b

c

d                                    e

Abb. 111a—e.  Ausführung des Mastisolverbands.
a Bestreichen mit Mastisol, b Bedecken der Wunde mit passend geschnittener Kompresse,
c Überziehen des Deckschleiers, d Festdrücken desselben, e Abschneiden des Randes.

maßen: Man bestreicht die Haut in gehörigem Abstand von der Wunde mit einem 2—3 cm breiten Streifen der Lösung (Abb. 111a). Dann schneidet man eine sterile Kompresse zurecht, so, daß sie gerade in den Rahmen des Mastisolstreifens hineinpaßt, und legt sie auf die Wunde (Abb. 111b). Darüber kommt eventuell noch eine Zellstofflage von gleicher Ausdehnung. Dann zieht man eine einfache Lage Mull, bzw. eine breite Binde straff über die Haut, so daß sie an den mit Mastisol bestrichenen Stellen haftet (Abb. 111c). Durch ausgiebiges Andrücken mit einem Tupfer wird das Festkleben weiterhin befördert (Abb. 111d). Der überragende Teil der Binde wird abgeschnitten (Abb. 111e). Wesentlich ist, daß man die Lösung, bevor man sie mit Stoff bedeckt, eine Zeitlang auf der Haut trocknen läßt; nur dann hält der Verband.

Auch bei der Anlegung der Mastisolverbände müssen die Bewegungsmöglichkeiten des betreffenden Körperteiles berücksichtigt werden und muß der Verband so angelegt werden, daß er durch die Bewegung nicht abgeht.

Auch hier erübrigt es sich, bestimmte Verbandstypen aufzustellen, es sei nur noch erwähnt, daß auch für mechanisch wirkende Verbände das Heftpflaster durch Mastisol ersetzt werden kann, so bei der Extensionsbehandlung. Die Wiederablösung der Mastisolverbände geschieht ähnlich wie bei den Pflasterverbänden. Das beste Lösungsmittel ist hier das Chloroform (vgl. S. 270).

## 4. Gemischte Verbände.

In der Praxis wird man sich nun niemals auf die eine oder andere Art von Verbänden festlegen, sondern alle die verschiedenen Techniken des Binden-, Tuch-, Pflaster- und Klebeverbands je nach der besten Erfüllung des beabsichtigten Zwecks einzeln oder gemischt verwenden. So wird z. B. bei jedem größeren Wundverband, der mit Binden angelegt werden soll, die der Wunde anliegende Kompresse zunächst durch Pflasterstreifen oder Mastisol an der Haut befestigt und dann erst die Polsterung und Bindeneinwicklung ausgeführt. Sobald eine starke Sekretion nicht mehr zu befürchten ist, genügen Mastisolverbände und kann die Bindenwicklung weggelassen werden. Um Pflasterverbände nicht unnötig ablösen zu müssen, können sie über der Wunde aufgeschnitten und mit Bändern versehen werden, welche dann über dem neuaufzulegenden Verbandstoff geknüpft werden, ein Verfahren, das nach Laparotomie zu empfehlen ist.

Zweiter Teil.

# Der mechanische Verband.

## IV. Geschichte des mechanischen Verbands.

Auf dem Gebiete der Knochenbruchbehandlung hat das 19. Jahrhundert Fortschritte gezeitigt, welche imstande sind, die Erfolge der früheren Geschlechter zu verdunkeln. Nennen wir von den großen Errungenschaften dieser Zeit nur drei: die Narkose (1846), die Antisepsis (1867) und das Röntgenverfahren (1895), so leuchtet ohne weiteres ein, daß durch diese Verfahren die Behandlung der Knochenbrüche entscheidend beeinflußt worden sein muß: die Möglichkeit schmerzfreier Reposition am entspannten Kranken durch die Narkose — die Verbesserung der Prognose der komplizierten Frakturen und die gefahrlose Ausführung blutiger Korrekturen durch die Asepsis — vor allem aber die Prüfung der Heilungsergebnisse durch das Röntgenbild — diese Fortschritte bilden die Grundlage, auf der sich unsere heutige Frakturbehandlung aufbaut.

Hierzu kommen nun auf dem besonderen Gebiet der Verbandkunst gleichzeitige einschneidende Neuerungen, welche eine neue Zeit in der Knochenbruchbehandlung eingeleitet haben, ich nenne hier nur als ältere Beispiele den Gipsverband (1852) und die permanente Extension (Mitte 19. Jahrh.), als neuere die Namen: Bardenheuer, Steinmann, Zuppinger.

Bevor wir die neueren Methoden würdigen, wollen wir es uns jedoch nicht versagen, auch hier einen Blick in die früheren Zeiten zu tun und die Geschichte der Bruchbehandlung in ihren Grundzügen durch die Jahrhunderte zu verfolgen.

Folgende Bestrebungen sind es, die teils früher, teils später für die Behandlung maßgebend waren:

1. Die Einrichtung des Bruchs, a) durch einfachen Zug, b) durch Maschinen, c) unter Zuhilfenahme der Muskelentspannung.

2. Die Feststellung, a) durch Binden, b) durch Schienen, c) durch Lagerungsapparate, d) durch erhärtende Verbände.

3. Die dauernde Beeinflussung der Bruchstücke durch Streckverbände, a) Gewichtszugverband, b) Extensionsschienen, c) Spreizverbände.

4. Blutige Einrichtung. — Sorge für Beweglichkeit der Gelenke und Erhaltung der Muskelkraft (funktionelle Behandlung).

1. Die Fähigkeit, Knochenbrüche einzurichten und leidlich zu heilen, gehört zu den ältesten Denkmälern der Heilkunde. Finden wir sie doch bei Knochenfunden aus der Zeit der Ureinwohner Europas sowie bei vielen Naturvölkern. Ebenso alt ist die Kunst der Schienung durch Holz, Stroh, Bambusstäbe, Baumrinde u. dgl. Bemerkenswert ist, daß manche Naturvölker, z. B. die Australneger, erhärtende Verbände aus Ton herstellten.

Der Gedanke, die Einrichtung schwieriger Brüche an der unteren Extremität durch Maschinenkraft in Form von Winden, Schrauben, Flaschenzügen usw. zu unterstützen, also der Vorläufer unseres Schedeschen Tisches, findet sich zuerst im Altertum (Scamnum des Hippokrates, Glossokomium des Galen), um dann in der Renaissancezeit wieder aufzutauchen (Paracelsus, Paré, H. v. Gersdorf).

Seltsam ging es mit der Erkenntnis, daß die Muskelspannung ein Hindernis der Einrichtung darstellt und beseitigt werden muß. Während für die obere Extremität bereits Hippokrates dies einsah und empfahl, die Oberarmbrüche bei gebeugtem Ellbogen einzurichten, taucht derselbe Gedanke für die untere Extremität erst im 18. Jahrhundert auf: Sharp (1750) und Pott (1779) empfahlen die Beugung des Beins bei Einrichtung des Schenkelbruchs.

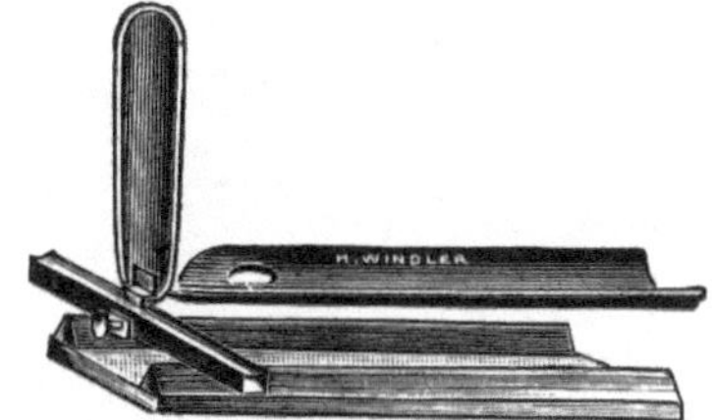

Abb. 112. Volkmannsche Schiene mit Schleifbrett.

2. Die Feststellung des eingerichteten Bruches allein durch Bindengänge wurde stets ebenso hartnäckig wie vergeblich in der Behandlung des Schlüsselbeinbruchs geübt; daß die bekannten Verbände von Désault bei Galen, von Velpeau bei Hippokrates bereits sich finden, ist erwähnt. Ein anderes Beispiel bildet das Kapistrum bei Kieferbrüchen, das sich ebenfalls bei Galen findet. Weniger bekannt ist, daß Hippokrates durch einen exzentrisch wirkenden Kompressionsverband der Extremitäten die Bruchenden auseinanderzudrängen versuchte; ein letztes Überbleibsel dieses Verfahrens kennen wir heute noch beim Vorderarmbruch, bei dem durch eine längsliegende Kompresse ein Radius und Ulna trennender Druck ausgeübt wird.

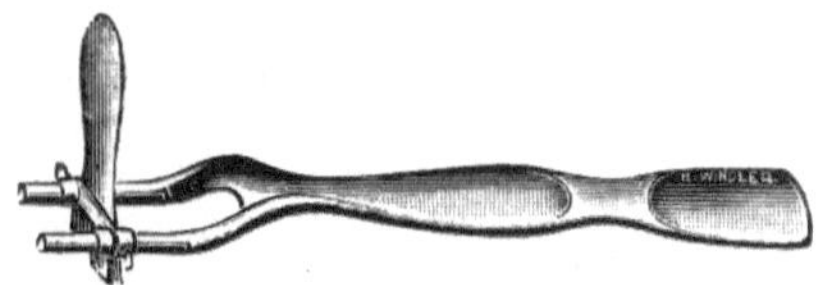

Abb. 113. Watsons Holzschiene.

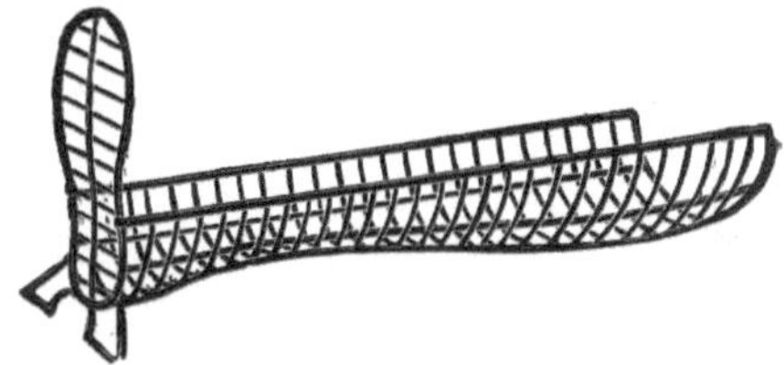

Abb. 114. Mayors Drahtgeflechtschiene.

Im übrigen war man zunächst in erster Linie auf Schienen angewiesen, die sich denn sowohl als starres oder biegsames Schienenmaterial wie in Form fertiger Schienen und Lagerungsgeräte vorfinden. Als starres und halbstarres Material verwendete das Altertum Holzstäbe und -latten, Rohr- und Binsengeflecht, Langstroh, sowie auch schon Leder. Schmiegsames Schienenmaterial stellten die Araber her, indem sie Palmblattrippen auf Leder befestigten; Guy de Chauliac benutzte im 14. Jahrh. zusammengebundene Federkiele, Pfolespeundt im 15. Jahrh. Schienen aus Pappe und aus mit Eiweiß getränktem Filz. Auf Leinwand oder Leder befestigte elastische Stäbe (Rohr, Fischbein usw.) gebrauchten dann wieder im 18. Jahrh. Löffler und Martini. Einen Fortschritt auf dem Gebiet der schmiegsamen Schienen bedeutete das von Mayor 1836 eingeführte Drahtgeflecht, sowie die Telegraphendrahtschiene v. Esmarchs, welche das Urbild unserer „Leerschiene" darstellt. Die Cramerschiene wurde in den 80er Jahren des vor. Jahrh. von dem Wiesbadener Chirurgen Cramer († 1903) angegeben.

Einen Übergang zu den Lagerungsgeräten stellen die Hohlrinnen dar, und wir können hier an der Entwicklungsgeschichte der Volkmannschen Schiene (Abb. 112) die Fortschritte der Jahrhunderte erkennen: Die Hohlrinne aus Holz stammt von Hippokrates, das Fußbrett von Galen, welcher bereits unterschied: Canalis = Rinne, Capsula = Lade. Das jetzt verwendete Material, Weißblech, wurde von Ambr. Paré zuerst angegeben, der die Schiene zur Vermeidung des Durchliegens mit einer Auskehlung an der Ferse versah. Der gleichem Zweck dienende Ausschnitt an der Ferse findet sich bei Bassius (1720). Endlich kommt hinzu das Querbrett bzw. T-Stück, das wohl

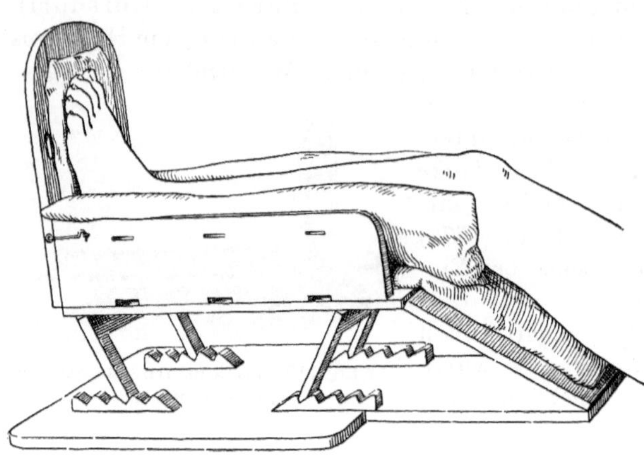

Abb. 115. Petit-Heistersche Lade (1720).

v. Volkmann die Ehre des Erfinders der Schiene eingetragen hat: es stammt aus der Zeit der ersten Streckverbände Mitte des 19. Jahrh. und wurde bei diesen zur Vermeidung der Rotation des Beins am Fuß angegipst; die jetzige Form des T-Stücks bleibt Volkmanns Eigentum. Im übrigen bilden die Watsonsche Knieresektionsschiene aus Holz (Abb. 113) und die (1836) Mayorsche Drahtgeflechtrinne (Abb. 114) brauchbare Seitenstücke zur Volkmannschiene.

Ebenso früh wie Schienen wurden auch Lagerungsgeräte benutzt, sog. Laden; das gebrochene Glied wurde entweder geschient und dann in der Lade gelagert, oder in der Lade so festgebunden, daß durch die

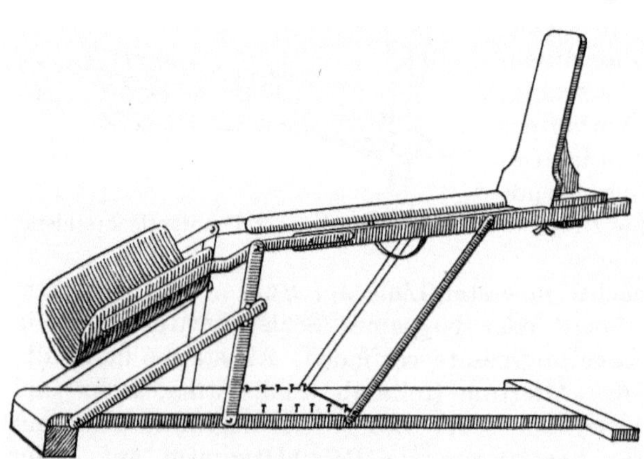

Abb. 116. Zuppingersche Schiene (1908).

Binden ein die Stellung erhaltender Zug nach beiden Richtungen ausgeübt wurde. Wir finden die Vorläufer der bekannten Petit-Heisterschen Lade (1720, Abb. 115), wenn man will, in der Capsula und im Glossokomium des Hippokrates und Galen; in letzterem blieben die Glieder an Schlingen befestigt liegen, welche täglich nachgezogen wurden. Das Wesentliche an der Petitschen Lagerung ist das Prinzip der Semiflexion, das in den Lagerungsgeräten unserer Zeit wieder grundsätzlich betont wird (Abb. 116, Zuppingers, Abb. 117, Brauns Schiene).

Eine andere ebenfalls sehr alte Lagerungsmethode, die im Weltkrieg auch wieder neu erstand und deren Prinzip in der Loefflerschen Schiene zum Ausdruck kommt (Abb. 246, S. 188), ist die Seitenlage mit außenrotiertem Oberschenkel, die von Pott zuerst angegeben wurde (Abb. 118).

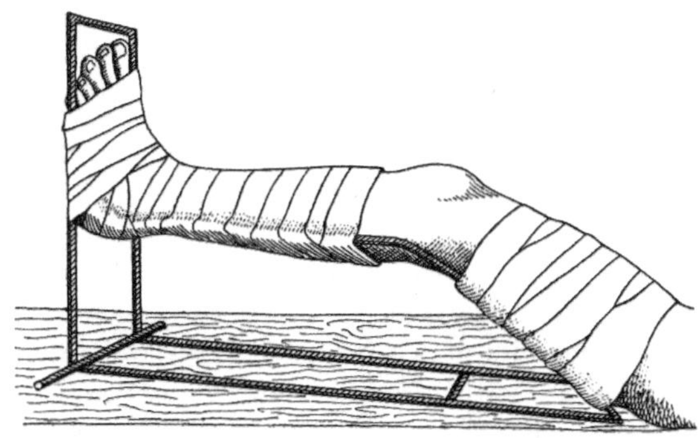

Abb. 117.   Braunsche Schiene (1916).

Die erhärtenden Verbände, deren Ideal erst im Gipsverband erreicht wurde, hatten folgende Entwicklung: Wir erwähnten bereits die Tonverbände der Naturvölker, welche auch Tonmasken für Kieferbrüche konstruierten. Wir finden dann im Altertum und Mittelalter das Bestreben, Lösungen herzustellen, durch deren Aufstreichen den Binden Festigkeit verliehen wurde. Nach einer Mitteilung Neustätters benutzen die Inder zur Erhärtung der Verbände dicke Reisabkochungen, die Griechen (nach Larrey) einen Kitt aus Muschelkalk, Kreide, Eiweiß, Öl und geschmolzener Butter mit Zusatz von Hanf und Hasenhaaren. Hippokrates benutzte Kleister und Eiweiß, die Araber stellten durch eine Mischung von Harzen, Gummi und Kalk starre Verbände her; sicher ist, daß sie auch schon Gips verwendeten. Im Mittelalter und noch bis zu Larrey spielte noch immer das Eiweiß die Hauptrolle in den erstarrenden Lösungen, daneben der Beinbruchstein des Hildanus, der aus Kalkerde mit organischen Stoffen zusammengesetzt war, ferner Dextrin (Velpeau Anfang des 19. Jahrh.). Der brauchbarste dieser halbstarren Verbände war der Pappschienenstärkeverband Seutins (1834), den wir noch heute benutzen. Diesem schließen sich an der Leimverband (Vanzelli [1845]) und der Wasserglasverband (Schrauth [1845]).

Der Gips fand von Anfang des

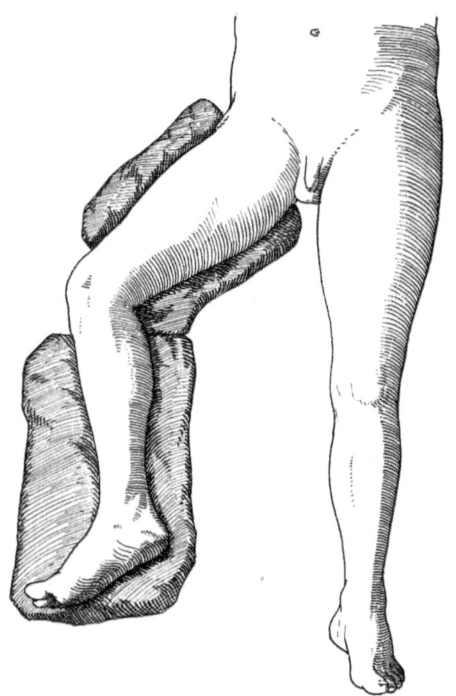

Abb. 118.   Potts Seitenlage (18. Jahrh.)
nach v. Esmarch.

19. Jahrh. Verwendung, und zwar zuerst als Gipsumguß, den ein in Mesopotamien stationierter englischer Konsul namens Eaton 1796 bei den Eingeborenen vorfand. Hendrix (1814), Hübenthal (1816) stellten Umgüsse aus Gips her, indem sie das mit Öl bestrichene Glied in einen Kasten legten; bei

komplizierten Brüchen wurde dabei durch Hohlzylinder aus Glas oder Horn ein Fenster ausgespart. Cloquet (1832) hüllte das Glied in einen mit Gips gefüllten, durchfeuchteten Sack. Aus diesen primitiven Anfängen hob endlich Matthysen (1852) durch Entdeckung des Bindengipsverbands das Verfahren auf die Höhe allgemeiner praktischer Brauchbarkeit. Wer jüngst im Felde auch nur einmal die dankerfüllten Blicke eines Verwundeten mit Oberschenkelschußbruch gesehen hat, dem nach langer quälender Vorbehandlung mit Schienen und Schienengestellen der erste gutsitzende Beckengipsverband angelegt wurde, der wird ohne weitere Worte die unermeßliche Wohltat dieser segensreichen Erfindung für die gequälte Menschheit ermessen. Und hieran werden auch die Rufe mancher heutigen Chirurgen, welche den Gipsverband aus der Frakturbehandlung wieder verbannen wollen, nichts ändern!

Trotzdem soll natürlich nicht gesagt sein, daß der Gipsverband das letzte und beste Mittel zur Knochenbruchbehandlung darstellt. Leistungsfähiger bezüglich Stellung und Funktion ist in vielen Fällen der Streckverband. Wo finden wir dessen Anfänge in der Geschichte?

3. Der Begriff der Streckbehandlung umfaßt verschiedene Behandlungsarten, denen gemeinsam ist die dauernde Beeinflussung der Bruchstücke im korrigierenden Sinne, während sie bezüglich der Art der Streckung (Zug, Spreizung) und bezüglich der Übertragung der Wirkung auf das Glied (durch Schlingen, Pflaster, Nagelung usw.) sehr verschiedenartig sein können.

Die Uranfänge der Streckbehandlung finden wir in den Laden und Maschinen der Römer, in denen das Glied durch Binden, Schlingen, gepolsterte Lederringe befestigt und ausgespannt wurde; durch tägliches Anziehen der Riemen wurde für Dauerwirkung gesorgt. Solcher Vorrichtungen bedienten sich Celsus im 1. und Galen im 2. Jahrh. n. Chr.

Der Zugverband mit Gewichten wurde zuerst von dem Araber Avicenna (11. Jahrh.), dann in Europa von Guy de Chauliac (14. Jahrh.) angewendet. Mit Hilfe von Binden, welche über den Knöcheln bzw. über den Kondylen des Oberschenkels befestigt wurden, leiteten sie eine Schnur über eine Rolle am Fußende und beschwerten sie mit Gewichten. Zwischen den Beinen durchgeführte gepolsterte Schlingen besorgten den Gegenzug zum Kopfende. Die Behandlung konnte sich wegen der Mangelhaftigkeit der Übertragung des Zugs auf das Glied nicht einbürgern, geriet in Vergessenheit, wurde in der ersten Hälfte des 19. Jahrh. in ähnlicher Weise wieder aufgenommen durch Sauter (1812), Lorinser (1843). An dem Streckverband dieser beiden Chirurgen ist bemerkenswert, daß er in Semiflexion des Beins ausgeführt wurde, ein wichtiger und gesunder Grundsatz, der später vernachlässigt und erst von Zuppinger (1905) wieder energisch betont wurde.

Lebensfähig wurde der Gewichtszugverband erst durch die Erfindung des Kautschukheftpflasters um die Mitte des 19. Jahrh. Der Heftpflasterzugverband wurde zuerst von amerikanischen Ärzten (Gordon Buck, Sayre u. a.) angewandt in Form schraubenförmiger Pflasterzüge. Volkmann hat das Verdienst, diesen Verband in Deutschland 1872 eingeführt und seine Technik weiter ausgebildet zu haben. Er benutzte Längsstreifen, die am Fußende über ein Spreizbrett geleitet und am Glied durch zirkuläre Pflasterstreifen befestigt werden. Der mit dem Zugverband versehene Unterschenkel wurde auf eine Volkmannsche Schiene gewickelt, deren T-Stück auf einem Schleifbrett aus Holz gleiten konnte (Abb. 112). Die weitere Ausbildung erfuhr die Behandlung durch Bardenheuer, der den Verband in vielen Einzelheiten vervollkommnete, bedeutend größere Gewichte verwendete und durch Quer- und Rotationszüge die Bruchstücke auf das genaueste beeinflußte. Er verzichtete auf Schleifbrett und Gegenzüge, legte das Bein mit durch Kissen unterstützter Kniekehle einfach auf eine gute Roßhaarmatratze, während der Gegenzug durch Hochstellen des Fußendes bewirkt wurde.

Ein neuer Grundsatz wurde in die Gewichtszugextension durch Steinmann (1907) eingeführt, welcher die Übertragung durch einen in den Knochen getriebenen Nagel bewirkte. Als Vorläufer des Steinmannschen Verfahrens sind folgende anzusehen: Malgaigne (1806—1865) behandelte die Kniescheibenbrüche mit einer Klammer, welche mit je zwei Krallen in das obere und untere Bruchstück faßte und durch eine Schraube zusammengezogen wurde. Heineke gebrauchte um 1900 eine starke Krallenzange zum Festhalten des Kalkaneus bei der Anlegung des Gipsverbandes. Codivilla (1903) trieb einen Nagel durch das Fersenbein, streckte das Bein auf maschinellem Wege im Schedeschen Tisch und legte einen Gipsverband an; der Nagel verhinderte, daß eine Verkürzung im Verband eintreten konnte. Alles dies waren, wie ersichtlich, keine Dauerzugverbände, so daß die Nagelextension den Namen Steinmanns mit Recht trägt.

Außer diesen Gewichtszugverbänden gibt es eine große Reihe von Schienenkonstruktionen, welche zum Zweck der Dauerzugbehandlung angegeben wurden und nach den verschiedensten Grundsätzen gebaut sind. Eine Außenschiene, welche gestattet, das gebrochene Bein mit je einer Zugschlinge am oberen Ende und am Fuß auszuspannen, wurde zuerst von Désault angegeben. Ähnliche „Extensionslatten" hat man ja im Weltkrieg wieder gesehen (Weißgerber). Besser für diesen Zweck sind Gehschienen, welche sich am Becken durch einen Ring stützen, so die Schiene von Heusner (1890), von Bruns (1893). Die erste ambulante Extensionsbehandlung der unteren Extremität wurde mit Hilfe seines auf dem gleichen Prinzip beruhenden ingeniösen Apparats von Hessing (1878) durchgeführt. Andere Schienenkonstruktionen bewirken die Extension des Beins durch Lagerung auf einer schiefen Ebene, wobei das Eigengewicht des Unterschenkels die Zugwirkung herbeiführt (Zuppinger). Das erste Planum inclinatum duplex ist von White (1770) angegeben worden. Andere Konstruktionen hingen den im Knie gebeugten Unterschenkel in einer Schwebevorrichtung auf, so Moisisovics (1842), Lorinser (1843) und Middeldorpff (1853) in Verbindung mit Extensionszügen. Hier sei bemerkt, daß die vertikale Extension des kindlichen Oberschenkelbruchs zuerst von Mögling (1877) angegeben, dann von Schede (1881) allgemein eingeführt wurde. Für den Oberarm konstruierte zuerst Swinburne eine an der Außenseite angelegte Extensionsschiene, in der Achsel und Ellbogen durch Schlingen extendiert wurden, Lonsdale (1855) stützte seine Oberarmschiene nach Art einer Krücke in die Achselhöhle und befestigte daran den Ellbogen. Die Middeldorpfsche Triangel stammt aus dem Jahre 1833. Entsprechende Schienenkonstruktionen wurden für den Vorderarm angegeben.

Grundsätzlich verschieden von den bisher angegebenen Streckverbänden sind die Behandlungsarten, welche die Stellung der Bruchstücke durch Spreizung bewirken. Auch die Geschichte dieser Verbände ist alt. Hippokrates

versuchte Unterschenkelbrüche dadurch zu spreizen, daß er unter dem Knie
und über den Knöcheln gepolsterte Lederringe anbrachte und durch gebogene
elastische Stäbe aus Kornelkirschenholz, die in Einkerbungen der Lederringe
gesteckt wurden, distrahierte. Ganz ähnlich verwendeten wir im Weltkrieg
als hübschen Behelfsstreckverband einen Holzbogen, in den der Unterschenkel
als Sehne eingespannt wurde (angegeben von Ritschl [1916]). Dieselbe Vorrichtung wie Hippokrates benutzte Paracelsus (1500) mit Hilfe von federnden Stahlstangen.     Fabricius Hildanus konstruierte 1629 eine Schiene,

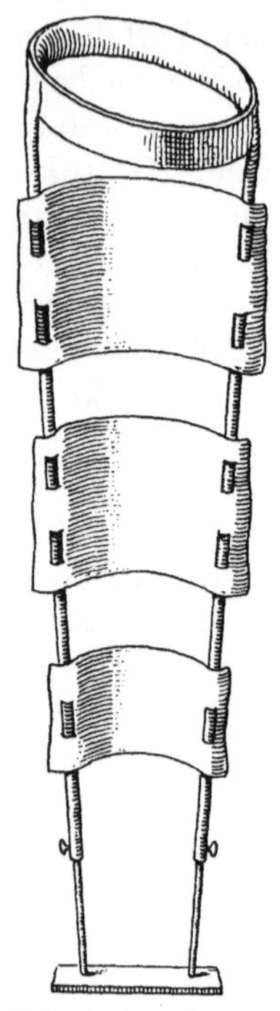

Abb. 119.   Bruns'
Gehschiene.

deren 2 Teile durch eine Schraube „von widrigem Gewerb"
(rechts und links gewunden) voneinander entfernt wurden,
während Gleitschienen das seitliche Abweichen verhinderten.
Wirksam und praktisch brauchbar wurden die Dauer-
spreizverbände jedoch erst durch die Verbindung mit dem
Gipsverband. 1872 hatte bereits v. Heine, welcher sich
um die Ausgestaltung der Gipstechnik Verdienste erworben
hat, versucht, die Spreizung des in zwei Hälften an der
Bruchstelle getrennten Gipsverbandes durch zwei ausein-
anderschraubbare Schienenbrücken zu bewirken. v. Eisels-
berg empfahl 1893 elastische Distraktionsschienen. Zur
technisch vollendeten Ausgestaltung und grundsätzlichen
Anwendung gelangte das Distraktionsverfahren jedoch erst
durch Hackenbruch. Dieser benutzte anfangs die von
Kaefer 1901 angegebenen Distraktionsschrauben, welche
nur eine Verschiebung in der Längsachse zuließen, seit 1911
seine mit Kugelgelenken versehenen, in allen Richtungen
verstellbaren Distraktionsklammern (vgl. S. 196).

4. Ziel und Ideal der Frakturbehandlung war seit alters
her, die Wiedervereinigung der Bruchstücke in möglichst
vollkommener Weise herzustellen. Gelang dies durch Verbandmethoden nicht, so ging man unter dem Schutz
der Asepsis daran, auf blutigem Wege die Bruchenden
zu vereinigen. Hier sind zu nennen die Nagelung durch
Elfenbeinstifte (Bidder [1875]), die Knochennaht und
Verschraubung (Lambotte, Lane um 1890).

Die Einsicht, daß die Richtigstellung der Fragmente allein zur Heilung
keineswegs genügt, daß vielmehr als ebenso wichtig die volle Erhaltung der
Funktion des Gliedes, die auf der Kraft der Muskulatur und Beweglichkeit der
Gelenke beruht, angestrebt werden muß, ist zwar ebenfalls nicht neu, hat sich
aber doch erst gegen Ende des 19. Jahrhunderts volle Geltung verschafft. Einen
wesentlichen Ansporn dazu gab die Unfallgesetzgebung (1884), welche
das Interesse der Ärzte auf die Folgen der Knochenbrüche für die Erwerbs-
fähigkeit hinlenkte und die Kritik der Ärzte und Laien für die Endergebnisse
der Behandlung bedeutend schärfte. Heute kann nur diejenige Knochenbruchbehandlung als vollwertig angesehen werden, welche der
Funktion des Gliedes volle Berücksichtigung schenkt und die frühzeitige aktive und passive Bewegung der benachbarten Gelenke
gestattet. Es würde zu weit führen, hier der Entwicklung der Medikomechanik nachzugehen. Erinnert sei nur an die hauptsächlich in Schweden

ausgebaute Massage (Lingg [1813]), die gymnastischen Apparate Zanders, die Pendelapparate Krukenbergs, die Heißluft- und Saugbehandlung Biers. Alle Medikomechanik versagt jedoch, wenn nicht frühzeitig, schon während der Behandlung der frischen Fraktur, auf die Funktion Rücksicht genommen wird. In diesem Sinne sind zu erwähnen: die ambulante Behandlung der Brüche der unteren Extremität (Thomas' und Bruns Gehschiene (Abb. 119), Hessings Apparate, der Gehgipsverband), der Ersatz des Gipsverbands durch die Streckverbände (Bardenheuer usw.), die Feststellung bzw. Lagerung des gebrochenen Glieds in Mittelstellung der Gelenke: Abduktionsverbände des Oberarms (Middeldorpfs Triangel und ihre Modifikationen), Lagerung des Beins in Semiflexion.

Als Extrem der funktionellen Behandlung sei noch die durch Lucas Championnière (Ende des 19. Jahrh.) vertretene Richtung erwähnt, welche unter Verzicht auf exakte Reposition das Hauptziel der Behandlung in frühzeitiger Bewegung erblickt und, abgesehen von einfachster Lagerung, auf jede Feststellung verzichtet.

## Zeittafel zur Geschichte des mechanischen Verbands.

Vorgeschichtliche Völker, Naturvölker, Ägypter, Inder: Teilweise erfolgreiche Behandlung mit Reposition und Schienenverbänden.

Hippokrates 450 v. Chr. Reposition, Bindenverbände, Schienen, Laden, Distraktionsmaschinen.

Galen 150 n. Chr. Laden und Maschinen zur Extension.

Paulus v. Aegina 650. Fixierende Verbände.

Araber 800—1100. Elastische Schienen. Erhärtende Verbände mit Eiweiß und Gips. Gewichtszugverbände.

Guy de Chauliac 1363. Permanente Extension mit Gewichten.

Paracelsus geb. 1493. Extensionsmaschinen.

Pfolespeundt 15. Jahrh., Ambroise Paré (geb. 1510). Pappschienenverbände. Laden aus Stroh usw. Paré, Schienen aus Weißblech.

Fabricius Hildanus 1600. Versuche mit Distraktion.

Petit-Heistersche Lade 1720. Désault 18. Jahrh. Extensionsschienen usw.

Sharp 1750, Pott 1779. Entspannung bei Oberschenkelbrüchen durch Beugung des Kniegelenks (Semiflexion).

White 1770. Planum inclinatum duplex.

Sauter 1812, Moisisovics 1842, Lorinser 1843. Schwebeextension.

Middeldorpff 1833. Triangel.

Seutin 1834. Pappschienenstärkeverband. Ambulante Behandlung der Beinbrüche mit Schienenverbänden und Krücken.

Gordon Buck, Sayre um 1850. Kautschukpflasterextension.

Matthysen 1852. Gipsverband.

Swinburne und Lonsdale 1855. Extensionslatte für den Arm.

v. Volkmann 1865. Einführung und Vervollkommung der Heftpflasterextension, Volkmannsche Schiene.

Malgaigne 1806—1865. Klammerverbände für Patellarfraktur.

v. Heine 1875. Gipsverbandtechnik. Distraktion. Gelenkschienen.

Hessing 1878. Ambulante Frakturbehandlung mit Gehapparaten.

Unfallgesetzgebung 1884.
Röntgen 1895.
Bardenheuer 1903.  Streckverbände.
Steinmann 1907.  Nagelextension.
Zuppinger 1908.  Semiflexionsschienen.

# V. Allgemeines über mechanische Verbände.

## 1. Aufgaben des mechanischen Verbands.

Seine vornehmste Aufgabe findet der mechanische Verband in der Behandlung der Knochenbrüche. Er bildet nach erfolgter Einrichtung das Stützgerüst, das die Bruchenden so lange in ihrer Lage erhält, bis der Aufbau der Kallusbrücke vollendet ist. Er unterstützt die Richtigstellung der Fragmente durch Dauerwirkung bestimmter Zug- und Druckkräfte. Er gestattet die funktionelle Inanspruchnahme des verletzten Gliedes noch vor der vollendeten Heilung des Bruchs.

Ein weiteres ausgedehntes Anwendungsgebiet für den mechanischen Verband bildet die Orthopädie. Sie bedient sich in ausgedehntem Maße der mechanischen Verbände, um die Resultate ihrer Operationen und Redressements zu fixieren, sie verwendet ebenfalls seine Dauerwirkung in Form der redressierenden Verbände verschiedenster Art und wendet ihn als Prothese an, um verloren gegangene Gliedteile zu ersetzen. Orthopädische Apparate und Bandagen sind Dauerformen des mechanischen Verbandes, welche die mehr behelfsmäßigen Erzeugnisse der Ärztehand durch werkstattgemäß hergestellte Maschinerien ersetzen.

Nächst den Verletzungen der Knochen sind es die traumatischen und entzündlichen Erkrankungen der Gelenke, welche die Hilfe des mechanischen Verbandes benötigen, und schließlich bedürfen wir seiner in einer großen Reihe von Erkrankungen sämtlicher Weichteile. Jede ausgedehnte Weichteilverletzung, jede stärkere Entzündung bedarf des ruhigstellenden Verbandes, nach zahlreichen Operationen müssen fixierende Verbände angelegt werden. Keine schwerere Verbrennung darf verbunden werden, ohne daß durch genügende mechanische Vorrichtungen die schädlichen Wirkungen des Narbenzuges verhütet werden. Bei Phlegmonen und Abszessen ist häufig die völlige Ruhigstellung und Erschlaffung weiter Muskelgebiete die unerläßliche Vorbedingung der Ausheilung. Nach plastischen Operationen erwächst oft die Aufgabe, Glieder in bestimmten Stellungen festzulegen, um dem überpflanzten Wanderlappen die Anheilung zu ermöglichen.

Ein sehr wichtiges Anwendungsgebiet des mechanischen Verbandes stellen die Schußverletzungen dar, und die Rolle, welche dieser Verband in der Kriegschirurgie spielt, kann nicht hoch genug angeschlagen werden. Ist doch die Frage des Schicksals der Kriegsverletzten in allererster Linie eine Transportfrage — und die zahllosen, unter schwierigsten Umständen auszuführenden Transporte, die nötig sind, bis der Verletzte den langen Etappenweg von der Kampflinie bis zum sicheren Hafen des Heimatlazaratts zurückgelegt hat, erfordern von allen Kriegsärzten, vom Truppenarzt wie von den Ärzten der verschiedenen Sanitätsformationen, eine hochentwickelte, erstklassige Technik im Anlegen mechanischer, vor allem fixierender Verbände. Die Vorteile einer guten Fixation der Schußverletzungen sind so einleuchtend, daß wir nur die wesentlichen Faktoren kurz hervorheben wollen. In erster Linie dient die Ruhigstellung der Schmerzlinderung, indem sie auf dem Transport die Erschütterungen der Fahrt unwirksam macht. Eine gute Fixation verhütet Nachblutungen durch Lösungen der Thromben, sowie die Entstehung der Fett- und Luftembolien. Der Wundverband an einem fixierten Gliede kann sich nicht verschieben, auf diese Weise wird der sekundären Infektion vorgebeugt. Bei Verletzungen in der Nähe von Gelenken verhütet die Ruhigstellung das Entstehen eines stärkeren Hämarthros und das Eindringen infektiösen Materials in die verletzte Gelenkkapsel. Bei Schußbrüchen werden die Fragmente in der richtigen Lage festgehalten und Dislokationen verhütet, die Anspießung von Nerven und Gefäßen usw. durch die Bruchenden wird verhindert.

Gute Fixation ist im allgemeinen bei jeder schweren Schußverletzung geboten, sie hat besonders stattzufinden: 1. bei jeder Knochenverletzung, 2. bei jeder Gelenkverletzung, 3. bei jeder größeren Weichteilverletzung der Glieder. Bei den Verletzungen des Rumpfes wird der Fixationsverband mehr oder weniger ersetzt durch die „Fixation des Verwundeten an das Lager", d. h. durch Ruhelage und möglichste Vermeidung von Umlagerungen und Transporten.

Zu den mechanisch wirkenden Verbänden müssen auch diejenigen gerechnet werden, welche den Blutumlauf beeinflussen. Als solche nennen wir den Kompressionsverband, den Suspensionsverband, die hyperämisierenden Verbände und Geräte, die künstliche Blutleere — diese Verbandarten sollen im dritten Teil (S. 242) näher beschrieben werden.

## 2. Wesen des mechanischen Verbands.

Die hauptsächlichen Wirkungen der hier zu besprechenden Verbände sind folgende: Entlastung und Ruhigstellung — Zug- und Druckwirkung — Überbrückung und Ersatz von Defekten. Eine scharfe Trennung nach diesen verschiedenen Wirkungsarten ist nicht immer möglich. So wird z. B. ein guter Schienenverband des Oberarmbruches außer der Fixation zugleich eine spreizende oder extendierende Wirkung ausüben; viele Streckverbände wirken gleichzeitig auch ruhigstellend, bei Splitter- und Defektbrüchen ersetzt der Fixationsverband zugleich das fehlende Knochenstück; Beinprothesen werden im allgemeinen nach denselben Grundsätzen gebaut wie Gehverbände. Praktisch unterscheiden wir jedoch — je nach der Hauptwirkung — Fixationsverbände, Streckverbände und Prothesen.

**a) Fixation.** Ruhigstellung heißt: Beseitigung aller Faktoren, welche die Ruhe eines Körperteils zu stören geeignet sind. Diese Faktoren sind: Fremde Bewegung und Eigenbewegung.

Die fremden Bewegungen geschehen zunächst durch die Wirkungen der Schwerkraft. Sie muß durch Entlastung ausgeschaltet werden. Hier muß man sich von vornherein die Frage vorlegen, ob der Verband für Bettruhe als stationärer Verband, ob für Transporte bestimmt ist oder ob er ambulant als „portativer Verband" getragen werden soll. Im ersteren Fall kommen zur Fixation die Erwägungen über die richtige Lagerung. In gewissen Fällen besorgt die letztere allein die gewünschte Fixation. Besonders wichtig ist die Frage der Lagerung und der Fixation ans Lager bei Transporten. Transportverbände müssen stets besonders ausgiebig und sorgfältig ruhig stellen, und die Bedingungen der Lagerung auf der Trage, die Eigenschaften des Transportfahrzeugs usw. müssen genau berücksichtigt werden.

Die portativen Fixationsverbände müssen so beschaffen sein, daß sie ohne Beschwerde vom Patienten durch Muskeln, welche am Erkrankungsherd völlig unbeteiligt sind, getragen und bewegt werden können. Solche Verbände müssen daher stets so leicht als möglich sein, und sie müssen so angelegt werden, daß ihr Schwerpunkt möglichst proximal gelegen ist. Letzteres bedarf einiger erklärender Worte.

Die mechanische Folge eines Knochenbruchs, in geringerem Grade auch jeder anderen Verletzung oder Entzündung, ist die, daß das kranke Glied bzw. der jenseits der Bruchstelle gelegene Gliedabschnitt der Herrschaft der Körpermuskulatur entzogen wird. Er errichtet gleichsam seinen eigenen Schwerpunkt und pendelt mit seiner Eigenschwere am Körper, während die am proximalen Ende ausgeführten Bewegungen das Glied nicht mitnehmen und, bei Frakturen, die Dislokation vergrößern. Der Fixationsverband soll diese verloren gegangene Einheit des Schwerpunktes wiederherstellen und soll dem Körper die verlorene Macht über das kranke Glied zurückgeben.

Betrachtet man den fixierenden Verband von diesen Gesichtspunkten, so ergibt sich sofort die Ausschaltung einiger wichtiger Fehlerquellen. So sind z. B. bei den Fixationsverbänden des oberen Gliedes die viel gesehenen Verbände, welche, in der wohlberechtigten Erfüllung der Forderung der Abduktion, den Oberarm abspreizen, ohne genügend gegen den Rumpf verstrebt zu sein, und die nun wie ein Balkon mit ganzer Schwere am Rumpfe hängen, zu vermeiden; es muß vielmehr durch geeignete Technik, wie wir zeigen werden, ein statisches System hergestellt werden, das dem Patienten den Verband mit Leichtigkeit zu tragen erlaubt. Gehverbände müssen stets hoch genug hinaufgeführt werden und so beschaffen sein, daß sie nicht wie ein zu schwerer Stiefel das Bein belasten.

Andere fremde Bewegungen geschehen durch die notwendigen Maßnahmen der Krankenpflege und der Wundbehandlung. Auf die Erfordernisse der Krankenpflege, wie Zuführung der Nahrung, Erledigung der Exkretionsgeschäfte, Reinigung und Hautpflege usw. muß weitgehende Rücksicht genommen werden. All diese Maßnahmen müssen vorgenommen werden können, ohne die Ruhigstellung im geringsten zu unterbrechen.

Der Verbandwechsel der Wunde, welcher im allgemeinen viel öfter nötig ist als der Wechsel des fixierenden Verbands, muß ohne Unterbrechung der Fixation ausgeführt werden können. Dies ist nur möglich, wenn eine Trennung des Wundverbands vom Fixationsverband hergestellt wird derart, daß die Wunde jederzeit ohne Abnahme des Fixationsverbandes zugänglich bleibt und gesondert verbunden werden kann. Dies geschieht durch Fensterung oder Überbrückung. Vor allem bei den kriegschirurgischen Verbänden muß diese Trennung stets peinlich durchgeführt werden.

Die Eigenbewegung geschieht durch Muskeln. Der fixierende Verband muß die Tätigkeit aller an den Bewegungen der kranken Körperstelle beteiligten Muskeln ausschalten. Dies geschieht durch Festlegen der Gelenke, die von den fraglichen Muskeln überbrückt werden. Bei Knochenbrüchen entsteht durch die Unterbrechung der Kontinuität des Knochens ein neues Gelenk, das natürlich in erster Linie berücksichtigt werden muß.

Die **Ruhigstellung der Gelenke** geschieht nach folgenden Grundsätzen:

Man unterscheidet an jedem mehrachsigen Gelenk Bewegungen mit seitlichem Ausschlag und Rotationsbewegungen. Die seitliche oder Pendelbewegung geschieht in einer senkrecht zum Gliede verlaufenden Achse. Beim einfachen Scharniergelenk kann diese Bewegung durch zwei seitliche Schienen gehemmt werden. Bei mehrachsiger Pendelbewegung, z. B. beim Sattelgelenk, wird durch einen zirkulären fixierenden Verband, welcher das Gelenk und die das Gelenk bildenden Gliedabschnitte einschließt, Ruhigstellung erzielt. Schwieriger liegen die Dinge bei den rotierenden Bewegungen. Da die Achse dieser Bewegungen mit der Gliedachse zusammenfällt, so ist eine zirkuläre Fixation des Gliedes nicht imstande, die Rotation genügend zu hemmen. In der Technik ist eine wirksame Rotation nur ausführbar mit Hilfe eines Rotationshebels, z. B. einer Kurbel, das ist ein senkrecht zur rotierenden Achse angesetzter und mit ihr fest verbundener Stab, welcher die rotierende Bewegung in eine Bewegung mit seitlichem Ausschlag umsetzt (Beispiel: Türklinke!). Ebenso kann man eine rotierende Bewegung nur durch Feststellung des Rotationshebels wirksam aufheben. Dies ist auch bei den Gelenken mit rotierender Bewegung zu berücksichtigen. Solche Rotationshebel für die Gelenke sind: für das Schultergelenk der im Ellbogen gebeugte Vorderarm, für das Hüftgelenk der im Knie gebeugte Unterschenkel oder, bei gestrecktem Knie, der Fuß. Bei den Pro- und Supinationsbewegungen des Vorderarms ist die breite Mittelhand, bei denjenigen des Fußgelenks der Vorderfuß die Handhabe für eine wirksame Fixation.

Ein weiterer wichtiger Gesichtspunkt bei der Fixation der Gelenke ist der, daß wir häufig nahe beieinander gelegene Gelenke, Gelenkkombinationen vorfinden, deren Bewegungen sich addieren und bei Ruhigstellung des einen Gelenks gegenseitig ersetzen können. So werden die Bewegungen des Schultergelenks durch die bewegliche Verbindung des Schultergürtels mit dem Thorax ergänzt, die Bewegungen des Hüftgelenks durch solche des Beckens und der Lendenwirbelsäule. Stellen wir allein das Schultergelenk oder Hüftgelenk ruhig, so kann durch die Bewegungen des Schultergürtels oder der Wirbelsäule diese Ruhigstellung vereitelt werden. Es müssen daher zur Erzielung wirksamer Fixation auch diese benachbarten Gelenkverbindungen berücksichtigt werden, was den Verband oft bedeutend vergrößert.

Besondere Aufgaben erwachsen in solchen Fällen, in denen der normale Mechanismus des Gelenks durch pathologische Vorgänge zerstört ist. Hier kommen zu den normalen Ausschlagsmöglichkeiten die pathologischen Bewegungen (Wackelgelenk, Schlottergelenk) und verlangen besondere Berücksichtigung der Fixation. So genügt z. B. zur Ruhigstellung eines normal funktionierenden Kniegelenks ein Verband, welcher Fuß-, Unter- und Oberschenkel oder auch nur diese beiden feststellt; sind dagegen die Gelenkkörper zerstört, so muß auch das Becken mit in den fixierenden Verband eingeschlossen werden. Ebenso wird beim Ellbogengelenk in ersterem Falle ein Verband genügen, der Mittelhand, Vorder- und Oberarm einschließt, während bei zerstörtem Gelenk der Thorax mit eingeschlossen werden muß.

Gewisse Gelenkverbände werden in der Absicht angelegt, nur die pathologischen Bewegungen zu hemmen, die normalen Bewegungen aber frei zu lassen. In solchen Fällen bedient man sich der Scharnierverbände, bei denen die feststellenden Schienen mit Scharnieren im Sinne der gewünschten Bewegung ausgestattet sind. Dasselbe Prinzip spielt auch bei der Anfertigung orthopädischer Apparate eine große Rolle. Bei solchen Scharnierverbänden muß natürlich streng darauf geachtet werden, daß die Achse der Scharnierbewegung genau mit der Gelenkachse zusammenfällt.

Von größter Bedeutung ist nun ferner die Stellung, in der die Gelenke ruhiggestellt werden müssen. Wir müssen folgende Stellungen unterscheiden:

1. die Mittelstellung;
2. die Gebrauchsstellung;
3. die Endstellungen der Beweglichkeit.

In der Mittelstellung sind alle das Gelenk bewegenden Muskelgruppen entspannt und keine überwiegt. Sie stellt sich bei pathologischen Ergüssen in die Kapsel als Zwangshaltung ein, das Glied steht in der Halbierungslinie des Ausschlagswinkels der möglichen Bewegungen. Diese Stellung, die sich im allgemeinen mit dem Begriff der „Semiflexion" deckt, wird vor allem da angewendet, wo es sich um den Verband bei Frakturen handelt, um den dislozierenden Einfluß der Muskelspannung aufzuheben.

Die Gebrauchsstellung ist diejenige, welche bei der Funktion des Gliedes am meisten beansprucht wird. Sobald damit gerechnet werden muß, daß eine Versteifung des Gelenks droht, so müssen wir ihm diese Gebrauchsstellung geben, damit das Glied noch benutzt werden kann. Die Wahl der richtigen Gebrauchsstellung ist sehr wichtig und hängt von praktischen Erwägungen ab, bei denen Beruf und Lebensgewohnheiten des Patienten berücksichtigt werden müssen. So ist z. B. die Gebrauchsstellung des Ellbogens bei Landarbeitern eine andere als bei Industriearbeitern, im ersteren Falle mehr stumpfwinklig, im zweiten rechtwinklig. Mittel- und Gebrauchsstellung fallen keineswegs immer zusammen, so ist z. B. die Mittelstellung des Kniegelenks die halbe Beugung, die Gebrauchsstellung dagegen die fast vollständige Streckung.

Die Endstellungen der Gelenke müssen bei ruhigstellenden Verbänden im allgemeinen vermieden werden, da die Festlegung in diesen Stellungen, z. B. in äußerster Streckung oder Beugung auf die Dauer sehr heftige Schmerzen bereitet. Bei gewissen mechanischen Erfordernissen muß man allerdings bis hart an die Grenze der Endstellung gehen, z. B. bei Schienung des Arms oder Beins in Streckstellung zur Behandlung der Olekranon- oder Patellarfraktur, bei Verbänden in starker Beugung bei suprakondylären Oberarmbrüchen, bei Brüchen der Fingerglieder usw.

Ein Verzeichnis der Gebrauchsstellungen findet sich in der Tabelle S. 139.

Es ergeben sich zusammenfassend folgende Regeln für die Ruhigstellung der Gelenke:

1. Bewegungen mit seitlichem Ausschlag werden durch zirkuläre Fixation des Gelenks und der dasselbe bildenden Gliedabschnitte aufgehoben.

2. Rotierende Bewegungen können nur durch Feststellung eines Rotationshebels ausgeschaltet werden.

3. **Nachbargelenke**, welche die Bewegungen des Gelenks ergänzen und ersetzen können, müssen mitfixiert werden.

4. **Pathologische Gelenkbewegungen** müssen gesondert berücksichtigt werden. Sollen sie allein ausgeschaltet werden, so sind Scharnierverbände anzulegen.

5. Die **Stellung**, in der das Gelenk fixiert wird, hängt von den jeweiligen mechanischen Zwecken des Verbands ab. Im allgemeinen sollen Gelenke, die versteifen, in **Gebrauchsstellung**, Gelenke bei Frakturverbänden in Mittelstellung fixiert werden, **Endstellungen** aber, abgesehen von bestimmten Ausnahmen, vermieden werden.

Die **Ruhigstellung der Knochenbrüche** setzt zunächst voraus die exakte Reposition der Bruchstücke, welche vor Anlegen des Verbands, eventuell unter Betäubung, vorzunehmen ist. Von dieser Forderung darf nur dann abgesehen werden, wenn es sich um Notverbände handelt und Zeit und Hilfsmittel für die Einrichtung fehlen, sowie in gewissen Fällen von komplizierten Frakturen.

Der **Umfang** des Verbands richtet sich nach der Zahl der benachbarten Gelenke, deren Bewegungen noch einen Einfluß auf die Bruchstelle haben können. Sie alle müssen ruhiggestellt werden, während solche, auch benachbarte, Gelenke, die keinen Einfluß haben, frei bleiben. So wird z. B. beim Radiusbruch das Ellbogengelenk, beim Knöchelbruch das Kniegelenk freigelassen; beim Oberschenkelbruch aber muß der Verband nicht nur Hüft- und Kniegelenk, sondern auch Lendenwirbelsäule und Becken sowie die Fußgelenke mit ruhigstellen.

Die **Bruchstelle** selbst muß nach denselben Regeln fixiert werden wie ein an pathologischer Stelle entstandenes Gelenk, nur daß die Möglichkeiten der Bewegung hier noch vielgestaltiger sind. Während die Dislocatio ad axin und die ad peripheriam den seitlichen und Rotationsbewegungen der Gelenke entsprechen, kommen bei den Frakturen noch die Dislocatio ad longitudinem und ad latus hinzu und erfordern besondere Berücksichtigung.

Die Hauptsorge wird — nach erfolgter Reposition — der Verkürzung gelten. Um ihren Wiedereintritt zu verhüten, bedarf der Verband der Anlehnung an seitliche Unterstützungspunkte des Gliedes, wie wir sie in den erwähnten Rotationshebeln sowie in allen seitlichen Verbreiterungen und Ausladungen des Gliedes finden, z. B. Kondylen der Tibia, des Femur, des Humerus, Malleolen, Tuber ischii usw. An diesen Vorsprüngen muß der Verband durch gutes Anliegen und Anschmiegen Halt gewinnen.

Zur Verhütung seitlicher Dislokation bedarf es der zirkulären Fixation in der Gliedachse. Auf die Rotation ist besonderer Wert zu legen, da hier erfahrungsgemäß häufig Fehler gemacht werden und die Frakturen in falscher Drehstellung zur Heilung kommen.

Zusammenfassend ergeben sich über die **Fixation der Knochenbrüche** folgende Forderungen:

1. Der Fixation muß, wenn irgend möglich, die exakte **Reposition** vorausgehen.

2. Alle Gelenke, deren Bewegungen die Bruchstelle beeinflussen können, aber auch nur diese, müssen in die Ruhigstellung einbezogen werden.

3. Die Ruhigstellung der Bruchstelle selbst geschieht gegen seitliche Bewegungen durch zirkuläre Fixation, gegen rotierende Bewegung und Ver-

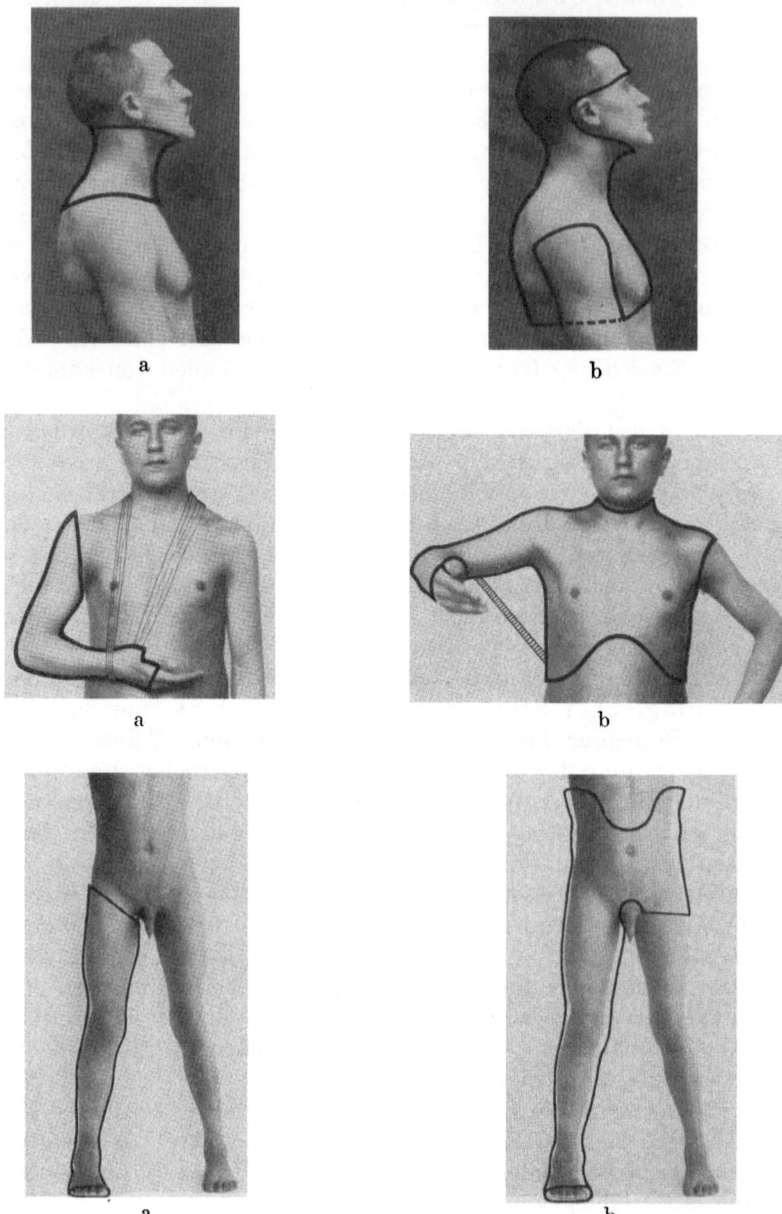

Abb. 120—122.  Umfang der fixierenden Verbände.
Abb. 120.  a kleine, b große Fixation des Halses.
Abb. 121.  a kleine, b große Fixation des oberen Glieds.
Abb. 122.  a kleine, b große Fixation des unteren Glieds.

kürzung durch genaues Anpassen des Verbandes an seitliche Gliedvorsprünge und Rotationshebel.

Der aus dem bisherigen sich ergebende Umfang der fixierenden Verbände hängt von vielerlei Umständen ab und muß ohne Schematismus von Fall zu Fall entschieden werden. Im allgemeinen kann man sich nach der graphischen Darstellung in der Tabelle S. 88 (s. a. S. 139) richten.

Dabei kommt es verbandtechnisch vor allem auf die Frage an, ob der Verband sich auf das Glied oder Teile davon beschränkt, oder ob er das Glied mit dem Rumpfe fest verbinden soll. Wir unterscheiden danach die kleinen von den großen Fixationsverbänden. Während die ersteren zylindrische Festgebilde verschiedener Form und Biegung darstellen, liegt den letzteren als Hauptstück stets ein großer Rumpfverband zugrunde, an dem der zylindrische Gliedverband unbeweglich befestigt und verstrebt ist: ein Panzer, ein Korsett des Thorax für das obere Glied, ein fester Becken-Bauchverband für das untere Glied. Am ausgeprägtesten stellen sich diese Formen im Gipsverband dar, aber auch bei Schienenverbänden ist es gut, sich diese Auffassung anzugewöhnen und die Verschienung gegen Brust oder Becken als den wichtigsten Teil des Verbandskeletts betrachten zu lernen. Kopf und Hals sind als ein vom Thorax abgehendes Glied zu betrachten; der große Fixationsverband des Halses und Kopfes baut sich ebenfalls auf dem Brustpanzer auf.

Wir kommen damit zu einer übersichtlichen Gruppierung der Fixationsverbände, welche lautet:

Kopf und Hals: a) Kleine Fixation: Kragenverband des Halses (Abb. 120 a).

b) Große Fixation: Brustkorsett mit unbeweglich befestigtem Hals-Kopfverband (Abb. 120 b).

Oberes Glied: a) Kleine Fixation in verschiedener Ausdehnung von der Achsel bis zur Hand (Abb. 121 a).

b) Große Fixation: Brustkorsett mit unbeweglich fixiertem Armverband (Abb. 121 b).

Unteres Glied: a) Kleine Fixation in verschiedener Ausdehnung vom Trochanter bis zu den Zehen (Abb. 122 a).

b) Große Fixation: Bauch-Beckenkorsett mit unbeweglich befestigtem Beinverband (Abb. 122 b).

**b) Dauerzug.** Zug und Druck sind die Kräfte, mit Hilfe deren der Knochenbruch reponiert wird. Sie werden bei diesem Eingriff durch die Hände des Arztes und seiner Gehilfen, in veralteten Fällen auch durch Zugmaschinen (z. B. Schedescher Tisch) ausgeübt.

Zug und Druck müssen weiter wirken während der Anlegung des Fixationsverbands. Soweit dabei die Hände der Assistenten störend sind, müssen sie durch Bindenzügel und Schlingen ersetzt werden.

Zug und Druck können auch als dauernd wirkende Kräfte verwendet werden in Form des Zugverbands und ähnlicher Verbände.

Der Hergang der Frakturbehandlung also ist der, daß man entweder die Fraktur reponiert und das erzielte Resultat durch den Fixationsverband festlegt, oder daß man, ebenfalls nach erzielter Reposition, die reponierenden Kräfte im Zugverband weiter wirken läßt, oder endlich die Reposition erst durch den Dauerzug anstrebt und dann, nach erzielter Reposition, noch fixiert, oder unter Weiterwirkung des Zugverbands die Fraktur fest werden läßt.

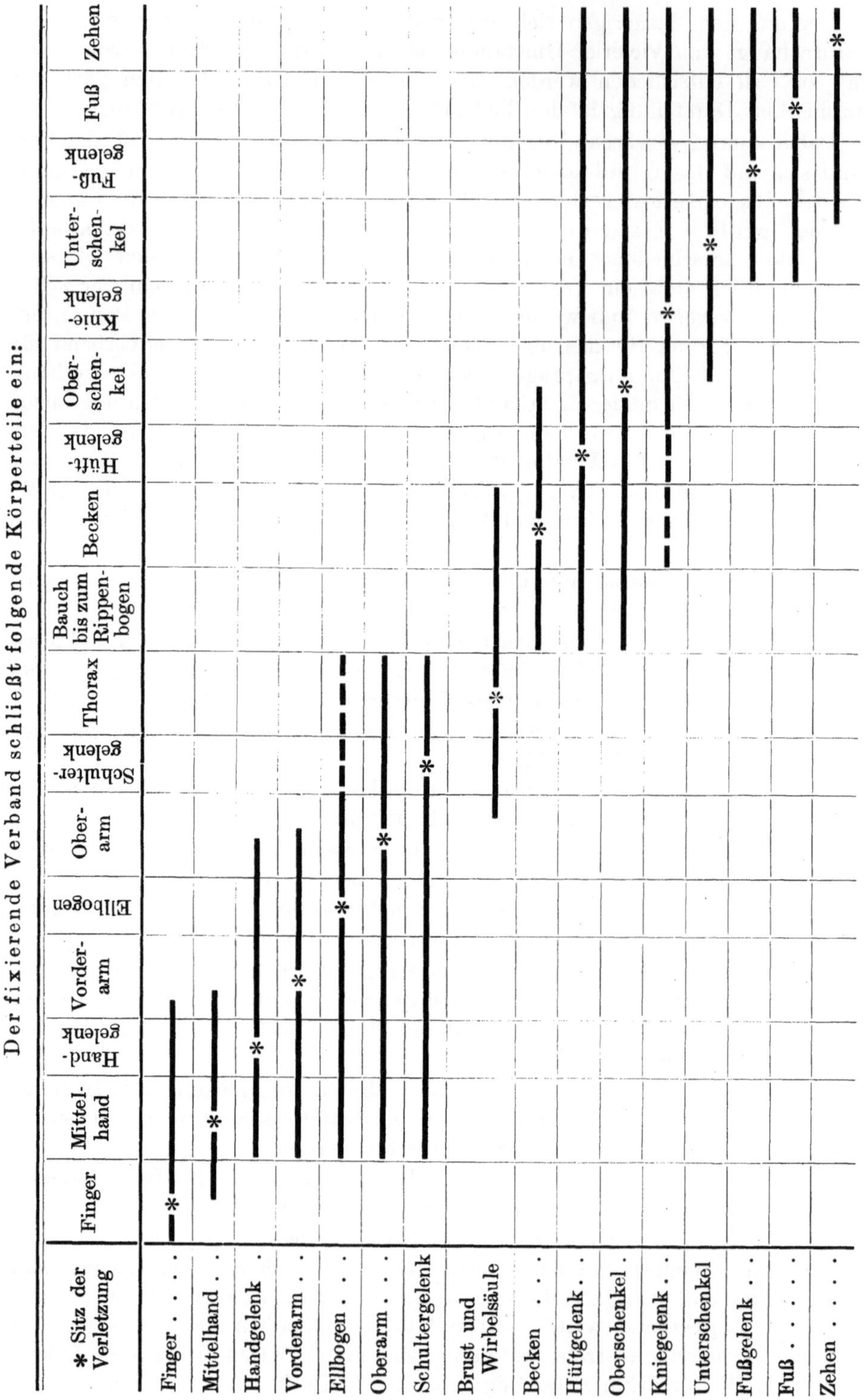

Der fixierende Verband schließt folgende Körperteile ein:

| * Sitz der Verletzung | Finger | Mittelhand | Handgelenk | Vorderarm | Ellbogen | Oberarm | Schultergelenk | Thorax | Bauch bis zum Rippenbogen | Becken | Hüftgelenk | Oberschenkel | Kniegelenk | Unterschenkel | Fußgelenk | Fuß | Zehen |
|---|---|---|---|---|---|---|---|---|---|---|---|---|---|---|---|---|---|
| Finger | * | — | — | — | | | | | | | | | | | | | |
| Mittelhand | — | * | — | — | | | | | | | | | | | | | |
| Handgelenk | | — | * | — | — | — | | | | | | | | | | | |
| Vorderarm | | — | — | * | — | — | | | | | | | | | | | |
| Ellbogen | | — | — | — | * | — | - - | | | | | | | | | | |
| Oberarm | | — | — | — | — | * | — | — | | | | | | | | | |
| Schultergelenk | | — | — | — | — | — | * | — | | | | | | | | | |
| Brust und Wirbelsäule | | | | | | | — | * | — | — | | | | | | | |
| Becken | | | | | | | | | — | * | — | — | | | | | |
| Hüftgelenk | | | | | | | | | — | — | * | — | — | — | — | — | — |
| Oberschenkel | | | | | | | | | — | — | — | * | — | — | — | — | — |
| Kniegelenk | | | | | | | | | | | - - | - - | * | — | — | — | — |
| Unterschenkel | | | | | | | | | | | | — | — | * | — | — | — |
| Fußgelenk | | | | | | | | | | | | | | — | * | — | — |
| Fuß | | | | | | | | | | | | | | — | — | * | — |
| Zehen | | | | | | | | | | | | | | — | — | — | * |

**Wahl des Verfahrens:** Wägen wir nun die Wirkung der Fixation einer- und des Dauerzugs andererseits auf die Frakturheilung gegeneinander ab, so ergibt sich folgendes:

Die schädlichen Folgen eines Knochenbruchs, welche von uns hauptsächlich bekämpft werden müssen, sind: Dislokation und Funktionsstörung. Die Dislokation erfolgt, wie gezeigt, durch die Schwerkraft und durch die elastische Zusammenziehung der Weichteile. Die funktionellen Störungen sind, abgesehen von den Folgen der Dislokation selbst, Versteifung der benachbarten Gelenke und Atrophie der Muskulatur.

Der Fixationsverband ist in der Lage, die schädlichen Wirkungen der Schwerkraft völlig auszuschalten. Er vermag bei gutem Sitz auch bis zu einem gewissen Grade der drohenden Verkürzung entgegenzuwirken, vorausgesetzt, daß die Fraktur gut reponiert ist und die Muskeln durch richtige Gelenkstellung entspannt sind. Dagegen wird die Versteifung der Gelenke durch länger liegende Fixationsverbände sehr begünstigt, ebenfalls die Atrophie der Muskeln, wenn nicht durch frühzeitige Betätigung wie beim Gehverband der Atrophie entgegengewirkt wird.

Der Zugverband schaltet die Wirkungen der Schwerkraft aus durch geeignete Lagerung des Gliedes, er gibt nicht eine starre, sondern eine elastische Fixation des Gliedes. Der Hauptfaktor seiner Wirkung aber richtet sich gegen die verkürzende Retraktion der Weichteile; diese Wirkung wird noch bedeutend erhöht durch geeignete Entspannung (Semiflexion). Der Zugverband gestattet, durch frühzeitig beginnende aktive und passive Bewegungen der Versteifung und Atrophie wirksam zu begegnen.

Stellen wir die Wirkung der beiden Verbandarten schematisch nebeneinander, so ergeben sich folgende 6 Punkte:

| Ziel der Behandlung | Mittel | Nr. | Fixations-verband | Zugverband |
|---|---|---|---|---|
| Ausschaltung der Schwerkraft | Lagerung | 1 | ja | ja |
| | Fixation | 2 | starr | elastisch |
| Ausschaltung der Retraktion der Weichteile | Dauerzug | 3 | gering | Hauptwirkung |
| | Entspannung | 4 | ja | ja |
| Verhütung der Versteifung und Atrophie | Gelenkbewegung | 5 | nein | ja |
| | Muskelaktion | 6 | Gehverband | ja |

Kürzer kann man auch die Wirkung der beiden Verbandarten wie folgt kennzeichnen:

Fixationsverband: Starre Fixation mit Einschluß des Gelenkapparats.

Zugverband: Elastische Fixation ohne Einschluß des Gelenkapparats.

Nach dieser Gegenüberstellung geht der Zugverband ohne weiteres als Sieger hervor. Aber vom rein praktischen Standpunkte betrachtet, muß folgendes zugunsten des Fixationsverbands sich ergeben:

Der Fixationsverband ist technisch leichter, erfordert weniger Aufsicht, die Behandlung kann häufiger im Hause durchgeführt werden. Bei Brüchen der unteren Gliedmaßen ist der Patient nicht immer an das Bett gefesselt.

Der Zugverband dagegen ist gebunden an eine sehr genaue, oft nicht leichte Technik und muß in den meisten Fällen im Spital durchgeführt werden. Für Transporte ist der Zugverband ungeeignet.

Die Abwägung der Indikation zwischen beiden dürfte danach etwa folgendermaßen lauten:

Der praktisch bequemere Fixationsverband soll da angewandt werden, wo er dasselbe zu leisten verspricht wie der Zugverband. Für Transporte ist der Fixationsverband allein zulässig. In allen anderen Fällen soll, wenn die Verhältnisse es gestatten, der Zugverband Verwendung finden.

Diese allgemeinen Sätze erfahren dann noch genauere Abgrenzung bei den einzelnen Brucharten.

Die Bedingungen, unter denen der Fixationsverband dem Zugverband ebenbürtig ist, ergeben sich leicht aus der Tabelle. Punkt 3: Wird eine besondere Zugkraft nicht erfordert, z. B. bei gut reponierten Brüchen; Punkt 5: Wird der fixierende Verband nur kurze Zeit benötigt; Punkt 6: gestattet er wie beim Gehverbande das Spiel der Muskeln — in diesen drei Fällen können wir unbedenklich dem Fixationsverband den Vorzug vor dem Zugverband gewähren.

**c) Prothesen.** Die Prothesen werden eingeteilt in Interims- oder Behelfsprothesen und Dauerprothesen. Erstere schließen sich in ihrem Bau den fixierenden Verbänden, speziell dem Gipsverband an, letztere den orthopädischen Apparaten. Über Wesen und Technik des Prothesenbaus wird, soweit er in diesem Buch besprochen werden soll, später einiges gesagt werden (Kap. VII, S. 169).

# VI. Technik der fixierenden Verbände ausschließlich Gipsverband.

## 1. Allgemeines.

Die im ersten Teile behandelten Mullbindenverbände gewähren, besonders wenn sie mit Stärkebinden bedeckt werden, einen geringen Grad von Ruhigstellung, der aber in gewissen Fällen ausreichend ist. Beispiel eines ruhigstellenden Bindenverbands ist der Désaultsche Verband. Auch Pflasterverbände werden in gewissen Fällen zu Fixationszwecken herangezogen, z. B. bei dem noch zu besprechenden Verband von Sayre. Meist jedoch sind diese weichen Verbände zur Fixierung ungenügend, und wir bedürfen zu ihrer Versteifung besonderer Hilfsmittel. Dies sind:

1. In den Verband eingewickelte, mehr oder weniger starre Schienen.

2. Erhärtende Stoffe, welche den in erweichter Form angelegten Verband nachher im ganzen erstarren lassen. Als solche sind zu nennen: Leim, Wasserglas, Zelluloid und, die genannten an praktischer Brauchbarkeit weit übertreffend, der Gips.

Vergleichen wir den Gipsverband mit dem homogenen Zementbau, so ist der Schienenverband einer Fachwerkkonstruktion zu vergleichen, bei der ein festes statisches Gerüst durch weiche Zwischensubstanz ausgefüllt ist. Jeder Schienenverband erfordert eine genaue Berücksichtigung der Forderungen seiner statischen und mechanischen Beanspruchung. Beim Schienengipsverband werden besonders stark beanspruchte und gefährdete Stellen des Gipsverbands durch Schienen verstärkt.

Vor der Anlegung des Schienenverbands muß der Körperteil gepolstert werden. Hierzu dient in Rollen aufgewickelte graue nichtentfettete Polsterwatte oder Zellstoff. Die Polsterung muß einesteils so stark sein, daß die Schiene nicht drückt, andernteils aber so beschaffen, daß die Konturen des Gliedes noch sichtbar bleiben und das Glied nicht im Verband hin und her rutscht. Hierauf muß größte Sorgfalt verwendet werden, da eine ungenau und flüchtig angelegte Polsterung den ganzen Verband verderben kann. Dies gilt sowohl für den Schienen- wie für den Gipsverband. Meist wird der Fehler begangen, daß zu breite Watterollen benutzt werden und diese in gedeckten Windungen angewickelt werden. Man muß sich schmale Watterollen herstellen, nicht viel breiter als die verwendete Mullbinde, und sie mit genau liegenden Gängen so anwickeln, daß die Windungen einander berühren und eine gleich starke Schicht entsteht. Vorspringende Knochenteile, wie Kondylen usw. erhalten eine zweite Schicht. Die Polsterung muß das Schienenende ein Stück weit überragen. Mit einer Mull- oder Papierbinde wird dann die Polsterwatte am Gliede festgewickelt. Harte, kantige Schienen erhalten außerdem ihre eigene Polsterung, die an der Schiene durch Binden befestigt wird.

Alle Schienen werden stets so angelegt, daß sie auch an den Enden völlig von Binden bedeckt sind. Vorstehende Schienenteile sehen unschön aus, drücken und verführen den Patienten dazu, die Schiene herauszuziehen.

Fertige Schienen für alle Körperteile und für die verschiedensten Zwecke sind in so großer Anzahl angegeben und hergestellt worden, daß sie, etikettiert mit dem Namen zahlloser Erfinder, ein ganzes Museum füllen würden. Es muß ausgesprochen werden, daß die Mehrzahl dieser Modelle überflüssig ist und daß man ebensoviel, wenn nicht Besseres, mit Schienenmaterial leistet, welches für jeden Fall besonders hergerichtet wird. Für die hier erstrebte Ausbildung in der Verbandkunst kommt es vor allem nicht darauf an, die Kenntnis möglichst vieler Schienen zu vermitteln, sondern den Arzt zu befähigen, mit einfachsten technischen Hilfsmitteln Schienenverbände herzustellen, die den statischen Anforderungen des betreffenden Falles gerecht werden. Als Material zur Herstellung solcher Schienen ist das als das beste anzusehen, welches bei genügender Festigkeit eine gewisse Biegsamkeit und Modellierfähigkeit besitzt und mit Hilfe der Hand oder einfacher Instrumente rasch hergerichtet werden kann. Diesen Zweck erfüllen am besten

die Pappschiene,
die Cramersche Drahtleiterschiene,
die Bandschiene aus Aluminium oder Eisen.

Bei der Benutzung dieses und anderen Schienenmaterials muß bedacht werden, daß seine fixierende Kraft ganz verschieden ist, je nach der Richtung, in der sie beansprucht wird. So ist die Festigkeit gegen Flächenbiegung meist gering, gegen Kantenbiegung und Torsion viel größer. Will man daher z. B. ein Scharniergelenk mit Schienen ruhig stellen, so haben flache Schienen, die auf der Streckseite und Beugeseite angelegt werden, wenig Wert, dagegen gewähren seitlich angelegte Schienen eine gute Feststellung, da bei Bewegungen ihre Kantenbiegung beansprucht wird.

Pappschienen werden aus großen Tafeln von etwa 3—4 mm starker gewöhnlicher Pappe mit Messer oder Schere ausgeschnitten. Abb. 123 zeigt einige Formen, die sich je nach Lage des Falls beliebig vermehren lassen. Die Schienen werden vor dem Anlegen in heißem Wasser kurz erweicht, dann nochmals mit der Schere genau zurechtgeschnitten, so daß auch Feinheiten der

Kontur des Gliedes zum Ausdruck kommen und überflüssige vorstehende Ecken wegfallen. Dann werden sie nach der Form des Gliedes zurechtgebogen, auf die bereits fertiggestellte Unterpolsterung aufgelegt und mit Stärke- binden mehrfach über- wickelt. Die Stärkebinden werden, um die Schiene gleichmäßig anliegen zu lassen, in freien Windungen **auf** und **ab** geführt und **fest** verstrichen, so daß ein möglichst homogener Ver- band entsteht. Nach Fertig- stellung muß das Glied noch eine Weile bis zum Trocknen in der gewünschten Stellung gehalten werden.

Pappschienenverbände eignen sich für **leichtere, halbstarre** Fixationsver- bände, vorzugsweise an der **oberen Extremität** und **am Kopf und Hals**.

Um die **Plastizität** der Pappe zu erhöhen, hat P. Bruns empfohlen, sie mit Schellack- lösung zu durchtränken. Auch fabrikmäßig werden solche plas- tischen Schienen hergestellt. Sie werden in erwärmtem Zustand gebogen und behalten ihre Form. In unserer Zeit dürfte dies Material als zu kostspielig ab- zulehnen sein.

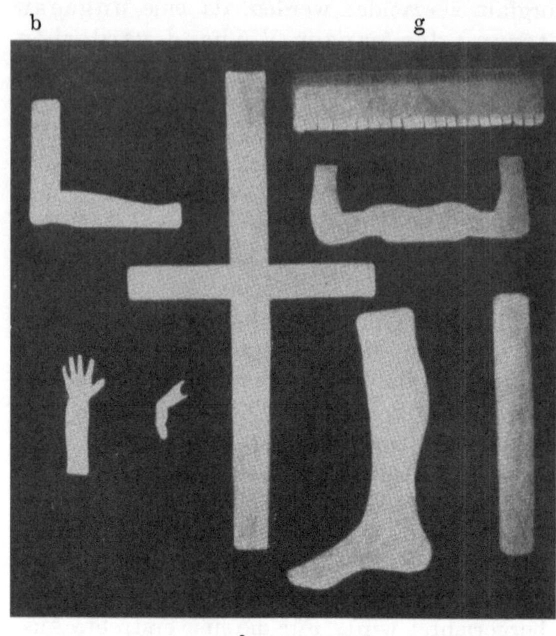



Abb. 123. **Zurichtung der Pappe für Schienen- verbände.**
a einfache Langschiene, b Winkelschiene für den Arm, c seitliche Fingerschiene, d Schiene für Oberarmfraktur der Kinder, e Handschiene für Kinder (z. B. nach Syn- daktylie), f seitliche Schiene für Unterschenkel und Fuß, g Kragenschiene für den Hals, h Kreuzschiene für große Kopf-Hals-Fixation.

**Größere Festigkeit und** umfassendere Anwendungsmöglichkeit kommt der **Cramerschen Draht- leiterschiene** zu. Diese Schiene hat vor allem im Weltkrieg ihre Feuer- probe bestanden und sich in vieler Beziehung glänzend bewährt. Sie besteht aus verzinktem Eisendraht. Zwei Längsstäbe aus kräftigem, ca. 3 mm starken, biegsamen Draht sind durch engstehende Querstäbe aus dünnerem Metall nach Art einer Leiter verbunden, die Breite beträgt 8—10 cm, man hält sich praktisch 2 Breiten vorrätig; die Länge der Schiene beträgt bis zu 130 cm. Wir wollen ihr der Einfachheit wegen den Namen „**Drahtschiene**" geben.

Die Schiene muß für den Verband stets gut hergerichtet und sorgsam zurecht- gebogen werden. Die noch vielfach geübte Anwendungsart, die gerade Schiene einfach an das Glied anzulegen und Unregelmäßigkeiten durch Polsterung auszufüllen, ist unzweckmäßig. Die Schiene muß vielmehr nach allen Rich- tungen **plastisch bearbeitet** werden. Hierzu sind einige Werkzeuge erfor- derlich, die jedoch in jeder Eisenhandlung beschafft werden können, zuerst: eine Schere zum Abschneiden der Stäbe. Hierzu eignet sich am besten eine starke **Drahtschere** mit doppelter Hebelübertragung, wie sie im Felde zum

Durchschneiden der Drahtverhaue gebraucht wurde (Abb. 124a). Die Flächenbiegung kann mit den Händen über einer Tischkante oder Stuhllehne erfolgen,
für feiner abgestufte und steilere Biegungen empfiehlt sich
eine Flachzange (Abb. 124b) oder ein Schränkeisen
(Abb. 124c). Hat man dann noch eine kleinere flache

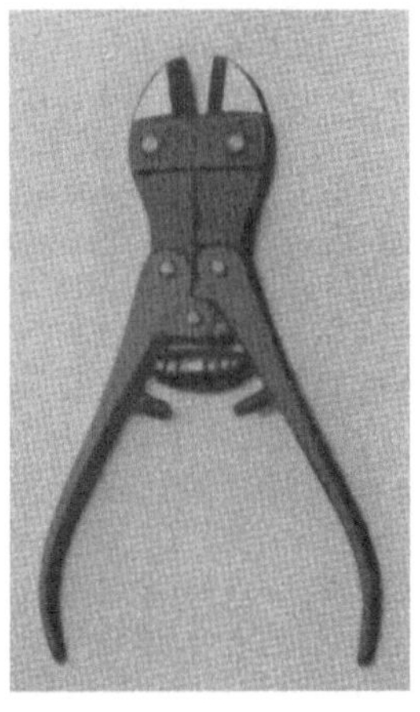
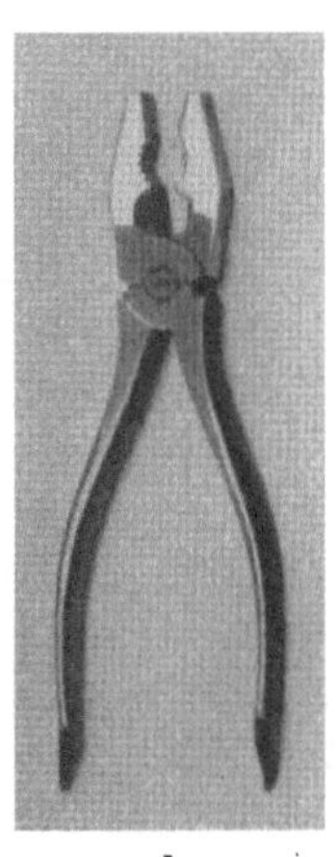
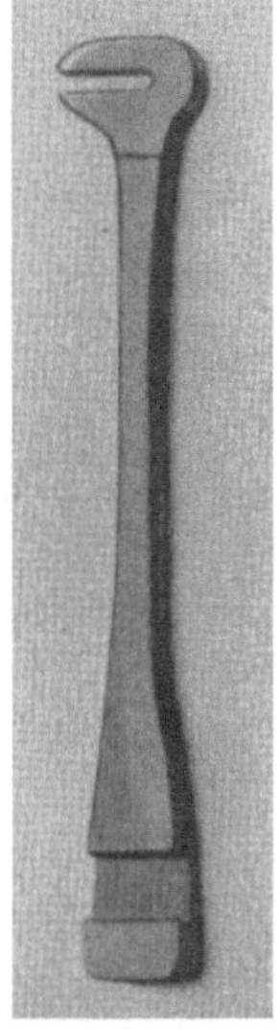

a          b          c

Abb. 124a—c. Werkzeuge zum Zurichten der Metallschienen.
a Schneidezange („Drahtverhauschere"), b Flach- oder Rohrzange, zum Biegen und
Durchschneiden brauchbar, c Schränkeisen für Flächenbiegung (oben) und Kantenbiegung
(unten) der Draht- und Bandschienen.

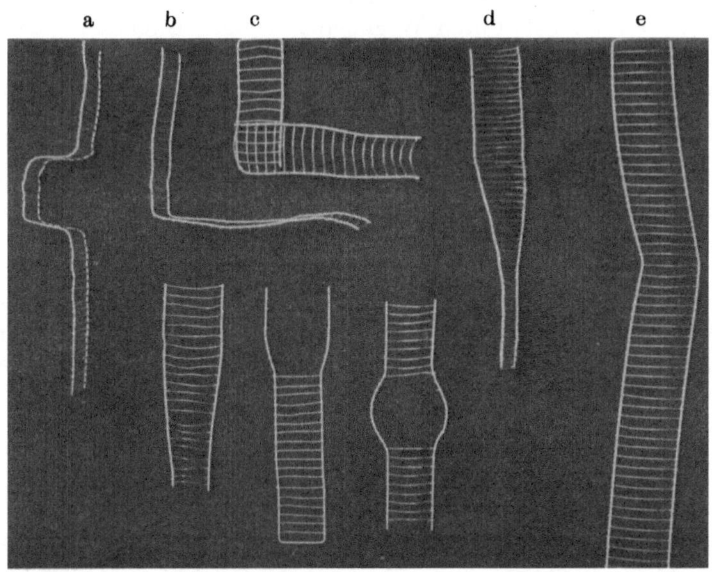

Abb. 125a—h. Zurichtung der Drahtschiene.
a Brücke, b Modellierte Flächenbiegung für den Arm, c Winkelschiene für den Arm,
d Torsion, e Kantenbiegung, f Verstärkung der Konkavität durch Zusammendrücken,
g Gabel, h Fenster.

Drahtzange zum Abdrehen und Zurechtbiegen der Sprossen, eine Feile zum Beseitigen scharfer Kanten, gewöhnlichen Hammer und Kneifzange, so sind es genug der Werkzeuge. Für die Vereinigung der Schienen besorge man sich etwas feinen Bindedraht.

Die Flächenbiegung (Abb. 125b) berücksichtigt zunächst die Gelenke nach genauem Ausmaß der Gliedabschnitte und Feststellung des Beugungsgrades; dann legt man die Schiene probeweise an und geht jeder Vorwölbung und Ausbuchtung der Körperkontur genau nach, bis volle Übereinstimmung erzielt ist. An druckempfindlichen Stellen muß die Ausbiegung etwas übertrieben werden, um eine stärkere Polsterung aufzunehmen.

Auch in querer Richtung muß Übereinstimmung erzielt werden. Die Querstäbe sind gewöhnlich so gestellt, daß auf einer Seite eine Konkavität besteht; diese kommt nach innen zu liegen und wird gegebenenfalls durch Zusammendrücken der Längsstäbe in querer Richtung verstärkt (Abb. 125f).

Wo die Schiene einem Gelenk seitlich anliegt, muß sie die Stellung des Gelenks ebenfalls genau wiedergeben dadurch, daß sie über die Kante gebogen wird (Abb. 125e). Steht das Gelenk in rechtwinkliger Stellung, so wird an der Beugeseite der Längsstab der Schiene durchgeschnitten und durch Überkreuzung und Festbinden mit Draht eine Winkelschiene hergestellt (Abb. 125c).

Endlich muß auch die Torsion berücksichtigt werden, wo das nötig ist, z. B. bei der Schienung des Vorderarms in halber Pronation. Die Drehung der Schiene ist leicht mit der Hand zu bewirken (Abb. 125d).

Wo die Schiene die Wunde überschreitet, muß nach dem S. 82 aufgestellten Grundsatze der Trennung von Wund- und Fixationsverband die Möglichkeit geschaffen werden, ohne Abnahme der Schiene die Wunde zu verbinden. Dies geschieht entweder durch zweimalige Flächenknickung oder Überbrückung (Abb. 125a), oder einfach durch Wegkneifen einiger Querstäbe und seitliche Ausbiegung der Längsstäbe (Fensterung, Abb. 125h).

Entfernt man am Ende der Schiene eine Reihe von Querstäben, so erhält man eine Gabel, deren dick gepolsterte Zweige durch Umfassen eines Körperteils eine Fixation ausüben können (Abb. 125g).

Durch Zusammenbinden mehrerer Schienen lassen sich nun in beliebiger Weise Kombinationen herstellen, von denen wir einige Typen in den Abb. 137, 153, 156 wiedergeben und auf die wir noch zurückkommen werden.

Die auf diese Weise aufs beste zugerichtete Schiene wird nun an der aufliegenden Seite stark gepolstert, indem man mehrere Lagen einer etwas breiteren Watterolle der Länge nach auf die Schiene legt und mit Binden befestigt. Dann wird sie angelegt und mit mehreren Lagen von Stärkebinden gut festgewickelt.

Die Verwendungsmöglichkeit der Cramerschiene ist eine äußerst große, sie kann immerhin unter gewissen Umständen, z. B. in der Kriegschirurgie, den Namen einer Universalschiene beanspruchen. Es muß aber an dieser Stelle auch vor ihrer übertriebenen Anwendung gewarnt werden. Bei leichteren Verbänden ist die Pappschiene stets vorzuziehen. Der Bau komplizierter Schienengestelle, denen der Nachteil einer nicht immer sicheren Stabilität und einer die Ruhe störenden Federung anhaftet, soll nicht zu weit getrieben werden. Als Ersatz der Volkmannschen Schiene soll sie im allgemeinen nur im Notfall genommen werden, und für große komplizierte Fixationen sind Gipsverbände und Gipsrinnen vorzuziehen. Auch ihre Verwendung als Einlage bei Gipsschienenverbänden gibt plumpe Verbände, wenn auch durch Überwickeln der Brücken mit Gipsbinden vollkommene Festigkeit erzielt werden kann. Hier sind die sogleich zu beschreibenden Bandschienen viel eleganter.

Bandschienen aus Aluminium (Abb. 126) stellen ein leichtes, gut zu bearbeitendes, sehr plastisches Schienenmaterial von ebenfalls großer Verwendungsmöglichkeit dar. Die Breite der Stäbe beträgt 1,5—3 cm, die Stärke 2—3 mm. Zur Zurichtung sind ebenfalls Werkzeuge notwendig, dieselben wie bei den Drahtschienen. Sehr zweckmäßig sind die mit den Schienen gelieferten Universalinstrumente (Abb. 127), die die Biegung in jeder Richtung gestatten. Die Kantenbiegung kann mit diesen Eisen und mit Flachzange ausgeführt werden, zweckmäßiger ist ein kleiner Schraubstock zum Festhalten der Schiene. Durch Beschaffung eines Bestecks zum Nieten (Stanze zum Lochen, „Anzug", d. i. ein Stahlstück mit einem Loch zur Aufnahme der Niete; die Nietstifte werden aus der Schiene selbst geschnitten) wird die Verwendungsmöglichkeit bedeutend erhöht (Scharnierverbände) [1]).

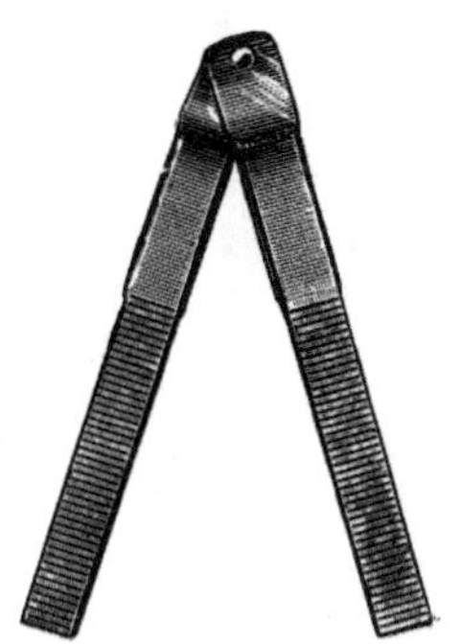

Abb. 126. Aluminiumbandschiene mit Scharnier (Fa. Windler).

Auch bei Verwendung der Bandschienen muß genau nach Kontur gearbeitet werden und Flächenbiegung, Torsion und Kantenbiegung ausgeführt werden Die letztere ist nur im stumpfen Winkel möglich, doch lassen sich steile Bögen herstellen durch Wahl eines größeren Bogens oder durch Breithämmern der konvexen Seite. Die Aussparung der Wunde geschieht durch Überbrückung.

Um die Schiene zu verbreitern, kann man sie auf fester Unterlage (Stein, Eisen) mit einem kräftigen Hammer breit klopfen und zurechtfeilen. Nebenbei sei erwähnt, daß sich durch dieses Verfahren und Verwendung von Nieten viele behelfsmäßige chirurgische Instrumente herstellen lassen (Spatel, Wundhaken, Pinzetten usw.).

Das Bandeisen stellt einen billigeren Ersatz der Aluminiumschiene dar, der sich durch größere Festigkeit auszeichnet, aber auch etwas schwerer zu bearbeiten ist.

Die Verwendung der Bandschienen ist vielseitig. Wegen ihrer geringen Breite stehen sie den Cramerschienen vielfach nach, doch läßt sich durch angenietete Querstäbe dieser Nachteil aufheben. Bei Kombinationen von Cramerschienen leisten sie gute Dienste als Streben und Spreizen. Für Verstärkung und Überbrückung der Gipsverbände sind sie den Cramerschienen vorzuziehen. Aus kräftigem Bandeisen werden auch die für Gipsverbände des unteren Glieds gebrauchten Gehbügel (Abb. 128), sowie Scharniere hergestellt.

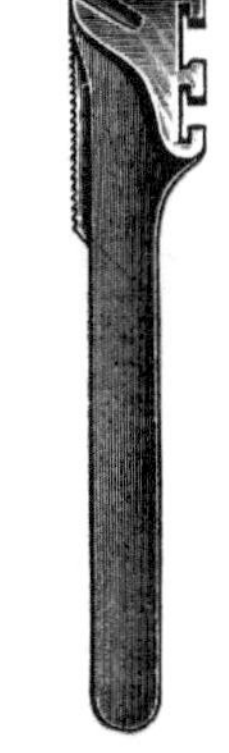

Abb. 127. Instrument zum Bearbeiten der Schiene (Fa. Windler).

Außer diesen drei Hauptarten von Schienenmaterial gibt es nun noch eine große Menge von anderen Stoffen, die teils in fertiger Form, teils behelfsmäßig zu Schienungen gebraucht werden können. Von ersteren erwähnen wir die Heusnersche Schiene aus verzinktem

---

[1]) Näheres bei Port, Ärztl. Verbandkunst. Bruns Beitr. **106**, Heft 1. 1917.

und mit Segelgurt überzogenem Bandeisen, die aus Bandeisen und Schusterspan durch Überkleben von Heftpflaster und Umwickeln mit Binden hergestellten Gochtschen Schienen. Was die Behelfsschienen anbelangt, so sei zunächst erwähnt, daß die in alten Abbildungen oft dargestellten Schienungen mit Gewehrschäften, Säbeln, Stöcken u. dgl. sehr wenig leisten und zumal im Kriege wertlos sind. Auch hier soll man möglichst Material von einer gewissen plastischen Biegsamkeit bevorzugen.

Schusterspan (Abb. 129a), das sind 3—4 cm breite Streifen aus dünnem biegsamen Fournierholz, ist nach Einweichen in heißem Wasser als Ersatz der Pappschiene verwendbar, mehr noch als Verstärkungsmittel der Gipsverbände. Im Notfall leisten Schienen aus Strohmatten oder Korbgeflecht gute Dienste, bei Kriegswunden ist jedoch ihre Infektiosität (Tetanus!) zu fürchten. Brauchbar von den starren Schienen sind Holzhohlschienen, das sind etwas gewölbte Brettchen von 9 cm Breite und 66 und 80 cm Länge (Abb. 129 b).

Rundeisen bzw. starker Draht (Telegraphendraht) bildet stets ein willkommenes und leicht erhältliches Behelfsmaterial. Es wird entweder einzeln angewendet, z. B. zur Versteifung von Gipsverbänden, dickere Sorten zur Herstellung von Lagerungsgestellen (Braunsche Schiene, vgl. S. 115), oder paarweise in Form paralleler, an den Enden verbundener Stäbe als sogenannte Telegraphendrahtschiene (v. Esmarch) oder Leerschiene (Kuhn), welche durch Umwicklung mit Binden gebrauchsfähig gemacht und als Ersatz der Cramerschiene, sowie zu Gipsbrücken (sogenannte Rabitzbrücken) verwendet wird.

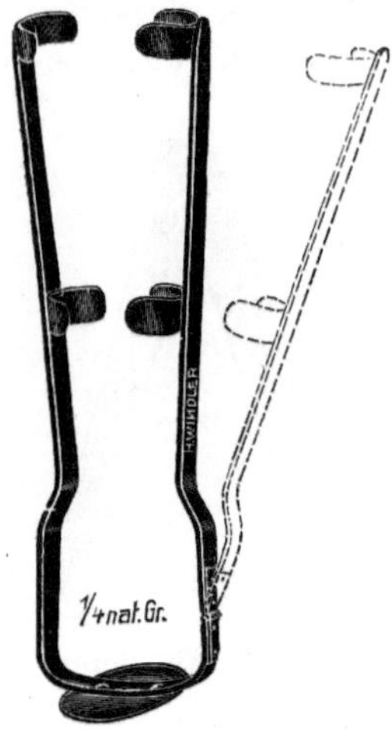

Abb. 128.  Gehbügel nach J. Fränkel (Fa. Windler).

Ein guter Ersatz der Cramerschiene ist auch die behelfsmäßige Maschendrahtschiene. Zwei Längsstäbe aus starkem Draht werden durch Maschendraht miteinander verbunden und zu verschieden breiten Schablonen vereinigt, die im Gebrauchsfalle korbartig aufgebogen und angepaßt werden.

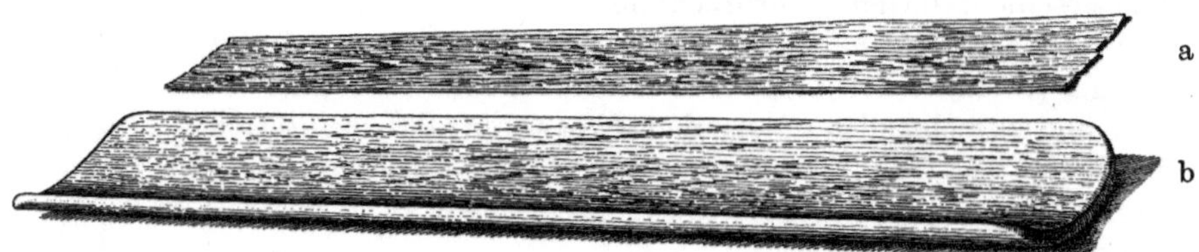



Abb. 129.  a Schusterspan, b Holzhohlschiene.

Endlich sei bemerkt, daß Schienen jeder Form schnell und gut aus Gipsbindenlonguetten hergestellt werden können (vgl. Kap. VII).

## 2. Verbände für das obere Glied.

**a) Schlüsselbein.** Zur Behandlung des Schlüsselbeinbruchs, d. h. zur Verhütung des Wiedereintritts der Dislokation nach der Einrichtung, sind sehr zahlreiche (über 200) Verfahren angegeben worden. Es kann nicht unsere Aufgabe sein, sie hier aufzuzählen, wohl aber scheint es wichtig, die Grundsätze kennen zu lernen, nach denen sie gruppiert werden müssen.

Die Dislokation bei der gewöhnlichen Form des Bruches im mittleren Drittel ist folgende: Die ihres Strebepfeilers beraubte Schulter rollt sich wie der angelegte Flügel eines Vogels nach innen ein und legt sich dem Brustkorb dicht an (Pronation des Schultergürtels). Das laterale Bruchstück des Schlüsselbeins sinkt nach unten (kaudalwärts): Dislocatio ad latus. Es nähert sich der Mittellinie (Dislocatio ad longitudinem), und es erfährt eine Drehung um die vertikale und sagittale Achse, wodurch seine gebrochene Spitze nach hinten und oben zeigt (Dislocatio ad axin). Es überkreuzt dabei das mediale Bruchstück von unten her, und der Winkel, den beide miteinander bilden, ist nach unten und vorn offen.

Die Reposition wird bekanntlich dadurch ausgeführt, daß man die Schultern kräftig nach außen aufrollt (supiniert) und die Schulterblätter einander nähert. Dies gelingt meist unschwer; aber die Erhaltung der Stellung ist ein äußerst schwieriges Problem, da wir eine direkte Angriffsmöglichkeit des Verbandes an den Bruchstücken kaum besitzen und auf den indirekten Weg angewiesen sind, indem wir die Stellung der Schultern und Arme beeinflussen; die Gesetze, nach denen das geschehen muß, sind verwickelt und keineswegs geklärt. Dies ist der Grund, weshalb keines der vielen Verfahren restlos befriedigt. Zum Glück ist die Funktionsstörung auch nach mäßig dislozierter Heilung ganz unerheblich und die Forderung einer Heilung in genauer Adaption zum Teil nur eine kosmetische. Schwere Dislokation kann jedoch durch Druck auf Nerven und Gefäße großen Schaden anrichten.

Die Verbandmethoden beim Schlüsselbeinbruch müssen eingeteilt werden in solche, die ambulant, und solche, die im Liegen angewendet werden; ihrer Wirkung nach unterscheiden wir Verbände, welche auf die kranke Seite allein einwirken, von solchen, welche beide Seiten beeinflussen.

Danach sind folgende Behandlungsprinzipien gegeben:

| | Einwirkung einseitig | Einwirkung doppelseitig |
|---|---|---|
| Ambulante Behandlung: | Armtrageverband (Mitella) <br> Hyperadduktion des Arms (Velpeau) <br> Hebeladduktion des Arms (Désault) <br> Korrigierende Pflasterzüge (Sayre) <br> Innenrotation und dorsale Fixation des Arms (Bayer) <br> Außenrotation des Arms (Klapp) <br> Zurückführung des Ellbogens (Lejars) | Supination der Schultern (Stella dorsi, Petit) <br> Zurückführung beider Ellbogen durch Stock oder Schienen und Nackenschlinge (Wildbolz, Härtel) |
| Behandlung im Liegen: | Herabhängenlassen des Arms (Couteaud) <br> Extension in Elevation (Bardenheuer) | Lagerung auf Längsrolle (Hippokrates) |

Bei fehlender Dislokation ist eine einfache Mitella als Verband vollständig genügend. Sie entlastet die kranke Schulter und gewährleistet die notwendige Ruhe. Besser noch ist die Nackenschlinge (Abb. 133a).

Verbände in Velpeaustellung wurden seit den ältesten Zeiten zur Behandlung der Schlüsselbeinbrüche herangezogen, haben aber heute als veraltet zu gelten. Die Wirkung der den Ellbogen umgreifenden und anhebenden Bindenschlingen pflanzt sich in Richtung nach oben außen auf den Humerus und die Schulter fort. Näheres, auch über die Nachteile des Verbands s. S. 29.

Die Hebeladduktion des Arms um ein in der Achsel befestigtes Kissen, wie sie dem Verband von Désault zugrunde liegt, ist ebenfalls bereits beschrieben

(S. 27). Die in der Theorie sehr einleuchtende Wirkung ist praktisch nicht hoch anzuschlagen.

Mit der Einführung guten amerikanischen Heftpflasters (Mitte 19. Jahrh.) versuchte man durch Heftpflasterzüge die Schulter und das Schlüsselbein zu beeinflussen, und der Sayresche Verband erfreut sich noch heute allgemeiner Beliebtheit. Die Anlegung ist folgende (Abb. 130): Der Arm liegt in Désaultstellung mit Achselpolster. Die Fraktur bzw. die Schultern werden in reponierter Stellung gehalten. Der erste der etwa 6 cm breiten Pflasterstreifen umgreift den Oberarm der kranken Seite nach Art eines Außenrotationszuges und legt sich dem Rücken bis zur anderen Brustseite an. Der zweite Streifen bildet eine Schlinge, welche auf der gesunden Schulter beginnend über den Rücken, um den kranken Ellbogen und zur selben Schulter zurückgeht. Man kann ihn auch, wie die Abbildung zeigt, spiralig um den Arm herumführen und dann zur Schulter hochziehen. Der dritte Streifen wirkt als Mitella parva, ist aber einseitig auf der kranken Seite befestigt und soll das mediale Bruchstück mit Hilfe eines hier untergelegten Polsters herabziehen. Nachdem die Streifen in der beschriebenen Weise angelegt sind, wird das Ganze mit einem gepolsterten Stärkebindenverband bedeckt.

Auch die Wirkung des Sayreschen Verbands ist keineswegs zuverlässig, ebensowenig wie die zahlreichen Modifikationen, welche die Verbände von Velpeau, Désault und Sayre in Form von Binden-, Tuch- und Pflasterverbänden sowie Bandagen erfahren haben.

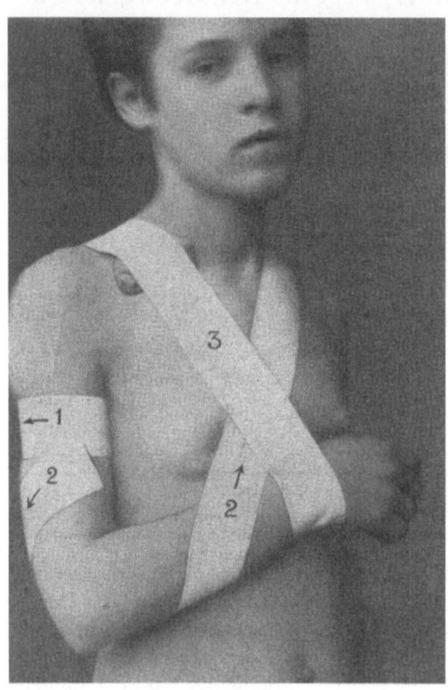

Abb. 130.   Richtung der Pflasterzüge beim Sayreschen Verband.

Man hat nun versucht, durch gewisse Extremstellungen des Arms ein Hochgehen der Schulter und die Aufrollung der Achsel zu erzwingen. So hat man vorgeschlagen, den Vorderarm horizontal auf dem Rücken zu fixieren (Bayer). Das Wirksame an diesem Innenrotationsverband ist wohl die Zurückführung des Ellbogens und die Anhebung der Schulter. Einleuchtender ist der Grundsatz Klapps, den Oberarm in starke Außenrotation zu bringen, indem man bei adduziertem Oberarm den Hebelarm des gebeugten Vorderarms stark nach außen dreht und durch Gips oder Schienen in dieser Stellung feststellt. In vielen Fällen wird dadurch die volle Entfaltung und Richtigstellung der Bruchstücke und gute Heilung erzielt. Nur ist die Stellung für den Patienten lästig und verdient deshalb nur in schwereren Fällen Anwendung (Abb. 131).

Sehr wirksam ist die Zurückführung des Ellbogens durch starke Rückwärtsbeugung des Oberarms und Fixation in dieser Stellung durch Gips, wie Lejars beschreibt (Schienenverband Abb. 132). Über doppelseitige Anwendung dieses Prinzips s. u.

Diesen einseitig wirkenden ambulanten Verbänden stehen die doppel-

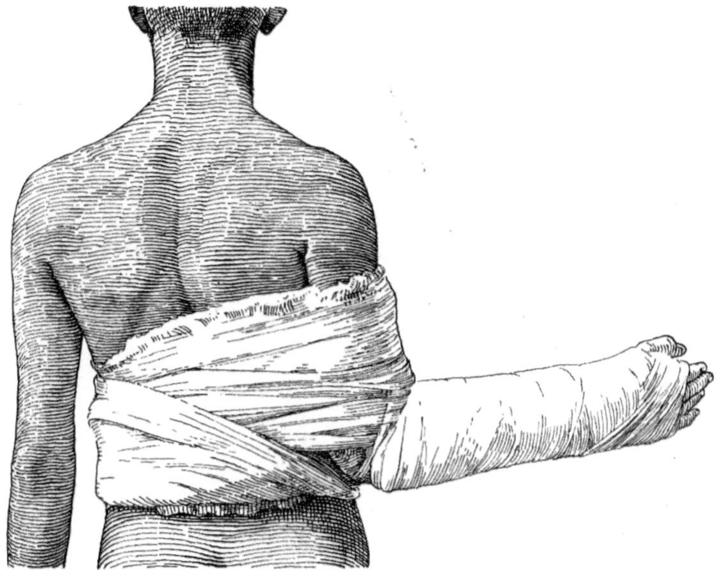

Abb. 131. Verband bei Schlüsselbeinbruch nach Klapp.

seitigen gegenüber, und hier ist der klassische Verband von Petit (1772), die Stella dorsi zu nennen. Sie wendet dieselben Kräfte an wie die Reposition selbst und verdient schon deshalb Beachtung. In der Tat haben sich die moderneren Behandlungsmethoden wieder mehr diesem, seit Sayre fast vergessenen Prinzip zugewendet. Die Anlegung ist S. 39 beschrieben. Man muß die Schultern gut polstern und verwendet dann am besten eine elastische Trikotschlauchbinde, die man täglich neu anlegt. Durch eine zwischen die Schultern geschobene Polsterrolle kann die Wirkung erhöht werden.

Die beste redressierende Wirkung erhält man dadurch, daß man beide Arme in zurückgenommener Haltung fixiert. Ich pflege das in einfacher Weise so auszuführen, daß ich einen gepolsterten Stab zwischen den

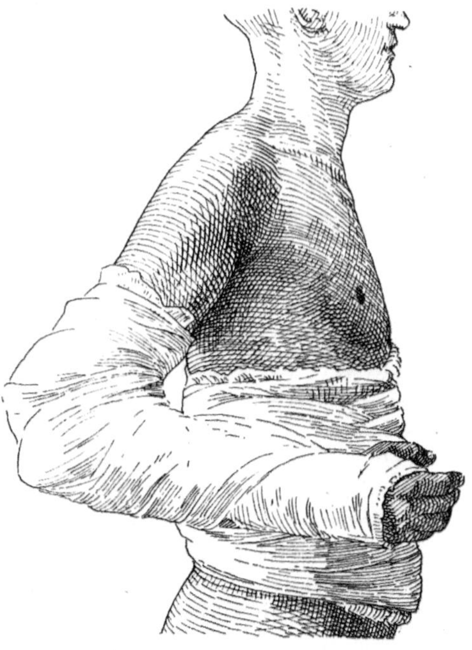

Abb. 132. Verband bei Schlüsselbeinbruch nach Lejars.

7*

Rücken und die nach hinten geführten Ellbogen stecke[1]) und die Hände in eine Trageschlinge lege (Abb. 133a und b). Die Wirkung dieses Verbands erwies sich bei Durchleuchtungen als zuverlässig. Er ist nur tags anwendbar und wird nachts durch eine geeignete Lagerung (s. u.) ersetzt. Ähnliche, auch nachts verwendbare Verbände lassen sich durch geeignete Schienen in C-Form oder S-Form für ein oder beide Arme herstellen.

Zu den bisher besprochenen Verbänden ist hinzuzufügen, daß manche Verfahren sich des Gipsverbands bedienen, um den Angriffspunkt der Züge besser zu lokalisieren und den Druck gleichmäßig zu verteilen, indem sie gepolsterte Gipskapseln um Schlüsselbein-Schultergegend, Ellbogen usw. herstellen (Braatz, Reich u. a.).

In Rückenlage des Kranken ist die richtige Stellung der Bruchstücke wegen des Fortfalls der Schwere viel leichter zu erhalten. Die älteste Methode ist die des Hippokrates, welcher Rückenlage auf einem zwischen den Schul-

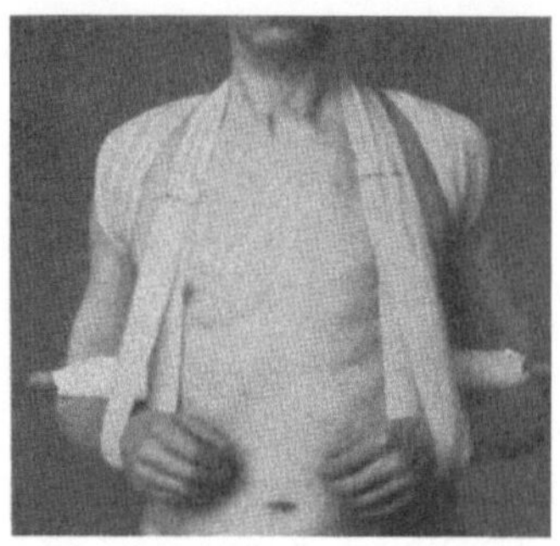 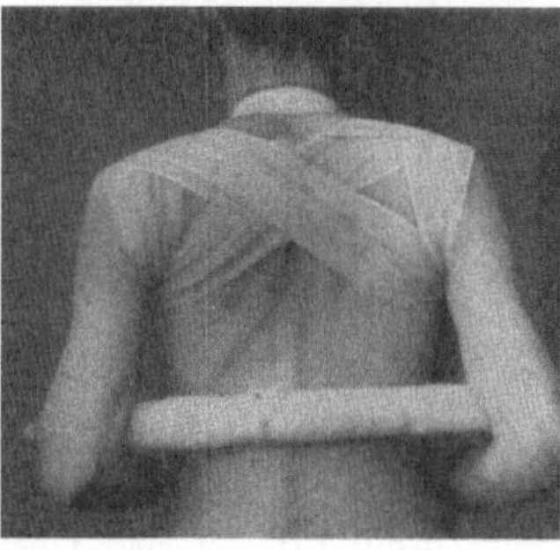

a             b

Abb. 133a und b. Verband bei Schlüsselbeinbruch, bestehend aus Ellbogenrückenstab, Nackenschlinge und Stella dorsi.

tern liegenden Kissen und Erschlaffung der Kopfnicker durch Hochlagern des Kopfes angab; der Arm wurde in „Velpeaustellung" fixiert.

Eigenartig und lehrreich, wenn auch unpraktisch, ist der Vorschlag des Franzosen Couteaud, die Patienten an den Rand des Bettes zu legen und den Arm über das Bett heraushängen zu lassen.

Für rebellische Frakturen bleibt endlich das Verfahren von Bardenheuer, Extension des Arms in abduzierter und erhobener Stellung, und schließlich das blutige Verfahren der Knochennaht.

Von diesen Behandlungsmethoden empfehlen wir für die Praxis folgende:

1. Geringe Dislokation: Mitella. Verband von Sayre.

2. Stärkere Dislokation: Stella dorsi mit Ellbogenquerstab tags, Lagerung wie beschrieben nachts. Verband mit C- oder S-Schiene.

3. Schwere Dislokation: Streckverband nach Bardenheuer. Knochennaht nach vorheriger Anlegung einer S-Schiene.

**b) Schulter und Oberarm.** Von den mechanischen Verbänden für Verletzungen der Schulter und des Oberarms muß gefordert werden, daß sie einesteils der Beseitigung der Dislokation Rechnung tragen, andererseits aber die Versteifung des Schultergelenks in ungünstiger Stellung (Adduktion) verhüten. Verbände, welche den Arm in Adduktion feststellen, müssen daher dem Schultergelenk eine gewisse Bewegungsfreiheit lassen und nur kurze Zeit liegen bleiben.

[1]) Dies Verfahren wurde zuerst 1916 von Wildbolz angegeben.

Wir unterscheiden folgende Gruppen von Verbänden:
Ambulant:
    1. Verbände ohne Schienen mit Mitellen, eventuell mit Extension.
    2. Fixation des Arms mit Außenschienen.
    3. Fixation von Arm und Schultergelenk in Abduktion mit Innenschienen.
Im Liegen:
    4. Extensionsverbände.

1. Für leichtere Verletzungen ohne stärkere Dislokation genügt die Mitella. Nach Einrichtung der Luxatio humeri wenden wir eine Doppelmitella aus Tuch oder Binden an. Neuerdings ist allerdings nicht mit Unrecht betont worden, daß eine primäre Abduktionsstellung spätere Versteifungen besser verhütet. Will man dem Rechnung tragen, so kommt der Abduktionsverband (3) in Frage. Brüche im oberen Humerusende können zwei Formen der Dislokation aufweisen: der distale Teil steht entweder abduziert oder adduziert. Die Polsterung zwischen Arm und Brustwand muß dem Rechnung tragen: bei der Abduktionsfraktur muß ein hoch in der Achsel befestigtes Kissen dem nach innen gerichteten Winkel des Bruchs entgegenwirken, bei der Adduktionsfraktur muß die Polsterung tiefer angreifen, um den adduzierten Oberarm nach außen abzudrängen. Man unterstützt die Wirkung durch einen Längszug, welcher am einfachsten in Form einer Schlinge in folgender Weise angebracht wird (Abb. 134):

Der Arm wird mit einer Trikotschlauchbinde bandagiert, um Ödeme zu vermeiden. Die Polsterung zwischen Arm und Brust wird mit Pflaster oder Mastisol befestigt, die richtige Wirkung wird am besten vor dem Röntgenschirm ausprobiert. Dann wird der Arm in eine Mitella parva gelegt und um den gebeugten Ellbogen eine zweite Krawatte so gelegt, daß die Mitte dem unteren Trizeps aufliegt und die Enden in Form einer Acht mit volarer Kreuzung die Ellenbeuge und das obere Vorderarmende umgreifen. Nach Knotung der Enden wird ein Sandsack von einigen Pfund Gewicht angehängt. Bei Nacht wird das Gewicht abgenommen, der Oberarm auf ein Kissen gelagert und eine Zugschnur über das Fußende der Bettstelle geleitet, um, mit dem gleichen Gewicht belastet, die Zugwirkung fortzusetzen.

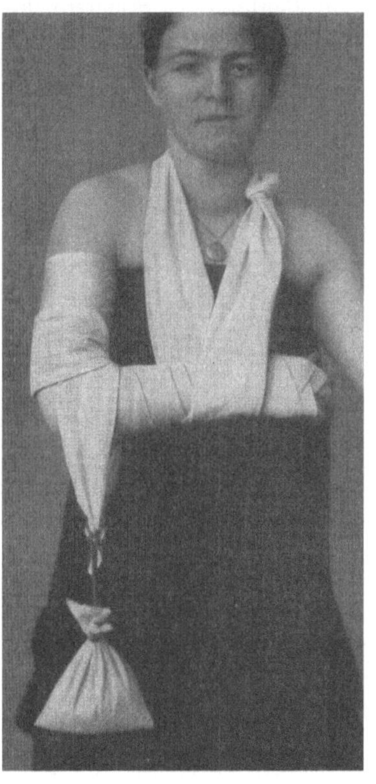

Abb. 134. Schlingenextensionsverband bei Fractura humeri: Wickelung des Arms mit Trikotbinde, kleine Mitella, Ellbogenschlinge und Gewicht.

2. Die Außenschiene dient zur Versteifung von Verbänden, welche in Désaultstellung bzw. Mittelstellung des Arms angelegt werden. Sie führt

von der Schulter über die Außenseite des Oberarms, um den Ellbogen und Vorderarm herum bis zum Handgelenk und kann durch weitere Schienen an der Vorder- und Rückseite verstärkt werden. Als Material werden Cramersche Drahtschiene, Pappschiene oder Bandmetall verwendet, auch aus Gips können ähnliche Schienen hergestellt werden (Alberssche „Kragenschiene"). Die Außenschiene erhält eine extendierende Spreizwirkung dadurch, daß man den Abstand der Umbiegungen zur Schulter und zum Vorderarm etwas größer wählt als die Länge des Oberarms (Abb. 135). Die Anlegung dieses Verbands geschieht nach folgendem praktischen Beispiel:

Reponierte Fraktur im Oberarmschaft mit Neigung zur Verkürzung. Polsterung des Brustkorbs, beider Schultern, des ganzen kranken Arms bis zum Handgelenk. Anwicklung der Watte an Arm und Brust mit Mullbinde. Die Cramerschiene erhält die Länge eines Bandmaßes, das, am Hals beginnend, über Schulter, Außenseite des Oberarms, um den Ellbogen bis zur Hand geführt war. Genaue Konturbiegung mit der oben erwähnten Abstandsvergrößerung. Der Vorderarmteil wird entsprechend der leichten Pronation des Vorderarms in der Längsrichtung gedreht. Am oberen Ende werden einige Sprossen weggeschnitten, so daß die Enden gabelförmig den Halsansatz etwas umgreifen. Der Vorderarm liegt nicht der Brust an, sondern zeigt etwas nach vorn, um übertriebene Innenrotation des Oberarms zu vermeiden. Die Schiene wird gepolstert und angelegt, weitere Pappe- oder Schusterspanstreifen können die Versteifung verstärken. Anwickeln der Schienen an den Arm und mit genau sitzenden Spica-humeri-Gängen (Schulterwölbung!) an die Schulter. Nochmalige keilförmige Polsterung zwischen Oberarm und Brust. Festwickeln mit Stärkebinden, die Arm und Brust umgreifen, im unteren Teil aber den Arm allein umgeben. Der Vorderarm wird eventuell noch auf eine zwischen ihn und die Brustwand gestellte Watterolle gestützt, die ebenfalls umwickelt wird; Mitella-parva-Touren schließen ab.

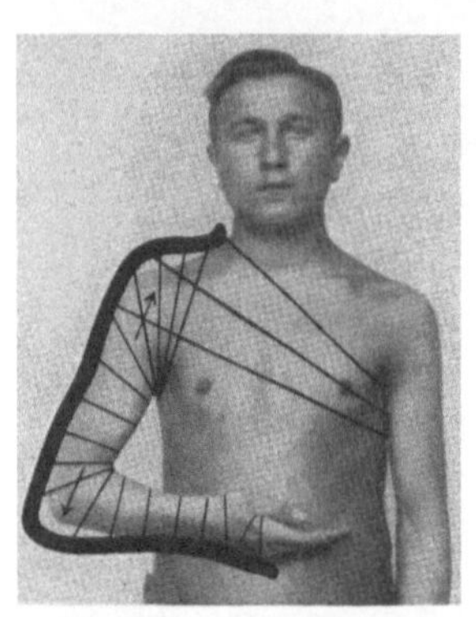

Abb. 135. Schienung der Oberarmfraktur mit Außenschiene.

3. Die Innenschiene gewährt die beste Ruhigstellung des Arms, und zwar in einer Stellung, welche die Versteifung in ungünstiger Adduktion mit Sicherheit verhütet und die nachherige Behandlung mit Bewegungen sehr erleichtert. Der Grad dieser Abduktion kann je nach dem Fall verschieden gewählt werden. Abduzieren wir bis zu 45°, so steht der Arm im Schultergelenk in Mittelstellung, Abduktion in 90° bedeutet die Endstellung im Schultergelenk; welche Stellung man wählt, hängt von der Art der Dislokation, bzw. von der Erkrankung des Gelenks ab. Bei Frakturen genügt im allgemeinen die Mittelstellung. Bei drohender Gelenkversteifung ist stärkere Abduktion notwendig.

Die ursprüngliche Form der Abduktionsschiene ist die Triangel von Middeldorpf. Sie besteht aus einer in Dreieckform über die Fläche gebogenen Schiene, oder einem entsprechend gestalteten Kissen, über das der Arm fixiert wird. Diese Art der Fixation hat den Nachteil, daß Hand und Vorderarm in einer unnatürlichen Stellung zur Hüfte, bzw. Taille geführt werden und dadurch eine übertriebene Innenrotation des Armes hervorgerufen wird. Um auch bezüglich der Rotation eine Mittelstellung zu haben, muß aber der Vorderarm nach vorn zeigen.

Man hat diese Stellung dadurch erzielt, daß man eine Art Doppeltriangel herstellte, indem man an die Middeldorpfsche Triangel ein zweites Dreieck nach vorn zu anfügte und darauf den, gewöhnlich pronierten, Unterarm lagerte.

Diese Konstruktion ist nicht als zweckmäßig zu bezeichnen aus zwei Gründen:
einmal lastet der Arm mit ganzer Schwere auf der Schiene, und diese Last drückt

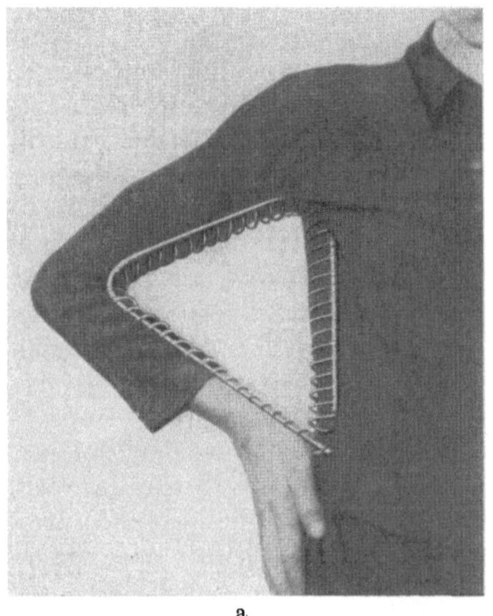

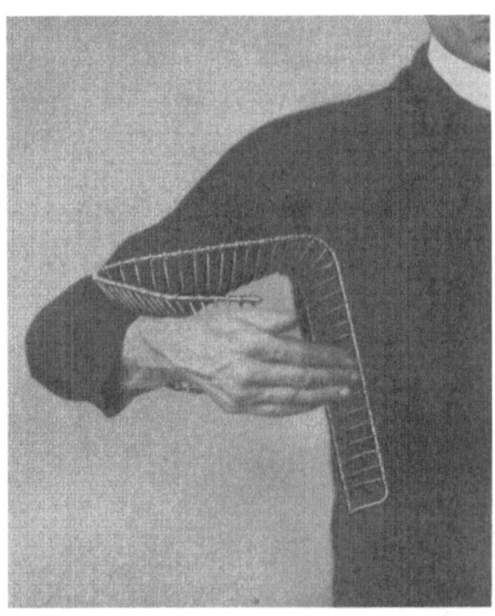

a　　　　　　　　　　　　b

Abb. 136a, b.　Herstellung der Innenschiene.　a Erster Akt: Biegung in Triangelform.
b Zweiter Akt: Unterarm geht nach vorn, Oberarmteil der Schiene wird in supinierender
Richtung längsgedreht.

die Schiene senkrecht nach unten, so daß ihre Fixation gegen den Thorax schwer
gelingt, und sich der Verband in der Achsel lockern muß.　Ferner übt die Schiene
keine abspreizende Wirkung auf den
Oberarm aus und vermag Dislokationen nicht sicher zu verhüten.

Die Abduktionsschiene muß so
konstruiert werden, daß, wie bereits
betont, ein statisches System
hergestellt wird, dessen Schwerpunkt so liegt, daß das Tragen der
Schiene für den Patienten bequem
ist. Dies geschieht allein bei der
Innenschiene, einer im Prinzip
ursprünglich von v. Hacker angegebenen, von Borchers weiter
ausgebildeten Modifikation der Triangel, welche darin besteht, daß
die Schiene an der Innenseite des

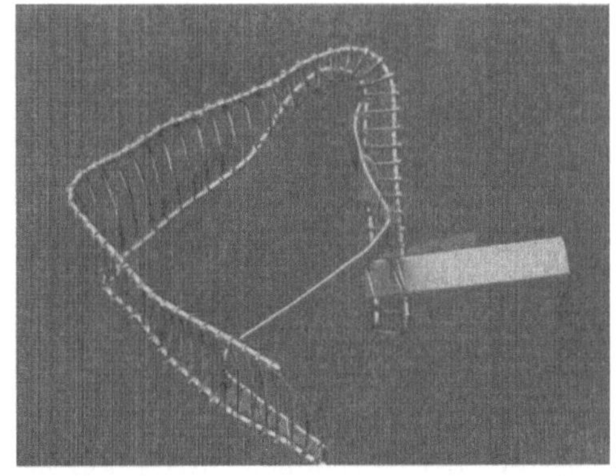

Abb. 137.　Innenschiene gebrauchsfertig.

Oberarms und des supinierten Vorderarms bis zum Handgelenk herabläuft.
Um dies zu ermöglichen, muß der Oberarmteil der Schiene eine Torsion im Sinne einer Außenrotation erfahren. Man biegt zunächst die Schiene
in Form einer gewöhnlichen Triangel genau nach den Maßen des Patienten
(Abb. 136a) und gibt ihr dann, indem man sie selbst unter die Achsel nimmt,

die geschilderte Torsion (Abb. 136b). Man hat nun noch nötig, zwischen den Enden eine Verstrebung herzustellen. Sie geschieht durch eine Z-förmig gebogene Draht- oder Bandschiene. Ein dem Brustteil angesetztes, gebogenes Querstück verhindert die Verschieblichkeit der Schiene gegen den Brustkorb (Abb. 137).

Die Schiene wird, nach guter Polsterung des Patienten und der Schiene selbst, fest in die Achsel heraufgeführt und vom Patienten „unter den Arm genommen". Es tritt sogleich eine extendierende Wirkung auf die Fraktur ein, und die Schiene sitzt, so daß sie, auch ohne fixiert zu werden, keine Neigung zum Abrutschen hat, da sie durch den gebeugten Vorderarm an den Thorax herangedrückt wird. Mit guter Bindenwicklung mit Stärkebinden wird nun die Schiene an Arm und Brustkorb fest angewickelt, wobei vor allem die Züge, welche von der kranken Achsel zur gesunden Schulter in Spikaform gehen, gut herausgearbeitet werden müssen. An jeder Stelle des Verbands können Fenster für Wunden ausgelassen werden, auch an der Innenseite dadurch, daß man einige Sprossen aus der Drahtschiene herausschneidet.

Diese Schiene möchte ich als Normaltyp für den Verband schwerer Schulter- und Armverletzungen, vor allem auch für die Kriegs-

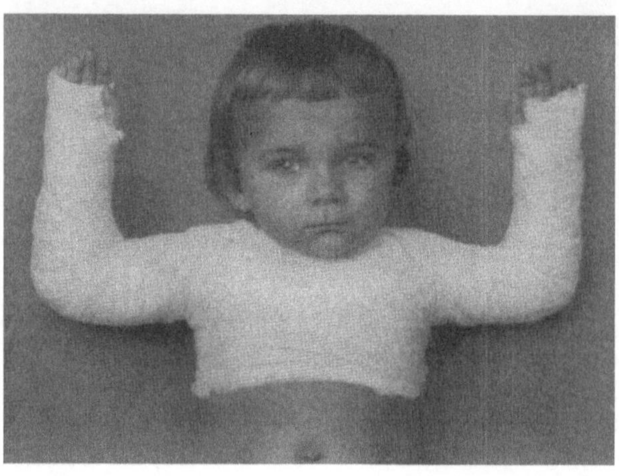

Abb. 138.  Schienenverband nach Spitzy beim Oberarmbruch der Kinder.

chirurgie bezeichnen, wo sie segensreiche Dienste geleistet hat (vgl. Abb. 279 und 280 S. 239). Auch schwere Verletzungen des Ellbogens und Vorderarms können mit ihr behandelt werden. Zu beachten ist eine genaue Ausmessung der Längen, damit nicht durch Druck in Achselhöhle oder Ellenbeuge Ödeme entstehen.

4. Die im Liegen des Patienten ausgeführten Extensionen werden an anderer Stelle (S. 182) beschrieben.

Bei den Oberarmbrüchen der kleinen Kinder, z. B. nach Geburten, ist die Désaultsche Schienung des Arms an den Rumpf wegen der Nachgiebigkeit der Weichteile unwirksam. Der beste Verband ist hier eine Schienung, welche den gesunden Arm als Gegenzug benutzt und folgendermaßen angelegt wird (Spitzy): Die Arme werden mit gebeugten Ellbogen seitlich abduziert, eine im Abstand von Ellbogen zu Ellbogen doppelt gewinkelte Pappschiene (Abb. 123d) wird über die Rückseite der Arme und den Rücken angelegt und mit Stärkebinden befestigt (Abb. 138).

Von der ursprünglichen Form der Middeldorpfschen Triangel machen wir dann Gebrauch, wenn es sich um den Verband nach Amputatio humeri handelt. Die Anlegung des Verbands ohne Schienung ist hier in frischen Fällen zu verwerfen, da der Arm zur Heilung der Amputationswunde bester Ruhigstellung bedarf. Das Anwickeln an den Brustkorb schafft eine Adduktions-

kontraktur, die den späteren Gebrauch des Stumpfes behindert. Die Lagerung auf eine Triangel aus Cramer- oder Pappschiene bedeutet für solche Patienten einen wesentlichen Vorteil (Abb. 139).

c) **Ellbogen.** Bei der Fixation des Ellbogens kommen folgende Bewegungen und Stellungen des Gelenks in Frage:

1. Beugung und Strekkung. Wir unterscheiden die Mittelstellung in rechtwinkliger Beugung, die Streckstellung und die spitzwinklige Beugung. Fixationen in diesen Stellungen werden hergestellt entweder

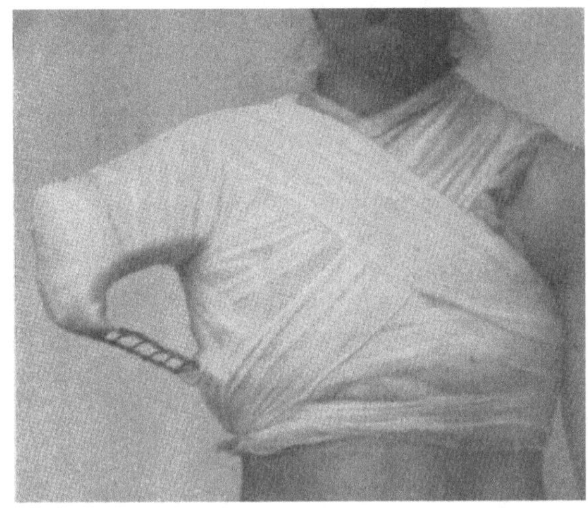

Abb. 139. Schienenverband (Triangel) nach Amputatio humeri.

durch mehr oder weniger über die Fläche gebogene Cramerschienen, die gewöhnlich der Streckseite anliegen, oder auch durch seitlich angelegte Papp- oder Drahtschienen. Letztere kommen besonders in Gestalt der Winkelschiene bei

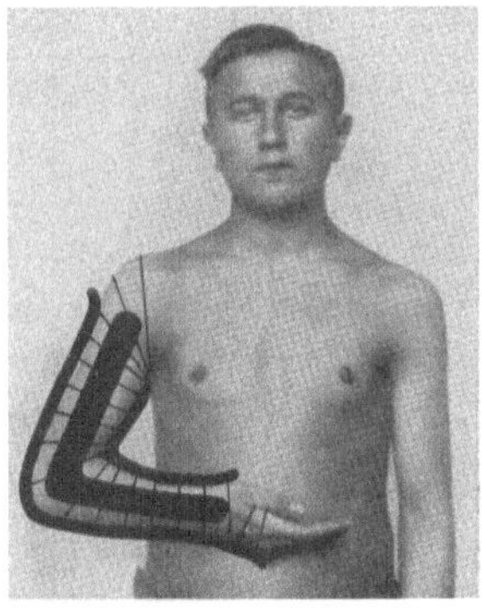

Abb. 140. Schienenverband zur Ruhigstellung des Ellbogen- und Handgelenks (schematisch).

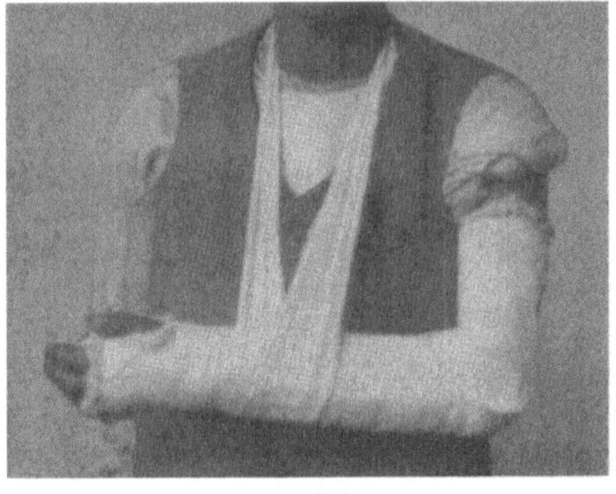

Abb. 141. Pappschienenverband des Ellbogen- und Handgelenks.

rechtwinkliger Beugung zur Anwendung. Vielfach ist es auch notwendig, den Grad der Beugung während der Behandlung zu ändern („Verband in Wechselstellung"), dies geschieht am einfachsten durch entsprechende Flächenbiegung einer Drahtschiene, exakter durch Scharniergipsverbände. Verbände in spitzwinkliger Beugung können eventuell auch ohne Schienen durch Binden allein hergestellt werden. Den Typus des ruhigstellenden Ellbogenverbands in Mittelstellung zeigt Abb. 140 im Schema, Abb. 141 in Ausführung (Pappe).

2. **Drehbewegungen des Radius, Pro- und Supination.** Meist wird in Supination ruhiggestellt. Um die Drehungen des Vorderarms zu hemmen, bedürfen wir des Rotationshebels der **Mittelhand**; diese muß daher bei Verbänden, bei denen diese Bewegungen ruhiggestellt werden sollen, mit in den fixierenden Verband eingeschlossen werden.

3. **Valgus- und Varusstellung.** Normalerweise besteht eine leichte Valgusstellung. Die Mittelachsen des Oberarms und Vorderarms bilden einen nach außen offenen stumpfen Winkel von etwa 160—180°. Nach H. Meyer liegen Humeruskopf, Eminentia capitata und unteres Ende der Ulna in einer Geraden. Da indes diese Normalstellung nur bei gestrecktem Ellbogen rein zum Ausdruck kommt, bei Beugung jedoch sich ändert und eventuell in gegenteilige Varusstellung umkehrt, so gewinnt man ein richtiges Urteil über den Grad der Valgusstellung nur bei **Streckstellung** des Gelenks. Alle Verletzungen, bei denen eine pathologische Valgus- oder Varusstellung einzutreten droht, müssen daher in **Streckstellung** fixiert werden. Bei der Herrichtung aller von dorsal angelegten Schienen muß die **physiologische Valgusstellung** durch geringe **Kantenbiegung** berücksichtigt werden.

Wir geben nunmehr eine **Zusammenstellung der häufigsten Ellbogenverletzungen** mit der bei Fixationsverbänden anzuwendenden Stellung und Verbandart. Außer diesen kommen natürlich noch Extensionsverbände in Frage, über die S. 182 nachzulesen ist.

| Verletzung (nach Reposition) | Stellung des Gelenks | Verbandart |
| --- | --- | --- |
| Luxatio cubiti | rechtwinklig und Wechselstellung | Mitella, Pappschienenverband |
| Fractura supracondylica mit Extensionsstellung | rechtwinklig oder spitzwinklig | Drahtschiene oder Gips |
| Gelenkfrakturen | Streckstellung, Wechselstellung | Drahtschiene (oder Extension) |
| Fractura olecrani | Streckstellung | Draht- oder Pappschiene, Heftpflasterstreifen |
| Luxatio capituli radii (und Ulnafraktur) | recht- oder spitzwinklig | Draht-, Papp-, Gipsschiene |
| Schwere Zertrümmerung des Gelenks, Gelenkschuß, Vereiterungen usw. | rechtwinklig | Ellbogenkorbschiene, Oberarminnenschiene, Gipsverband |

Im einzelnen ergibt sich folgendes:

**Reponierte Ellbogenluxationen** werden zunächst in rechtwinkliger Stellung durch Mitella oder Pappschiene festgestellt, später wird man die Stellung wechseln und bald mit Bewegungen beginnen.

Die wichtige **Fractura supracondylica humeri** zeigt in der Mehrzahl der Fälle eine Dislokation im Sinne der **Extensionsfraktur:** Die Bruchstücke bilden einen nach hinten offenen Winkel, der Ellbogen nebst dem unteren Humerusfragment steht in Luxationsstellung nach hinten. Nach erfolgter Reposition, die bekanntlich schwierig ist und nicht so selten blutig ausgeführt werden muß, ist der Verband mit größer Sorgfalt anzulegen, um den Wiedereintritt der Dislokation zu verhüten. Ob man dabei eine rechtwinklige, oder die oft recht zweckmäßige spitzwinklige Flexion wählt, muß man vor dem Röntgenschirm ausprobieren. Der Arm wird während des Anlegens des Verbands durch Bindenzügel in der richtigen Lage gehalten (Abb. 142). Je ein Zügel drängt das untere Ende des Oberarms nach hinten, das obere Ende des Vorderarms nach unten (kaudalwärts), ein Assistent zieht die Hand kräftig nach distalwärts. Dann wird gepolstert und der Verband mit

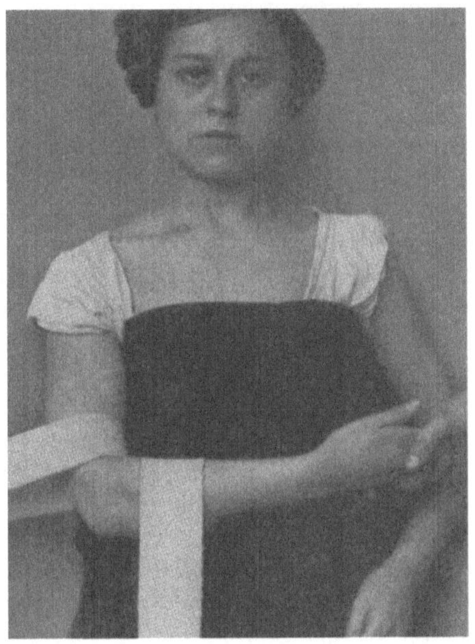

Abb. 142. Bindenzügel bei der Einschienung einer rechtsseitigen suprakondylären Oberarmfraktur.

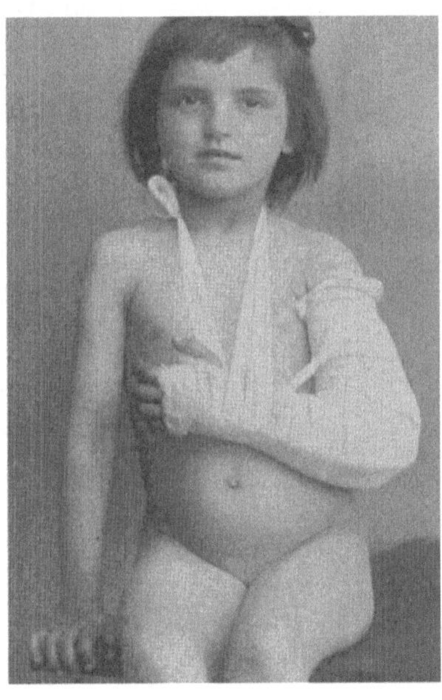

Abb. 143. Schienenverband in spitzwinkliger Beugung bei einer linksseitigen suprakondylären Fraktur.

Pappschienen (Abb. 143), Cramerschienen, Gipsschienen, oder ein zirkulärer Gipsverband angelegt.

Bei allen über die Fläche gebogenen Cramerschienen für den Ellbogen ist es notwendig, daß sie auf das genaueste das Profil wiedergeben. Es genügt nicht ein einfacher rechter Winkel, sondern der spitze Vorsprung des Olekranon, die Wölbung der Oberarm- und Vorderarmmuskulatur, und die Konkavität des leicht dorsal flektierten Handgelenks müssen zum Ausdruck kommen (Abb. 125 b). Winkelschienen müssen an den Stellen, wo das Glied schmal wird, ebenfalls verschmälert werden, um den Binden Halt zu geben (s. Abb. 123 b, 125 c).

Bei den selteneren suprakondylären Flexionsfrakturen können allgemeine Regeln für die Fixation nicht aufgestellt werden; sie richtet sich nach der jeweiligen am Röntgenschirm auszuprobierenden besten Stellung.

Beide Brucharten werden in schweren Fällen besser mit **Extensionsverbänden** entweder mit **Bardenheuer**scher Schiene oder mit Streckverband in Bettruhe behandelt.

Bei der Behandlung der **Gelenk- und Kondylenfrakturen des Ellbogengelenks** spielt neben der Wiederherstellung der Funktion die **Vermeidung der drohenden Varus- oder Valgusstellung** die Hauptrolle. Diese Brüche werden daher im allgemeinen zunächst in Streckstellung verbunden; doch ist häufiger Wechsel der Stellung durch Abnehmen und neues Biegen der **Cramer**schiene erwünscht, um Versteifung in ungünstiger Stellung zu verhüten.

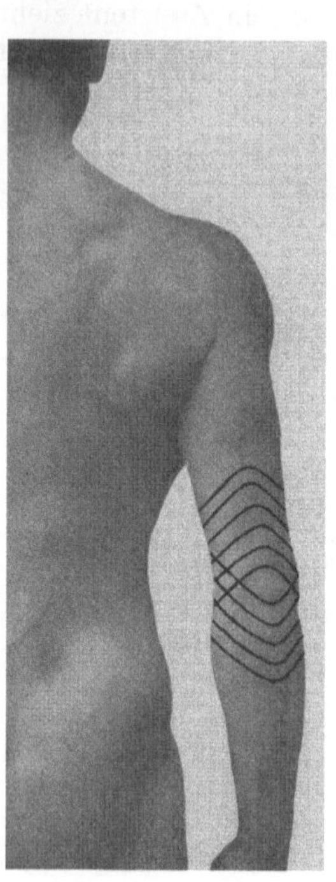

Die **Fractura olecrani** muß selbstverständlich in Streckstellung geschient werden. Um das abgelöste Bruchstück des Olekranon der Ulna zu nähern, werden zunächst Heftpflasterstreifen angelegt, welche in Hufeisenform um den Oberarm verlaufen, hoch am Trizeps beginnen und dachziegelförmig weitergeführt werden, in der Absicht, die Trizepsmuskulatur zu entspannen und das Bruchstück nach distalwärts zu verschieben. Vom Unterarm her werden in gleicher Weise in entgegengesetzter Richtung Pflasterstreifen angelegt, um auch hier die Weichteile heranzubringen (**Schmetterlingsverband, Abb. 144**). Dann wird mit Draht- oder Pappschiene der Verband angelegt.

Nach reponierter **Luxatio capituli radii**, die bekanntlich häufig mit Ulnafraktur kombiniert ist, geschieht die Fixation in mindestens rechtwinkliger oder spitzwinkliger Beugung bei supiniertem Vorderarm.

**Zertrümmerungen** des Ellbogens, **Schußfrakturen, Gelenkeiterungen** u. dgl. bedürfen einer weitgehenden Ruhigstellung, die in leichteren Fällen von den Fingergrundgelenken bis zur Schulter gehen kann, in allen schwereren Fällen aber stets eine große Fixation des Arms zum Thorax herstellen muß. Für erstere Fixationsart bewähren sich gut

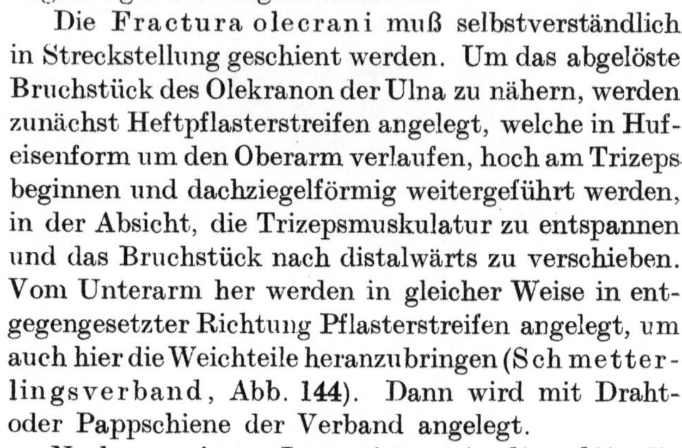
**korbartige Schienengestelle aus Drahtschienen,** welche ein seitliches Ausweichen des Arms verhüten, oder Gipsverbände. Die große Fixation wird mit der beim Oberarm beschriebenen **Innenschiene** hergestellt (Abb. 137).

Abb. 144. Richtung der Pflasterstreifen beim Schmetterlingsverband des Ellbogens (Olekranonfraktur).

**d) Vorderarm und Handgelenk.** Zur Behandlung der **Vorderarmfrakturen**, zur Fixation des **Handgelenks**, zur Ruhigstellung des Vorderarms bei **Entzündungen** dient die **Vorderarmschienung**, welche von der Mitte des Oberarms bis zu den Grundgelenken der Finger reicht und den Ellbogen in rechtwinkliger Beugung, den Vorderarm in Supination und das Handgelenk in leichter Dorsalflexion feststellt. Sie wird aus einer dorsal anliegenden **Cramer**schiene oder aus mehreren Pappschienen angefertigt (Abb. 141). Um bei Vorderarmbrüchen die Bildung von Brückenkallus zu vermeiden, ist vorgeschlagen, eine Druckwirkung hinzuzufügen, indem man unter den volar und dorsal liegenden

Schienen Längsrollen aus Watte einpreßt, welche sich zwischen Radius und Ulna legen und diese auseinander drängen sollen, während jeder seitliche Bindendruck, der das Glied zirkulär zusammendrückt, durch genügend breite Schienen vermieden werden muß.

Um einen Längszug auszuüben, biegt man eine entsprechend längere Cramerschiene im weiten Bogen um die Hand herum volarwärts auf. Dann befestigt man an Hand oder Fingern mit Pflasterstreifen oder Mastisol (angeklebter Zwirnhandschuh) Extensionszüge und bindet sie mit Schnüren an der federnden Schienenaufbiegung fest, auch kann man zur Verstärkung der Wirkung kleine Gummischläuche oder Spiralfedern einschalten. Vor allem bei komplizierten Brüchen des unteren Vorderarms und Handgelenks ist dieser Verband segensreich und gestattet am besten den Wechsel des Verbands ohne Aufgabe der Fixation (Abb. 145).

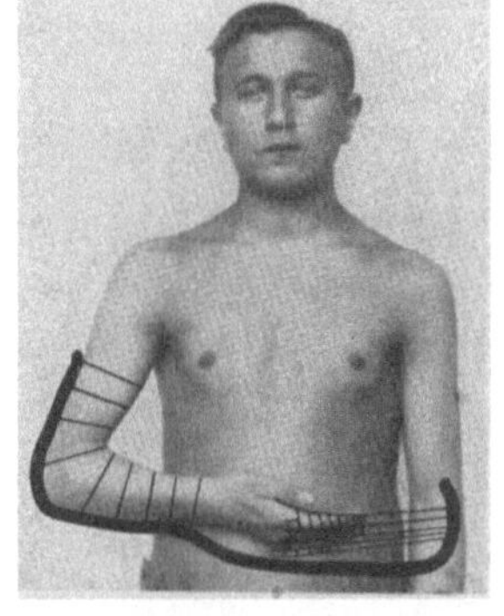

Abb. 145. Extensionsschiene für Vorderarm, Hand und Finger.

Zur Behandlung der reponierten Radiusfraktur sind hauptsächlich folgende Verbände zu empfehlen:

a) Weiche Verbände: Petersensche oder Storpsche Mitella. Lexers Bindenverband.

b) Schienenverbände: Pappschienenverband. Schedesche Schiene.

c) Gipsschienen und Gipsverbände.

All die genannten Verbände stellen die Hand in der bekannten Repositionsstellung: Volarflexion, Ulnarabduktion, Pronation fest. Schwere und komplizierte Brüche des unteren Radiusendes werden besser in Supination mit den oben erwähnten Schienen und Extensionsverbänden behandelt.

Der einfachste Verband, welcher in leichten Fällen sogleich, in schwereren Fällen in der Nachbehandlung gebraucht wird, ist die Mitella parva in der Petersen- oder Storpschen Anordnung: indem man den die Aufhängung besorgenden Bindenzügel an einem genau bestimmten Punkt oberhalb des Handgelenks an dessen dorsoradialer Seite abgehen läßt, erzielt man, daß die Hand durch die Schwere sich von selbst in die gewünschte Stellung begibt (vgl. Abb. 147).

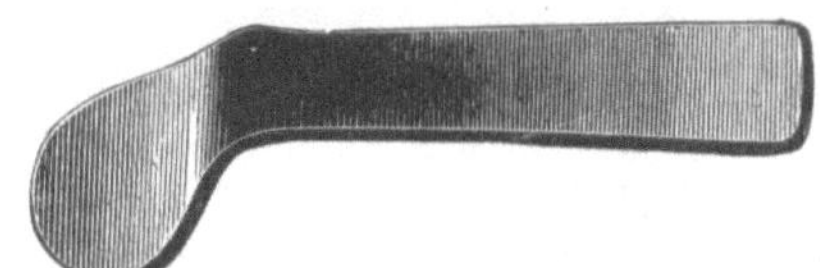

Abb. 146. Schedesche Schiene für Radiusfraktur (linke Seite).

Der Bindengang von Lexer, welcher allein oder in Verbindung mit Schienen angelegt werden kann, geht der Länge nach auf dem Vorderarmrücken herab, um die Daumenseite des zweiten Mittelhandknochens zum Handteller und um die Ulnarseite des Handgelenks zum Vorderarm zurück und drängt dadurch die Hand ebenfalls in die erstrebte Lage.

Nicht unzweckmäßig sind die von Schede angegebenen Holzschienen (Abb. 146), nur muß man Schienen für beide Seiten und in verschiedenen Größen vorrätig halten.

Ich pflege folgenden von Lauenstein übernommenen Verband anzulegen (Abb. 147): Zwei breite und zwei schmale Pappschienen werden in heißem Wasser erweicht. Nach leichter Polsterung der reponierten Hand werden die Schienen, welche von der Mitte des Vorderarms bis zur Mittelhand reichen, von allen vier Seiten angelegt und genau der Form der Hand anmodelliert, dann mit Mull- und Stärkebinden in Lexerschen Touren festgewickelt. Mitella parva. Der Verband wird nach 5 Tagen zum ersten Male abgenommen, um mit Heißluft, Bewegungen und Massage zu beginnen. Die Pappschienen, welche erhärtet sind und die Form bewahrt haben, werden noch einige Tage weiter mit Hilfe von Trikotbinden angelegt, dann durch Mitella ersetzt. Zu beachten ist, daß von Anfang an die Finger völlig vom Verbande frei bleiben.

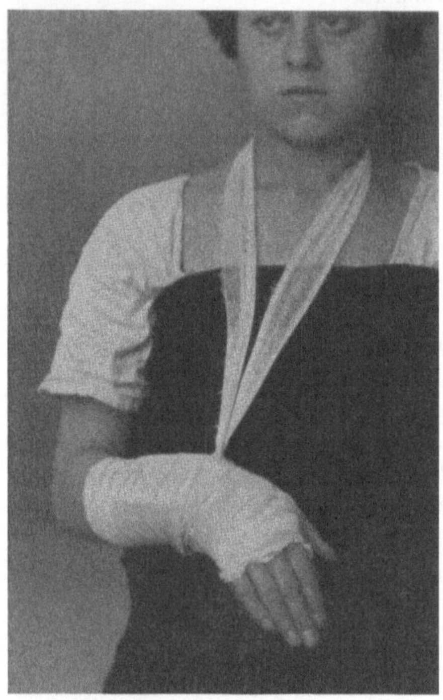

Abb. 147. Pappschienenverband nach reponierter Radiusfraktur.

Will man Gipstechnik verwenden, so verdienen abnehmbare Gipsschienen vor dem zirkulären Gipsverband den Vorzug.

Wie man auch die Fixation herstellt, stets ist als oberster Grundsatz festzuhalten: völliges Freibleiben der Finger, früher Beginn mit medikomechanischer Behandlung!

Bei den sonstigen, das Handgelenk einschließenden Fixationsverbänden spielt die Hängehand, die Versteifung in Beugung eine verhängnisvolle Rolle. Da die Beugesehnen der Finger nur bei dorsal flektiertem Handgelenk ihre volle Kraft entfalten, so muß die Versteifung in Volarflexion unter allen Umständen verhütet werden. Hat sich diese Hängehand ausgebildet, was nicht nur bei Radialislähmung, sondern auch sonst häufig genug beobachtet wird, so ist ein leicht zu improvisierender Verband zur Behebung der Deformität folgende, der Langemakschen Radialisschiene nachgebildete Maßnahme: Aus einer Cramerschiene wird durch Fortnahme einiger Sprossen ein Fenster ausgeschnitten und durch Ausbiegen der Längsstäbe vergrößert. Dann wird am peripheren Ende, das noch 2—3 Sprossen enthält, die obere, am zentralen Ende die untere Seite gepolstert, die Hand von unten her durchgesteckt und die Schiene an Hand und Vorderarm festgewickelt. Es bildet sich ein langer Hebelarm am Vorderarm, welcher die Hand emporhebt und das Handgelenk dorsal flektiert (Abb. 148 a—c).

**e) Finger.** Fingerfrakturen zeigen stets Neigung zur Dislokation in einem nach dorsalwärts offenen Winkel. Bleibt diese Stellung bestehen, so wird die Beugung, die wertvollste Funktion des Fingers, beeinträchtigt. Alle Schienungen in Streckstellung begünstigen die Wiederkehr der Dislokation und sind daher zu vermeiden. Ein einfacher, gut wirksamer Verband ist der Faustschlußverband. Der gebrochene Finger wird nebst seinen

Nachbarn nach leichter Polsterung über eine feste Rolle aus Watte oder Zellstoff gebeugt und mit Stärkebinden festgewickelt.

Um einzelne Finger, z. B. nach Operationen, nach Wiederannähen teilweise abgetrennter Fingerglieder usw. exakt zu schienen, ist der meist üblichen dorsalen Schienung, die den Finger überstreckt, eine in leichter Beugung aller Gelenke anzulegende volare oder seitliche Pappschienung vorzuziehen. Diese Schienen werden aus dünner Pappe (gewöhnliche Pappe längs halbiert) genau nach Modell geschnitten und unten gabelförmig geteilt, um auf der Schwimmhaut zu reiten (Abb. 123c). Nach zierlicher Polsterung werden die Schienchen seitlich angelegt und ein Stärkeverband mit schmalen Bindengängen um Finger, Mittelhand und Handgelenk in der S. 20 und Abb. 33 u. 34 gezeigten Tourenführung angelegt.

Um mehrere Finger zugleich ruhig zu stellen, legt man breitere dorsale oder volare Pappschienen an, welche ebenfalls eine leichte Beugestellung aller Gelenke und Dorsalflexion im Handgelenk durch vorheriges Biegen nach Erweichung in warmem Wasser mitmachen müssen.

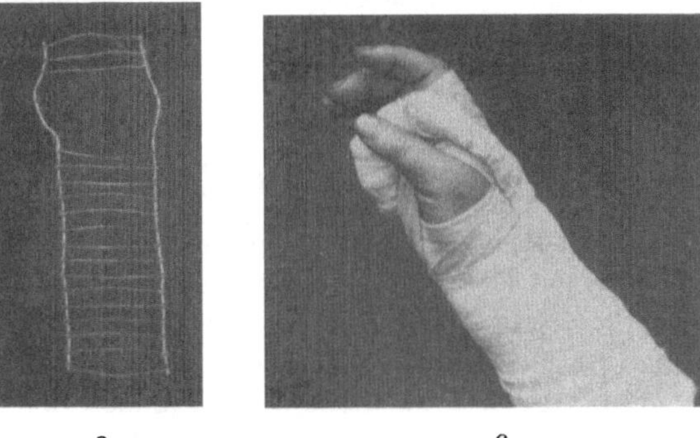

a

c

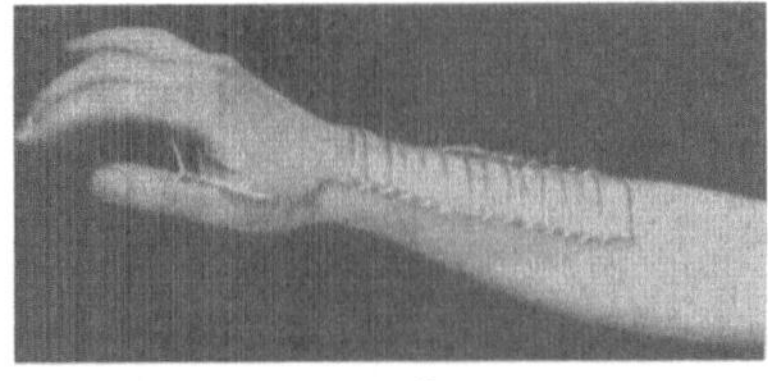

b

Abb. 148a—c. Schienung bei Radialislähmung.
a Schiene, b Lage der Schiene, c fertiger Verband.

Um nach gewissen Operationen, z. B. Dupuytrenscher Kontraktur, Syndaktylie, die Finger gut strecken zu können, sticht man zu Beginn der Operation durch die Fingerkuppe (nach Klapp) einen starken Seidenfaden und zieht damit während der Anlegung des Verbandes die Finger lang; der Faden kann, in den Verband befestigt, einige Tage liegen bleiben. Bei Syndaktylie benutzt man zweckmäßig Pappschienen, welche ein genaues Modell der ganzen Hand darstellen (Abb. 123e).

Zu erwähnen ist noch der Verband in Streckstellung beim Abriß der Strecksehne am

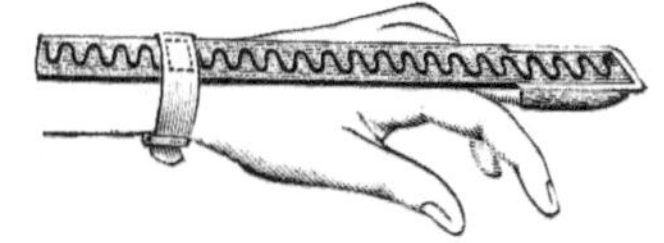

Abb. 149. Schienung beim Abriß
der Strecksehne.

Endglied, die bekanntlich oft mit einer Rißfraktur an der Endphalanx verbunden ist. Man benutzt dazu schmale Hoffasche Stahlbandfilzschienen, befestigt am Ende einen Handschuhfinger und verbindet die Schiene mittels Pflasterstreifen oder Gurtschnallen an Finger, Mittelhand und Handgelenk (Abb. 149).

Bei komplizierten Verletzungen der Finger und Hand bedient man sich des bereits erwähnten Streckverbands an aufgebogener Cramer- oder Bandschiene, die Züge werden an den Fingern mit Pflaster oder Mastisol, oder, wo das unmöglich, mit durchgestochenen Fadenschlingen befestigt (Abb. 145).

Die Fixationsverbände des oberen Gliedes sind im allgemeinen als „portative“ Verbände gedacht. Der kleine Fixationsverband wird in der Mitella getragen, beim großen Verband sind besondere Zügel und Verstrebungen zum Hals und zur Brust eingeschaltet, welche den Arm sowohl im Stehen wie im Liegen unterstützen. Beim Liegen werden die Verbände zumeist zweckmäßig durch Aufhängung an Galgen u. dgl. unterstützt, um den Rumpf zu entlasten.

## 3. Verbände für das untere Glied.

Das untere Glied erhält schon durch die einfache Lage des Kranken im Bett eine gewisse Ruhigstellung. Durch bestimmte Maßnahmen kann diese Lage jedoch zweckmäßiger gestaltet werden, und die ruhigstellenden Verbände des unteren Glieds haben in der Mehrzahl den Zweck, gleichzeitig als Lagerungsgeräte zu dienen. Soll jedoch der Kranke mit dem Verband aufstehen, so müssen, abgesehen von einfachen, nur bestimmte Gelenke ruhigstellenden Verbänden, Vorkehrungen getroffen werden, um dem kranken Bein die Last des Körpers abzunehmen. Dies geschieht in primitivster Form durch Krücken und andere die obere Extremität als Unterstützung benutzende Geräte, wie Gehbänkchen, Gehwagen. Besser sind in jedem Falle Gehverbände, welche in Form starrer Schienen oder Gipsverbände die Körperlast, zumeist schon oben am Becken, übertragen.

Die einfache Lage im Bett birgt, wie aus Abb. 150a ersichtlich, stets folgende Mißstände in sich: 1. rekurvierte Stellung des Kniegelenks infolge der durch den Druck der Rumpflast immer etwas konkaven Unterlage, 2. Spitzfußstellung durch den Druck der Decke. Je kränker das Bein, desto mehr kommen diese Übelstände zum Ausdruck. Die richtige Lagerung zeigt Abb. 150b: Ein Spreukissen oder eine Watterolle füllt die Einbuchtung der Kniekehle aus und gibt dem Gelenk einen leichten Grad von Beugung; ein Wattering unter der Achillessehne gibt dem Fuß Halt und vermeidet Fersendruck. Ein Bügel (Abb. 151) dient dazu, die Last der Decke abzufangen. Eine weitere große Wohltat bedeutet es, wenn die Fußsohle durch ein gegengelegtes Kissen oder eine Kiste Unterstützung findet. In schwereren Fällen muß das seitliche Umfallen des Beins verhütet werden dadurch, daß man zu beiden Seiten längliche Sandsäcke dagegen legt.

Soll das Bein hochgelagert werden, so bedeutet die Überstreckung im Knie eine noch größere Belästigung des Kranken; die üblichen keilförmigen Kissen oder ein schiefes Brett („Planum inclinatum simplex“) sind zu verwerfen (Abb. 150c). Stets muß eine Lage hergestellt werden, wie sie Abb. 150d zeigt („Planum inclinatum duplex“), am einfachsten durch ein Stapel Wolldecken. In gewissen Fällen wird nur der Oberschenkel hochgelagert, während der Unterschenkel wieder geneigt ist (Abb. 150e).

Lagerungsgeräte verfolgen den Zweck, das Bein in einer bestimmten Lage festzustellen. Zwischen den einfach ruhigstellenden Verbänden des Beins und den reinen Lagerungsgeräten bestehen alle Übergänge, je nachdem die Verbindung des Verbands mit dem Glied fester oder loser ist, je nachdem die Schiene leichter oder schwerer oder gar nicht mit dem Kranken transportiert werden kann.

Die einfachste ruhigstellende Lagerungsschiene ist die Volkmannsche Schiene (Abb. 152). Ursprünglich für die Lagerung des mit Streckverband

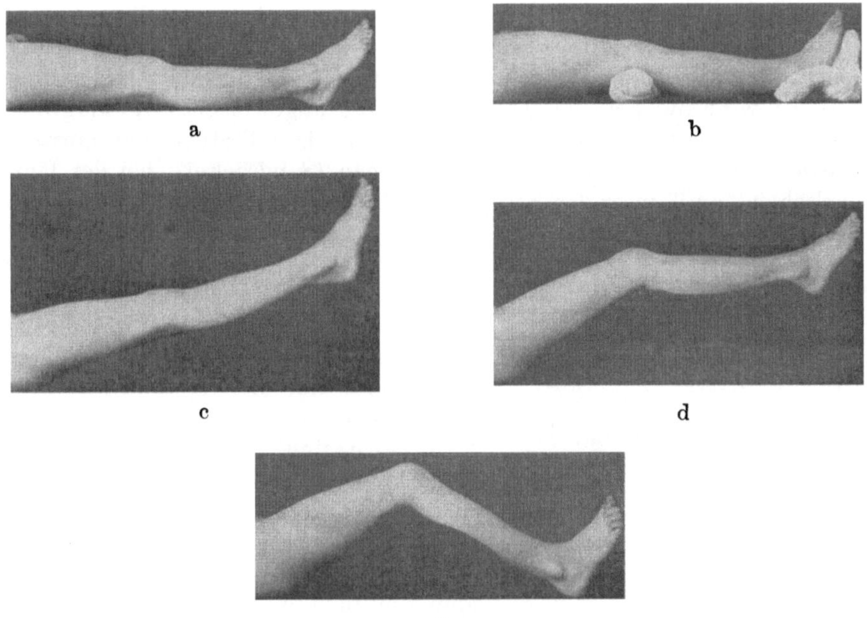

Abb. 150a—e. Falsche und richtige Lagerung des Beins.
a ohne Unterstützung (fehlerhaft!), b mit Knierolle und Fersenring, c Hochlagerung auf schiefe Ebene (fehlerhaft!), d und e Lagerung auf Planum inclinatum duplex.

versehenen Glieds auf dem Schleifbrett angegeben, hat sie sich auch für einfache Fixation allgemeines Bürgerrecht erworben. Sie besteht aus einer unten verjüngten Hohlrinne aus lackiertem Blech, das untere Ende enthält einen Ausschnitt für die Ferse und trägt ein rechtwinklig verbundenes Fußstück, in das

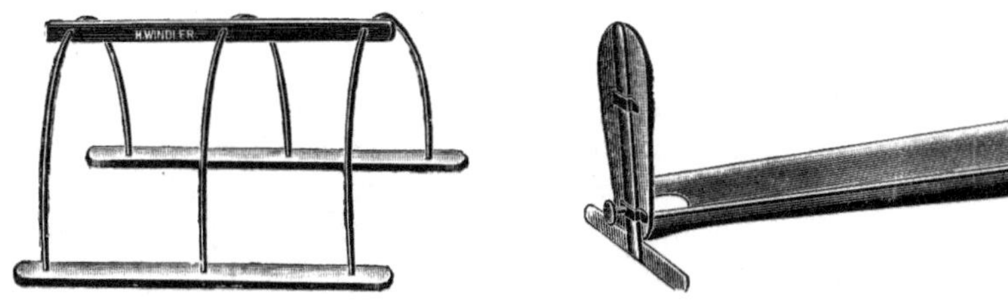

Abb. 151. Reifenbahre.    Abb. 152. Volkmannsche Schiene.

mit Hilfe von Hülsen ein T-förmiges Bandeisen gesteckt wird zwecks seitlicher Unterstützung. Die Länge beträgt 30—80 cm, man unterscheidet Fuß- und Unterschenkelschienen, die bis zum Knie, und Oberschenkelschienen, die bis zum oberen Ende des Beins reichen. Das Fußbrett muß so lang sein, daß es die Zehen ein Stück weit überragt.

Die Anlegung der Schiene geschieht in folgender Weise: Nach gründlicher Auspolsterung der Innenseite mit Watte wird die Gegend der Kniekehle und Achillessehne im Sinne der Abb. 150b durch Querrollen noch besonders unterlegt. Die Hohlrinne wird durch Aufbiegen oder Zusammendrücken des Blechs der Stärke des Beins einigermaßen angepaßt. Nun wird das gepolsterte Bein an Knie und Zehen emporgehoben und so in die Schiene gelegt, daß die ganze Fußsohle fest gegen das Fußbrett anstößt. Durch die Fersenöffnung überzeugt man sich, ob die Ferse dem Brett anliegt. Mit freien und gedeckten Windungen einer Binde wird die Schiene gleichmäßig fest angewickelt. Die Lagerung im Bett muß noch besonders überwacht werden. Das T-Stück muß horizontal oder besser etwas nach außen geneigt aufliegen (Sandsäcke!), bei der Unterschenkelschiene muß unter das Knie eine Rolle kommen, bei der Oberschenkelschiene muß das Bein abduziert werden, um Druck am Damm zu vermeiden.

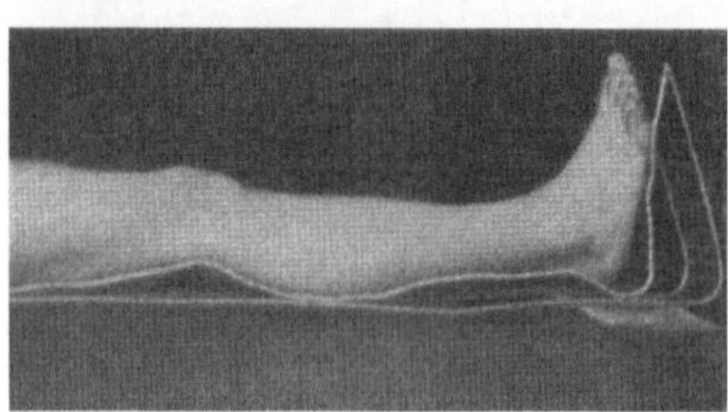

Abb. 153. Herstellung einer Volkmannschen Schiene aus Cramerschienen.

Was für das obere Glied Mitella und Désault, das ist für das untere Glied die Volkmannsche Schiene. Sie ist ein keineswegs idealer Verband, aber in der Praxis wegen ihrer Handlichkeit und vielseitigen Verwendbarkeit nicht zu entbehren. Ihre Nachteile sind besonders folgende: Sie verdeckt die Rückseite des Glieds und versperrt damit den Zugang zu dorsal gelegenen Wunden. Sie berücksichtigt zu wenig die physiologische Mittelstellung der Gelenke und gibt dem Knie eine gestreckte, dem Fuß eine innenrotierte Haltung. Die Volkmannsche Schiene eignet sich als Notverband für Frakturen vom Kniegelenk abwärts und als Lagerung für alle Arten von Weichteilverletzungen des Beins und Gelenkerkrankungen des Kniegelenks und Fußes.

Die Schiene hat zahlreiche Modifikationen erfahren, ohne daß diese die Gebrauchsform des Originals hätten verdrängen können. Wichtiger erscheint mir, hier anzuführen, wie man die Schiene im Bedarfsfalle durch andere Mittel ersetzen bzw. improvisieren kann. Der beste Ersatz, der die Schiene in vieler Beziehung sogar übertrifft, ist zweifellos die Gipshohlrinne, nur erfordert sie den Aufwand und die Kunst der Gipstechnik. Drahtschienen können, der Rückseite des Beins und der Fußsohle modellgerecht angebogen, die Schiene gut ersetzen, wenn genügend starres Schienenmaterial vorhanden ist, besser ist es, die Schiene etwa in der in Abb. 153 wiedergegebenen Art doppelt zu nehmen und durch Querstücke zu stützen oder auf ein leichtes Brett aufzunageln.

Lagerungsgeräte für die gebeugte Stellung des Beins sind seit alters her besonders in Form der Laden aus Holz bekannt, wenn sie auch zeitweise der Vergessenheit anheimfielen. Die moderne Gebrauchsform stellt die Braunsche Schiene dar, welche den Anforderungen des Weltkrieges ihre Entstehung verdankt. Sie besteht aus 1 cm starken Rundeisenstäben, die in der in Abb. 154a—d wiedergegebenen Form verbunden sind. Um die Schiene gebrauchsfertig zu machen, werden die Stäbe durch Mullbindenwicklung vereinigt. Dabei besteht der große Vorteil, daß man an jeder Stelle Fenster für Wunden der Rückseite freilassen kann. Auf das entstandene Lager wird das Bein aufgelegt. Der Fuß wird durch einen Mastisolzügel am Querbrett des Fußteils aufgehängt. Dann werden Bein und Schienen nochmals mit Binden überwickelt. Die Lagerung im Bett muß in Abduktion des Oberschenkels vorgenommen werden, da sonst Druck am Damm entsteht.

Auch diese Schiene kann sowohl für einfache Ruhigstellung wie als Unterlage für Streckverbände und Nagelextension Verwendung finden. Ihre große Brauchbarkeit beruht darauf, daß die Wunden allseitig gut zugänglich sind, daß die Stellung der Semiflexion eine auch für Frakturen des Oberschenkels sehr günstige ist, und es ist nicht zu bezweifeln, daß die Schiene ihren Platz, den sie in so hervorragender Weise in der Kriegschirurgie einnahm, auch im Frieden behaupten wird. Bemerkt sei noch, daß sie ein rein stationäres Lagerungsgerät darstellt und als Transportschiene nicht gebraucht werden kann.

Auch von dieser Schiene bestehen zahlreiche Modifikationen besonders für die Zwecke der Extensionsbehandlung, hierauf wird später noch hingewiesen werden. Sie läßt sich behelfsmäßig durch Schmied oder Schlosser, auch aus Holzstäben durch den Tischler leicht herstellen.

Für den Feldgebrauch hat das Originalmodell den Nachteil, daß es schwer zu verpacken ist und daß es den verschiedenen Längen der Beine nicht angepaßt werden kann.

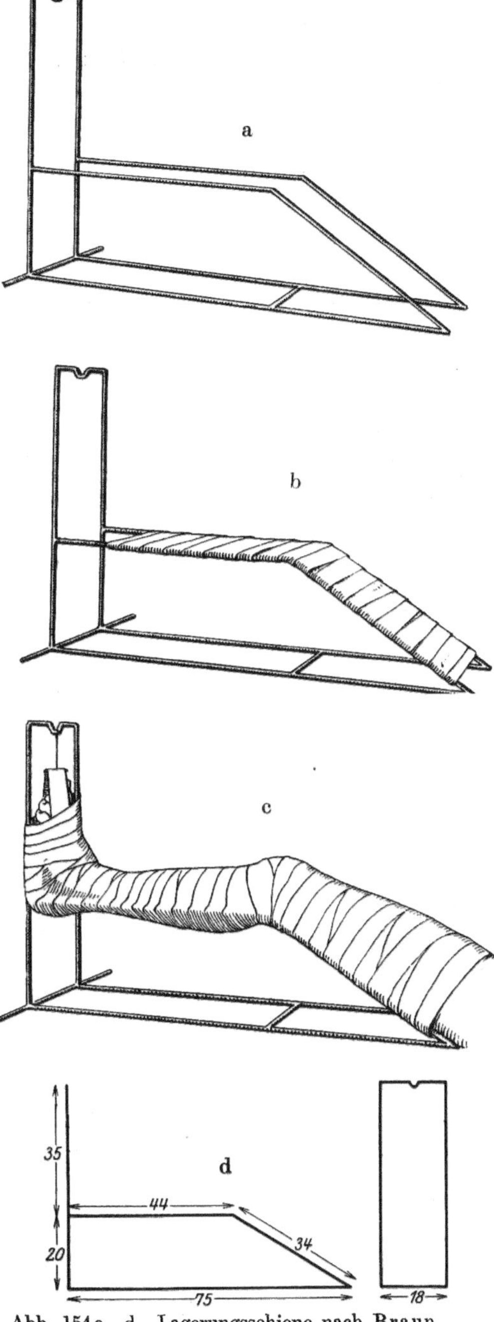



Abb. 154a—d. Lagerungsschiene nach Braun. a Schiene aus Rundeisen, b Schiene gebrauchsfertig, c fertiger Verband, d Maße der Schiene für Erwachsene.

Um diese Mängel abzustellen und gleichzeitig den Nachteil des Drucks am Damm zu vermeiden, habe ich im Felde folgende behelfsmäßige Herstellung für praktisch befunden (Abb. 155): Zwei im spitzen Winkel gebogene Rundeisenstäbe stecken in einem dicken, oben ausgekehlten Holzklotz. Damit

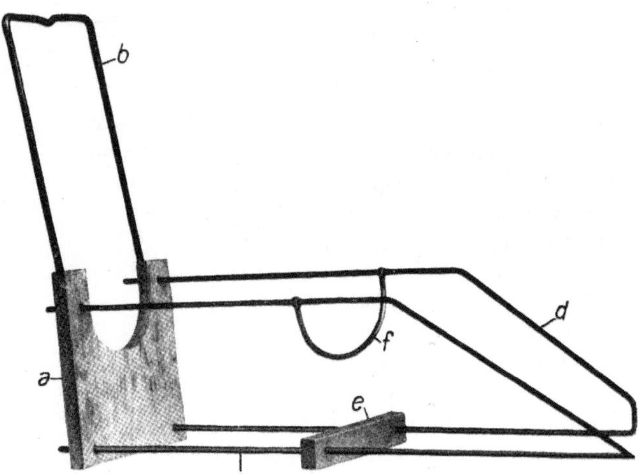

Abb. 155. Zerlegbare und verstellbare Braunsche Schiene, behelfsmäßig hergestellt (Härtel).
a Holzklotz mit b Fußbügel (angeschraubt), c Außenschiene, d Innenschiene, e und f verschiebliche Spreizen.

sie hinten nicht auseinander gehen, tragen sie einen verschiebbaren Metallbügel. Bei dem einen der Längsteile ist der spitze Winkel abgerundet. Der Fußteil wird von oben her an dem Klotz durch Schrauben befestigt oder in Löcher hineingesteckt. Diese Schiene kann auseinander genommen und leicht verpackt werden. Durch Vertauschen der Längsteile ist sie rechts und links brauchbar. Der Druck am Damm wird durch den abgestumpften Winkel des einen Teils vermieden. Durch verschieden weites Hineinstecken der Stäbe in den Holzteil kann man die Länge nach Bedarf ändern.

Ähnliche Gestelle lassen sich nun auch aus Cramerschen Schienen herstellen, wie als Beispiel Abb. 156 zeigt. Sie müssen jedoch gut stabilisiert, am besten auf ein Brett aufmontiert werden, sonst kann die Federung stören.

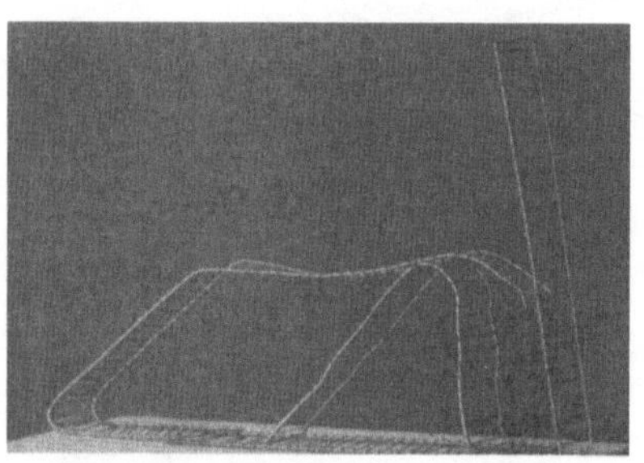

Abb. 156. Lagerungsschiene aus Cramerschienen hergestellt.

Eine andere Möglichkeit, das Bein in die gebeugte Stellung zu bringen, gibt uns die ebenfalls altbewährte Schwebeaufhängung. Sie läßt sich aus jedem einfachen Schienenverband dadurch herstellen, daß das Bein mit zahlreichen Bindenzügeln an einer über dem Bett angebrachten Längsstange aufgehängt wird, oder daß eine der Dorsalseite des Beins angebogene Draht-, Band- oder Gipsschiene zur Aufhängung benutzt wird (Abb. 157).

Gehverbände werden im allgemeinen aus Gips bzw. aus Kombinationen von Gips und Bandeisen (Gehbügel) hergestellt (s. S. 136). Die Anfertigung aus Schienenmaterial, wie sie in Form der Hessing-schen oder Portschen Bandeisenmodelle vorgeschlagen ist, erfordert eine umständliche, werkstattgemäße Technik, die dem nichtspezialistischen Arzt nicht

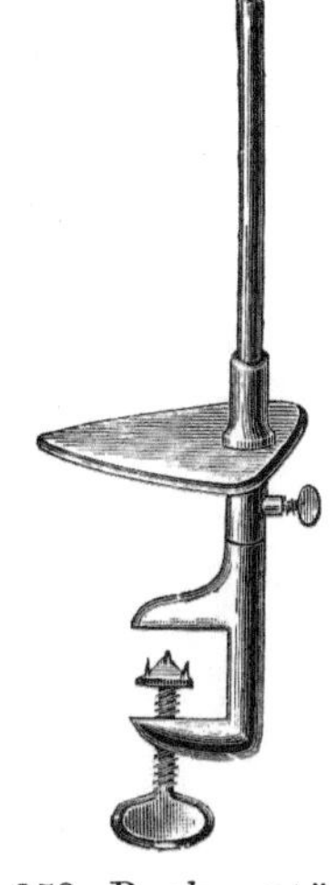

Abb. 158. Beckenstütze nach Bardeleben für Oberschenkelfixations-verbände.

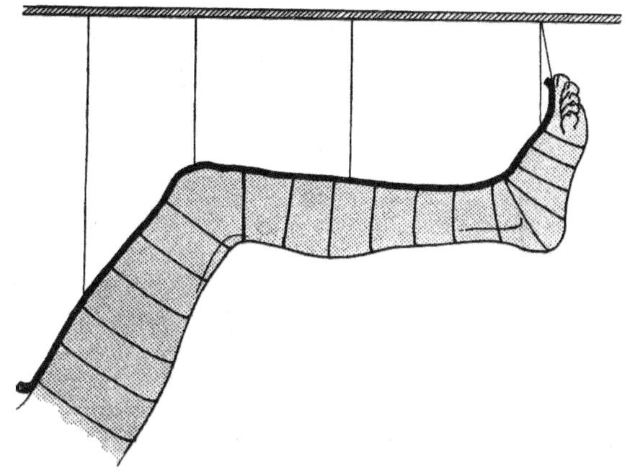
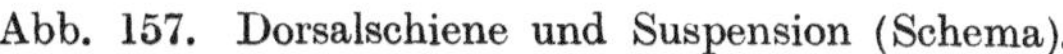

Abb. 157. Dorsalschiene und Suspension (Schema).

zugemutet werden kann. Dagegen sei die für bestimmte Fälle, z. B. beim frühen Aufstehen der Schenkelhalsbrüche, sehr praktische Gehschiene von Thomas und von Bruns hier erwähnt, welche aus einem Beckensitzring und zwei Längs-stäben mit Fußbügel be-steht. Das Bein wird mit Gurten in die Schiene ein-gebunden (Abb. 119, S. 78).

Außer diesen, der Lage-rung und Entlastung des unteren Glieds im allge-meinen dienenden Vor-richtungen kommen nun für die besondere Ruhigstel-lung der einzelnen Teile noch folgende Verbände in Frage:

**a) Hüftgelenk und Ober-schenkel.** Die vollkom-menste Ruhigstellung des Hüftgelenks und Ober-schenkels wird erzielt durch den Gipsverband. Da dieser das Vorbild auch für

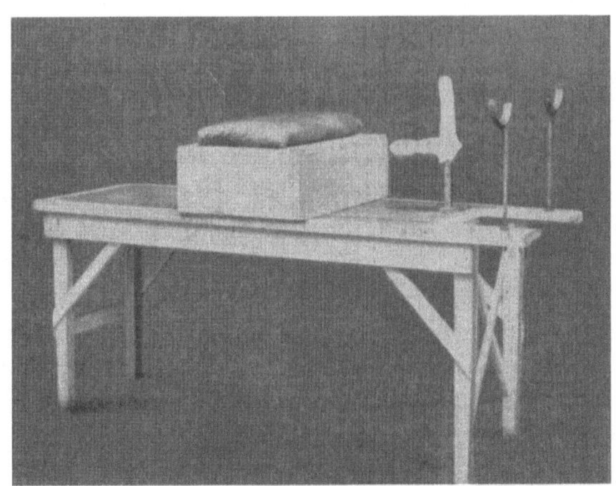

Abb. 159. Behelfsmäßiger Verbandtisch mit Beckenstütze und herausziehbaren Kniestützen (Härtel).

Schienungen abgibt, so soll er schon hier kurz beschrieben werden. Der Kranke wird auf Rücken- und Beckenstütze gelagert und zumeist so gehalten, daß die Beine etwas gespreizt sind und auf der kranken Seite Hüfte und Knie leicht gebeugt stehen. Hierzu bedarf es einer am Tisch fest anzubringenden Becken-

stütze (Abb. 158). Einen feldmäßigen Behelfstisch für Oberschenkelfixationsverbände zeigt Abb. 159. Dann wird nach Polsterung der Gipsverband angelegt,
welcher oben am Brustkorb beginnt und auf der kranken Seite an den Zehenspitzen endet, während er auf der gesunden Seite bis zum Trochanter herabgeführt wird und in schweren Fällen noch ein Stück vom gesunden Oberschenkel einschließt. Den Kern des Verbands bildet der straff und gut
anmodellierte Beckenpanzer. Der schwache Punkt, wo namentlich beim
Erwachsenen der Verband leicht einzubrechen pflegt, ist die Grenze zwischen
Becken- und Beinverband in der Gegend des Leistenbandes; hier kommt es
durch Adduktion des Beins im Bett und durch Aufrichten des Kranken erfahrungsgemäß leicht zum Bruch. Die Verstärkungen in Form von Longuetten oder Band-

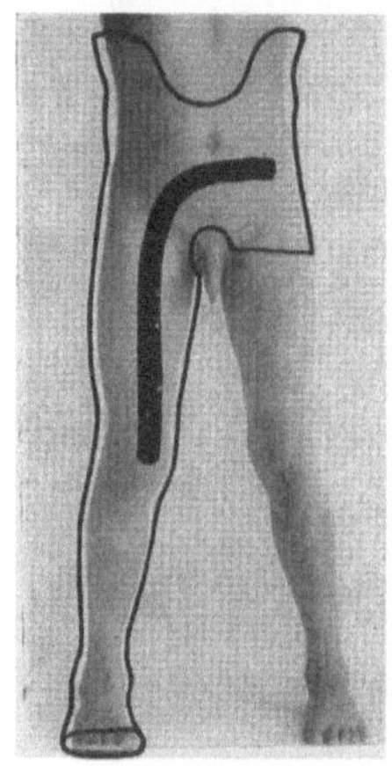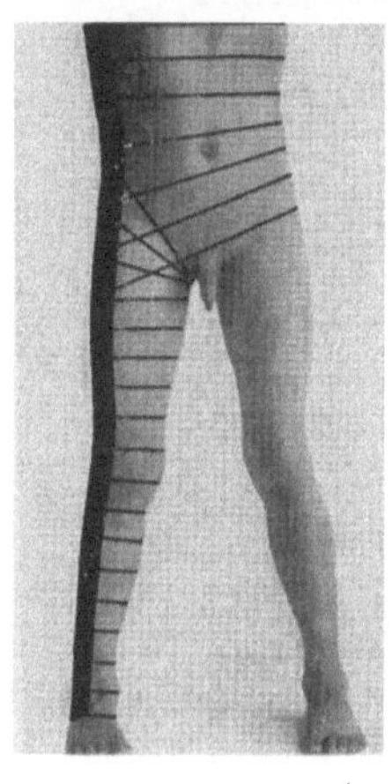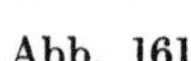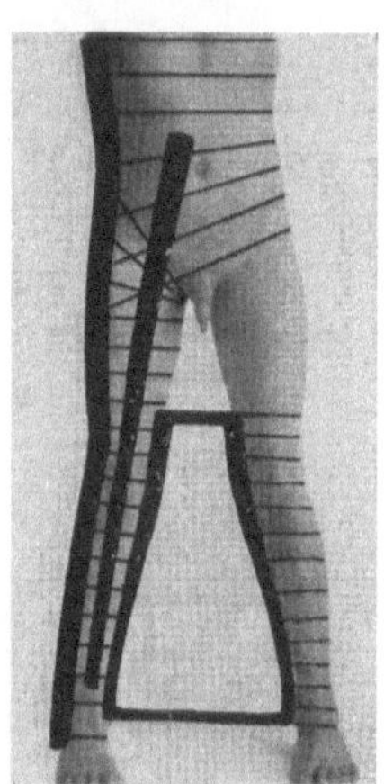

<table>
<tr><td>Abb. 160</td><td>Abb. 161</td><td>Abb. 162</td></tr>
</table>

Abb. 160—162. Schienenverbände zur Fixation des Hüftgelenks.
160. Vordere Verstärkungsschiene im Gipsverband. 161. Außenschiene. 162. Außen-,
Vorder- und Innenspreizschiene.

schienen müssen daher vor allem diesen Punkt berücksichtigen und in der in
Abb. 160 gezeigten Kranform den Verband hier stabilisieren.

Der Ersatz dieses Verbands durch Schienen spielt besonders in der Kriegschirurgie bei der Behandlung der Oberschenkelschußbrüche eine äußerst
wichtige Rolle. Nur durch eine sehr gute Technik gelingt es, auch durch
Schienen eine für Transporte ausreichende Ruhigstellung zu erzielen. Die
Volkmannsche Schiene ist für diesen Zweck selbstverständlich ganz ungeeignet, da sie ja nur am peripheren Teil der Fraktur angreift und diesen
unnötig belastet, so daß eine einfache Lagerung in gebeugter Stellung auf Decken
immer noch dieser Schiene vorzuziehen ist. Aber auch alle Schienenkonstruktionen, welche den peripheren Teil, a'so das Bein, zu stark belasten, sind nach
den S. 82 erörterten Grundsätzen zu verwerfen. Aus den zah'reichen Verfahren,
welche während des Weltkrieges und schon früher angegeben wurden, lassen
sich folgende grundsätzlich verschiedene Arten herausheben:

1. Weitaus die meisten Anhänger findet das Verfahren der Außenschienung (Abb. 161):
Eine von der Brustseite bzw. Achsel bis zum Fuß reichende Schiene bildet die Grundlage
des Verbandes. Die weitere Befestigung erfolgt am Bein durch eine nur bis zum Trochanter

heraufgehende Schiene der Rückseite oder eine gleich large Innenschiene, am Becken bei manchen Verbänden durch querstehende, mit der Längsschiene verbundene biegsame Schienen, welche in Form von Halbringen oder (weniger gut) gürtelförmig das Becken umgreifen; viele Schienen haben auch für das Bein derartige Querteile. Die Rotation wird durch Fixation des Fußes an die Außenschiene oder durch eine rückseitige Schiene verhindert. Die Außenschiene besteht bei den fertigen Modellen aus Holz oder Bandeisen, die Querteile aus Blech, Drahtbügeln, Maschendraht u. dgl. Behelfsmäßig ist die Herstellung aus Cramerschienen gut durchführbar. Die Außenschiene wird in der Regel in Abduktionsstellung des Beins angelegt. Ihre fixierende Kraft richtet sich vor allem gegen die Beuge- und Streckbewegungen, während namentlich die aus leichterem Material hergestellten Schienen die Ab- und Adduktion nur wenig beeinflussen. Fast alle beschriebenen Formen begehen den Fehler, daß sie die Beugungen des Rumpfes und Beins, also die Lordose der Lendenwirbelsäule, die Beugung in Hüfte und Knie nicht mitmachen; durch Kantenbiegung läßt sich das leicht erreichen und die Schiene liegt besser an. Durch querstehende Bügel und Hülsen wird die fixierende Wirkung des Verbands erhöht.

Die Verbindung dieser Außenschiene mit einer Extension durch Zug am Fußende und Gegenzug mit einer Gegenzugschlinge am oberen Beinende, die wie erwähnt, schon Désault angegeben hatte, wird verschiedentlich wieder versucht in Verbindung mit Holz-

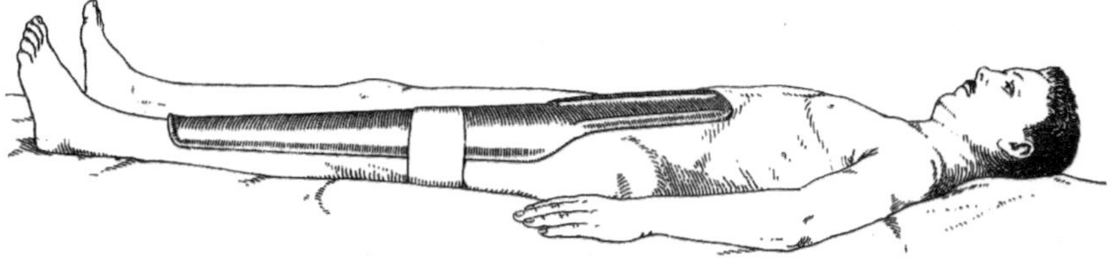

Abb. 163. Schiene von Franz zur Fixation der Oberschenkelfraktur.

und **Drahtschienen.** Die Wirkung dieser Anordnung erscheint durchaus problematisch (vgl. S. 77).

2. Eine andere Gruppe von Verbandtypen bevorzugt eine lange rückseitige Schiene, welche über Fußsohle, Wade, Rückseite des Oberschenkels läuft und sich über das Gesäß bis zum Rücken fortsetzt. Die Schiene von Lange, welche aus überzogenem mit Filz gepolsterten hohlrinnenförmigen Bandeisen mit Querstäben und Schnallen besteht, folgt diesem Grundsatz, auch Drahtschienenkonstruktionen wurden in dieser Form ausgeführt. Die Schienen haben zweifellos den Nachteil, daß der Kranke mit druckempfindlichen Stellen auf der Schiene liegt und davon Beschwerden bekommen muß.

3. Zweckmäßiger ist die vorderseitige Schiene. Sie entspricht in ihrer Wirkung der in Abb. 160 wiedergegebenen Verstärkung beim Gipsverband und soll sich in der Form der von Franz angegebenen, aus Hohlblech bestehenden, von der Knöchelgegend der Tibia bis zum Rippenbogen reichenden sogenannten „Dorsalschiene" vielfach bewährt haben (Abb. 163).

4. Schienen, welche der Innenseite des Beins anliegen, dienen zur Verstärkung der übrigen. Eine prinzipiell besondere Form stellen diejenigen Innenschienen dar, welche in Form eines Spreizbügels oder Rahmens das gesunde Bein mit dem kranken verbinden und dadurch die Abduktion aufrecht erhalten (Abb. 162). Derartige Schienen haben wir schon vor etwa 15 Jahren nach Angabe von W. Schubert zur Notschienung der Schenkelhalsbrüche angewandt. Im Weltkrieg wurde ein auf diesem Grundsatz beruhender recht zweckmäßiger Verband von Feldmann beschrieben, welcher diese Innenschiene mit der langen Außenschiene und kurzen rückseitigen Schiene kombiniert.

Will man den Oberschenkelschußbruch durch Cramerschienen wirklich sicher ruhigstellen, so bedarf es nach meiner Erfahrung einer sehr gründlichen ausgiebigen Verschienung, und wir machen uns am besten zugleich mehrere der oben angeführten Prinzipien zunutze (Abb. 162):

Der Außenschiene fällt zu: Fixation der Beugung in Hüfte und Knie in leichter Semiflexion.

Die Rückschiene, welche nur am Bein angelegt wird, übernimmt die Lagerung und stellt den Fuß ruhig.

Die Vorderschiene behindert die Adduktion.

Die Innenspreizschiene stellt in besonderen Fällen in noch besserer Weise die Ab- und Adduktionsbewegungen ruhig.

Der Verband wird folgendermaßen ausgeführt: Eine starke und breite seitliche Cramerschiene, welche von der Mitte des Brustkorbs bis über den Fuß hinausreichen muß (Länge etwa 110—120 cm), wird zunächst entsprechend der leichten Beugestellung in Hüft- und Kniegelenk über die Kante gebogen, dann folgt Flächenbiegung in Abduktion des Hüftgelenks und genauer Anpassung an die Beinform. Eine zweite Schiene liegt der Rückseite des Beins nach Art einer Volkmannersatzschiene an. Beide Schienen werden nach guter

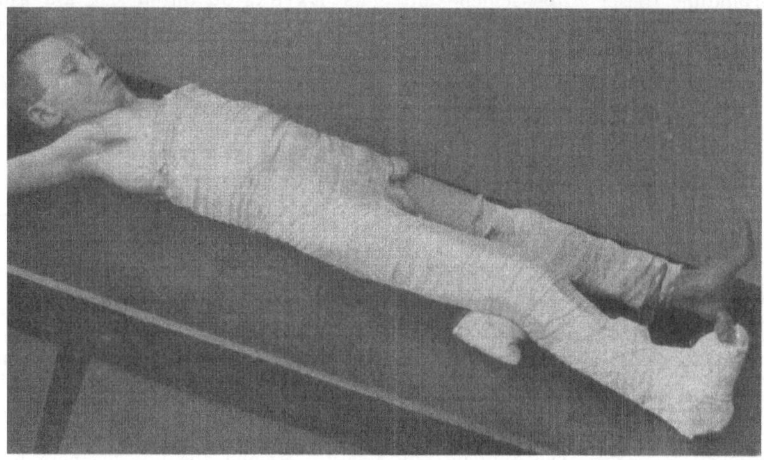

Abb. 164.   Schienenverband bei Oberschenkelbruch.

Polsterung usw. angewickelt. Nun wird noch eine lange Vorderschiene hinzugefügt, welche oben und unten in Gabelform auslaufen kann und Bauch und Fuß umfaßt. In schweren Fällen erfolgt Polsterung des anderen Beins und wird eine Innenspreizschiene zwischen die Beine, natürlich ebenfalls nach genauer Anschmiegung, gelegt. Sie muß so tief sitzen, daß die Urin- und Stuhlentleerung nicht behindert wird. Den fertigen Verband zeigt Abb. 164.

**b) Kniegelenk.** Die leichteste Form der Ruhigstellung des Kniegelenks besteht in zwei seitlich angelegten Schienen aus Pappe, welche vom Ober- und Unterschenkel noch etwa zwei Drittel mit einschließen und mit Stärkebinden befestigt werden. Ausgiebigere Ruhigstellung gewährt die lange, bis zum Trochanter gehende Volkmannsche Schiene. Je nach dem Grad der gewünschten Beugung muß darin das Knie unterpolstert werden. Die fixierende Wirkung dieser Schiene kann durch eine der Vorderseite angelegte Drahtschiene verstärkt werden (Martens). Bei Vereiterung des Kniegelenks, bei Schußbrüchen usw. ist die Lagerung auf der Braunschen Schiene unbedingt vorzuziehen, da sie gestattet, ohne Aufhebung der Fixation die Wunden zu verbinden, und vor allem auch die Rückseite freiläßt. Wird das Kniegelenk operativ aufgeklappt, so läßt sich die für die erste Nachbehandlung benötigte Winkelstellung (Abb. 150e) durch Drahtschienen erzielen. Transportverbände schwerer Kniegelenksverletzungen müssen außer dem Bein auch das Hüftgelenk mit ruhigstellen durch einen der oben beschriebenen Hüftverbände.

Brüche der Kniescheibe werden in Streckstellung auf Cramer- oder Volkmannschiene ruhiggestellt. Eine direkte Einwirkung auf die Bruchstücke

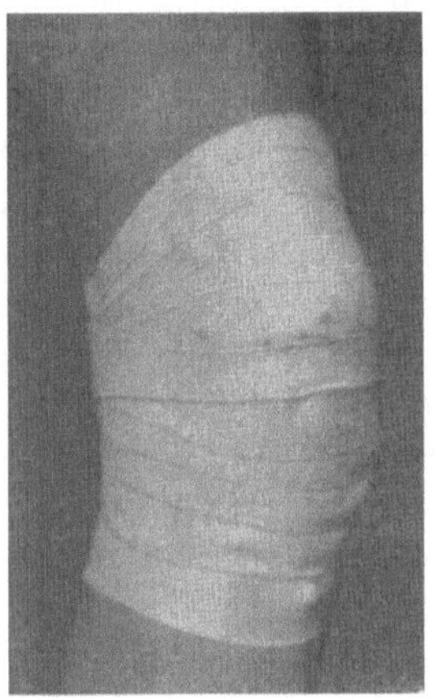

Abb. 165. Heftpflasterverband für Kniescheibenbruch.

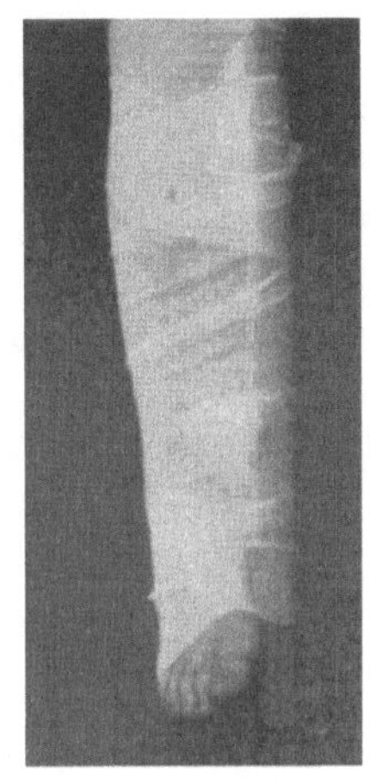

Abb. 166. Schienenverband für Knöchelbruch.

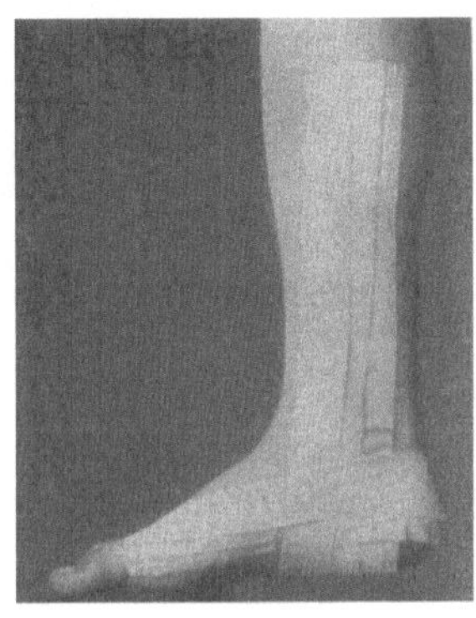

Abb. 167. Gibneyscher Pflasterverband.

erzielt man bis zu einem gewissen Grade durch den schon beim Olekranon geschilderten Schmetterlingsverband aus Heftpflaster (Abb. 165).

c) Unterschenkel und Fuß. Erste Schienungen, Not- und Wundverbände werden mit Volkmannscher Schiene ausgeführt, die je nach Sitz und Schwere des Leidens das Kniegelenk einschließt oder freiläßt. Leichte Fixationsverbände von guter Wirkung erhält man auch durch seitliche Pappschienen, welche in der in Abb. 123f gezeigten Form zugeschnitten und an beide Seiten angelegt werden, eventuell mit weiterer Schienung vorn und hinten. Als erster Notverband für Knöchelbrüche mit typischer Pronationsdislokation ist mit Recht eine starre nicht modellierte Innenschiene aus Holz oder doppelt gelegter Cramerschiene beliebt, welche den Fuß in der in Abb. 166 wiedergegebenen Weise richtigstellt (Dupuytren).

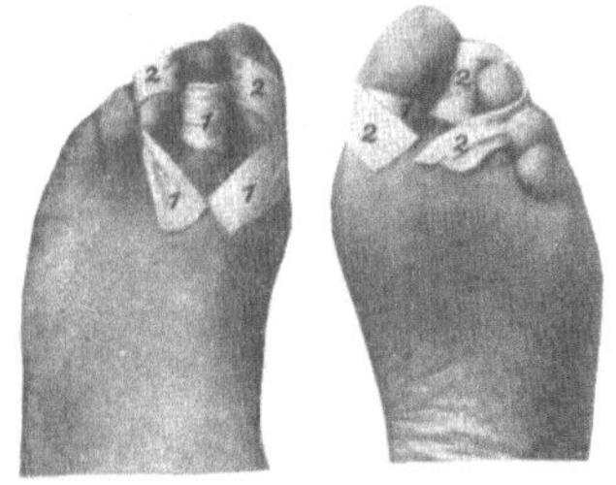

Abb. 168. Pflasterverband nach Operation der Hammerzehe.

Bei frischen Distorsionen und zur Nachbehandlung von Frakturen wird ein weicher komprimierender Verband angelegt, entweder in Form der Wicklung mit Trikotbinden oder des Gibneyschen Heftpflasterverbands, welcher eine supinierende Wirkung auf den Fuß ausübt. Er besteht aus U-förmigen Pflasterzügen, welche abwechselnd den Fuß und den Unterschenkel in der in Abb. 167 gezeigten Weise umfassen und sich beiderseits unter den Knöcheln kreuzen. Abb. 168 zeigt einen leicht verständlichen Pflasterstreifenverband der Zehen zur Korrektur der Hammerzehe, welcher sich mir zur Nachbehandlung nach Operation dieses Leidens (Tenotomie, Gelenkresektion) gut bewährt hat. Streifen 1 drückt den proximalen Teil der Zehe plantarwärts, während Streifen 2 die Kuppe nach dorsalwärts anhebt.

**d) Verbände nach Amputationen.** Nach der Amputation des Oberschenkels muß verhütet werden, daß sich das Hüftgelenk in Beugung stellt. Dies geschieht entweder durch eine seitliche Pappschiene, die nach Art der Außenschiene das Hüftgelenk streckt, oder durch eine der Rück-

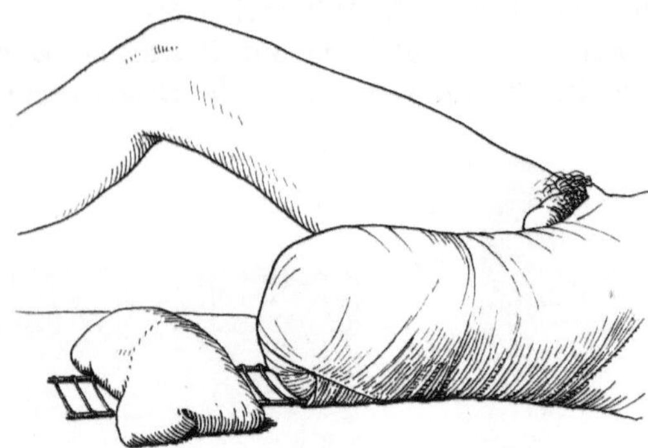

Abb. 169. Verband nach Oberschenkelamputation.

seite anliegende Schiene, welche den Stumpf ein Stück weit überragt und mit einen Sandsack belastet wird (Abb. 169). Payr legt zur Vermeidung der Beugekontraktur grundsätzlich vordere Schienen an.

Nach Unterschenkelamputation droht die Beugekontraktur im Kniegelenk, und man muß in gestreckter Stellung verbinden. Doch ist namentlich kurz nach der Operation die einfache Lagerung auf der Unterlage schwer erträglich, da der Stumpf zu sehr gedrückt wird. Ein entlastendes

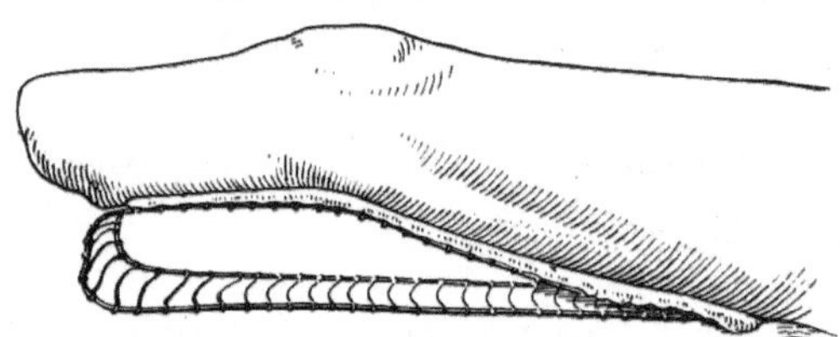

Abb. 170. Lagerung nach Unterschenkelamputation.

Drahtschienengestell nach Art der Abb. 170, das den Stumpf frei herausragen läßt, gewährt bedeutende Erleichterung.

Über Streckverbände s. S. 184, über Behelfsprothesen S. 169.

# 4. Verbände für den Rumpf.

Bei Verletzungen des Rumpfes spielt die Lagerung die Hauptrolle; ruhigstellende Verbände sind nur in geringer Zahl anzugeben.

Wir erwähnen zunächst den Heftpflasterverband bei Rippenbrüchen. Er bezweckt die Ruhigstellung der kranken Thoraxhälfte in Exspirationsstellung, um die schmerzhaften Atembewegungen auszuschalten oder wenigstens einzuschränken. Dies geschieht durch Heftpflasterstreifen von etwa 4 cm Breite und so lang, daß sie, um die kranke Brustseite gelegt, die Mittellinie vorn und hinten um etwa Handbreite überragen und die kranke Brusthälfte gewissermaßen an die gesunde heranziehen und anbandagieren können. Diese Streifen werden in dachziegelförmiger Deckung von der Achsel bis zur letzten Rippe angelegt; bei der Anlegung jedes neuen Streifens muß Patient tief ausatmen.

Ein anderer Heftpflasterverband am Rumpf ist der bei den Nabelbrüchen kleiner Kinder angewandte: eine fest aus Watte zusammengedrehte Pelotte, in Mull eingewickelt etwa in der Art der alten Scharpiezapfenmeißel (Abb. 263 e, S. 202) wird auf den reponierten Bruch gelegt, die Bauchdecken werden von beiden Seiten darüber zusammengeschoben, und einige zirkuläre Pflasterstreifen um den Bauch beenden den Verband.

In ähnlicher Weise wird der Verband bei Prolapsus ani der Kinder angelegt:

Die etwa walnußgroße Pelotte wird aus Zellstoff auf einer harten Unterlage durch festes Zusammenrollen hergestellt und, mit Mull umhüllt, nach Reposition des Prolapses zwischen Steißbein und Anus tief eingedrückt. Lange Pflasterzüge, welche in U-Form kreuzweise vom Bauch über den Damm zum Rücken, und in querer Richtung um Hüften und Gesäß laufen, drücken die Pelotte fest. Der Stuhlgang wird vor der Pelotte entleert, der Prolaps tritt nicht hervor.

Die Lagerung bei Entzündungen und Brüchen der Wirbelsäule wird am besten im Gipsbett durchgeführt. Für manche Fälle eignet sich die Rauchfußsche Schwebe: ein an einem Gestell zu beiden Seiten des Bettes befestigter Gurt von der Breite eines Handtuches, auf dem der Rücken in lordotischer Stellung aufliegt.

Eine ähnliche Schwebevorrichtung, aber mit gekreuzten Gurten findet Verwendung beim Beckenbruch mit auseinanderweichenden Fragmenten, bei Symphysenlösung usw. (Helferich).

# 5. Verbände für Kopf und Hals.

a) Fixation des Kopfes bedeutet: Ausschaltung der Bewegungen der Halswirbelsäule, deckt sich also mit der **Fixation des Halses.** Diese Ruhigstellung wird gebraucht: 1. bei Verletzungen und Erkrankungen der Halswirbelsäule, 2. bei schweren Kopfverletzungen und -operationen, um namentlich beim Transport und bei bewußtlosen Kranken das Hin- und Herschleudern des Kopfes zu verhüten. Die große Verantwortung bei diesen Verbänden, besonders bei Erkrankungen der Halswirbelsäule wegen der Gefahr für das Rückenmark, leuchtet ohne weiteres ein. Am vollkommensten geschieht die Ruhigstellung durch Gips (S. 143); aber auch durch weiche und halbstarre Verbände lassen sich, wenigstens für Verbände mit kürzerer Liegezeit, gute Erfolge erzielen.

Die kombinierten Bewegungen der Halswirbelsäule und des Hinterhauptgelenks gestatten dem Kopf, sich wie in einem Kugelgelenk allseitig frei zu bewegen. Dazu kommen noch Bewegungen im Sinne einer Verkürzung bzw. Verlängerung des Halses, also eine bei keiner sonstigen Gelenkverbindung ausgesprochene „Dislocatio ad longitudinem". Die Verkürzung des Halses wird hervorgerufen durch die Biegung der Halswirbelsäule, sie wird weiterhin vorgetäuscht durch Neigen des Kinns und Hochziehen des Schultergürtels. Der fixierende Halsverband muß demnach folgende Bewegungen ausschalten:

Nickbewegungen um die Frontalachse,

Seitliche Beugungen um die Sagittalachse,

Drehungen um die Längsachse,

Verkürzung des Halses.

Die Angriffsflächen für fixierende Verbände liegen beim Hals nicht sehr günstig. Nach oben hin kann der Verband am Schädel wohl festen Halt fassen, dagegen dürfen vorn die Bewegungen des Unterkiefers nicht beeinträchtigt

werden. Am Halse selbst verbietet sich vorn ein stärkerer Druck auf die Hals-
organe. Nach unten hin bieten die Schultern ein zwar festes, aber in sich beweg-
liches Widerlager. Eine Fixation mit lordotischer Halswirbelsäule stört beim
Gehen, da der Kranke nicht nach unten sehen kann. Er versucht das auszugleichen und lockert dadurch leicht den Verband (Schanz).

Die einfachste Form der Halsfixation geschieht mit Hilfe des Schanz-
schen Watteverbands: durch Einpressen dicker Wattepolster rings um den
Hals wird eine extendierende und damit ruhigstellende Wirkung auf die Halswirbelsäule erzielt. Die Anlegung geschieht folgendermaßen: Nachdem der
Kopf durch Anheben am Kinn und Hinterhaupt gut emporgehoben und die

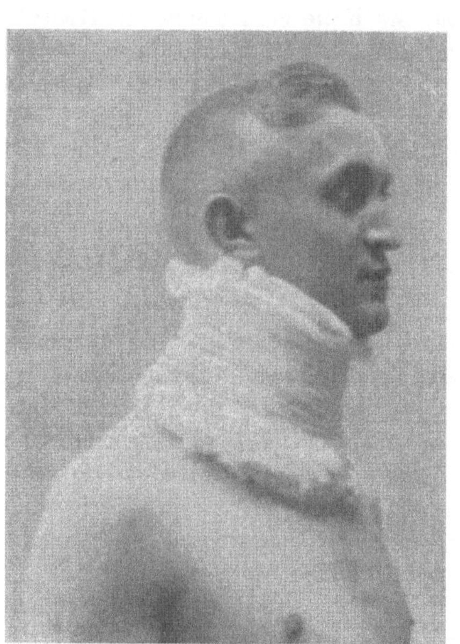

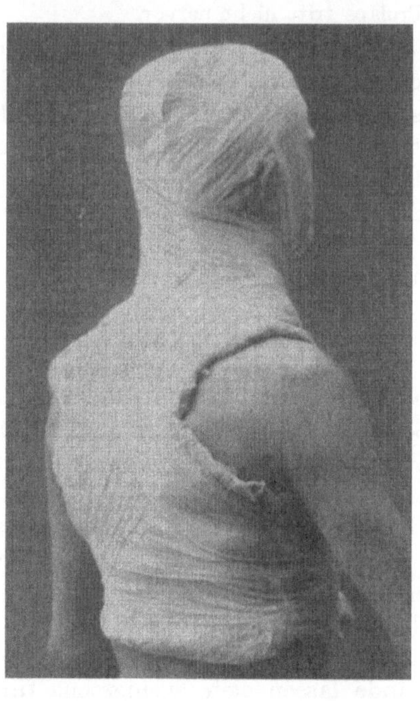

Abb. 171. Schanzscher Watteverband.    Abb. 172. Pappschienenverband des
Halses mit Kreuzschiene.

Schultern durch Zug an den Armen nach unten gedrängt sind, wird ein einfacher
zirkulärer Verband mit dicker weißer Watte angelegt und mit Mullbinden
fest angewickelt. Darauf folgt eine zweite Wattelage und ein zweiter Mullverband, und das wird noch mehrfach wiederholt, bis ein dickes festes Wattepolster
den Hals einhüllt (Abb. 171).

Schienenverbände werden am besten mit Pappe ausgeführt. Die von
anderer Seite empfohlenen Drahtschienenverbände vermag ich hier nicht für
zweckmäßig zu halten. Die kleine Fixation erfolgt mit Hilfe eines Papp-
kragens, der wie ein hoher Stehkragen genau der Halsweite entspricht und
zwecks Aufnahme des Kopfes und Auflagerung auf die Schultern durch zahlreiche Einkerbungen oben und unten krausenförmig aufgebogen wird (Abb. 123g).

Für die große Fixation verbinde ich diesen Pappkragen mit einer im Nacken
kreuzförmig daran festsitzenden Schiene (Pappkreuz, Abb. 123h). Der Längs-

teil des Kreuzes geht in genauer Flächenbiegung von der Stirn über den Scheitel zum Nacken, dessen Konkavität er gut anliegen muß, und weiter den Rücken hinab; der horizontale Teil umschließt als Stehkragen den Hals bis vorn, wo die Enden sich gut anschließend genau berühren müssen. Nach Polsterung wird die Schiene in erweichtem Zustande angelegt und mit Stärkebinden festgewickelt. Ihre Wirkung ist folgende: sie verhindert durch den Kragen die Verkürzung des Halses und schaltet seitliche Beugung sicher aus; aber auch Rotation und Nick-

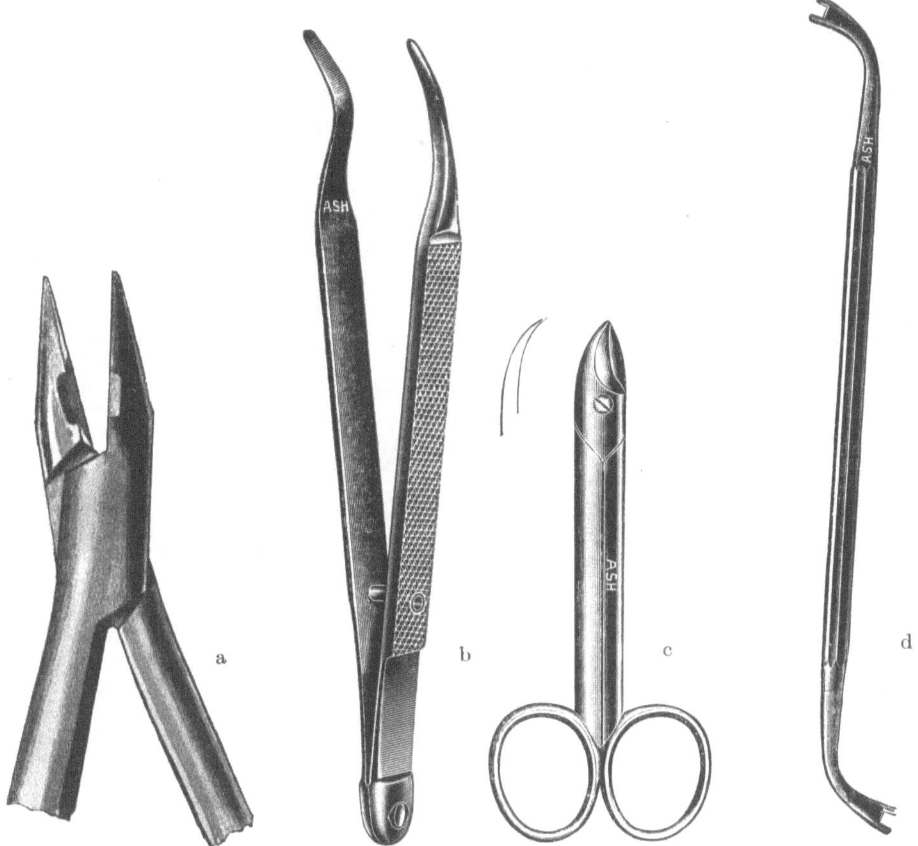

Abb. 173a—d. Instrumente zur Kieferschienung.
a Flachzange mit Schneidevorrichtung, b gebogene Pinzette, c Blechschere, d Schraubschlüssel.

bewegung werden in völlig genügendem Maße ruhiggestellt. Dieser Verband hat sich bei der Fixation schwerer Kopfverletzungen besonders im Felde als sehr wirksam erwiesen (Abb. 172).

b) Die **Fixation des gebrochenen Unterkiefers** durch die hierfür erfundenen Kapistrumverbände (S. 51) ist eine sehr unvollkommene und zum Teil zweckwidrige insofern, als die horizontale Kinntour dieser Verbände die Neigung der Fragmente, nach der Mundhöhle abzuweichen, begünstigt. Diese Verbände kommen höchstens als erste Notverbände bei gleichzeitig bestehenden Wunden in Frage.

Während bei sämtlichen übrigen Fixationsverbänden die Einwirkung auf die Knochen durch Vermittlung mehr minder starker Weichteilpolster geschieht,

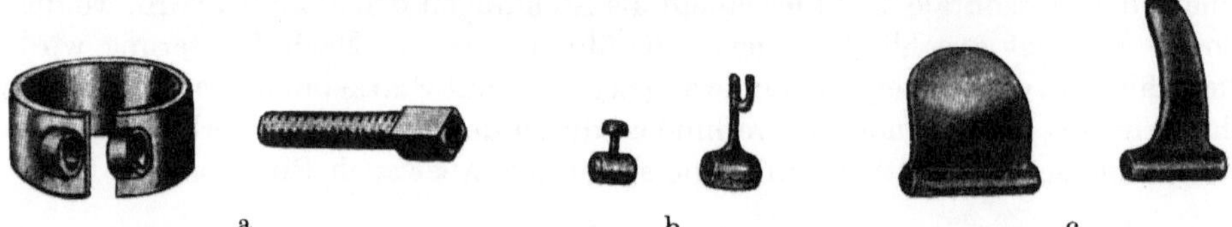

a                                    b                                    c

Abb. 174a—c. Metallteile nach H. Schröder.
a Klammerband und Hohlschraube, b Ernstsche Häkchen, c Schiefe Ebene.

haben wir hier die günstige Möglichkeit, an Knochenteilen selbst die Fixation direkt anzubringen, nämlich an den Zähnen. Der einzig rationelle Verband

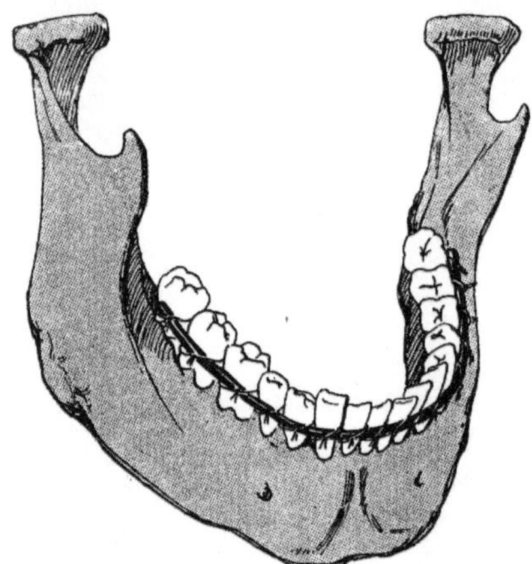

Abb. 175. Sauersche Schiene [1]).

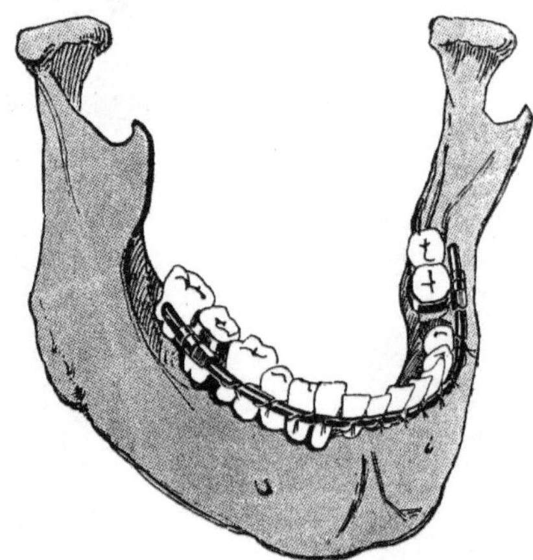

Abb. 176. Kieferschienung nach Schröder.

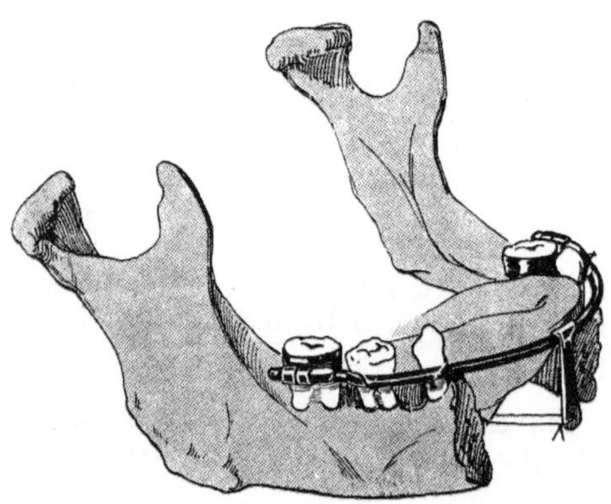

Abb. 177. Anschlingen der Zunge bei geschientem Kieferdefekt.

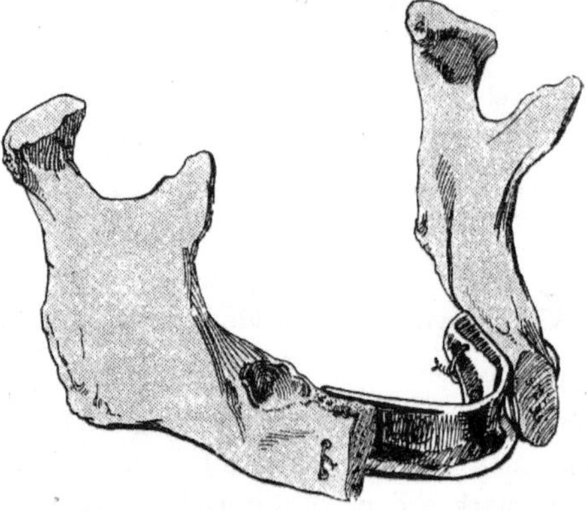

Abb. 178. Aluminiumschiene nach Schröder bei zahnlosem Kieferdefekt.

der Kieferbrüche ist daher die zahnärztliche Schienung. Da indes der Zahrarzt nicht immer zur Stelle ist und von einer frühzeitigen Schienung

---

[1]) Abb. 175—178, 180 und 181 sind nach Modellen des Zahnärztl. Instituts Berlin, Abt. Prof. Schröder, gezeichnet.

nicht allein die Wiederherstellung der Funktion und die günstige Heilung der
Fraktur, sondern in schweren Fällen das Leben abhängt, da dislozierte Kieferbrüche die Nahrungaufnahme und die Atmung hochgradig behindern, so erwächst
dem Arzt die Pflicht, sich wenigstens mit der
einfacheren, behelfsmäßigen Art dieser Zahn-
schienungen vertraut zu machen. Daß dies auch
mit primitivsten Hilfsmitteln möglich ist, haben
die Kriegserfahrungen reichlich bewiesen.

Die erste, behelfsmäßige Schienung der Kieferbrüche geschieht mit dem von Sauer angegebenen, von Schröder u. a. vervollkommneten
Drahtverband.

Als Material gebraucht man in Form des
Kieferbogens gebogene Drahtbügel aus Aluminiumbronze von 1,5—2 mm Dicke (im Notfall
Telegraphendraht) und feinen, $^1/_2$ mm starken
Draht für die Ligaturen. Zum Biegen und Abschneiden sind gewöhnliche Drahtzangen und
Drahtscheren genügend, sehr zweckmäßig ist die
in Abb. 173 a wiedergegebene zahnärztliche Zange
und die gebogene kräftige Pinzette (Abb. 173 b).

Der Drahtbügel wird der Länge und Form
der vorhandenen Zahnreihe entsprechend zu-
gerichtet und der Außenseite der Zähne — nach

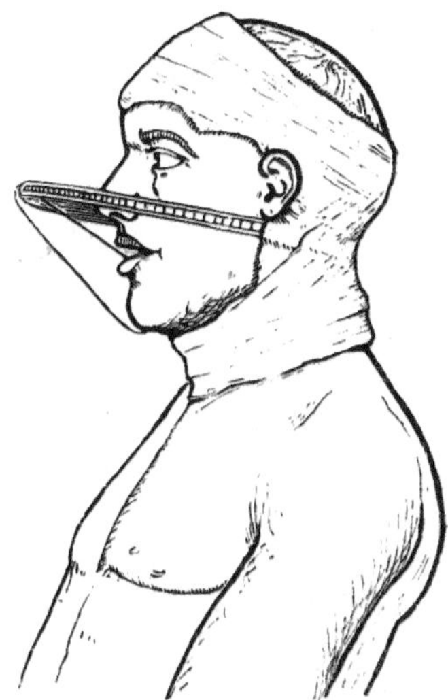

Abb. 179. Extrabukkale Aufhängung des Unterkiefers.

erfolgter Reposition des Bruches — angelegt. Dann wird er mit einzelnen Liga-
turen an allen vorhandenen Zähnen festgebunden. Der Ligaturendraht wird am
Zahnfleischrand zwischen den Zähnen von innen her durchgezogen und unter
Umfassen des Bügels zusammengedreht und kurz abgeschnitten (Abb. 175).

Mit dieser einfachsten Form des
Drahtverbands, der Sauerschen
Schiene, kann die Notfixation des
gebrochenen Kiefers auch vom Arzt
durchgeführt werden. Größere Sach-
kenntnis erfordert die Technik
Schröders; sie setzt in schwierigeren Fällen die Anfertigung eines
Kieferabdrucks voraus, kann jedoch im Notfall vom Geübten auch
direkt angepaßt werden.

Die Schiene wird an den Zähnen mit
Hilfe von Klammerbändern (Abb. 174a)
aus Neusilber oder Aluminiumbronze befestigt, die durch Hohlschrauben zu-

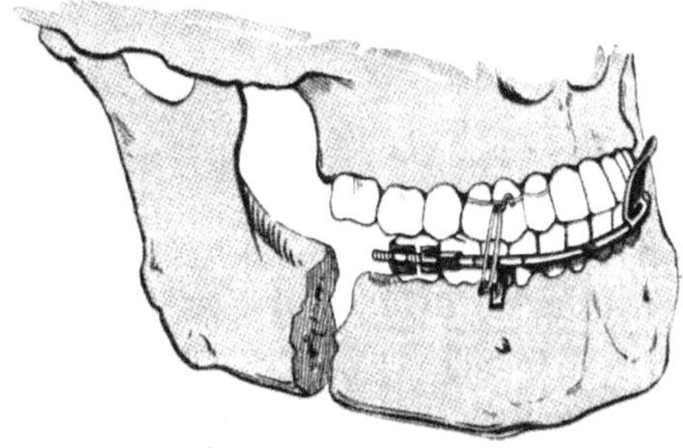

Abb. 180. Kieferfraktur außerhalb der Zahnreihe. Beeinflussung durch elastischen Zug und
schiefe Ebene (Schröder).

sammengezogen werden, die gleichzeitig zur Aufnahme der Schiene dienen. Die Bänder
müssen mit kurzen Blechscheren (Abb. 173c) zurechtgeschnitten und mit besonderer Kontur-
zange genau angebogen werden; zum Zusammenschrauben dient ein Schlüssel (Abb. 173d).
Zum Anbringen der Bänder benutzt man je einen kräftigen und gesunden Zahn (Molar
oder Prämolar) zu beiden Seiten der Bruchstelle. Die übrigen Zähne werden mit Ligaturen
an die Schiene angebunden (Abb. 176).

Bei schweren Kieferverletzungen mit Zerreißungen des Mundbodens kann die zurückgesunkene **Zunge** mit einer Fadenschlinge am Kieferbügel angehängt werden (Abb. 177). Ist infolge Verlustes der Zähne die dentale Schienung nicht möglich, so empfiehlt **Schröder**, eine **Aluminiumblechschiene** der Innenseite des Unterkiefers anzulegen und mit Drähten am Knochen zu befestigen (Abb. 178). Droht infolge Zusammensinkens des gebrochenen Kiefers Erstickungsgefahr, so kann der Kiefer an einer **außerhalb des Mundes** angebrachten Schiene mit einer Drahtschlinge angezogen werden. Die Schiene wird mit einem Gipsverband an Hals und Kopf befestigt (Abb. 179).

Liegt die Fraktur außerhalb der Zahnreihe, so muß die Stellung unter Zuhilfenahme der **Oberkieferzähne** beeinflußt werden. Dies geschieht in einfachsten Fällen durch elastische Gummizüge, welche mit Hilfe von Drahtligaturen zwischen den oberen und unteren Zähnen ausgespannt werden.

Bei der Technik **Schröders** werden an die Schiene Metallteile angelötet in Form der zum Einhängen der Klammerringe dienenden **Ernstschen Häkchen** (Abb. 174 b) und der **schiefen Ebene** (Abb. 174 c). Letztere drängt beim Zubeißen das Fragment in die richtige Bißstellung (Abb. 180). Noch vollkommener wird die Kieferbewegung durch **Gleitschienen** geregelt.

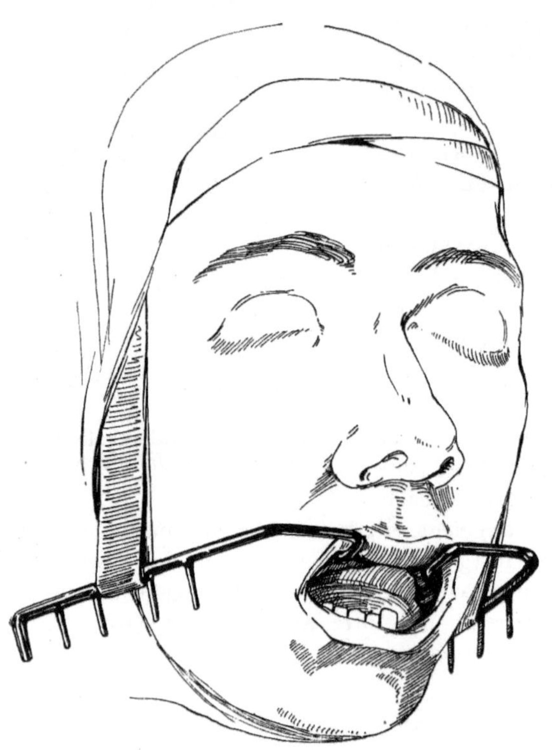

Abb. 181. Extrabukkale Schienung eines Oberkieferbruches (**Schröder**).

c) Bei **Brüchen des Oberkiefers** kommen, wenn die Dislokation allein den Alveolarfortsatz betrifft, dieselben dentalen Drahtverbände zur Anwendung wie beim Unterkiefer. Sind größere Stücke des Oberkiefers gelockert und drohen in die Mundhöhle hinabzusinken, so müssen Verbände angelegt werden, welche einen Druck auf den Oberkiefer in der Richtung nach oben ausüben. Der von v. Öttingen angegebene Notverband, welcher mit Bindengängen, die durch den Mund geführt werden, den Kiefer festhält, hat den Nachteil, daß diese Gänge sofort vom Speichel durchweicht werden; besser sind Drahtbügel, welche bogenförmig in den Mund hineingehen und mit einer Pelotte den Kiefer heben (Abb. 181). Auch das läßt sich improvisieren. Bei unversehrtem Unterkiefer besteht ein ausgezeichneter Notverband in der **Glissonschen Schwebe**, die den Oberkiefer mit Hilfe des aufgepreßten Unterkiefers in reponierter Lage erhält.

d) Andere **Frakturen des Gesichtsschädels** kommen für fixierende Verbände nicht in Frage, es sei nur noch erwähnt, daß die Richtigstellung von Frakturen des Nasenbeins durch Tamponade geschieht, und zwar am besten in Form von überwickelten Gummidrains, um die Atmung zu ermöglichen.

# VII. Gipsverband und orthopädische Technik.

Der Gipsverband gehört zu den sogenannten „erhärtenden" Verbänden. Wir verstehen darunter Verbände, die im weichen Zustand angelegt, später in der Form, die sie beim Anlegen erhalten haben, hart werden und dadurch die in dem Verband eingeschlossenen Teile fixieren.

Außer dem Gipsverband gibt es noch andere erhärtende Verbände, wie den Wasserglasverband, Leimverband, Zelluloidverband. Der heutige Mangel an dem zu diesen Verbänden notwendigen Material oder seine schlechte Beschaffenheit machen ihre Verwendung in der Praxis zur Zeit unmöglich. Außerdem hat die Erfahrung gelehrt, daß diese Verbände teurer und umständlicher sind als der billige, dauerhafte und in seiner Verwendbarkeit mannigfaltigere Gipsverband. Ich glaube daher auf die Beschreibung der Technik jener Verbandarten hier verzichten zu können.

## 1. Material.

Der Gips, schwefelsaurer Kalk, findet sich in der Natur an Kristallwasser gebunden in fester Form. Durch Erhitzen auf 130 Grad verliert er sein Kristallwasser, wird bröckelig und kann durch Mahlen pulverisiert werden. Wir unterscheiden den gewöhnlichen grauen Modelliergips und den feinen weißen Alabastergips. Bringt man den Gips mit Wasser in Berührung, so bindet er das Wasser wieder als Kristallwasser an sich und wird unter Entwicklung von Wärme hart. Infolge dieser hygroskopischen Eigenschaft des Gipses muß man ihn trocken, am besten in Blechbüchsen, aufbewahren. Läßt man ihn frei liegen, so zieht er langsam die Feuchtigkeit der Luft an sich und wird für seine weitere Verarbeitung schlecht und unbrauchbar. Je besser der Gips, um so schneller erhärtet er. Auch beschleunigt warmes Wasser das Hartwerden des Gipses; ebenso wirkt der Zusatz von Alaun oder Kochsalz schneller erhärtend.

Wenn der Gipsverband hart ist, muß er noch 1—2 Tage offen liegen bleiben, bis er auch trocken ist. Denn erst durch das Verdunsten des überflüssigen Wassers wird er leicht und widerstandsfähig.

Die häufigste Form des Gipsverbandes ist der Gipsbindenverband. Die besten Gipsbinden stellt man sich mit der Hand her. In die Maschen von Gaze- oder Stärkebinden wird der Gips mit den Händen gut eingerieben und dann die Binde vorsichtig und locker aufgerollt.

Es gibt noch eine Reihe von Gipsbinden-Wickelmaschinen, die zwar bequem sind, aber den Nachteil haben, daß der Gips nicht gut in die Bindenmaschen eingerieben wird, sondern locker darauf liegen bleibt. Beim Einlegen dieser Gipsbinden fällt dann der Gips heraus, und damit ist auch die Güte der Binde und des Verbandes stark beeinträchtigt.

Die Breite der Gipsbinde schwankt je nach der Größe des einzugipsenden Körperteils zwischen 8 und 20 cm, die Länge beträgt durchschnittlich 4—5 m.

Zur Herstellung von Gipsbindennegativen ist es ratsam, die Binden nicht so lang zu nehmen, damit man sie besser anmodellieren kann.

Beim Einlegen der Gipsbinde rollt man zuerst den Anfangsteil etwas ab, um nachher den Anfang der Binde schnell wieder zu finden. Hat man dieses getan, so legt man sie vorsichtig ins Wasser und läßt sie sich langsam vollsaugen und untersinken. Steigen keine Luftblasen mehr hoch, so ist die Gipsbinde „durch" und kann herausgenommen werden. Jegliches Berühren der Gipsbinde im Wasser, um etwa durch Drücken das Aufsteigen der Luftblasen zu beschleunigen, ist zu unterlassen. Die gut durchtränkte Gipsbinde wird herausgenommen, zwischen beide Handflächen gelegt und mit flachen Händen mäßig ausgedrückt. Jetzt ist sie gebrauchsfähig.

## 2. Die Gipsverbandtechnik.

Vor der Anlegung der Gipsbinden haben wir zwei sehr wichtige Forderungen zu erfüllen:

     a) das richtige Halten,
     b) das richtige Polstern.

### a) Das richtige Halten.

Im Gipsverband soll ein Körperabschnitt auf längere Zeit ruhig gestellt werden, oft mit gleichzeitiger Entlastung. Es ist daher dringend erforderlich, daß während des Anlegens des Gipsverbandes das Glied absolut richtig und

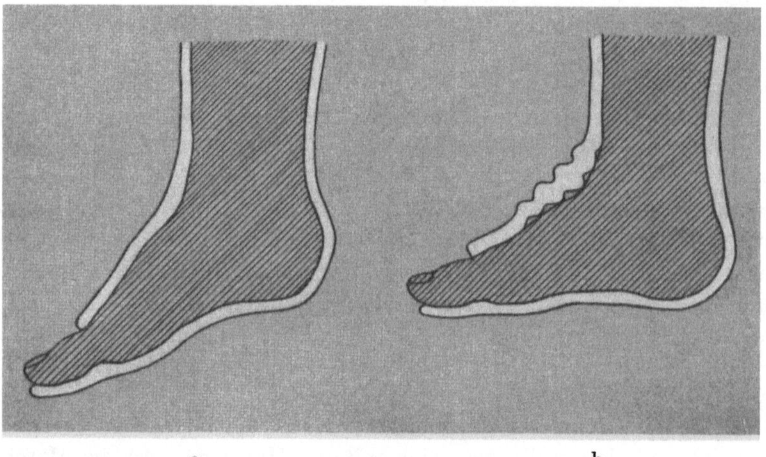

a                      b

Abb. 182. a Gipsverband bei falscher Fußstellung (Spitzfuß). b Bringt man jetzt erst den Fuß in die richtige Stellung, so bilden sich auf der Beugeseite Gipsverbandfalten, die zu Druckgeschwüren führen und oberflächliche Gefäße komprimieren können. Durch Druck an der Ferse kann auch hier ein Druckgeschwür entstehen.

ruhig gehalten wird, unter steter Kontrolle der guten Stellung, besonders der Gelenke. Peinlich zu vermeiden ist eine fehlerhafte Gelenkstellung. So darf z. B. eine Spitzfußstellung nicht erst nach Herumlegen einiger Gipsbinden verbessert werden, denn erstens bricht der Gipsverband an dem betreffenden Gelenk ein und verliert seine Festigkeit, zweitens werden auf der Beugeseite harte Gipsfalten gebildet, die die Haut schädigen und zu Druckgeschwüren führen oder gar oberflächliche Gefäße komprimieren können (Abb. 182a u. b), auf der Streckseite (Ferse) wird der Gipsverband zu stark gespannt, wodurch auch hier gleichfalls Hautschädigungen entstehen können.

Die haltende Hand muß flach angelegt werden, damit keine Fingereindrücke entstehen, die die Haut schädigen können. Sind die Hände des haltenden

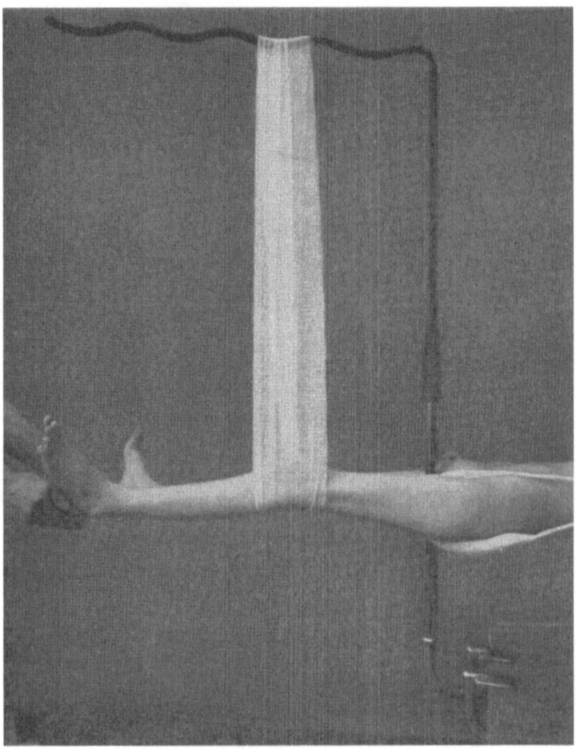

Abb. 183. Beckenstütze für Erwachsene. Lagerung für einen Beckengipsverband. Anbringen eines Bindenzügels zum guten Herausmodellieren des Sitzbeinknochens. Einfache Vorrichtung, um ein Durchsinken des Knies zu vermeiden.

Assistenten dem Anlegen eines Gipsverbandes hinderlich, so ist die Verwendung von Bindenzügeln sehr vorteilhaft.

Beim Anlegen von Beckengipsverbänden legen wir den Patienten auf eine der bekannten Beckenstützen (s. Abb. 183), um so überall ungehindert heranzukönnen. Bei Kindern ist der in Abb. 184 abgebildete Lagerungsapparat sehr bequem. Es gibt eine große Zahl von sogenannten „Extensionstischen", die eine zuverlässige, unverrückbare Lagerung gestatten. Denn gerade bei großen Beckengipsverbänden sind viele Punkte zu beachten, die die Hilfe mehrerer Assistenten erfordern. Die richtige Stellung von Hüft-, Knie- und Fußgelenk und die richtige Drehstellung des Beines müssen genau und oft kontrolliert werden. Als Kniestütze hat sich die von mir eingeführte Vorrichtung (Abb. 183, 184) vorzüglich bewährt, weil sie einfach und nicht hinderlich ist.

Da vom richtigen Halten im Grunde der ganze Erfolg der Behandlung

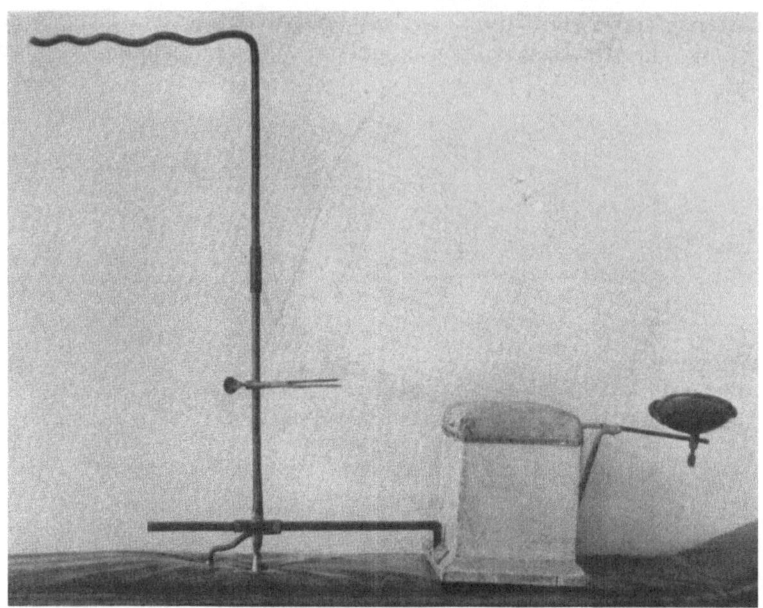

Abb. 184. Beckenstütze für Kinder.

abhängt, so besteht der Satz zu Recht, „daß das richtige orthopädische Halten viel schwieriger ist als der Verband selbst".

Gleichfalls sehr wichtig ist

## b) das richtige Polstern.

Wir müssen natürlich die Körperstellen, an denen der Knochen dicht unter der Haut liegt, gut polstern, um das Auftreten von Druckgeschwüren zu vermeiden. Treten solche auf, und klagt der Patient über Schmerzen, so nützt das Ausschneiden der betreffenden Stelle im Gipsverband oft nicht, sondern dieser drückt dann an anderer Stelle, und je mehr man ausschneidet, desto mehr leidet auch die Festigkeit des Gipsverbandes.

Gut zu polstern sind also: Hinterhaupt, Kinn, Schultern, Ellbogenspitze, Darmbeinstachel, Wadenbeinköpfchen und Ferse. Bei redressierenden Gipsverbänden muß die Polsterung besonders gewissenhaft ausgeführt werden, und man muß sich daher stets fragen, wo der stärkste Druck stattfinden wird. Und doch darf man auch wieder nicht zu viel polstern, denn die Polsterung wird mit der Zeit immer mehr zusammengedrückt, dadurch mehr Spielraum geschaffen und so wieder die Feststellung oder der erreichte Grad der Redression gefährdet. Daher muß richtig gepolstert werden, d. h. nicht zu viel und nicht zu wenig. Es gehört längere Erfahrung und viel Übung dazu.

Jedenfalls ist es aber für den weniger Geübten ratsam, lieber etwas mehr als zu wenig zu polstern.

Als Polsterungsmaterial benutzen wir die graue Watte und den Filz. Trikotschlauch- oder Flanellbinden und dergleichen benutze ich nie bei Gipsverbänden, die länger liegen bleiben sollen, sondern nur zur Herstellung von abnehmbaren Gipsverbänden. Der betreffende Körperteil wird also mit Polsterwatte eingewickelt, und die dem Druck am meisten ausgesetzten Körperstellen werden, wie schon erwähnt, mit einer besonderen Watteschicht oder Filzstückchen bedeckt.

Ist die Polsterung gut und richtig ausgeführt, so wird sie mit einer Mullbinde fest angewickelt. Hierbei ist wieder darauf zu achten, daß stets die ganze Bindenbreite die Körperoberfläche bedeckt. Peinlichst zu vermeiden sind Bindenstränge, die sich durch falsches, stärkeres Anziehen einer Bindenseite bilden und dadurch scharf und schnürend wirken, ebenso Rückschläge. Lieber schneide man die Binde an den Stellen, wo sie nicht gut und gleichmäßig liegt, ab und beginne von neuem zu wickeln, oder man schneide mit der Verbandschere den schnürenden Bindenstreifen ein. Die einzelnen Bindentouren sollen sich etwa zu einem Drittel ihrer Breite decken, um Material zu sparen. Da zwar die Polsterung festsitzen soll, andererseits aber die Folgen eines zu festsitzenden und schnürenden Verbandes vermieden werden müssen, ist es sehr ratsam, stets an der Peripherie des Gliedes mit der Einwicklung zu beginnen und zentralwärts fortzuschreiten.

## c) Das Anlegen des Gipsverbandes.

Sind die beiden ersten Forderungen erfüllt, und ist die Stellung des Gliedes richtig, so werden die Gipsbinden herumgelegt. Auch hier beginne man stets peripher und wickle zentralwärts, um Stauungen zu vermeiden. Die Gipsbinden müssen unter gleichmäßigem, mittelstarken Zug herumgelegt werden, wobei stets die ganze Bindenbreite die Körperoberfläche bedeckt. Die einzelnen Gipsbindentouren können sich zur Hälfte decken. Schnürende Bindenstränge müssen gleich mit Schere oder Messer eingeschnitten und beseitigt werden. Man wickelt in gedeckten oder freien Windungen; Rückschläge sind zu vermeiden. Läßt sich an einer Stelle die Gipsbinde nicht gleichmäßig anlegen, so schneide man sie ab und beginne von neuem. Sehr wichtig ist das richtige Anmodellieren des Gipsverbandes, da nur dadurch der Zweck ganz erreicht werden kann. Nach jeder Bindentour streiche man mit der flachen Hand oder dem Daumenballen die Gipsbinde unter leichtem Druck der Form des Gliedes entsprechend an. Die hervorspringenden Knochenpunkte müssen gut herausgearbeitet werden, damit dadurch der Gipsverband den bestmöglichen Halt gewinnt.

Da nun bekanntlich der Gipsverband häufig an ganz bestimmten Stellen einzubrechen pflegt, so müssen diese Stellen „verstärkt" werden. In heißes Wasser getauchten Schusterspan, dünne Blechschienen, Eisenstäbe, Drahtgitter usw. kann man als Verstärkungsmaterial verwenden. Diese Einlagen lockern sich jedoch oft mit der Zeit, weil keine feste Bindung mit dem Gipsverband möglich ist, und dadurch wird der Gipsverband in zwei Schichten getrennt, deren jede um so leichter wieder einbrechen kann. Ich nehme daher stets sogenannte „Gipslonguetten" (zusammengelegte Gipsbinden) oder führe an den Stellen die Gipsbinde einige Male hin und her. Jede Verstärkung wird mit zirkulären Touren angewickelt.

Ein fertiger Gipsverband soll ein gefälliges, hübsches Aussehen

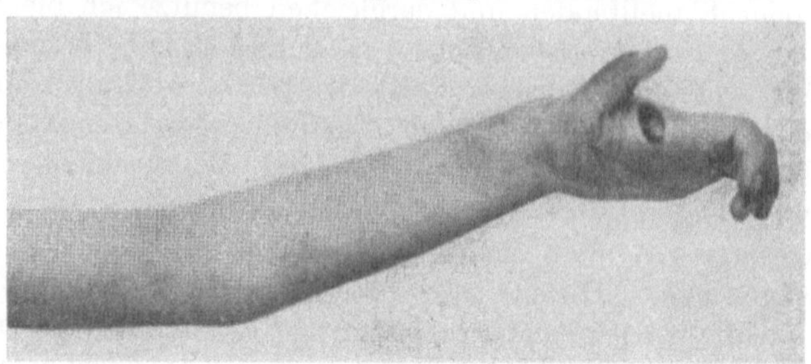

Abb. 185. Schwere Schädigung der Hand (ischämische Muskelkontraktur der Finger und Druckgeschwür) infolge fehlerhaft angelegten Gipsverbandes bei einer suprakondylären Fraktur.

haben, an dem man die Umrisse des Körperteils gut erkennen kann. So kann man gerade am Gipsverband am besten den Arzt und seine Verbandtechnik erkennen.

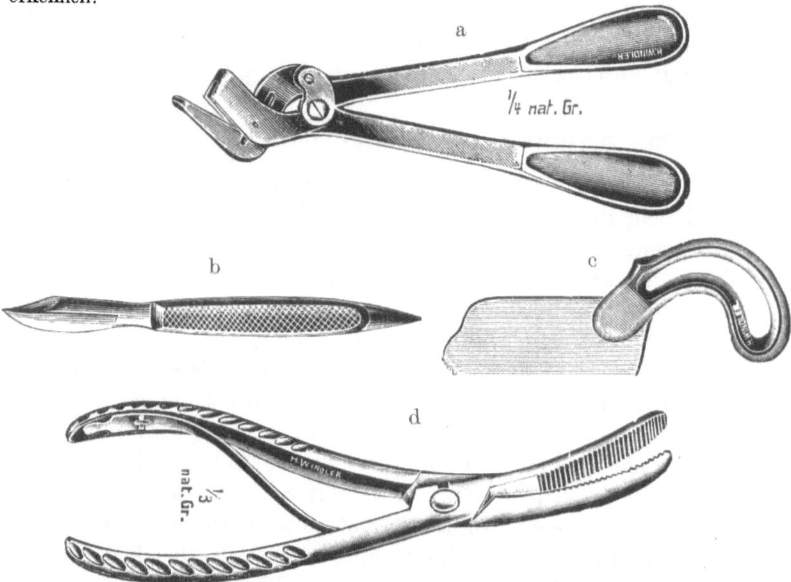


Abb. 186. Instrumentarium zum Aufschneiden eines Gipsverbandes.
a Stillesche Gipsschere, b Gipsmesser nach v. Esmarch, c Gipssäge, d „Wolff"maul.

Nach Anlegung des Gipsverbandes ist eine genaue Kontrolle der aus dem Verband herausragenden Zehen- und Fingerspitzen erforderlich. Die Farbe, Sensibilität, Temperatur und Beweglichkeit sind genau zu prüfen. Sind die Zehen oder Finger bläulich oder weiß, geschwollen, kalt, und bestehen Beweglichkeitsstörungen und Parästhesien, so sind dieses Beweise für zu großen Druck des Gipsverbandes, und dieser ist daher gleich wieder zu öffnen, will man nicht schwere Störungen des Gliedes in Form von ischämischen Kontrakturen hervorrufen (Abb. 185).

Zum Aufschneiden des Gipsverbandes bedienen wir uns einer Stilleschen Gipsschere (Abb. 186a). Man schneide den Gipsverband zu beiden Seiten längs der Extremität auf, weil dabei beim Abnehmen des Gipsverbandes das Glied absolut ruhig liegt, und gleich die untere Gipsschale als Lagerungsschiene benutzt werden kann. Kommt man an winkligen Stellen mit der Gipsschere nicht weiter, so kann man das Gipsmesser (Abb. 186b) zu Hilfe nehmen. Dicke Verbände können durch Anfeuchten mit konzentrierter Kochsalzlösung vorher aufgeweicht und dann leicht aufgeschnitten werden. Auch die Gipssäge (Abb. 186c) leistet manchmal gute Dienste. Zum Auseinanderhebeln der Schnittränder bedient man sich des „Wolffmauls" (Abb. 186d). Oft kostet das Aufschneiden eines Gipsverbandes viel Zeit und Arbeit. Wenn jeder Arzt seinen Gipsverband selber aufschneiden müßte, dann würde auch wohl die Gipstechnik besser sein!

Die Gipsverbandtechnik ist nicht leicht. Viel Übung und Sorgfalt gehört zu einem gutsitzenden, gefälligen, dauerhaften Gipsverband. Der nach einer Operation oder Redression anzulegende Gipsverband ist oft weit schwieriger als die Operation selber. Von ihm allein hängt das günstige Resultat der Operation ab.

Die Anwendungsmöglichkeiten eines Gipsverbandes und die Technik bei den verschiedenen Zwecken sollen kurz in den folgenden Kapiteln besprochen werden.

## 3. Die Aufgaben des Gipsverbandes

sind folgende:

    a) Ruhigstellung,
    b) Entlastung,
    c) Redression.

### a) Ruhigstellung

kommt in Frage:

    α) bei jeder größeren Weichteilverletzung der Extremitäten,
    β) bei Knochenbrüchen (traumatischen, operativen),
    γ) bei einer Reihe von Gelenkerkrankungen.

Die Frage, wie und was muß fixiert werden, um tatsächlich eine Ruhigstellung zu erreichen, ist für den Anfänger oft nicht leicht. Nur wer sich die mechanischen Verhältnisse klar gemacht hat, wird in richtiger Weise fixieren. Die alte Pottsche Regel, daß z. B. bei einer Fraktur die Nachbargelenke ruhig gestellt werden müssen, ist manchmal nicht richtig und unvollständig. Nach dieser Regel brauchte z. B. bei einer Oberschenkelfraktur zwecks Ruhigstellung der Bruchstücke nur Hüft- und Kniegelenk eingegipst werden. Dieses genügt aber nicht, denn es bleibt dann immer noch die wichtigste Bewegung, die Rotation, unbeeinflußt. Es müssen also das Fußgelenk und der Fuß mit in den Gipsverband eingeschlossen werden (vgl. Seite 85).

Da nun bei der Ruhigstellung aus den drei oben genannten Ursachen die Ausdehnung des Gipsverbandes die gleiche ist, so kann ich, um Wiederholungen zu vermeiden, auf die später folgende Tabelle verweisen.

α) Bei jeder größeren Weichteilverletzung der Extremitäten ist durch den Gipsverband, abgesehen von den Vorteilen für eine gute und schnelle Wundheilung, der Gefahr einer durch Narbenschrumpfung verursachten Gelenkkontraktur vorzubeugen. Ich erinnere nur an die Spitzfußstellung nach Weichteilverletzung der Wade.

β) Wenn auch heute die „funktionelle" Behandlung der Knochenbrüche obenan steht, da sie von größter Wichtigkeit für eine spätere gute Funktion der Gelenke und damit für den Gebrauch des Gliedes ist, so ist doch der Gipsverband bei der Behandlung einer großen Zahl von Frakturen und besonders nach deren blutiger Behandlung nicht zu umgehen. Den Vorteilen des Gipsverbandes stehen allerdings eine ganze Reihe von unverkennbaren Nachteilen gegenüber. Durch einen exakt angelegten Gipsverband wird die Fraktur so vollständig ruhiggestellt, werden die Schmerzen so beseitigt, wie es auf andere Weise nicht möglich ist. Das eingegipste Glied ermöglicht einen frühzeitigen gewissen Gebrauch, ein Vorteil, der sich besonders bei älteren Patienten bemerkbar macht, die dann nicht zu lange an das Bett gefesselt sind und die daraus entstehenden schlimmen Folgen zu tragen haben. Endlich ist der Gipsverband bei unruhigen Patienten und für längere Transporte unumgänglich. Diesen Vorteilen stehen die großen Nachteile der Muskelatrophie und der Gelenkversteifung gegenüber. Die Versteifung des Kniegelenks, deren Grund eine Behinderung des Kniescheibenspieles ist, läßt sich durch Ausschneiden eines „Patellarfensters" (Payr) vermeiden.

So wird sich denn der Gipsverband nie ganz aus der Frakturbehandlung, besonders der operativen, verdrängen lassen. Es fehlt heutzutage auch noch an „Frakturstationen", die eine lange stationäre, funktionelle Behandlung erst ermöglichen.

Wir müssen bei dem Frakturgipsverband einen Unterschied machen, ob wir gleich eine frische Fraktur eingipsen, oder schon eine Behandlung mit Extension und Lagerungsschiene vorausgeschickt haben. Daß ein Gipsverband überhaupt erst angelegt wird, wenn die vier möglichen Dislokationen einer Fraktur so gut wie möglich beseitigt sind, ist selbstverständlich. Gipsen wir eine frische Fraktur ein, so ist ihre Umgebung noch stark geschwollen. Wir wissen nicht, ob die Schwellung noch weiter zunehmen oder zurückgehen wird. Daher müssen wir gut polstern, obgleich die Gefahr der Bruchendenverschiebung dadurch vergrößert wird. Nimmt die Schwellung zu, so kann der Gipsverband dadurch, daß die Polsterung zusammengedrückt wird, nicht zu eng werden und zu den schweren Folgeerscheinungen führen. Jedenfalls sind die Finger oder Zehen genau zu kontrollieren!

Geht nach einigen Tagen die Schwellung zurück, so muß der Gipsverband, weil er zu weit und damit unzureichend geworden ist, erneuert werden. Die Gefahr der schweren Druckschädigungen aber ist so groß, daß man bei frischen Frakturen besser erst zwei Tage mit dem Anlegen des Gipsverbandes warten soll, da dann mit erheblicher Schwellung nicht mehr zu rechnen ist. Diese Regel gilt jedoch nicht ohne Ausnahme. So kann man z. B. ganz frische Knöchelbrüche ohne Gefahr mit sofortigem Gipsgehverband versehen.

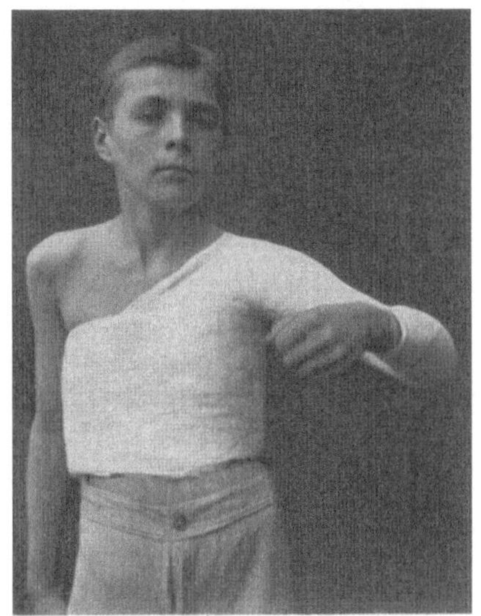
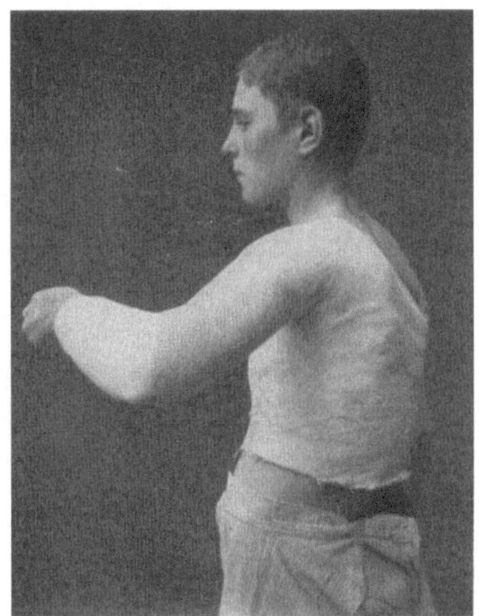

a

b

Abb. 187 a und b. Gipsverband zur Ruhigstellung des Oberarmknochens oder des Schultergelenks.

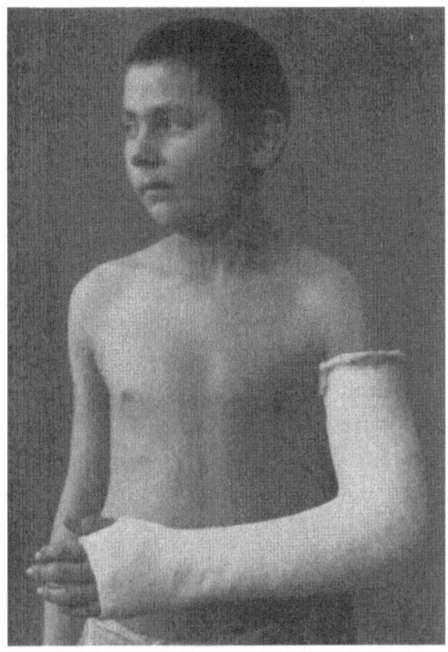
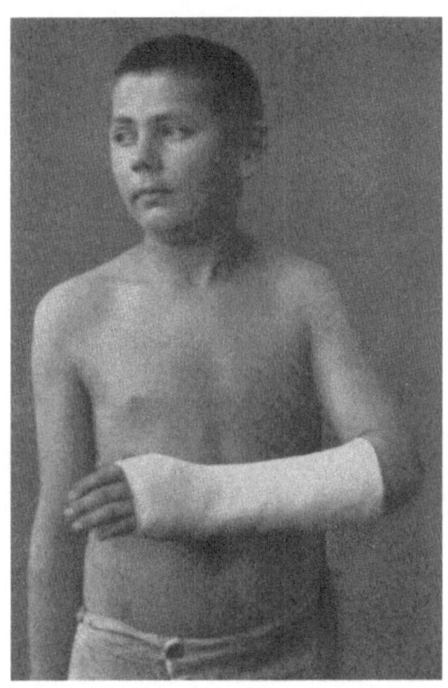

Abb. 188. Gipsverband zur Ruhigstellung
der Unterarmknochen oder des Ellbogengelenks.

Abb. 189. Gipsverband zur Ruhigstellung der Mittelhand oder des Handgelenks.

Bei schon vorbehandelten Frakturen kann gleich von Anfang an ein fester (nicht schnürender!) Gipsverband angelegt werden. Um ihm Halt zu geben, sind die typischen Knochenpunkte gut auszumodellieren.

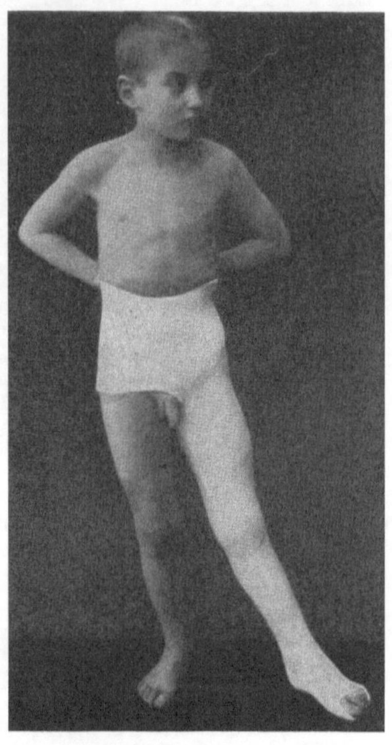

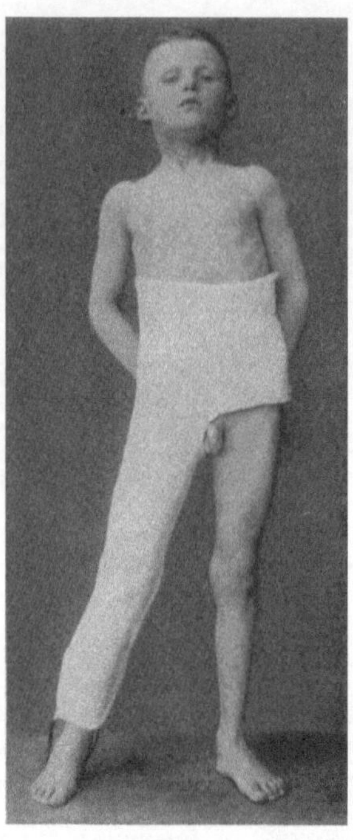

a           b

Abb. 190 a und b. a Gipsverband zur Ruhigstellung und Entlastung des Oberschenkelknochens, des Hüft- und Kniegelenks, b Gipsverband zur Entlastung des Hüftgelenks.

Nicht eingehend und oft genug kann bei den Oberschenkelfrakturen auf die richtige Rotationsstellung hingewiesen werden. Je stärker man das Bein abduziert, um so stärker muß auch die Auswärtsrotation sein. Man vergewissere sich über die richtige Rotationsstellung durch häufiges Visieren von Großzehe — Kniescheibe — vordere obere Darmbeinstachel, daß diese drei Punkte in einer Linie liegen.

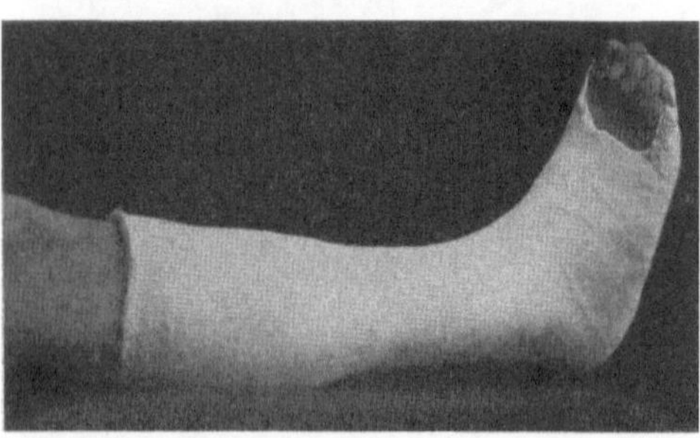

Abb. 191. Gipsverband zur Ruhigstellung des Fußgelenks und der Fußwurzel- und Mittelfußknochen.

Auch bei Unterschenkelfrakturen ist darauf zu achten, daß der Fuß nicht einwärts rotiert steht. Wir müssen uns von der Stellung der Kniescheibe überzeugen, um danach die Drehstellung des Fußes einrichten und kontrollieren zu können. Auch ein falsches Durchsinken der Bruchenden nach hinten ist zu vermeiden.

Über die Ausdehnung des Gipsverbandes bei den einzelnen Frakturen und die erforderliche Gelenkstellung siehe untenstehende Tabelle.

γ) Bei der Ruhigstellung eines Gelenkes, sei es, daß es selbst erkrankt ist oder durch Erkrankung seiner Umgebung mit in den Verband einbezogen werden soll, müssen wir dem Gelenk stets die Stellung geben, in der es im Falle der Versteifung der Extremität den besten funktionellen Gebrauch gewährleistet. Daher ist es erforderlich, daß man sich klar macht, welche Gelenkstellung jedesmal das funktionell günstigste Resultat gibt. Die dem Gelenk benachbarten Gliedteile müssen in größerer oder geringerer Ausdehnung von dem Gipsverband mit umschlossen sein.

Nachfolgende Tabelle gibt einen kurzen Überblick über die funktionell günstigste Gelenkstellung der einzelnen Gelenke und die Ausdehnung des Gipsverbandes, welche zur vollständigen Ruhigstellung das Gelenkes notwendig ist.

| Gelenk und Knochen | Funktionell günstigste Gelenkstellung | Ausdehnung des Gipsverbandes. |
|---|---|---|
| 1. Schultergelenk, Oberarm (Abb. 187a, b) | rechtwinklig abduziert | Brust, Schultergelenk, Oberarm, Ellbogengelenk, Unterarm. |
| 2. Ellbogengelenk, Unterarm (Abb. 188) | rechtwinklig gebeugt, Unterarm in Mittelstellung zwischen Pro- und Supination | Oberarm, Ellbogengelenk, Unterarm, Handgelenk, Hand bis zu den Fingergrundgelenken. |
| 3. Handgelenk, Mittelhand (Abb. 189) | leicht handrückenwärts gebeugt | Unterarm, Handgelenk, Hand bis zu den Fingergrundgelenken. |
| 4. Fingergelenk, Phalangen | gebeugt | Teil des Unterarms, Handgelenk, Mittelhand, Finger. |
| 5. Hüftgelenk, Oberschenkel (Abb. 190a, b) | leicht abduziert, leicht flektiert, etwas außenrotiert | Becken, Hüftgelenk, Oberschenkel, Kniegelenk, Unterschenkel, Fuß, Zehen. |
| 6. Kniegelenk, Unterschenkel (Abb. 190a) | gestreckt oder leichte Beugung. (Keine Überstreckung!) | Becken, Hüftgelenk, Oberschenkel, Kniegelenk, Unterschenkel, Fuß, Zehen. |
| 7. Fußgelenk, Fußwurzel, Mittelfuß (Abb. 191) | rechtwinklige Stellung, leichte Hebung des inneren Fußrandes; wenn Verkürzung, je nach Größe mehr oder weniger Spitzfußstellung | Unterschenkel, Fußgelenk, Fuß bis zum distalen Ende der Zehen. |
| 8. Zehengelenk, Phalangen | gestreckt | Teil des Unterschenkels, Fußgelenk, Fuß, Zehen. |

Um das Schultergelenk und Oberarmbrüche zu fixieren, kann man an Stelle des beengenden Brustgipsverbandes einen Beckengipsring (Darmbeinkämme!) anlegen und mit dem Armverband durch eine Metallschiene verbinden.

Bei hohen Oberschenkelbrüchen ist es oft erforderlich, auch das ganze gesunde Bein mit einzugipsen, um eine absolute Fixation zu erzielen und die bekannte Abknickung der Bruchenden im Sinne eines nach innen offenen Winkels zu vermeiden. Während der Anlegung des Gipsverbandes übt man einen distalwärts gerichteten Zug am kranken Bein und einen proximal gerichteten Druck gegen das gesunde Bein aus.

An der oberen Extremität genügt schon der ruhigstellende Gipsverband, um ein Gelenkleiden zur Ausheilung zu bringen. An der unteren Extremität genügt aber diese Ruhigstellung nicht allein, sondern es muß auch noch eine

## b) Entlastung

des betreffenden Gelenks hinzukommen. Die Entlastung ist besonders wichtig

### α) an der unteren Extremität.

Fußgelenk und Unterschenkel können an der Schienbeinrauheit entlastet werden. Es ist daher ein exaktes Anmodellieren des Gipsverbandes erforderlich, sowohl an der Schienbeinrauheit wie auch an der Wade unterhalb der Gastroknemiusköpfe.

Ist aber am Knie kein zuverlässiger Halt zu gewinnen, so muß, wie auch für Hüftgelenk und Oberschenkel, eine Entlastung am Sitzbeinknorren vorgenommen werden. Es muß also der Gipsverband das Becken mit umfassen, unter ganz besonders guter Anmodellierung am Sitzbeinknorren. Für einen guten Gegenhalt, um ein Abrutschen am Sitzbeinknorren zu umgehen, muß an der Vorderseite des Oberschenkels bis zur Leistenbeuge gesorgt werden.

Zu diesem Zweck wird der Patient auf eine der bekannten Beckenstützen gelegt, und von einem Assistenten oder durch eine Extensionsvorrichtung ein starker Zug am Bein ausgeübt. Selbstverständlich wird dabei das Bein in den für seine einzelnen Gelenke funktionell günstigen Gelenkstellungen (vgl. Tabelle) gehalten.

Um nun auch wirklich gut den Gipsverband am Sitzbeinknorren anmodellieren zu können, bedienen wir uns eines Bindenzügels, den der Patient oder irgend eine andere Person hält. Diesen Bindenzügel stellen wir uns vorher auf ganz einfache Weise her, indem wir einen etwa 8—10 cm breiten und etwa $1^1/_2$—2 m langen Mullbindenstreifen nehmen, ausbreiten und in die Mitte, wo der Zügel am Bein zu liegen kommt, etwas Polsterwatte hineinlegen. Dann wird der Bindenstreifen zusammengerollt und gehalten, wie es Abb. 183 zeigt. So können wir gut den Sitzbeinknorren herausmodellieren. Ganz besonders sorgfältig sind dann noch die vorderen, oberen Darmbeinstacheln, die Vorderseite des Oberschenkels bis zur Leistenbeuge und das Kniegelenk herauszumodellieren, um dem Gipsverband Halt zu geben. Soll der Patient in diesem Gipsverband umhergehen, dann wird noch zur Schonung des Fußsohlengipses ein Laufbügel angegipst.

β) Auch bei Erkrankungen oder Verletzungen der Wirbelsäule müssen wir durch den Gipsverband Ruhigstellung und Entlastung zur Ausheilung des Leidens unbedingt zu erreichen suchen. Dieses können sie durch Extension und Lordosierung erzielen. Es kommen dafür in Frage:

das Gipsbett,

das Gipskorsett.

Das Gipsbett findet seine Anwendung bei Erkrankungen und Verletzungen der Wirbelsäule in frischen Stadien. Im Gipsbett wird durch Lordosierung des betreffenden erkrankten Teiles der Wirbelsäule der aufeinander

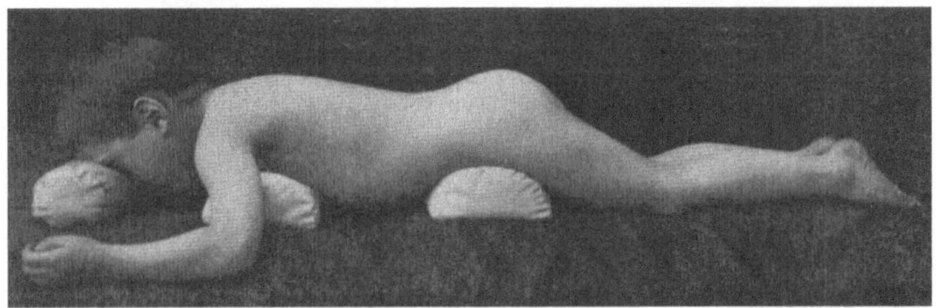

Abb. 192. Lagerung zur Herstellung eines Gipsbettes.

wirkende Druck der Wirbelkörper gemindert und durch die Lagerung zugleich die Wirbelsäule ruhiggestellt, wobei die Anwicklung des Patienten durch einige zirkuläre Bindentouren oder durch ein breites Tuch sehr zweckmäßig ist, besonders bei Kindern.

Zur Herstellung eines Gipsbettes bediene ich mich folgender Technik:

Der Patient wird in Bauchlage auf den Tisch gelegt. Die Arme rechtwinklig abduziert. Unter Brust und Becken schiebt man einen Sandsack oder ein halbrundes Kissen zur Lordosierung der Wirbelsäule. Ein anderer Sandsack oder eine schmale Rolle wird unter die Stirn gelegt. Bei der Lagerung ist darauf zu achten, daß Hinterhaupt-Brustwirbelsäule-Gesäß in einer horizontalen Linie liegen (Abb. 192). Auf die Scheitelgegend wird ein Wattepolster gelegt, damit das Gipsbett hier am Kopf nicht zu fest anliegt und scheuert oder bei weiterem Wachsen des Patienten nicht zu kurz wird. Auf die erkrankte Partie der Wirbelsäule wird mit einem Heftpflasterstreifen ein Filzstück aufgeklebt, um diese dem Druck ausgesetzte Stelle vor Wundliegen zu schützen. Dann wird über den ganzen Patienten, d. h. Kopf und Rumpf ein Gazeschleier ausgebreitet, der am Schultergelenk etwas eingeschnitten wird, damit er hier gut anliegt.

Nun habe ich mir vorher Gipslonguetten legen lassen, die für jeden Patienten erst nach Maß angefertigt werden. Dabei messe ich die Länge von

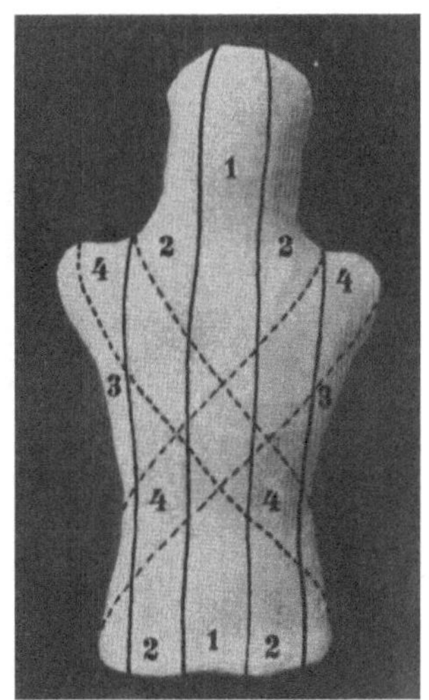

Abb. 193. Anordnung der Gipslonguettenlagen.

der Stirn über Hinterhaupt-Rücken bis zur unteren Gesäßfalte. Die Breite der einzelnen Longuette richtet sich nach der Größe des Patienten, ob ein Kind oder Erwachsener, und beträgt durchschnittlich 12 cm. Diese Longuetten werden

nach Einlegen in Wasser der Länge nach über den Rücken von Kopf bis Gesäß
gelegt (Abb. 193).

Besonders ist darauf zu achten, daß der Kopf gut umschlossen ist, und daß
zu beiden Rumpfseiten die Longuetten weit genug herunterreichen und gut den
seitlichen Rumpfformen angepaßt werden. So erhält das Gipsbett eine ge-

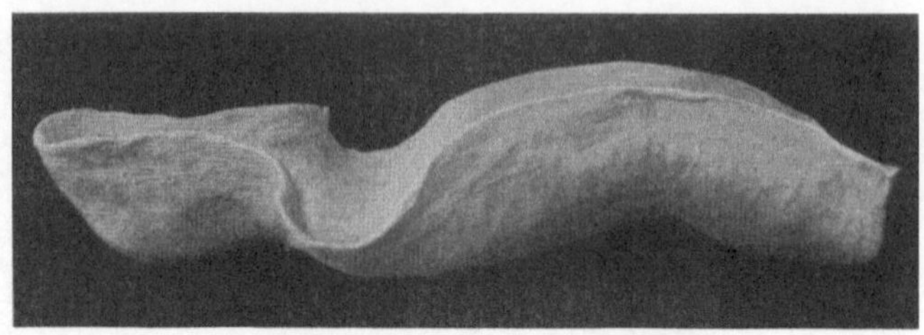

a

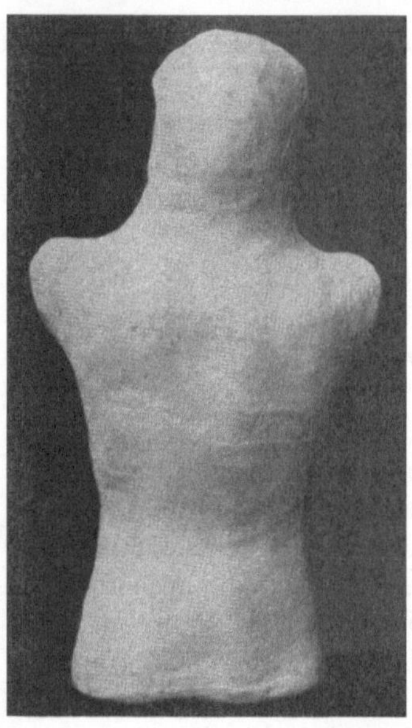

b

Abb. 194a und b. Fertiges Gipsbett.
a von der Seite, b von hinten.

nügende Tiefe und ein Herausfallen der Kinder oder ein zu freies Liegen
wird vermieden.

Über die Gipslonguetten, die gut ausgestrichen und der Rückenform anmodelliert werden, lege ich einige Gipsbinden in Kreuz- und Quertouren zur
Vereinigung und besseren Bindung der einzelnen Longuetten.

Ist das Gipsbett hart, dann wird es abgenommen und zum Trocknen
hingestellt. Hierauf folgt die Bearbeitung, indem man die Ränder mit einer
Gipsschere glättet und unten am Gesäß so viel abschneidet, daß das Gipsbett nur
bis zur unteren Gesäßfalte reicht (Abb. 194a, b). Will man das Lager noch
etwas polstern, so kann man einige Wattestreifen hineinlegen.

Wie gesagt, findet das Gipsbett hauptsächlich Verwendung bei frisch entzündlichen Wirbelsäulenerkrankungen und bei frischen Wirbelsäulenverletzungen. Außer der ruhigstellenden und entlastenden Wirkung des Gipsbettes kommt noch eine redressierende Wirkung hinzu. Bei der leichten Lordosierung des erkrankten Wirbelsäulenabschnittes wird durch den Druck der Körperschwere eine Redression der Wirbelsäule ausgeführt, wodurch wiederum die sogenannte „Gibbusbildung" verhütet wird. Aus diesem Grunde ist es ratsam, die Gipsbettbehandlung möglichst lange fortzusetzen.

Infolge der redressierenden Eigenschaften des Gipsbettes bedienen wir uns seiner daher auch zur Verhütung oder Behandlung beginnender Deformitäten der Wirbelsäule infolge von Rachitis. Noch nicht laufende Kinder bleiben in dem Gipsbett den größten Teil des Tages und in der Nacht liegen. Bei älteren Kindern dient es nur zur Lagerung während der Nacht. Durch zeitweise vermehrtes Unterlegen von Wattekreuzen oder Filzstücken an den zu redressierenden Stellen können wir die redressierendeWirkung noch verstärken.

Eine andere Methode zur Ruhigstellung und Entlastung der Wirbelsäule besitzen wir im Gipskorsett.

Es ist leichter, eine Wirbelsäule im Gipskorsett ruhigzustellen als sie zu entlasten. Beides zugleich erreichen wir am besten bei der Lendenwirbelsäule, wenn wir ein Gipskorsett bei verstärkter Lordosierung anlegen und oberhalb und unterhalb des Wirbelsäulenabschnittes einen Druck und Gegendruck ausüben. Bei allen anderen Abschnitten der Wirbelsäule ist aber eine Entlastung nur möglich, wenn wir während des An-

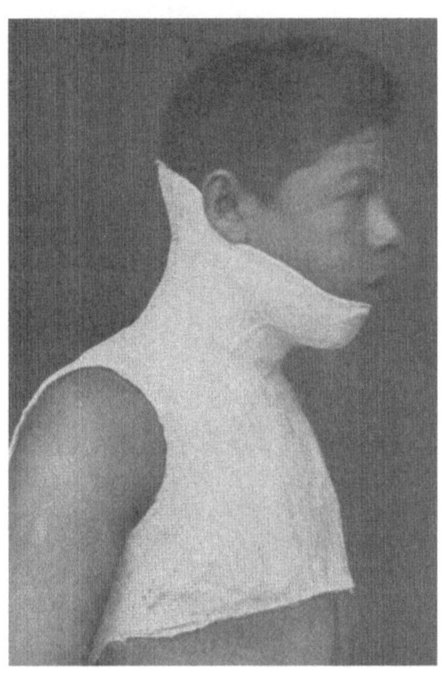

Abb. 195. Ruhigstellender und entlastender Gipsverband für die Halswirbelsäule.

legens des Gipskorsettes eine Extension in der Glissonschen Schlinge anwenden und nun unter Berücksichtigung und Ausmodellieren der zur Entlastung allein geeigneten Knochenvorsprünge das Gipskorsett fest und gut anmodellieren.

Wollen wir durch ein Gipskorsett die Wirbelsäule entlasten, so kommen als knöcherne Entlastungspunkte für die Brustwirbelsäule nur in Frage: die Darmbeinkämme, und am Kopf Kinn und Hinterhaupt. Eine Entlastung der Brustwirbelsäule durch gutes Anmodellieren des Gipskorsettes am Schultergürtel allein ist nicht möglich, denn nach Lösung der Extension am Kopf werden durch den Druck des Gipskorsettes auf die Gefäße und Nerven der Achselhöhle Stauungserscheinungen und Parästhesien (Kribbeln) an den Armen und Fingern verursacht, die der Patient nur kurze Zeit ertragen kann. Bei Erkrankungen der Halswirbelsäule genügt es, den Schultergürtel mit Brust in den Verband einzubeziehen.

Daher muß ein ruhigstellendes und entlastendes Gipskorsett umfassen: bei Erkrankung

der Halswirbelsäule: Hals, Hinterhaupt, Kinn, Schultergürtel, Brust (Abb. 195);

der Brustwirbelsäule: Becken, Bauch, Brust, Hals, Hinterhaupt, Kinn (Abb. 196a, b);

der Lendenwirbelsäule: Becken, Bauch, Brust bei Lordosierung des Lendenabschnittes, oder noch Hals und Kopf inbegriffen.

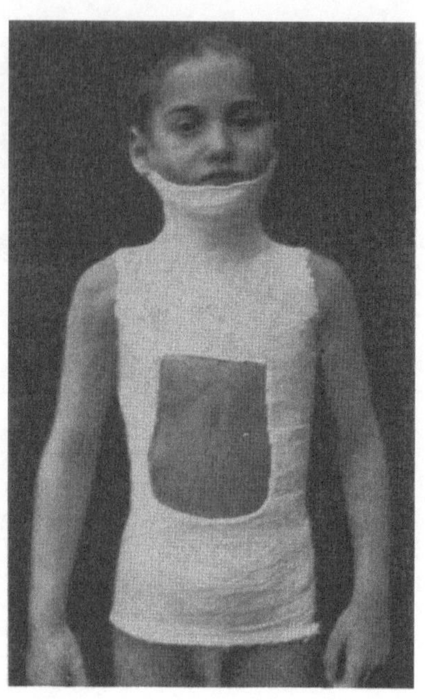 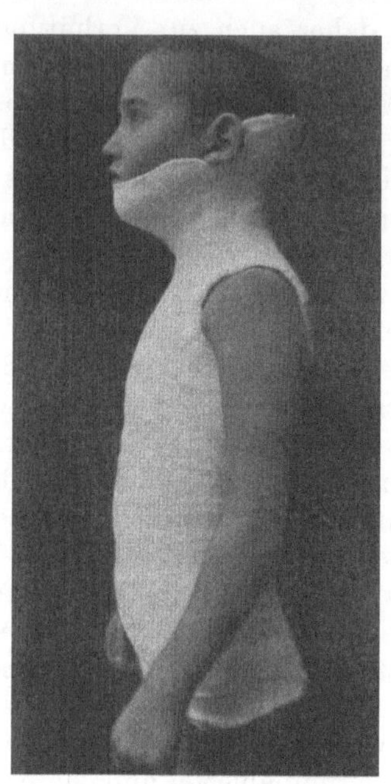

a        b

Abb. 196a und b. Ruhigstellender und entlastender Gipsverband für die Brust- und Lendenwirbelsäule.
a von vorn mit Fenster zur besseren Atmung, b von der Seite.

Die Technik zur Anfertigung eines gutsitzenden Gipskorsettes ist folgende:

Der Patient wird zunächst in eine Glissonsche Schwebe so weit extendiert, bis er noch gerade mit den Fußspitzen den Boden berührt. Die Oberarme werden horizontal seitwärts gehalten, indem man den Patienten in zwei Schlingen greifen läßt. Für die Anlegung eines Gipskorsettes und ein gutes Ausmodellieren von Kinn und Hinterhaupt können wir uns der gewöhnlich üblichen Lederextensionsschlinge nicht bedienen. Denn diese ist zu dick und umfaßt Kinn und Hinterhaupt so weit, daß ein gutes Anmodellieren des Gipskorsettes nicht möglich ist, oder nach Wegnahme der Extensionsschlinge zu viel Spielraum geschaffen wird, wodurch ein Teil der Extension verloren geht. Daher müssen wir uns zuerst eine dünne, ohne Verminderung der Extension leicht wieder abzunehmende Extensionsschlinge anfertigen.

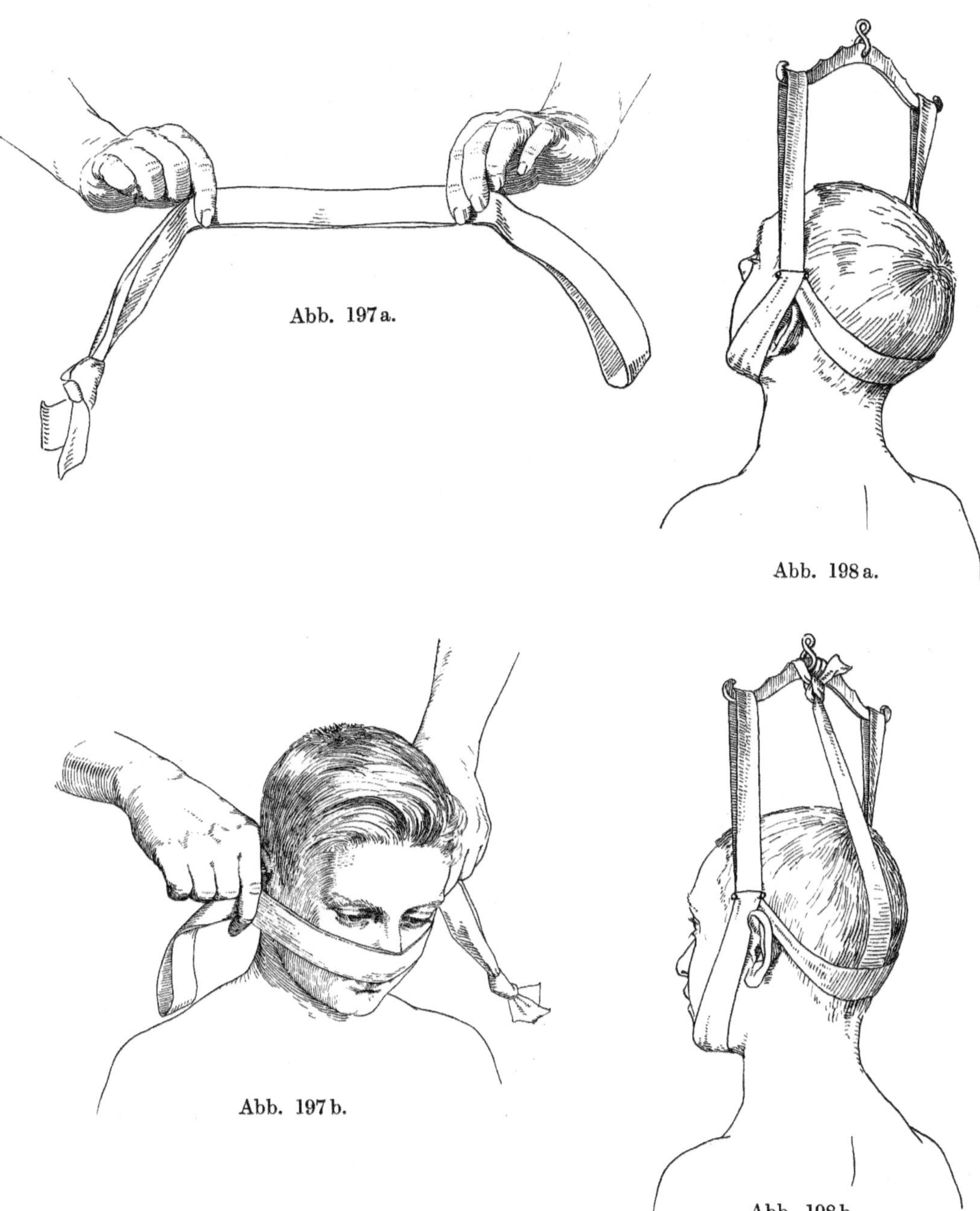

Abb. 197 a.

Abb. 198 a.

Abb. 197 b.

Abb. 198 b.

Abb. 197 a und b.   Anfertigung einer Extensionsschlinge.
a ein Bindenstreifen, so lang wie der Rumpf des Patienten wird zusammengeknotet und
mit beiden Händen in 3 Teile geteilt, b der mittlere Teil muß den Durchmesser des Gesichts
in Höhe der Nase von einem bis zum anderen äußeren Gehörgang haben.

Abb. 198 a und b.   a Keine genügende Extension der Wirbelsäule, der Kopf ist zu stark
nach rückwärts geneigt, b durch einen Bindenzügel wird der Kopf nach vorn gebeugt,
dadurch gute Extension der Wirbelsäule.

Ich halte mich dabei an die Angaben Calots, nehme einen Bindenstreifen, etwa so lang wie der Rumpf des Patienten, und knote beide Enden zusammen. Mit dem Daumen und Zeigefinger jeder Hand fasse ich den zusammengeknoteten Bindenstreifen und teile ihn in drei Teile (Abb. 197a). Der mittlere Teil muß den Durchmesser des Gesichtes in Höhe der Nase von einem äußeren Gehörgang bis zum

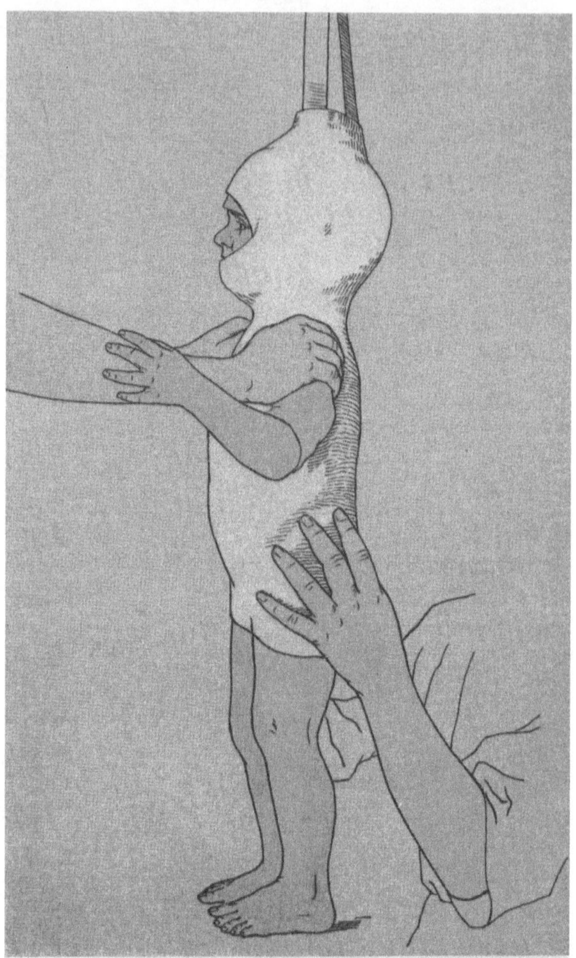

Abb. 199. Ausmodellieren der Darmbeinkämme.

anderen haben (Abb. 197b). An diesen Stellen wird durch zwei Sicherheitsnadeln die Binde zusammengesteckt, über den Kopf gezogen und an dem Extensionsbügel befestigt. Übt man nun den Zug am Kopf aus, so wird zwar der Hals gestreckt, aber die Extension der Wirbelsäule ist keine genügende. Unterer Kinnrand und Hinterhaupt liegen in einer horizontalen Linie, der Kopf ist also rückwärts geneigt (Abb. 198a). Daher muß noch ein Bindenzügel angebracht werden, der am Extensionsstreifen am Hinterhaupt befestigt und so weit angezogen wird, bis die Halswirbelsäule gut extendiert, d. h. der Kopf nach vorn geneigt gehalten wird. Dieser Zügel wird in der Mitte des Extensionsbügels befestigt (Abb. 198 b).

Der am Kinn befindliche Bindenzügel muß, um ein Abrutschen nach hinten zu vermeiden, gut das Kinn umfassen wie ein Kinnschleuderverband.

Ist der Patient richtig extendiert, dann werden Becken, Bauch, Brust, Hals und Kopf gut gepolstert, besonders Darmbeinkämme, Kinn und Hinterhaupt, und die Polsterung fest mit typischen Bindentouren (s. S. 37 und 38) angewickelt, wobei man ganz besonders auf festen Sitz der Polsterung an den genannten Körperstellen zu achten hat. Hierauf werden die Gipsbinden herumgelegt und die wichtigen, zur Entlastung dienenden Knochenpunkte gut ausmodelliert (Abb. 199). Ist der Gipsverband hart, werden alle nicht erforderlichen Gipsbindentouren (Abb. 199, 200) mit einem scharfen Gipsmesser abgeschnitten (Abb. 195 und 196 b) und auf Brust und Bauch ein großes Fenster zur besseren und freieren Atmung ausgeschnitten (Abb. 196 a).

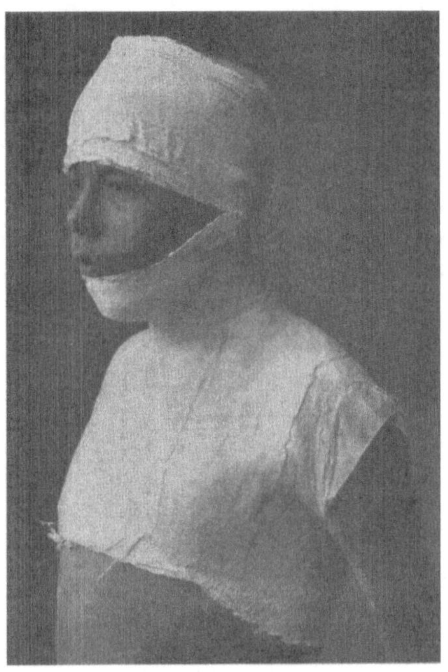

Abb. 200. Gipsverband für die Halswirbelsäule vor dem Abschneiden der überflüssigen Gipsbindentouren (vgl. Abb. 195).

## c) Redressierender Gipsverband.

### α) Allgemeines über Gelenkkontrakturen.

Der redressierende Gipsverband findet seine Anwendung hauptsächlich bei der Behandlung fehlerhafter Gelenkstellungen, sei es, daß diese angeborenen oder erworbenen Ursprungs sind.

Wir verstehen unter einer Kontraktur die durch Schrumpfung von Weichteilen entstandene falsche Gelenkstellung. Der Ursprung einer Kontrakturstellung kann dermatogener, myogener, desmogener und neurogener Art sein. Selbstverständlich wird daher zunächst die Ursache einer Kontrakturstellung zu behandeln sein. Der Grund für eine falsche Gelenkstellung liegt aber meistens in einer Schrumpfung der Gelenkkapsel und Verkürzung der die fehlerhafte Gelenkstellung verursachenden Muskeln mit Überdehnung der Antagonisten. Bei jugendlichen Personen kann es durch den einseitigen überwiegenden Muskelzug auch noch zur Deformierung der Gelenkenden kommen.

Wohl die meisten erworbenen Kontrakturen würden sich vermeiden lassen, wenn der Patient rechtzeitig in ärztliche Behandlung käme, und von dem Arzt oder Pflegepersonal gleich mit aller Energie diesem Übel durch entsprechende Behandlung vorgebeugt würde. Jetzt nach dem Kriege sind es vor allem die erworbenen Kontrakturen, die zur Behandlung kommen. Allgemein bekannt sind die Versteifung des Schultergelenks in Adduktionsstellung, Beugekontrakturen des Ellbogengelenkes, die Fallhand, die Versteifung der Finger in Streckstellung, Beugekontrakturen des Hüft- und Kniegelenkes und die Spitzfußstellung. Viel Schuld an den Kontrakturen tragen das „Armtragetuch" — das „Leichentuch des Armes", wie es Vulpius so treffend genannt hat, das Krückenlaufen und die Bettdecke. Deshalb sind die Armtragetücher und die Krücken aufs schärfste zu verurteilen. Die Spitzfußstellung ist durch die Fußschiene nach Nieny (Abb. 201) zu verhüten.

Auch bei Gelenkerkrankungen wird der entstehenden fehlerhaften Gelenkstellung noch lange nicht früh genug durch Schienen- oder Gipsverbände entgegengearbeitet. Geschähe dieses, dann würde sich unsere Behandlung von Gelenkkontrakturen nur noch auf die angeborenen Ursprungs beschränken

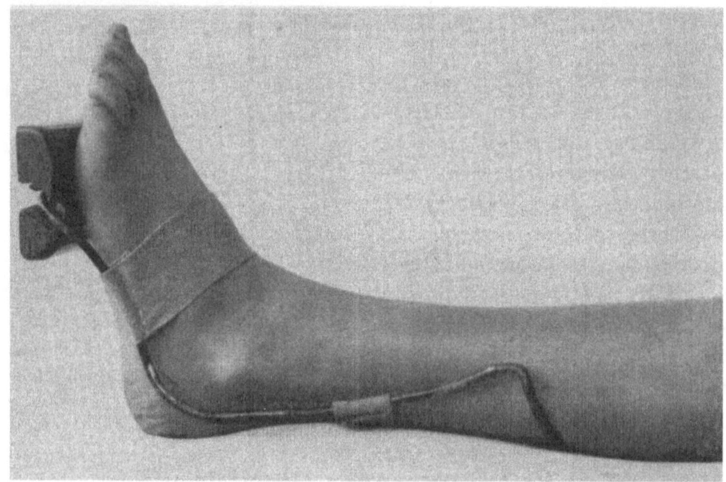

Abb. 201. Lagerungsschiene nach Nieny zur Verhütung der Spitzfußstellung.

können. Und sollte ein Gelenk wirklich einmal in eine Kontrakturstellung gebracht und in dieser versteift werden, so soll man sich, wie oben erwähnt, stets von der funktionell günstigsten Gelenkstellung (vgl. Tabelle S. 88) vorher überzeugen, um spätere Korrekturen der falschen Stellung zu vermeiden. Die Verhütung falscher Gelenkstellungen ist einfach, ihre Behandlung dagegen schwierig und zeitraubend. Ersteres läßt sich durch Kenntnis der zu Gelenkkontrakturen führenden Erkrankungen und durch rechtzeitiges, richtiges Anlegen von Schienen- und Gipsverbänden erreichen, letzteres soll in diesem Abschnitt besprochen werden.

Ehe ich auf die Behandlung zu sprechen komme, möchte ich noch kurz der Gelenkkontrakturen entzündlichen, intraartikulären Ursprunges, besonders also der Gelenktuberkulose, Erwähnung tun.

Im Verlauf einer Gelenktuberkulose kommt es meistens zu einer fehlerhaften Kontrakturstellung des erkrankten Gelenkes, besonders des Knie- und Hüftgelenkes. Diese Gelenkkontraktur kann nun durch muskuläre Fixation verursacht sein, um das Gelenk ruhigzustellen und dadurch Schmerzen zu vermeiden, oder es führen pathologische Veränderungen am Gelenk selbst zu dieser Kontrakturstellung. Die Entscheidung, welche von beiden Ursachen vorliegt, ist wegen der Schmerzhaftigkeit jedes Bewegungsversuches unmöglich. Wir müssen aber zu einer Entscheidung kommen, um im Falle einer nur muskulären Fixation nicht in falscher Stellung einzugipsen, im Falle einer pathologischen Gelenkveränderung nicht durch brüske Bewegung den Prozeß zu verschlimmern. Man narkotisiere den Patienten. Schläft der Patient tief, so verschwindet langsam die Kontrakturstellung von allein oder läßt sich durch leichten Zug ausgleichen, wenn eine „muskuläre Fixation" vorliegt. Nun kann man durch Anlegen eines gutsitzenden Gipsverbandes das Wiederauftreten der Gelenkkontraktur verhindern. Geht dagegen die Kontrakturstellung in der Narkose nicht zurück, so sind pathologische Veränderungen der Grund dafür, und jedes brüske Redressieren kann schwere, nachteilige Folgen haben.

In diesem Falle gipse man das Gelenk in der fehlerhaften Stellung ein, lasse den Prozeß zur Ausheilung kommen und nehme erst nach längerer Zeit operative Eingriffe (Resektion, Osteotomie, Mobilisation) zur Beseitigung der Kontrakturstellung vor.

Ich lasse aus diesen Gründen bei der Besprechung der redressierenden Verbände die Behandlung der Kontrakturstellung tuberkulösen Ursprunges unberücksichtigt.

### β) **Redressionsarten im Gipsverband.**

Ein Gipsverband kann für folgende drei Arten von Redression verwendet werden:

1. Anlegen eines Gipsverbandes für etappenweises Redressieren,
2. Anlegen eines Gipsverbandes für dauernde Redression,
3. Anlegen eines Gipsverbandes nach vorheriger manueller oder mechanischer Redression, oft nach Zuhilfenahme blutiger Eingriffe (Myotomien, Tenotomien, Sehnenverlängerung, Knochenoperationen).

Bei Anlegen eines redressierenden Gipsverbandes ist eine gute, richtige und zuverlässige Polsterung das Wichtigste, um so den Patienten vor Druckschmerzen und -geschwüren zu bewahren. Man muß sich daher zuerst vergewissern, wo bei der Redression der stärkste Druck stattfinden wird. Hat man sich darüber informiert, geht man zur Anlegung des Verbandes über. Welche von den erwähnten Methoden zur Anwendung kommen soll, läßt sich nur von Fall zu Fall entscheiden.

Methode 1 und 2 kommen hauptsächlich bei den Scharniergelenken in Frage. Um Weitläufigkeiten zu vermeiden, will ich für die ersten beiden Methoden nur je ein Gelenk als Muster anführen. Ich wähle das Kniegelenk, da ja dieses mit am häufigsten für die Kontrakturbehandlung in Frage kommt. Es ist dann einfach, diese Methode auf die Kontrakturbehandlung anderer Gelenke zu übertragen.

### 1. Etappenweises Redressieren im Gipsverband.

Nach guter und richtiger Polsterung wird das Bein und Becken eingegipst. Beim Anlegen des Gipsverbandes versucht man natürlich die Kniekontraktur schon so gut wie möglich zu verbessern. Ist der Gipsverband hart, so warte man ruhig 1—2 Tage, bis er auch gänzlich trocken ist, um Einbrüche an falschen

Stellen zu vermeiden. Dann wird in Höhe des Gelenkspaltes vorn ein keil-,
oder besser halbmondförmiges Stück herausgesägt und hinten ebenfalls im
Gelenkspalt der Gipsverband bis auf die Polsterung eingesägt (Abb. 202a). Dabei
muß man aufpassen, daß die vordere und hintere Sägefläche an den Seiten
nicht zu nahe aneinander kommen, damit der Gipsverband beim Redressieren
hier nicht durchreißt. Um dieses zu vermeiden, kann man auch seitlich noch
zwei gelenkig verbundene Bandeisenstäbe eingipsen. Handelt es sich also um
Redression einer Beugekontraktur, so wird das halbmondförmige Stück vorn
ausgeschnitten, bei Redression einer Streckkontraktur dagegen ein keilförmiges

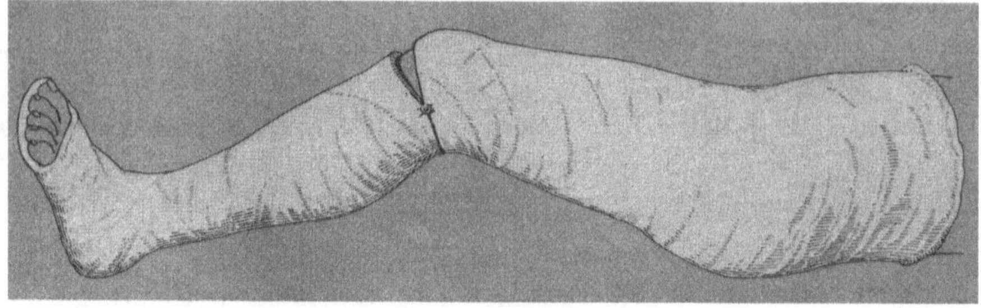

a

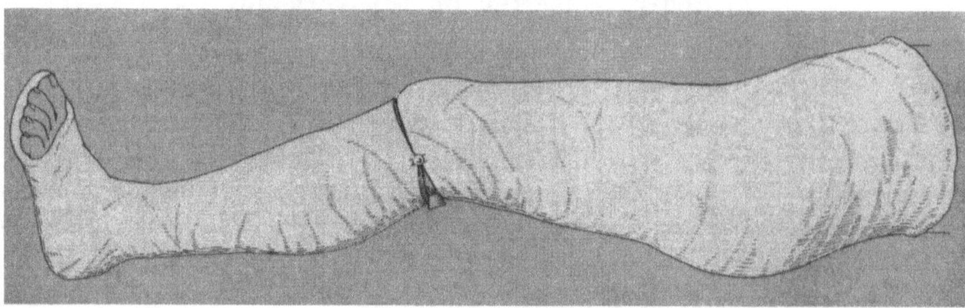

b

Abb. 202a und b. Etappenweise Redression einer Kniebeugekontraktur im Gipsverband.
a auf der Vorderseite, in Höhe des Gelenkspaltes, ist ein keilförmiges Stück herausgesägt
und auf der Beugeseite, ebenfalls im Gelenkspalt, der Gipsverband bis auf die Polsterung
eingesägt. b Nach Redression der Beugekontraktur wird in den klaffenden Spalt in der
Kniekehle ein entsprechend großes Korkstück zur Aufrechterhaltung der Redression ein-
geklemmt.

Stück hinten in der Kniekehle. Das Ausschneiden eines halbmondförmigen Gips-
stückes an der Vorderseite des Gipsverbandes ist deswegen von Vorteil, weil
sich beim Redressieren die Kniescheibe nicht in den Spalt einklemmen oder
festsetzen kann (Gocht).

Redressiert man nun das Gelenk, so wird der einfache Gipsspalt mehr und
mehr klaffen, der keilförmige Ausschnitt aber sich verkleinern. Man redressiert
solange, bis der Patient Schmerzen äußert. Nun werden in den klaffenden
Gipsspalt dessen Größe entsprechende Korkstücke oder dergleichen hineingelegt,
und so die erzielte Redression aufrecht erhalten (Abb. 202b). Darüber wickelt
man dann eine Stärkebinde. Nach einigen Tagen wiederholt man die Redression.
Die Stärkebinde läßt sich leicht entfernen, und in den Gipsspalt legt man breitere

Korkstücke. In dieser Weise fährt man fort, bis die Kontrakturstellung ganz beseitigt ist. Bei leichteren Kontrakturen und auch bei Genu valgum leichteren Grades der Kinder, wo dann die Sägeflächen natürlich seitlich angelegt werden, erzielt man mit dieser Methode recht gute Resultate.

## 2. Dauernde Redression im Gipsverband.

Auch die dauernde Redression im Gipsverband findet nur bei den einfachen Scharniergelenken Anwendung und auch nur dann, wenn die Kontraktur keine zu hochgradige ist.

Will man eine dauernde Redression ausüben, so verfährt man zunächst

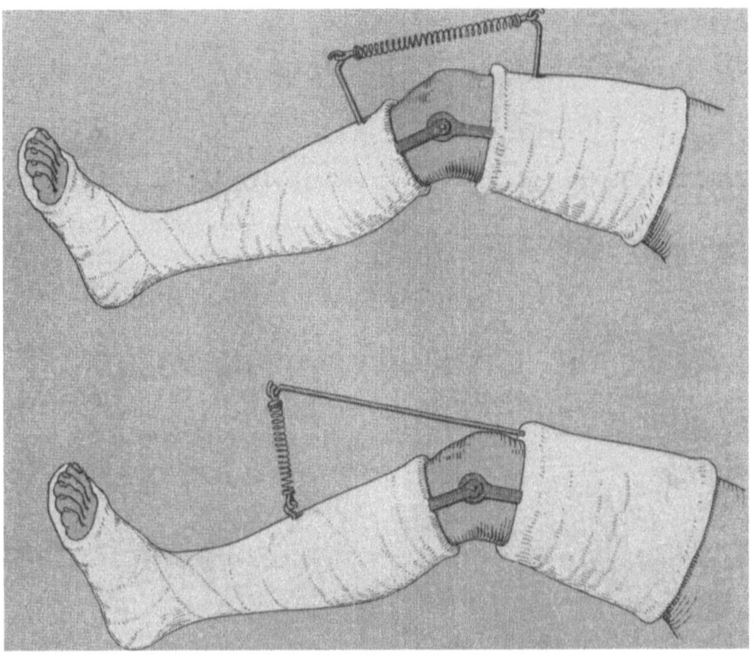

Abb. 203a und b. Verschiedene Möglichkeiten einer dauernden Redression im Gipsverband zur Beseitigung einer Kniebeugekontraktur.

wie oben beschrieben. Man gipst aber Ringe, Haken oder Bandeisenstäbe mit ein, je nach der Art, wie die Redression ausgeführt werden soll. Beistehende Abbildungen (Abb. 203a und b) zeigen klar die verschiedenen Möglichkeiten.

Als redressierende Kraft kann man jedes elastische Material anwenden: Gummibinden, Gummischlauch, elastische Federn und dergleichen. Jedenfalls muß das Material kräftig und gut sein. Da nun der Gummi ein äußerst schwer zu beschaffender und sehr teurer Artikel ist, außerdem seine Güte und Haltbarkeit viel zu wünschen übrig läßt, so verwende ich Drahtspiralen aus Klaviersaiten hergestellt, die äußerst kräftig, dauerhaft und zugfest sind.

Diese zwei beschriebenen Arten des Gipsverbandes zu redressierenden Zwecken sind heute wohl verdrängt durch Apparate, mit denen wir einfacher

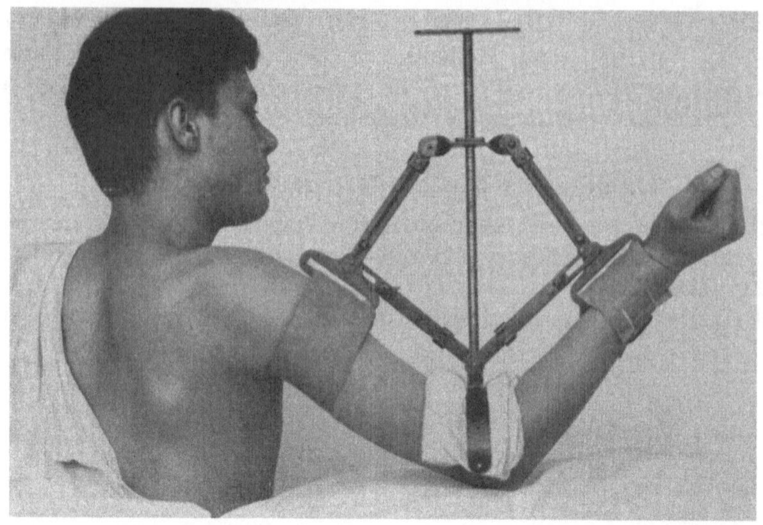

Abb. 204. Redression einer Ellbogen-Streckkontraktur nach Loeffler.

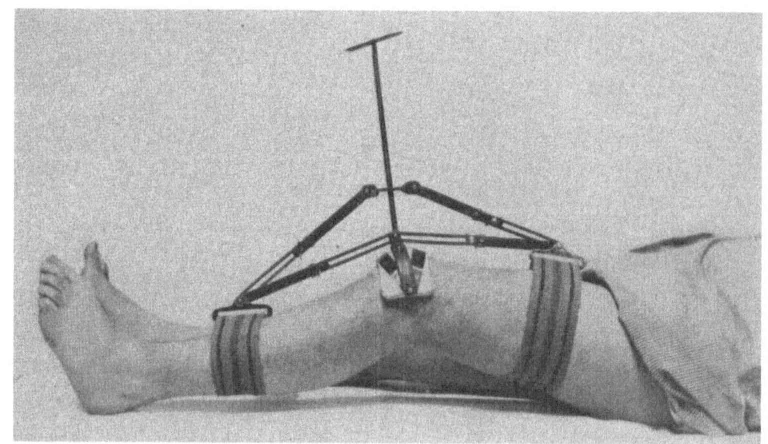

Abb. 205. Redression einer Kniebeugekontraktur nach Loeffler.

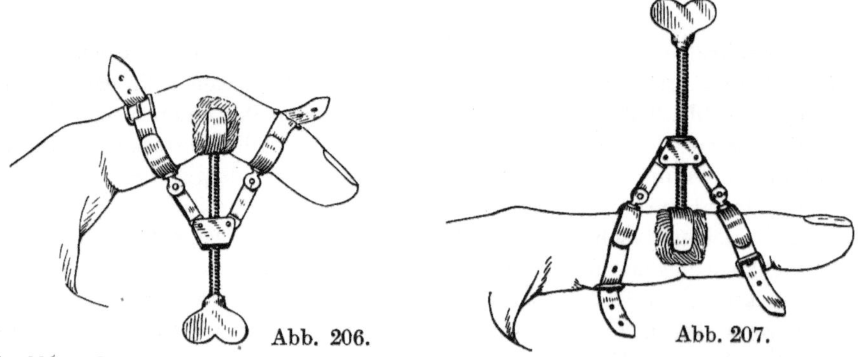

Abb. 206.      Abb. 207.

Abb. 206 und 207. Redression einer Fingerstreck- und -Beugekontraktur nach Loeffler.

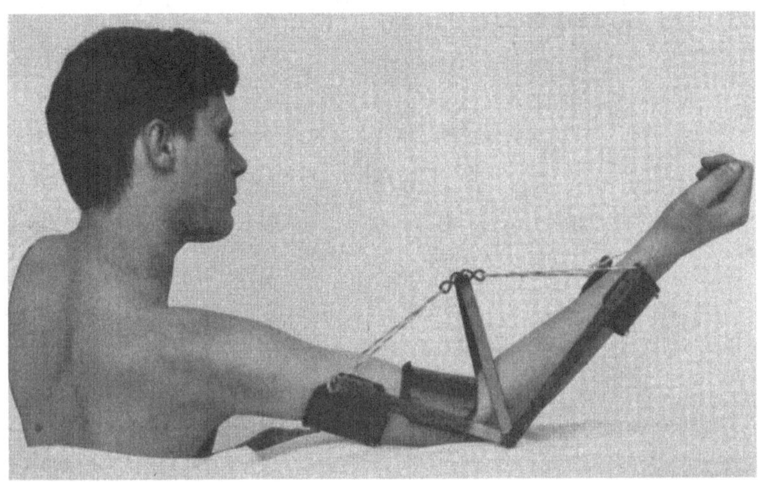

Abb. 208. Redression einer Ellbogen-Streckkontraktur nach Schede.

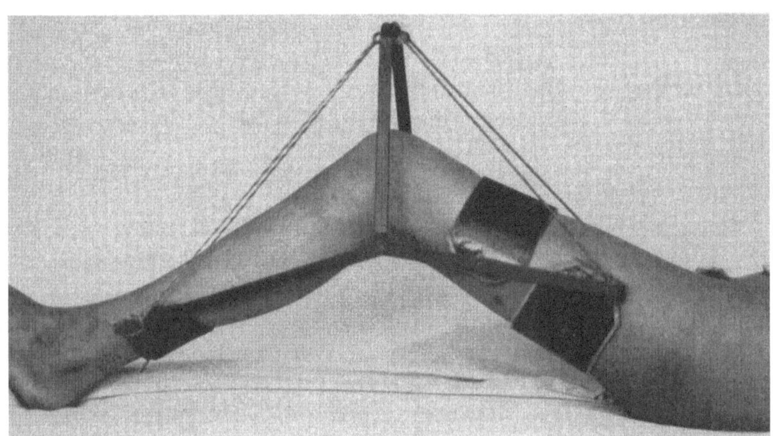

Abb. 209. Redression einer Kniebeugekontraktur nach Schede.

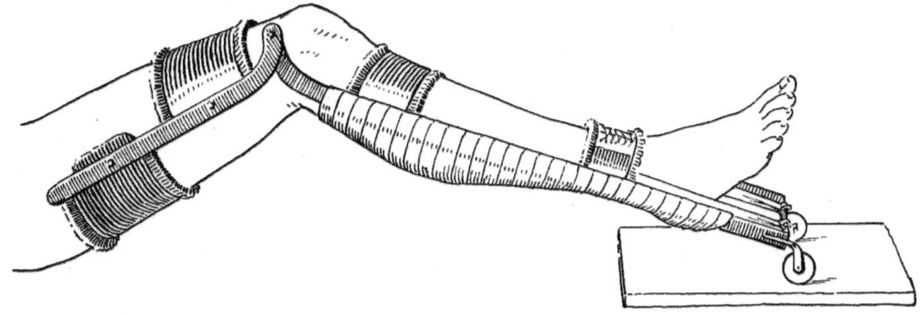

Abb. 210. Ausnutzung des Eigengewichts zur Behandlung einer Knie-Beugekontraktur nach Schede.

und kräftiger in kürzerer Zeit selbst schwere Kontrakturen beseitigen können. Während des Krieges sind eine große Menge von Redressionsapparaten für die verschiedenen Gelenke veröffentlicht worden, die alle sehr brauchbar sind und vielfache Anwendung gefunden haben und noch finden. Ich erwähne nur die Apparate von: Flebbe, Kroiß, Kröber, Loeffler (Abb. 204—207), Möltgen, Neumeister, Nußbaum, Schede (Abb. 208, 209), Schepelmann, Stracker u. a. Außerdem hat Schede durch Ausnutzung des Eigengewichts versteifte Gelenke zu mobilisieren versucht (Abb. 210). Abb. 211 zeigt eine einfache Vorrichtung zur passiven Fingerspreizung.

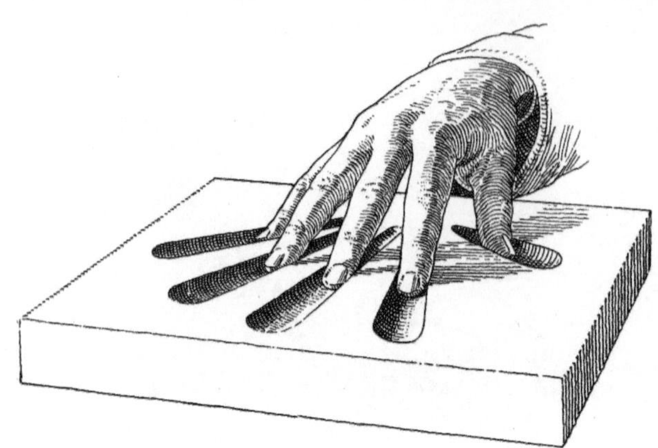

Abb. 211. Finger-Spreizbrett.

## 3. Anlegen eines Gipsverbandes nach vorheriger manueller oder mechanischer Redression.

mit oder ohne vorhergehende blutige Eingriffe (Tenotomie, Sehnenverlängerung, Keilosteotomie, Ogstonsche Operation usw.).

Bei diesem Verband wird in bezug auf Halten, Polsterung und Verbandtechnik die ganze Aufmerksamkeit und das Können des Arztes beansprucht.

Das richtige Halten ist ganz besonders wichtig und schwierig bei Deformitäten, wo es gilt, gleichzeitig mehrere Redressionsrichtungen beizubehalten. Es darf nicht zu viel gepolstert werden, um hierdurch ein Nachlassen des redressierenden Verbandes zu verhüten. Und doch muß wieder an den Stellen, die dem Druck am meisten ausgesetzt werden, genügend gepolstert sein.

Unsere Mull- und Gipsbinden müssen wir stets in der zu redressierenden Richtung umlegen und dabei oft ganz typische Verbandtouren wählen.

Eine Redression z. B. des Klumpfußes ist erst dann als beendet anzusehen, wenn der Fuß aktiv in überkorrigierter Stellung gehalten werden kann. Eine normale Fußstellung genügt noch nicht. Außerdem muß der Verband fest sitzen, besonders bei Kindern, damit diese sich nicht etwa ihren Klumpfußverband „ausziehen".

Am besten ist es daher, wenn ich kurz die Verbandtechnik eines redressierenden Gipsverbandes bei den wichtigsten Deformitäten bespreche, ohne natürlich auf die sonstige Therapie näher einzugehen.

**a) Klumpfußverband.** Unter einer Klumpfußstellung verstehen wir eine Fußstellung, bei der der Fuß in mehr oder weniger starker Supination, Adduktion von Ferse und Vorderfuß, Innenrotation und oft auch in Spitzfußstellung steht. Bei der Behandlung müssen wir also jede dieser krankhaften Stellungen berücksichtigen. Die Ursache für eine derartige Klumpfußstellung kann angeboren und erworben sein.

Die Behandlung besteht in Redression. Bei kleinen Kindern gelingt es noch meist, durch „manuelle" Redression die fehlerhafte Fußstellung zu beseitigen. Je jünger das Kind ist, um so weicher und dehnbarer sind noch die Knochen- und Gelenkbänder und lassen sich daher noch gut umbilden. Bei der manuellen Redression muß stets die nicht redressierende Hand den Unterschenkel des Kindes dicht oberhalb der Knöchel fest umfassen, um Frakturen zu vermeiden.

Zunächst werden die Supinations- und Adduktionsstellungen redressiert. Sehr zweckmäßig ist dabei die Redression über einem Volkmannschen Bänkchen (Abb. 212). Bei älteren Klumpfüßen sind die Redressionsvorrichtungen „Thomas Wrench" (Abb. 213) und „Stille-Lorenzscher Redresseur" (Abb. 214) von Nutzen. Läßt sich die Supinations- und Adduktionsstellung

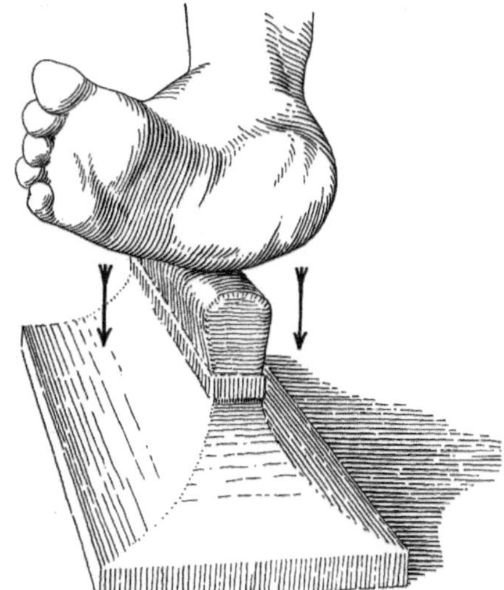

Abb. 212. Klumpfußredression über Volkmannschem Bänkchen.

schwer beseitigen, so kann man bei kleinen Kindern durch Auslöffelung der Knochenkerne des Os cuboideum und des Talus nach Ogston die hindernde Knochenfestigkeit vermindern und so beim Redressieren die Knochen gut umformen.

Sehr schwierig ist oft die Beseitigung der Supinationsstellung des Kalkaneus. Sie muß am energischsten behandelt werden, da durch sie ein Rezidiv am meisten begünstigt wird. Zu warnen ist vor einem frühzeitigen Durchtrennen oder Verlängern der Achillessehne. Damit geht bei der Redression ein wesentlicher Gegenhalt verloren. Sie darf erst vorgenommen werden, wenn Adduktion und Supination behoben sind. Die Korrektur der Spitzfußstellung kommt zuletzt in Angriff.

Es gibt aber noch eine Reihe von Klumpfüßen, bei denen alle diese Behandlungsmethoden nicht von dauerndem Erfolge sind, die immer wieder in ihre alte Stellung zurückkehren. Diese Klumpfüße nennt man daher „rebellische". Einen Grund dafür habe ich erwähnt, nämlich eine nicht genügende Redression der Supinationsstellung des Kalkaneus. Ein anderer Grund liegt in dem Bestehen einer Spina bifida occulta mit

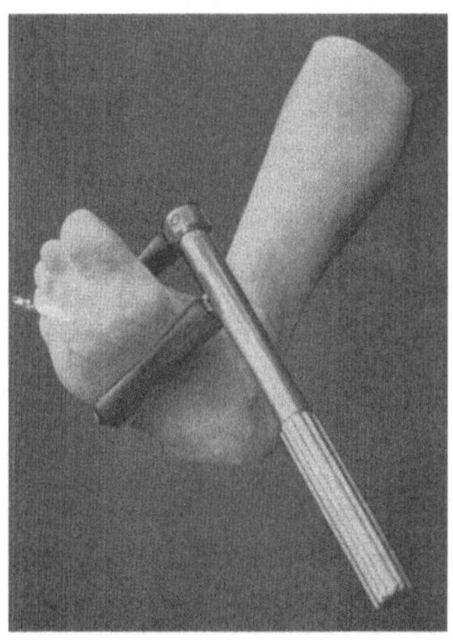

Abb. 213. Redressionsapparat für Fußdeformitäten. „Thomas Wrench".

Nervenreizungen. Bei diesen „rebellischen" Klumpfüßen zeigt die keilförmige Osteotomie der Fußwurzelknochen, die, ohne auf die einzelnen Gelenke Rücksicht zu nehmen, ausgeführt wird, sehr gute kosmetische und auch funktionelle Resultate.

Natürlich ist es nicht immer möglich, in einer Sitzung durch Redressieren die Klumpfußstellung zu beseitigen. Hat man eine Stellungsbesserung erreicht, so legt man einen Gipsverband an, der das erzielte Resultat der Redression aufrecht erhalten soll.

Während der jedesmaligen Gipsverbandbehandlung sollen die geschrumpften Bänder sich dehnen, die gedehnten schrumpfen und die Knochen sich langsam umformen. Es ist also der redressierende Gipsverband ein wesentlicher Faktor bei der Behandlung von Klumpfüßen.

Es kommt nun, wie bereits erwähnt, vor, daß Kinder, besonders solche, die einen kurzen dicken Fuß haben, und bei denen die Ferse sehr schlecht ausgebildet ist, sich den Klumpfußverband „ausziehen" und damit natürlich die Behandlung unmöglich machen. Ich pflege deshalb den Klumpfußverband bei Kindern stets folgendermaßen anzulegen:

Der Fuß wird in Dorsalflexion, Pronation, Abduktion und Außenrotation gehalten. Um die Dorsalflexion so gut wie möglich zu erreichen, wird das Knie rechtwinklig gebeugt und dadurch die Wadenmuskulatur entspannt. Nun nehme ich drei etwa 3 cm breite Heftpflasterstreifen, die ich mir vorher so lang wie von der Ferse bis oberhalb der Mitte des Oberschenkels des Kindes habe schneiden lassen. Diese werden der Reihe nach folgendermaßen angelegt:

Der erste Heftpflasterstreifen beginnt dicht unterhalb des unteren inneren Knöchelrandes, verläuft über die stark proniert gehaltene Ferse an der Außenseite des Unterschenkels entlang bis zum Kniegelenk. Der zweite Streifen beginnt auf dem Fußrücken und verläuft über innerem Fußrand und Fußsohle entlang dem Unterschenkel wie der erste bei gleichfalls starker Pronations- und Dorsalflexionsstellung des Fußes. Der dritte Streifen setzt wie der zweite, nur noch weiter zehenwärts an und hat denselben Verlauf. Am Kniegelenk bleiben so drei freie Enden der stark angezogenen Heftpflasterstreifen übrig. Über den Heftpflasterverband wird eine Mullbinde gewickelt, an den Zehen beginnend und zentralwärts fortschreitend. Nun kommt die Polsterung mit einfacher Wattelage. Da nun nach Loslassen der redressierenden Hand der Hauptdruck am Großzehenballen und inneren vorderen Fußrand am stärksten

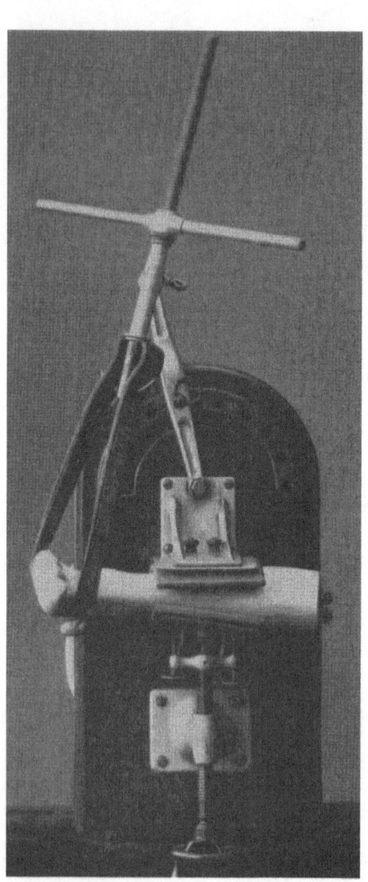

Abb. 214. Redresseur nach Stille-Lorenz.

ist, lege ich hier noch ein kleines Filzpolster hin. Diese Watte- und Filzpolsterung wird nun mit folgender typischer Bindentour nach von Oettingen fest an-

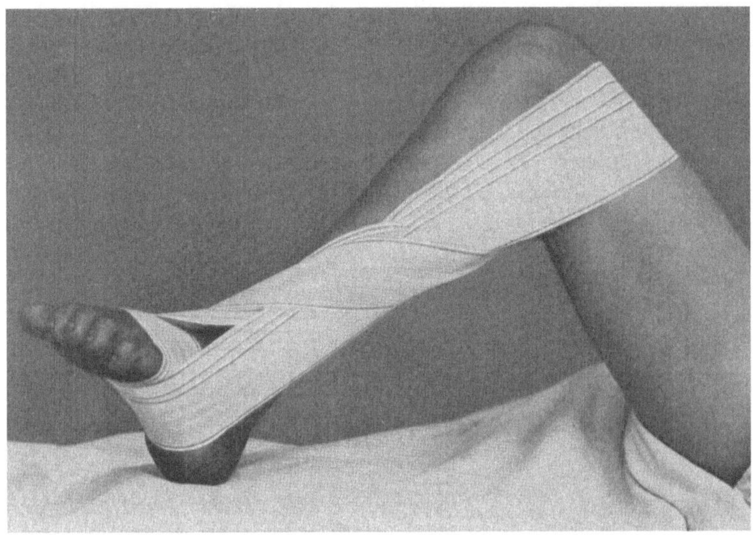

Abb. 215. Bindentouren nach v. Oettingen für einen Klumpfußverband.

gewickelt, und zwar in der zu redressierenden Richtung: Eine zirkuläre Bindentour um den Vorderfuß dicht hinter den Zehengrundgelenken von Kleinzehe —

Fußrücken — Großzehe — Fußsohle, dann an der Außenseite des Unterschenkels entlang — Oberschenkel oberhalb des Kniegelenks — Innenseite des Oberschenkels — Kniekehle — Außenseite des Unterschenkels — innerer Fußrand — Fußsohle — Außenseite des Unterschenkels — Oberschenkel usw. (Abb. 215).

Diese Bindentour wird in ganzer Bindenbreite und unter starkem Zug bei guter Fußredression ausgeführt. Hierüber kommt der Gipsverband bis zum Kniegelenk. Sind genügend Gipsbinden herumgelegt, und diese schon ziemlich hart, dann werden die Mullbindentouren am Kniegelenk abgeschnitten und nun die freien Heftpflasterstreifenenden heruntergelegt und noch mit einer Gipsbinde am Gipsverband angewickelt. Durch diese Verbandtechnik ist ein „Ausziehen" des Gipsverbandes unmöglich gemacht (Abb. 216).

Die Gipsverbandbehandlung ist aber erst

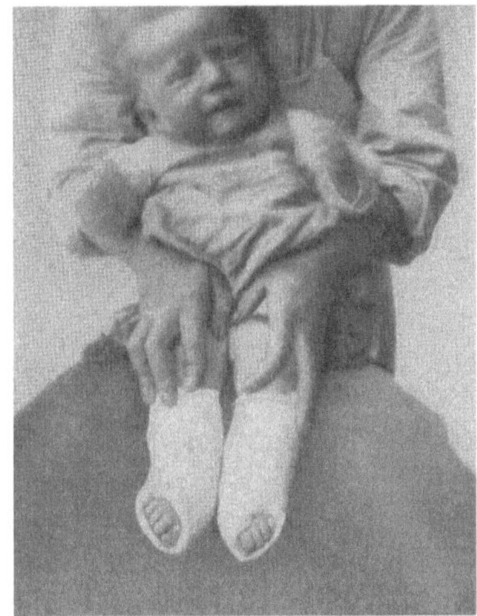

Abb. 216. Fertiger Klumpfußgipsverband. Beide Füße stehen stark überkorrigiert.

beendet, wenn der Klumpfuß überkorrigiert ist, und der Fuß aktiv in dieser Überkorrektion gehalten werden kann. Wie oft der Verband gewechselt werden muß, und wie lange die Gipsverbandbehandlung dauert, hängt also ganz von dem erreichten Grad der Redression ab.

Nach Anlegung des Gipsverbandes ist stets genau die Färbung und Wärme der Zehen zu beobachten, um Stauungserscheinungen mit ihren schweren Folgen rechtzeitig erkennen zu können. Die Zehen dürfen auf keinen Fall blau aussehen und sich kalt anfühlen. Ist dieses doch einmal der Fall, so soll man nicht gleich den Gipsverband abschneiden, um diese Zirkulationsstörungen beheben zu wollen. Oft ist nur eine straffgespannte Faser der Mullbinde die Ursache für die Stauung. Daher schneide man den Gipsverband in der Mittellinie auf der Vorderseite des Fußes und Unterschenkels, hauptsächlich in der

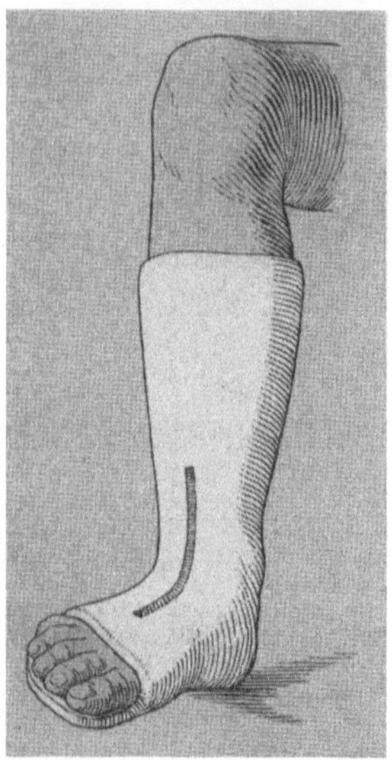

Abb. 217. Einschneiden des Gipsverbandes zur Behebung von Zirkulationsstörungen, ohne die redressierende Wirkung des Gipsverbandes zu beeinflussen.

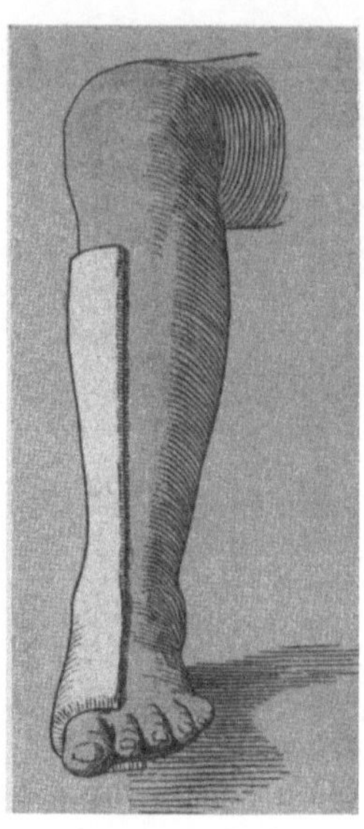

Abb. 218. Verwendung der inneren Gipsverbandhälfte als Nachtschiene zur Klumpfußnachbehandlung.

Gegend des Sprunggelenkes, ein (Abb. 217), durchtrenne mit einer kleinen Schere die Mullbindentouren, bis die Polsterwatte freiliegt und hebe die Gipsränder etwas empor. Meistens genügt dieses, um die Zirkulationsstörungen ohne Beeinträchtigung der redressierenden Wirkung des Gipsverbandes zu beheben. Genügt es nicht, so muß der Gipsverband erneuert werden.

Nach guter Überkorrektion des Fußes ist aber die Behandlung noch nicht zu Ende, sondern es müssen noch „Nachtschienen" getragen werden, und wenn das Kind schon läuft, muß durch Erhöhung des äußeren Sohlen- und Absatzrandes und durch Anbringung von Unterschenkeldoppelschienen mit Knöchelzug stets noch weiter redressierend eingewirkt werden. Bei noch nicht laufenden Kindern ist die Gefahr eines Rezidives besonders groß. Es ist daher ratsam, den Gipsverband vorn und hinten längs aufzuschneiden (Abb. 218) und die mediale Gipsverbandhälfte noch weiter als „Nachtschiene" tragen zu lassen.

**b) Plattfußverband.** Der Plattfuß kann angeborenen Ursprungs sein, doch ist dies seltener der Fall. Die häufigste Art ist der erworbene Plattfuß und unter diesen wieder der statische.

Wir müssen zwischen dem reinen Plattfuß unterscheiden, der am Längs- und Quergewölbe auftreten kann, und dem häufigsten, dem Knickplattfuß. Wir verstehen darunter eine Fußstellung, bei der der Fuß zunächst nach außen abgeknickt ist, sodaß die Unterschenkellängsachse medial am Fersenbein vorbeizieht, das Längsgewölbe eingesunken ist, der Fuß proniert, der Vorderfuß abduziert steht. Diese krankhafte Fußstellung kann nun beweglich oder fixiert sein. Ein beweglicher Plattfuß wird mit Einlagen und anderen orthopädischen Maßnahmen behandelt. Der fixierte Plattfuß muß jedoch erst redressiert und so für die weitere Behandlung geeignet gemacht werden.

Zur Plattfußredression bei Kindern benutzen wir die Hand, bei älteren Patienten den Redresseur nach Stille-Lorenz (Abb. 214). Auch bei der Redression des Plattfußes haben wir nach verschiedenen Richtungen zu redressieren. Wir müssen den Fuß in Supination, Plantarflexion und Adduktion zu bringen suchen und den so redressierten Fuß eingipsen (Abb. 219). Schwierigkeiten macht der Verband nicht, und besondere Bindentouren wie beim Klumpfußverband sind nicht erforderlich. Die Redression gilt erst als beendet, wenn der Fuß in Überkorrektur steht und aktiv so gehalten werden kann.

**c) Muskulärer Schiefhalsverband.** Unter muskulärem Schiefhals verstehen wir eine ganz typische Kopfhaltung, verursacht durch Verkürzung des einen Kopfnickermuskels. Der Kopf wird dabei nach der kranken Seite

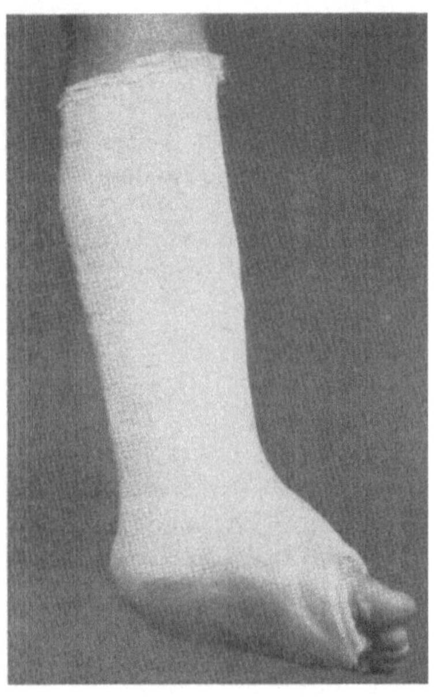

Abb. 219. Gipsverband bei redressiertem Plattfuß. Fuß steht in Supination, Plantarflexion und Adduktion.

geneigt gehalten, etwas nach vorn gebeugt, und das Kinn ist nach der gesunden Seite und nach oben gedreht. Da die zur Behandlung kommenden Fälle in der Regel schon älter sind, so daß eine Dehnung des verkürzten Kopfnickers auf unblutigem Wege nicht mehr möglich ist, so wird zunächst die offene Tenotomie am sternalen und klavikularen Ansatz ausgeführt. Dieser Eingriff ist höchst einfach. Schwierig dagegen und ausschlaggebend für ein gutes Resultat ist der nun folgende Gipsverband. Große Aufmerksamkeit und stetige Kontrolle erfordert das Halten, das beim narkotisierten Patienten äußerst schwierig ist.

Zu diesem Zweck wird der Patient so weit über die Tischkante herübergezogen, bis Kopf und Oberkörper frei hängen. Zu Häupten des Patienten sitzt nun ein Assistent und beugt den Kopf des Patienten nach hinten und zur gesunden Seite und dreht ihn gleichzeitig so, daß das Kinn nach der kranken Seite und nach oben gewendet ist. Ein zweiter Assistent zieht den Arm der kranken Seite nach unten; so werden die Ansätze des Kopfnickers am stärksten voneinander entfernt.

Nun werden Oberkörper und Kopf gepolstert und die Polsterung mit Spiral-
touren nach der redressierenden Richtung hin angewickelt. In gleicher Richtung
und mit gleichen Touren werden die Gipsbinden herumgelegt. Ist der Gipsverband hart, wird er ausgeschnitten wie Abb. 220a und b zeigen.

Der Gipsverband bleibt etwa 4 Wochen liegen. Dann werden noch eine
Zeitlang aktive Bewegungsübungen mit dem Kopf nach der kranken Seite
und nach oben ausgeführt und der Patient in eine Glissonsche Schlinge gehängt,

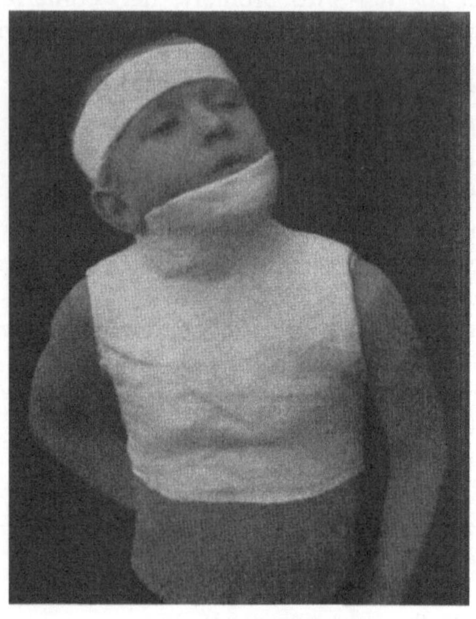
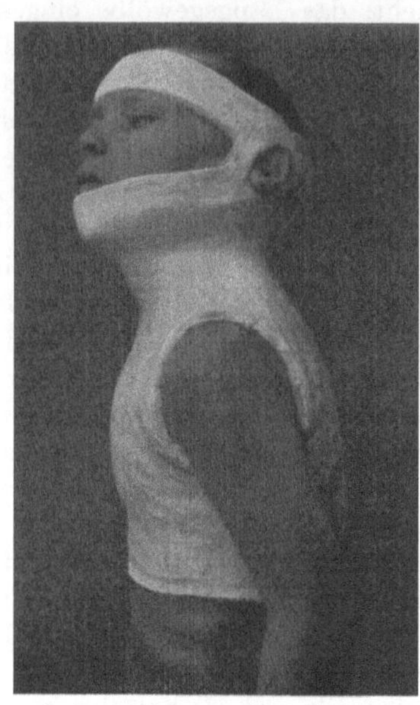

a              b<br>
Abb. 220 a und b. Schiefhalsgipsverband.

an der durch entsprechende Stellung der Schlinge die kranke Seite stärker
extendiert wird als die gesunde.

**d) Skoliosenverband.** Auch bei manchen Skoliosen versuchen wir durch
Extension am Kopf und direktem Druck auf den Rippenbuckel die Bänder
zu dehnen, die Knochen umzuformen und ihnen eine andere Wachstumsrichtung
zu geben. Am besten erreichen wir diese Redression im Wullsteinschen
Apparat. Die Polsterung muß besonders gut am Rippenbuckel sein. Sonst
ist die Verbandtechnik dieselbe wie schon auf Seite 147 beschrieben.

Um die eingesunkene Brusthälfte sich wieder ausdehnen zu lassen, ist es
zweckmäßig, hier ein großes Gipsfenster anzulegen und den Patienten aufzu-
fordern, fleißig Atemübungen zu machen. Ist die Wirbelsäule genügend redressiert und beweglich genug geworden, so muß für eine Reihe von Jahren ein
Hessingsches Stützkorsett getragen werden; gleichzeitig ist für energische,
gewissenhafte aktive und passive Gymnastik zu sorgen.

## 4. Gefensterter- und Brückengipsverband.

Oft sind wir gezwungen, einen Teil der Körperoberfläche aus bestimmten
Gründen (Fistelbildung, Abszeßpunktion, eiternde Knochen- oder Weichteilwunden, zur gleichzeitigen Lokalbehandlung) vom Gipsverband frei zu halten.

Dafür stehen uns je nach Größe des freizulassenden Körperteils zwei Wege zur Verfügung:

a) Anlegen eines Fensters im Gipsverband,
b) der Brückengipsverband.

**a) Gipsfenster.** Das Ausschneiden eines Gipsfensters ist sehr einfach. Es erfolgt, sobald der Gipsverband hart ist, mit einem scharfen Gipsmesser in gewünschtem Umfang (Abb. 221). Schwierig ist aber oft nach Fertigstellung des Gipsverbandes die Auffindung der Stelle, wo das Fenster sitzen muß. Daher ist es ratsam sich eines sogenannten „Fenstersuchers" zu bedienen. Es sind nun eine Reihe von Fenstersuchern zur Anwendung empfohlen worden, die sich aber alle durch folgenden einfachen Behelf ersetzen lassen.

· Man schneide sich ein Stück Pappe, das etwa der gewünschten Größe des Gipsfensters entspricht. Durch dieses ausgeschnittene Stück Pappe stecke man einen langen Nagel hindurch und lege diesen „Fenstersucher" vor Anlegung des Gipsverbandes auf die betreffende Körperstelle. Nun kann man einen gewöhnlichen Gipsverband anlegen, wobei der hervorstehende Nagel stets die Fensterstelle zeigt. Ist der Gipsverband hart, wird das Fenster ausgeschnitten. Dabei ist ratsam, die Polsterlage nicht mit herauszunehmen, sondern man zupft die Polsterlage nur auseinander, bis man auf die Körperoberfläche kommt und schiebt sie dann unter die Ränder des Gipsverbandes. Dadurch wird eine Lockerung des Verbandes vermieden.

Da durch ein Fenster natürlich auch die Festigkeit des Gipsverbands leidet, müssen die dem Gipsfenster benachbarten Stellen durch Gipslonguetten, Gipsbindentouren oder anderes Material besonders verstärkt werden.

**b) Brückengipsverband.** Ist durch Anlegung eines zu großen Fensters oder mehrerer

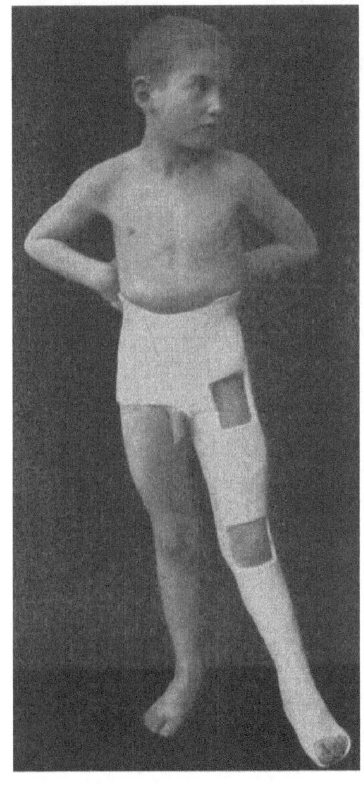

Abb. 221. Gefensterter Gipsverband.

Fenster zugleich an einer Körperstelle, z. B. am Hüft- und Kniegelenk oder bei einer offenen Fraktur die Festigkeit des Gipsverbandes gefährdet und eine Verstärkung an entsprechenden Stellen nicht möglich, oder besteht die Gefahr, daß bei reichlicher Fistelbildung der Eiter unter dem Gipsverband sich ansammelt und zersetzt, und die Haut infolge eines nässenden Ekzems brennt und juckt, oder will der Arzt den kranken Körperteil stets vor Augen haben, damit er den Prozeß genau verfolgen und eventuellen Abszeß- und Fistelbildungen rechtzeitig zuvorkommen kann, oder endlich sollen tuberkulöse Gelenke ohne Beeinträchtigung ihrer Ruhigstellung den Strahlen der natürlichen Sonne oder anderer künstlichen Lichtquellen ausgesetzt werden, legen wir in allen diesen Fällen einen „Brückengipsverband" (Abb. 222) an.

**c) Material.** Als Brückenmaterial können wir Bandeisen, Kramerschienen, gedrehte Gipslonguetten, Leerschienen von Kuhn (einfaches, leicht biegsames Drahtrechteck, das nach Anmodellierung mit Gipsbinden eingewickelt wird) benutzen.

Technik des Brückengipsverbandes:

Der zentral und peripher von der zu überbrückenden Körperstelle gelegene Körperteil wird mit Watte gut gepolstert, die mit Binden fest angewickelt wird. Dann werden zunächst einige Gipsbinden herumgelegt. Ausmodellieren der Knochenpunkte. Sind die Gipsbinden hart geworden, so wird die eigentliche Brücke, die aus zwei leicht gebogenen Bandeisenschienen besteht, daraufgelegt. Zweckmäßig ist es, die Schienen vorher genau anzumessen und durch querverlaufende biegsame Blechstreifen miteinander zu verbinden. Dieses Schienengestell wird am besten erst mit etwas Gipsbrei fest mit der Unterlage verbunden und dann mit Gipsbinden festgewickelt.

Anstatt die zwei getrennten Verbände anzulegen, kann man auch zuerst einen vollständigen Gipsverband anlegen mit Anbringung des Schienengestells und nachher einen beliebig breiten Gipsring ausschneiden.

Auf die Vorteile und Anwendungsgebiete des Brückengipsverbandes habe ich schon hingewiesen.

Bei allen unterbrochenen Gipsverbänden kommt es häufig zu einem sogenannten „Fenserödem". Das eingegipste Glied steht unter dem überall gleichmäßig wirkenden Druck des Gipsverbandes. Da die Stelle des Fensters von diesem Druck frei ist, kommt es zur Ödembildung. Abgesehen davon, daß dieses Fensterödem als Stauungsbehandlung von Nutzen sein kann, läßt es sich wiederum vermeiden, wenn man an der Stelle, wo der Gipsverband unterbrochen ist, einen festen Kompressionsverband anlegt.

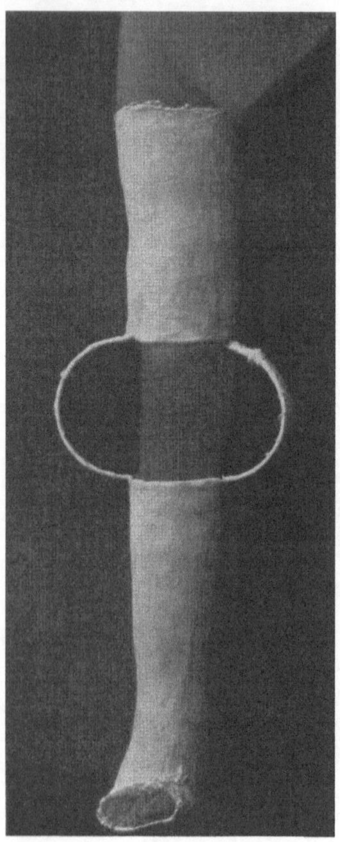

Abb. 222. Knie-Brückengips-
verband.

Befindet sich das Fenster auf der aufliegenden Körperseite, so kann es ebenso wie beim Brückengipsverband offener Knochenbrüche zum Durchsinken der Bruchenden und zu Druckgeschwürsbildung an den Fensterrändern kommen. Diese Nachteile lassen sich aber durch einen exakt angelegten Gipsverband, bei dem das Fenster oder die Brücke nicht größer als unbedingt erforderlich sind, eventuell durch eine „Mullhängematte" vermeiden.

# 5. Abnehmbarer und schnürbarer Gipsverband.

Abgesehen von den vielen Vorteilen, die ein zirkulärer Gipsverband besitzt, zeigt er auch eine Reihe von unverkennbaren Nachteilen. Vor allem hat die lange Ruhigstellung besonders nachteilige Folgen für die Beweglichkeit der Gelenke und die Durcharbeitung der Muskulatur. Daher soll man, sobald es das Grundleiden erlaubt, abnehmbare oder schnürbare Gipsverbände herstellen, die es ermöglichen, die Gelenke zu bewegen, die Muskeln zu massieren, örtliche Behandlung vorzunehmen und dergleichen mehr. Nach der Behandlung können die Gipsschalen dann wieder angelegt werden. Auf diese Weise lassen sich die Anschaffungen von teueren orthopädischen Apparaten ver-

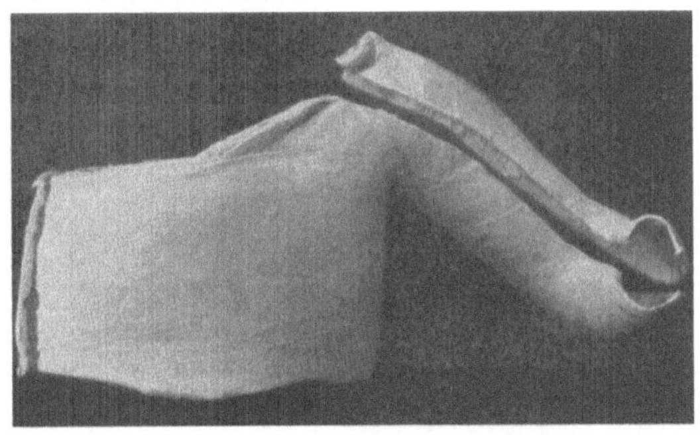

Abb. 223. Abnehmbarer Gipsverband durch seitliches Aufschneiden des in Abb. 187 abgebildeten Gipsverbandes.

meiden, die auch überall da, wo eine längere Nachbehandlung mit Apparaten nicht nötig ist oder durch operative Eingriffe ersetzt werden kann, überflüssig sind. Der Ruf „los vom Apparat" wird sich auch in der Orthopädie hoffentlich immer mehr Bahn brechen. Denn der Apparat bedeutet für den Träger nicht nur eine langdauernde, oft sogar lebenslängliche und reichliche Quelle von Beschwerden, Verdruß und hohen Ausgaben, sondern für einen geschwächten Körper auch eine schwere Belastung.

In dem Gipsverband haben wir in vielen Fällen einen sehr einfachen, bequemen und billigen Ersatz für die teueren Apparate, und je nach Bedarf können wir daher den Gipsverband

    a) abnehmbar,
    b) schnürbar machen.

**a) Abnehmbarer Gipsverband.** Die einfachste Art, einen abnehmbaren Gipsverband herzustellen, ist die, daß man für den betreffenden Körperteil einen zirkulären, exakten Gipsverband anlegt und diesen, sobald er hart und trocken ist, zu beiden Seiten mit einer Stilleschen Gipsschere aufschneidet, so daß wir eine dorsale und eine volare Gipsschale bekommen. Der Einfachheit halber bilde ich hierfür als Beispiel einen abnehmbaren Gipsverband für eine Erkrankung des Schultergelenks ab (Abb. 223), wie er durch seitliches Aufschneiden des in Abb. 187a und b abgebildeten Gipsverbandes erhalten wurde.

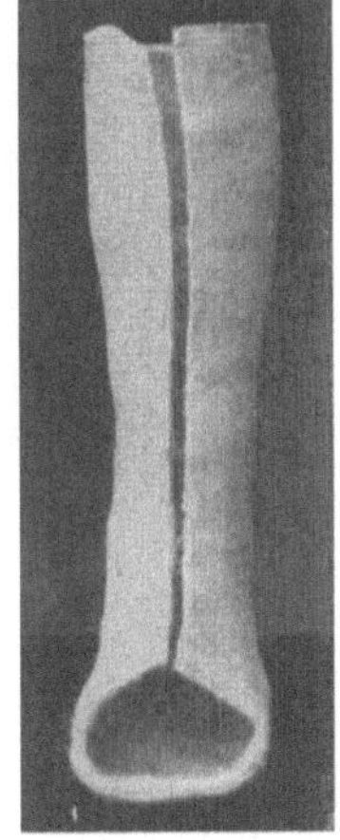

Abb. 224. Aufgeschnittene Gipshülse zur Herstellung eines schnürbaren Gipsverbandes.

Die beiden Gipsschalen werden mit Mull- oder Stärkebinden am Körper festgewickelt. So kann man jeden Gipsverband zu einem abnehmbaren umgestalten.

**b) Schnürbarer Gipsverband.** Diesen können wir auf zwei Arten herstellen:

1. Wir legen einen gewöhnlichen Gipsverband an und schneiden diesen, sobald er hart ist, in der Längsrichtung in der Mitte auf. Da nun der Gipsverband ziemlich biegsam ist, so nehmen wir ihn nach Anheben der Schnittränder vorsichtig ab und lassen ihn vollständig trocken werden (Abb. 224).

2. Oder wir ziehen zunächst einen Trikotschlauch über das Glied und legen zwischen diesen und die Körperoberfläche in der Mittellinie eine feste Schnur

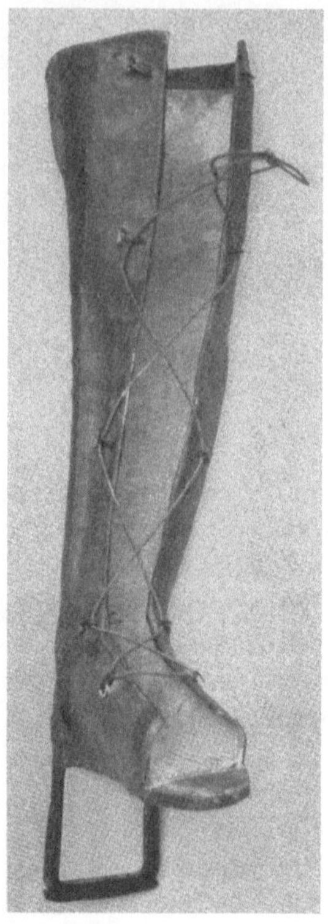

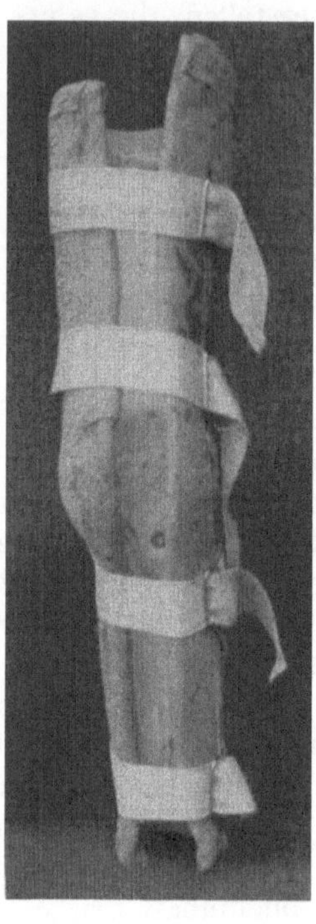

Abb. 225. Schnürbarer Gipsverband für hochgradige Beinverkürzung.

Abb. 226. Abnehmbare Gipshülse zum Schnallen für die Nachbehandlung einer beseitigten Knie-Beugekontraktur.

oder einen mittelstarken Draht. Nun werden die Gipsbindentouren mit der gewöhnlichen Exaktheit und in der notwendigen Dicke glatt und überall gleichmäßig umgewickelt. Die Hülse wird nun entlang der Schnur aufgeschnitten, vorsichtig abgezogen und getrocknet.

Die nach diesen beiden Methoden gewonnenen Hülsen werden nun, nachdem sie vollständig trocken sind, weiter bearbeitet. Zunächst wird von beiden Seiten des Schnittrandes ein schmaler Streifen abgeschnitten, um so nach Anbringung der Schnür- oder Schnallvorrichtung ein festes Zuschnüren und damit festen Sitz zu erzielen. Die Gipshülse wird zur Erhöhung ihrer Festigkeit außen mit Stoff (Sackleinwand) beklebt. Mit einer Lochzange werden schließlich in Entfernungen von zwei zu zwei Zentimeter Löcher eingedrückt und Ösen oder Haken eingesetzt.

Durch diese Methode gelingt es leicht, auf billige und bequeme Weise gutsitzende, leichte abnehmbare und schnürbare Gipsverbände herzustellen (Abb. 225, 226).

# 6. Herstellung von Negativen und Positiven für orthopädische Apparate (Abdrücke, Abgüsse und Modelle).

Orthopädische Apparate sind Dauerformen des fixierenden Verbandes, welche dann hergestellt werden, wenn eine Nachbehandlung von langer Dauer erforderlich ist.

Wenn diese orthopädischen Apparate allen Anforderungen gerecht werden sollen, so müssen sie auf das genaueste passen. Sie werden deshalb dem Körper entweder direkt angepaßt, angelegt und anmodelliert, oder ihre Herstellung findet nach genauen Abgüssen und Abdrücken, die man von dem betreffenden Körperteil anfertigt, statt.

Das Anfertigen von Abdrücken, Abgüssen und Modellen ist besonders wichtig, weil in der Mehrzahl der Fälle nach diesen gearbeitet wird.

## a) Abdrücke.

Am einfachsten sind die flächenhaften Nachzeichnungen und flächenhaften Abdrücke, die zur Herstellung von Plattfußeinlagen bei beginnenden Plattfußbeschwerden viel verwendet werden. Man läßt den Patienten mit seiner geschwärzten Fußsohle auf einen Bogen Papier auftreten oder schwärzt das Papier und nimmt auf diese Art den Abdruck ab. Mit einem Bleistift kann man gleichzeitig den Grundriß des Fußes aufzeichnen. Will man einen genauen Abdruck eines Fußes oder einer Hand haben, so fertigt man plastische Halbformen an. Dies geschieht folgendermaßen:

Man nimmt einen Pappdeckel oder ein Stück Pappe, dessen Ecken man einschneidet und die Kanten hochkippt. Da hinein schüttet man gut angerührten Gipsbrei und läßt den Patienten mit seinem gut geölten oder eingefetteten Fuß hineintreten. Ist der Gipsbrei überall auch unter der Fußsohle genügend hart, läßt man den Fuß erst hinten langsam anheben und dann ganz herausziehen. Das so erhaltene Gipsnegativ (Abb. 227a) gießt man mit kaltem dickflüssigen Gipsbrei aus. So bekommt man eine gute, plastische Halbform (Abb. 227b).

## b) Abgüsse.

Zur Anfertigung von Abgüssen bedient man sich am besten der Gipsbinden, da die auf diese Weise hergestellten Gipsbindennegative am einfachsten, schnellsten und billigsten herzustellen sind.

Nehmen wir wieder als Beispiel das Bein. Dieses wird von den Zehen bis zum Damm gut eingefettet oder mit Papierbinden gut eingewickelt. Eine feste, nicht zu dicke Schnur oder ein dünner Eisendraht wird der Länge nach vorn in der Mittellinie über das ganze Bein gelegt, so daß sie oben und unten das Bein genügend weit überragt. Das Bein wird so gehalten, wie ich es auf Seite 139 für die einzelnen Gelenke angegeben habe. Nun werden Gipsbinden herumgelegt, die gut mit Gips versehen werden müssen, etwa 10 cm breit und nicht zu lang sein dürfen, höchstens 3 m. Während sonst beim Anlegen eines Gipsverbandes stets peripher begonnen und zentralwärts gewickelt wird, kann beim Abguß ruhig zentral begonnen werden. Die Gipsbinden werden ganz lose herumgelegt und nach jeder Tour mit der flachen Hand gut ausgestrichen und der Körperform anmodelliert. Jedes straffe Anziehen der Gipsbinde und das dadurch verursachte Entstehen von Einschnürungen ist sorgfältig zu vermeiden. Sehr zweckmäßig ist es, die Gipsbinde oft abschneiden zu lassen und von neuem

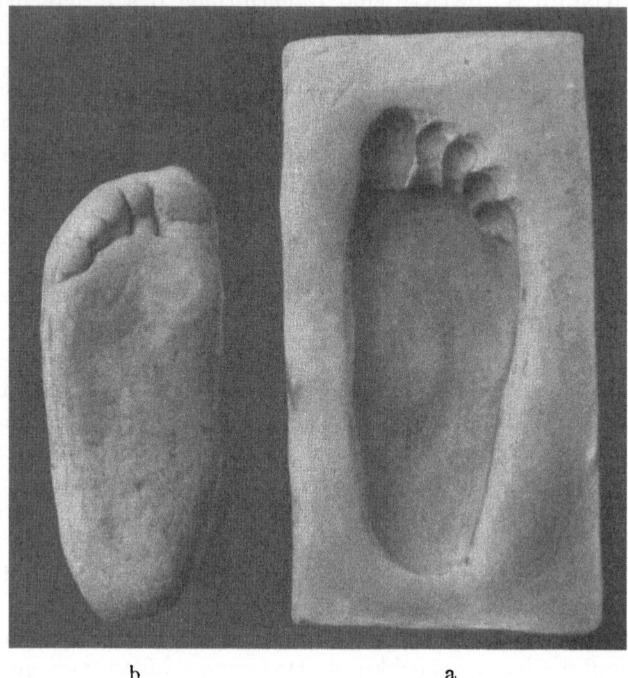


Abb. 227 a und b. a negativer Gipsabdruck, b positives Gipsmodell.

zu beginnen, so daß mehrere Bindenstreifen gebildet werden, die sich besser der Körperform anmodellieren lassen. Auf gutes Ausmodellieren der typischen Knochenpunkte ist großer Wert zu legen. Eindrücke von Fingerspitzen sind zu vermeiden. Ist das ganze Bein bis zu den Zehenspitzen mit einem gleichmäßigen, dünnen aber festen, tadellos sitzenden Gipsverband umgeben, so wartet man, bis dieser hart ist. Nun wird das eine Ende der Schnur gefaßt, das andere Ende von einem Assistenten angezogen und mit einem Gipsmesser mit langen flachen Zügen neben der Schnur (Achtung vor Durchschneiden der Schnur) der Gipsverband aufgeschnitten (Abb. 228 a). Dann werden die Ränder vorsichtig abgehoben und zuerst die große Zehe des Patienten frei gemacht. An dieser wird das Bein gehalten, die Ränder werden vorsichtig weiter auseinandergezogen und dann der Gipsverband wie ein langer Stiefel nach unten und hinten ausgezogen (Abb. 228 b).

Sollten doch Fingerabdrücke oder Dellen bestehen, so werden diese jetzt von innen her ausgebeult. Dieser Gipsabguß wird nun zum Trocknen hingelegt und dann mit einer Stärkebinde unter exaktem Aneinanderbringen der Schnittränder ganz umwickelt, so daß nirgends eine Öffnung bestehen bleibt. Ein guter Gipsabguß soll dünn und leicht sein und sämtliche Umrisse des betreffenden Körperteiles, besonders die Knochenpunkte, gut erkennen lassen.

Zweckmäßig ist es auch, vor Anlegen des Gipsverbandes die Knochenpunkte

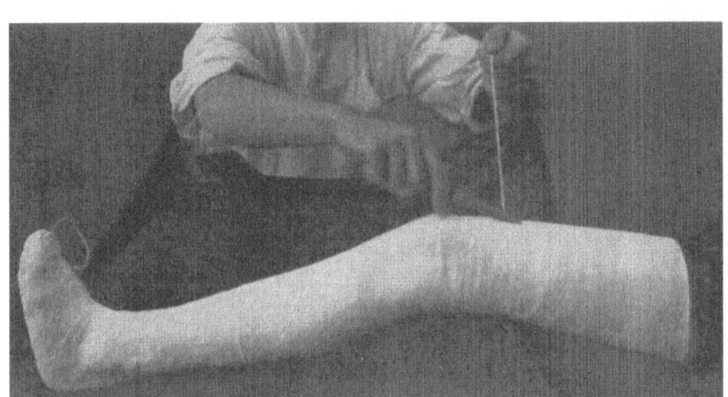

a

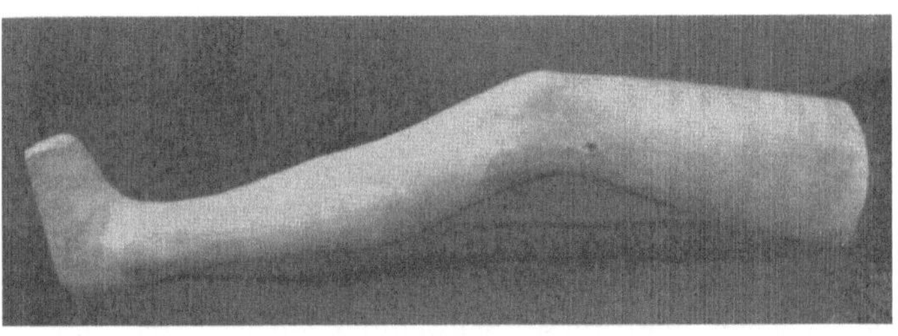

c                                                                          b

Abb. 228 a—c.   a Aufschneiden eines Gipsabgusses, b Gipsnegativ, c fertiges Modell.

mit einem Fettstift zu markieren, da diese Stellen sich dann im Negativ und auch später am Modell selbst gut markieren.

Abb. 229 a zeigt einen Gipsabguß zur Anfertigung einer Halskrawatte bei Spondylitis tuberculosa suboccipitalis.

Mit dieser Methode der Anfertigung können wir von allen Körperteilen sehr gute Negative herstellen. Das Aufschneiden findet immer nur an einer Stelle statt.

### c) Modelle.

Das so gewonnene Gipsbindennegativ wird bei schräger Haltung mit dünnem Gipsbrei ausgegossen. Ratsam ist es, dabei das Negativ ab und zu zu schütteln, um Blasenbildung zu vermeiden. Ist das Negativ ganz ausgegossen, so läßt

man es etwa 2 Tage lang trocknen, hierauf wird nach Einschneiden des Negativs
bis auf den Gipsausguß die Hülle abgenommen und das Positiv, das Modell,
ist fertig (Abb. 228c, 229b). Durch vorsichtiges Abschaben mit einem Messer,
Glattfeilen oder Abreiben mit Sandpapier wird das Modell geglättet. Durch Ab-
flachen oder Auftragen von Gips können so bestimmte Stellen vor Druck

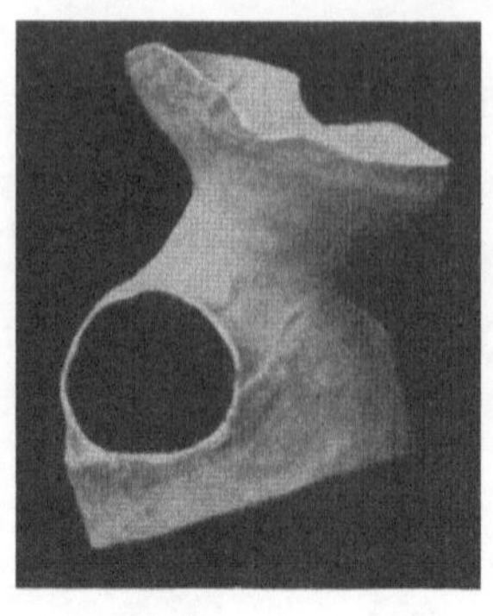
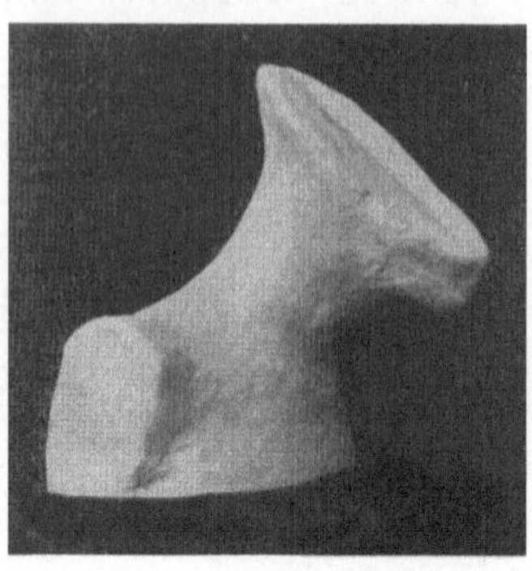

a                 b

Abb. 229a und b. a Gipsabguß, b fertiges Modell für eine Halskrawatte.

bewahrt oder vermehrtem Druck, z. B. zu redressierenden Zwecken, ausgesetzt
werden. Nach diesen Modellen werden nun die orthopädischen Apparate
gearbeitet.

# 7. Über Behelfsprothesen.

Unter einer Behelfsprothese verstehen wir den vorübergehenden Ersatz
bei Arm- und Beinverlusten, der aus einfachem, billigen Material hergestellt
wird und den Stumpf für die später anzulegende und endgültige Prothese geeignet machen soll. Jeder Stumpf, besonders an der unteren Extremität, macht
bis zu seiner endgültigen Gestaltung eine Reihe von Veränderungen durch.
Ist die Liegezeit nach der Operation vorüber und steht der Beinamputierte auf,
so wird der Stumpf zunächst noch infolge wassersüchtiger Schwellung an Umfang
zunehmen. Nach wenigen Wochen geht diese Schwellung zurück, und der
Stumpfumfang wird geringer. Benutzt nun der Patient seinen Stumpf fleißig
beim Gehen, so wird die atrophische Muskulatur sich kräftigen und der Stumpf
wieder einen größeren Umfang bekommen. Würde man also gleich von Anfang
an ein endgültiges Lederkunstbein anlegen, so müßte nach einigen Wochen
die Stumpfhülse zunächst enger und dann nach weiteren Wochen wieder weiter
gemacht werden. Diese Umänderungen eines Kunstbeines sind aber äußerst
kostspielig, und oft müßte jedesmal eine neue Stumpfhülse nach Gipsabguß
angefertigt werden. Meistens vergeht auch eine längere Zeit, bis die Umänderung
des Kunstbeines fertig gestellt ist, während in der Zwischenzeit der Patient
an Krücken herumläuft; der Stumpf wird nicht gebraucht und verändert sich
wieder. Ist dann endlich die Abänderung der Prothese fertig, so paßt sie wegen
der inzwischen eingetretenen Stumpfänderung wieder nicht.

Abgesehen von diesen praktisch-ärztlichen Gründen ist auch noch aus
ästhetisch-psychischen Gründen die baldige Lieferung eines Beinersatzes

geraten. Der Amputierte soll so früh wie möglich aus dem Bett gebracht werden, um ihm unnötiges Nachgrübeln über seinen Verlust zu ersparen und ihm zu zeigen, daß durch orthopädisch-mechanische Kunst es nicht schwer ist, ihm einen guten, brauchbaren Beinersatz zu geben. Endlich soll der Beinamputierte sich nicht erst an Krücken gewöhnen, deren Schädlichkeiten (Radialislähmung, fehlerhafte Stumpfkontrakturen) hinreichend bekannt sind, worauf auch jeder Beinamputierte aufmerksam zu machen ist.

Ein endgültiges Kunstbein kann auch erst angefertigt werden, wenn die Stumpfwunde vollständig verheilt ist. Es müßte also der Patient bis zur Heilung dieser Wunde wieder an Krücken herumgehen. Das Ausschneiden von Löchern an einem Kunstbein, um die Wunde vor Druck und Scheuern zu bewahren, ist nicht ratsam. Fertigen wir aber eine Behelfsprothese an, so können wir einfach daran die Stelle, wo die Wunde sitzt, ausschneiden oder gar die ganze Stumpffläche offen lassen.

Hat ein Beinamputierter zuerst eine Behelfsprothese getragen, und sich so an das Gehen mit einem Kunstbein gewöhnt, dann wird er mit seiner endgültigen Prothese viel eher sicher und leichter gehen können.

Alle diese Gründe zeigen zur Genüge, wie notwendig das Tragen von Behelfsprothesen ist, und daher ist die Kenntnis ihrer Technik durchaus erforderlich. Es gibt verschiedene Arten der Herstellung von Behelfsprothesen. Ich will jedoch nur die Technik erwähnen, die im Marine-Lazarett Hamburg-Veddel angewendet und von mir in nun mehreren Jahren an einer großen Patientenzahl erprobt worden ist.

## Die Technik der Anfertigung von Behelfsprothesen.

Material: Trikotschlauch, Filz, Gipsbinden, Bandeisenschienengestelle.

Anfertigung einer Oberschenkelbehelfsprothese.

Der Patient wird auf einen Tisch gelegt, unter das Gesäß ein hartes, flaches Kissen geschoben, um das Becken zu erhöhen, der Oberschenkelstumpf wird gestreckt und leicht abduziert gehalten, um so von allen Seiten frei und ungehindert an den Stumpf heranzukönnen. Über den Stumpf wird nun ein Trikotstrumpf gezogen, dessen zentrales Ende der Patient mit den Händen hält. Der Trikotstrumpf muß zentralwärts hoch genug heraufreichen, um ihn hier später gut über die Gipshülse umlegen zu können. An der Stumpffläche ist also der Trikotstumpf noch offen. Auf die Stumpffläche legt man nun ein sogenanntes „Filznest", das man sich folgendermaßen angefertigt hat. Man schneidet sich ein rundes Filzstück, größer als die Stumpffläche, aus. Aus diesem Filz schneidet man 4 Stücke derart aus, daß die Gestalt eines eisernen Kreuzes entsteht (Abb. 230a). Die 4 Flügel werden nach oben geschlagen, miteinander vernäht, und so entsteht ein „Nest" (Abb. 230b). Auf den Grund dieses Nestes legt man einige kleine Filzstückchen und darauf dann einen Filzdeckel. Der Filzdeckel darf aber nur in der halben Tiefe des Nestes liegen, es muß noch ein freier Rand bleiben. Dieses Filznest wird auf die Stumpffläche gelegt und der Trikotschlauch über und mit dem Filznest vernäht. Quer darauf näht man noch einen etwa 15 cm langen, breiten Bindenstreifen, so daß zu beiden Seiten seine Enden frei bleiben (Abb. 231). Dieser Bindenstreifen wird nachher in die Gipshülse mit eingegipst und soll verhindern, daß beim Abziehen der Behelfsprothese das Filznest und der Trikotschlauch herausgerissen werden.

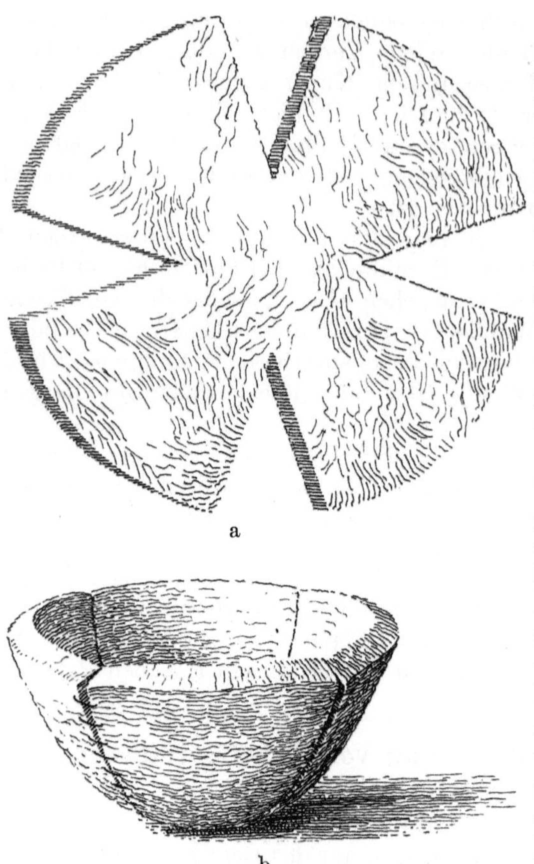

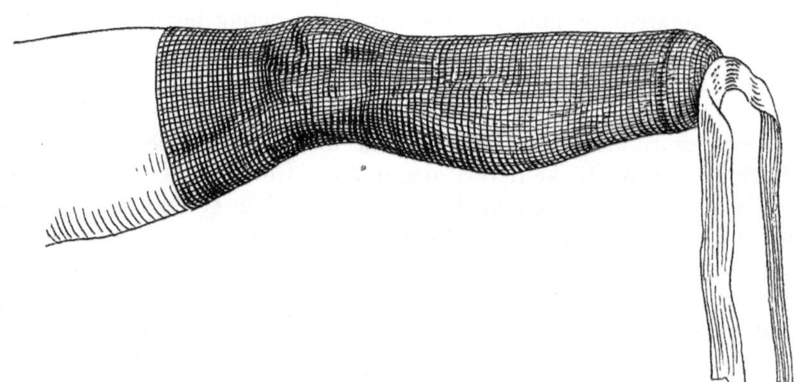

Abb. 230 a und b. Herstellung eines Filznestes, welches als Belastungsfläche für einen Amputationsstumpf in der Behelfsprothese dienen soll.

Ist so der Stumpf gut umkleidet, so werden einige Gipsbindentouren herumgelegt. Hierbei ist genau darauf zu achten, daß die Binden sehr locker und ohne Schnürung herumgelegt werden, da sonst später die Prothese zu eng wird, denn der Gipsverband zieht sich beim Erhärten zusammen, und die Gipshülse wird schon dadurch enger! Gutes, leichtes Anmodellieren der einzelnen Bindentouren mit der flachen Hand ist erforderlich. Bevor die Gipshülse, die nicht stark zu sein braucht, erhärtet ist, legt man das vorher angefertigte Bandeisengestell an. Dieses Gestell besteht aus zwei seitlichen Bandeisenschienen, die 2 cm kürzer sind als die Länge des anderen Beines, und in Höhe des Kniegelenks beweglich miteinander verbunden sind. An den Schienen ist unten ein Holzfuß oder eine stählerne Fußplatte befestigt (Abb. 232). An der Außenseite desjenigen Schienenteils, der mit der Gipshülse verbunden werden soll,

Abb. 231. Das Filznest liegt auf der Stumpffläche. Ein Trikotschlauch wird über das Bein gezogen und mit dem Filznest vernäht. Die freien Bindenenden werden in die Gipshülse mit eingegipst, um zu verhindern, daß beim Abziehen der Behelfsprothese das Filznest und der Trikotschlauch am Bein hängen bleiben.

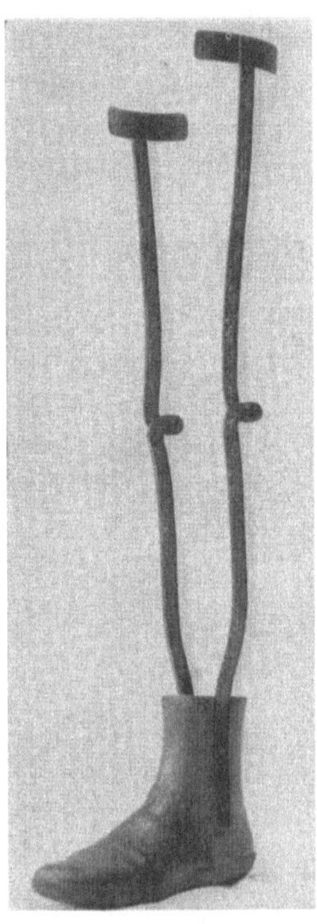

Abb. 232. Schienengestell für eine Ober- oder Unterschenkelbehelfsprothese.

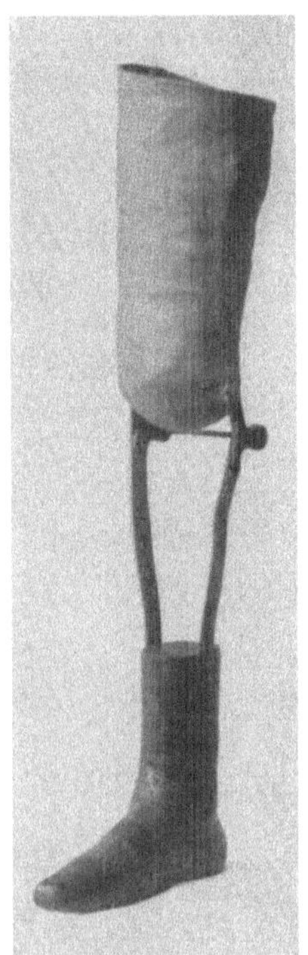

Abb. 233. Oberschenkelbehelfsprothese.

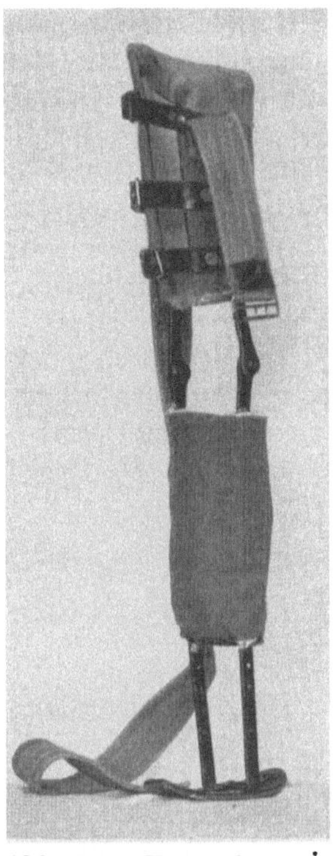

Abb. 234. Unterschenkelbehelfsprothese.

sind in einiger Entfernung voneinander kleine, etwa $^1/_2$ cm lange Metallstiftchen angenietet, um hierdurch ein Rutschen der Gipshülse zu verhindern.

Dieses Schienengestell wird nun genau parallel der Längsachse des Stumpfes (vorausgesetzt, daß keine Stumpfkontrakturen bestehen) gehalten und mit mehreren zirkulären Gipsbindentouren mit der ersten Gipshülse vereinigt. Besonders gutes Anmodellieren am Sitzbeinhöcker! Ist die Gipshülse hart, so wird die Behelfsprothese abgenommen (Abb. 233). Bei konischen Oberschenkelstümpfen gelingt dieses ohne weiteres, ist dagegen das periphere Stumpfende keulenförmig (z. B. bei Kniegelenksexartikulationen), so schneidet man mit einer Gipsschere die Gipshülse der Länge nach in der vorderen Mitte auf. Nachdem die Gipshülse getrocknet ist, beklebt man sie am besten mit Sackleinen, um ihre Haltbarkeit zu erhöhen und läßt einen gut gepolsterten Sitzring anbringen, außerdem noch einen Traggurt. Ist die Hülse aufgeschnitten, so werden noch 2 oder 3 Riemen zum Schnallen angebracht.

Bei der Anfertigung von Unterschenkel-

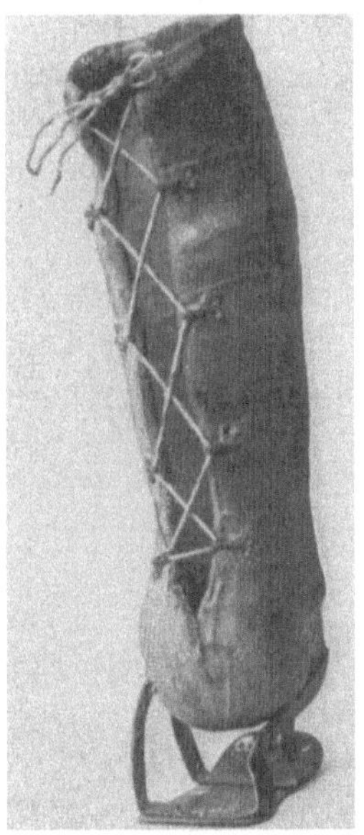

Abb. 235. Pirogoff-Behelfsprothese.

behelfsprothesen (Abb. 234) ist die Technik die gleiche. Es ist nur darauf zu achten, daß außer dem Filznest an der Stumpffläche auch die Schienbeinrauheit und das Wadenbeinköpfchen einen Filzschutz erhalten. Das Kniegelenk muß vollständig gestreckt sein und das Schienengestell genau parallel der Längsachse des Beines gehalten werden. Die Achse des Kniegelenks muß genau mit der Kniegelenksachse des Schienengestells zusammenfallen!

Auch bei Unterschenkelbehelfsprothesen muß die Entlastung am Sitzbein stattfinden, also hier gutes Anmodellieren!

Bei Pirogoff-Behelfsprothesen (Abb. 235) braucht die Länge der Schienen nur der des Unterschenkels zu entsprechen.

Verändert sich nun der Stumpf, wie oben erwähnt, so wird einfach die nicht mehr passende Gipshülse durch eine neue ersetzt. Durchschnittlich gebraucht nun der Stumpf bis zu seiner endgültigen Gestalt etwa 4—6 Monate. Solange ist also auch die Behelfsprothese zu tragen.

# VIII. Streckverbände.

## 1. Allgemeines.

Die Zugbehandlung der Knochenbrüche ist ein großes und schwieriges Gebiet, und es kann dem Studierenden und dem praktischen Arzte nicht zugemutet werden, wie es auch den Rahmen dieses Lehrbuches überschreiten würde, das Gebiet in allen Einzelheiten und Variationen seiner modernen Entwicklung zu verfolgen. Es hat sich hier eine Spezialwissenschaft herausgebildet, die an der Hand großer Sonderabteilungen hervorragende Leistungen erzielt, zum Teil aber mit so komplizierten und kostspieligen Apparaten arbeitet, daß ihre Anwendung für die Allgemeinheit nicht in Frage kommt. Wir beschränken uns daher auf die Darstellung der einfachen Grundmethoden, als welche wir nennen: die klassische Extensionsbehandlung nach Volkmann in ihrer modernen Form, dem Bardenheuerschen Verfahren, die Steinmannsche Nagelextension und die Distraktionsbehandlung Hackenbruchs. Dazu kommen eine Reihe einfacher und zum Teil behelfsmäßiger Verfahren (Schlingenextension, Schienenextension), deren Technik z. T. bereits beschrieben ist.

Ehe wir diese Verfahren im einzelnen schildern, ist es unumgänglich, daß wir uns über die einzelnen Faktoren, aus welchen sich die Extensionsmethoden zusammensetzen, klare Rechenschaft geben. Es sind folgende drei, oder wenn man will, sechs, die jedoch zu je zwei und zwei in engerem Zusammenhang stehen:

    a Zugkraft  
        a′ Zugrichtung  
    b Übertragung  
        b′ Angriffspunkt  
    c Zugbahn  
        c′ Gelenkstellung.

Zählen wir die Mittel auf, mit denen diese Faktoren verwirklicht werden, so erhalten wir folgende Zusammenstellung:

a) **Zugkraft:** Eigenschwere (**Zuppinger**), Gewichte (**Volkmann, Bardenheuer, Steinmann**), elastischer Zug (**Bardenheuer**sche Armschiene usw.), Spreizklammern (**Hackenbruch**).

a′) **Zugrichtung:** Längszug (alle Methoden), Gegenzug (Eigenschwere bzw. Reibung, Gegenzuggewichte), Seiten- und Rotationszüge (**Bardenheuer**).

b) **Übertragung:** Schlingen (Behelfstechnik), Heftpflaster (**Volkmann, Bardenheuer**), Klebstoff (**Heusner, v. Öttingen**), Nagel oder Klammer (**Steinmann**).

b′) **Angriffspunkt:** Unteres Gliedende (bei Schlingen), Haut und übrige Weichteile des ganzen Gliedes (**Bardenheuer**), distales Fragment (**Steinmann**), Knochen distaler Gliedmaßen (z. **Steinmanns** Nagel in der Tub. tibiae, im Kalkaneus).

c) **Zugbahn:** Schiene und Schleifbrett (**Volkmann**), Matratze des Betts (**Bardenheuer**), Schwebesuspension (**Lorinser, Schede**), Schienengestelle (**Zuppinger, Braun** usw.), freihändige Extension ohne Zugbahn.

c′) **Gelenkstellung:** Streckstellung mit geringer Flexion (**Bardenheuer**), Semiflexion (**Zuppinger**). Änderung der Gelenkstellung ohne Aufhebung des Zugs (**Ansinn**).

Mit dieser Aufstellung sind die verwendeten Mittel noch lange nicht erschöpft, sie wird indes unseren praktischen Zwecken genügen. Im einzelnen ist folgendes dazu zu sagen:

a) Die **Zugkraft** wird bei den meisten Streckverbänden durch **Gewichte** ausgeübt, welche an einer Schnur befestigt werden und durch Rollen, über welche die Schnur hinwegzieht, in der gewünschten Richtung wirken. **Zuppinger**, der sich um die Vertiefung unserer mechanischen Kenntnisse bei der Frakturbehandlung große Verdienste erworben hat, konstruierte für Frakturen des unteren Gliedes sinnreiche **Schienengestelle**, welche allein durch die **Schwere** des im Knie halbgebeugten Unterschenkels eine genügende Streckwirkung ausüben (Abb. 116, S. 74). Bei der Behandlung leichter Oberarmbrüche in einfacher Mitella dürfte auch die Schwere des herabhängenden Armes eine Extension ausüben. In anderen Zugvorrichtungen spielt die **Elastizität** als Zugkraft eine Rolle. So in den **Bardenheuer**schen Schienen für die obere Extremität, bei denen die Streckung durch Spiralfedern bewirkt wird. Auch bei vielen einfachen behelfsmäßigen Schienenkonstruktionen wird die Elastizität als Zugkraft beansprucht, z. B. bei dem aus einer vorn aufgebogenen **Cramer**schiene bestehenden Verband für Vorderarmbrüche, bei der Flitzbogenextension der Unterschenkelbrüche (s. S. 78), ferner bei der Gehschienenbehandlung der Brüche des unteren Glieds nach **Hessing** usw.

a′) Die **Zugrichtung** geschieht bei allen Streckverbänden in der Gliedachse. Dieser Längszug beseitigt nicht allein die Verkürzung, sondern bildet auch die Vorbedingung für die Korrektur aller anderen Dislokationen, die sich zum Teil allein durch den Längszug richtig stellen. Der Zug wirkt in der Richtung des distalen Gliedendes. Um zu vermeiden, daß der ganze Körper dem Zug nachgibt, sind Gegenzüge proximalwärts erforderlich. Dieser **Gegenzug** wird allerdings in den meisten Fällen durch die Reibung des Körpers auf der Unterlage besorgt. Bei Streckverbänden der Beine kann durch Gegentreten des gesunden Fußes gegen ein Brett u. dgl. das Herabrutschen vermieden werden, ferner durch flache Lagerung und durch Hochstellen des Fußendes

des Bettes. Die früher üblichen Gegenzüge in der Leistenbeuge, beim oberen
Glied in der Achsel sind als lästig wenig beliebt.

Bei dem Verfahren Bardenheuers werden unter steter Kontrolle durch
das Röntgenbild nach Ausgleich der Verkürzung die noch bestehenden seitlichen Abweichungen durch Seitenzüge mit Gewichten, die Verdrehungen
durch Rotationszüge ausgeglichen,
wobei immer dem Zug an einer Stelle
ein Gegenzug am anderen Gliedende
entsprechen muß (Abb. 236).

Wichtig für den Ausgleich der
Seitenabweichungen ist auch der
Grundsatz, daß man die Richtung
des Längszugs der Achse des
proximalen Fragments anpaßt.
Dies geschieht z. B. bei den Streckverbänden der hochsitzenden Oberschenkelfraktur dadurch, daß der Verband in Beugestellung und Abduktion
des Hüftgelenks angelegt wird, wie
es bei der Nagelextension und bei den
Lagerungsschienen, z. B. der Braunschen Schiene, der Fall ist. Auch
die vertikale Extension des Oberschenkelbruchs bei Kindern und die
Behandlung des Oberschenkelbruchs
im Sitzbett (Shoemaker, Drüner)
entsprechen dieser Forderung.

b) Die Übertragung der Zugkraft auf das Glied geschieht bei den
meisten Zugverbänden durch Heftpflaster. Hatten wir doch im geschichtlichen Kapitel gezeigt, daß das
Streckverfahren erst durch die Einführung des guten amerikanischen
Heftpflasters lebensfähig wurde. Die
Züge wurden von den Amerikanern
in Form von steilen Spiralwindungen
angelegt, und manche bevorzugen

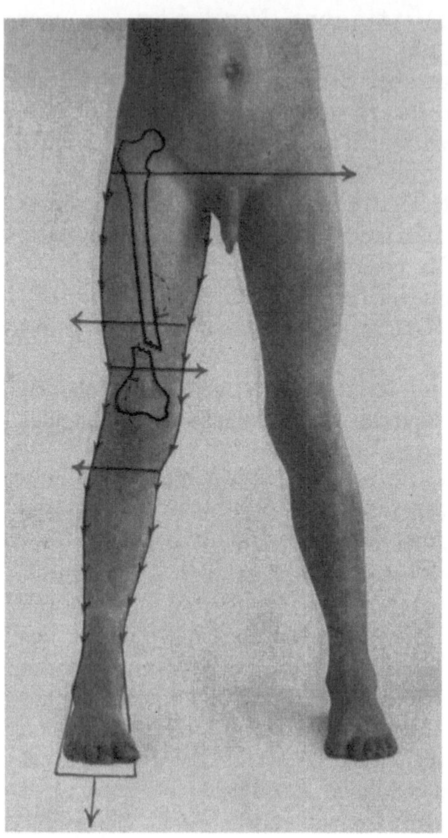

Abb. 236. Schematische Darstellung
der Zugkräfte beim Bardenheuerschen
Zugverband. Blau: Längszug, rot: Querzüge.

diese Art (z. B. Zuppinger); meist jedoch werden zwei Längszüge am
Gliede angelegt, die unten durch ein Querbrett gesperrt und durch Querstreifen am Gliede befestigt werden. Als Ersatz des Heftpflasters dienen Klebe-
verbände, z. B. mit Heusners Harzlösung, mit v. Öttingens Mastisol. Anbringung der Zugkraft durch Schlingen ist ein Behelf, der nur für kleinere
und leichtere Brüche am Platze ist, so bei der Schlingenextension leichter Oberarmbrüche, wie sie Abb. 134, S. 101 zeigt. Ein neues Prinzip, das von weit-
tragender Bedeutung für die Frakturbehandlung geworden ist, brachte die
Nagelextension Steinmanns, bei der durch blutigen Eingriff der Zug am
Knochen selbst einwirkt.

b′) Es ist nun wichtig, sich über den **Angriffspunkt der Zugkraft** in jedem Falle genaue Rechenschaft zu geben. Bardenheuer legt mit Recht großen Wert darauf, daß der Heftpflasterzug nicht etwa nur an dem distal von der Bruchstelle befindlichen Gliedteil, sondern **am ganzen Glied**, wenigstens bis hinauf zum Ursprung der jenseits der Bruchstelle ansetzenden Muskeln einwirkt, denn es kommt darauf an, den retrahierten Muskel in allen seinen Teilen anzugreifen und zu strecken (Abb. 236). Die Steinmannsche Nagelextension kann angebracht werden a) am distalen Ende des gebrochenen Knochens selbst (Beispiel: Kondylen des Femur), b) an einem anderen, weiter distal gelegenen Knochen (Beispiel: Tuberositas tibiae für Oberschenkelbrüche). Im allgemeinen wird man bei tiefsitzenden Knochenbrüchen besser tun, am **distal gelegenen Knochen** zu extendieren, um auch die an diesem ansetzenden Muskeln direkt zu beeinflussen.

c) **Zugbahn:** Der alte **Volkmann**sche Zugverband wurde am unteren Glied mit einer kurzen **Volkmann**schen Schiene verbunden, die auf einem mit Längsleisten versehenen **Schleifbrett** (Abb. 112, S. 73) gleiten konnte. Auch für das obere Glied wurden ähnliche Gleitbretter angewendet. Bardenheuer verzichtet auf diese Vorrichtungen; das Glied wird einfach auf die Matratze gelegt und an den Gelenken durch quere Rollen aus Polsterwatte unterstützt. Am Arm ist die Beibehaltung der Gleitbretter oft nicht zu umgehen. Recht wirksam sind Extensionen an Gliedern, die durch Bindenzüge in der Schwebe gehalten werden; die geschichtlich ältesten Zugverbände, z. B. von Lorinser, bedienten sich dieser Form. Auch die vertikale Suspension der Beinstreck-verbände der Kinder befolgt diesen Grundsatz. Sehr zu empfehlen sind die Schienengestelle für die untere Extremität, die die Lagerung auf ein Planum inclinatum gestatten, wie sie unter den modernen Autoren zuerst bei der Zup-pingerschen Schiene wieder in Aufnahme kamen (das Urbild mögen wohl die Heistersche Lade und die Laden der griechischen Ärzte darstellen, vgl. S. 74), und in einfachster Form in der Braunschen Schiene (Abb. 154a—d) ver-wirklicht sind. Am oberen Glied sind Zugbahnen nur bei Extension in Bettruhe notwendig, im übrigen wird das Glied auf Schienen ausgespannt oder hängt frei herab.

c′) **Gelenkstellung.** Eng verbunden mit der Frage der Zugbahn ist die der Gelenkstellung. Bardenheuer verwandte bei der unteren Extremität noch die Streckstellung bei nur leichter Entspannung des Kniegelenks; die neueren Verfahren haben sämtlich den **Grundsatz der Semiflexion**, wie er bei den ältesten Streckverbänden schon angewandt, dann vergessen und durch Zuppinger neu ins Leben gerufen und theoretisch exakt begründet wurde, angenommen.

Einer von den übrigen Streckmethoden wesentlich abweichenden Behand-lungsart soll noch gedacht werden, das ist die **Distraktionsklammer-behandlung Hackenbruchs.** Sie stellt eine Kombination von Gipsverband und Streckverband dar. Der um das Glied gelegte Gipsverband wird unter-brochen; mit Hilfe eingegipster Schrauben wird eine Distraktionswirkung erzielt und so die gewünschte Korrektur erreicht. Näheres s. S. 196. Auch die Nagelextension hat man in ähnlicher Weise angewendet, indem man durch beide Fragmente Nägel schlug und dieselben durch Schraubenvorrichtungen auseinandertrieb. Derartige Methoden der „Schienennagelextension“ sind von Steinmann, Kirschner, Lambret u. a. angegeben worden. Ihre Empfehlung für allgemeine Anwendung wäre verfrüht.

Fassen wir das Bisherige zusammen, so ergeben sich zunächst zwei wesentlich voneinander verschiedene Methoden der Streckbehandlung:

1. Der gewöhnliche unblutige, mit Heftpflaster oder Klebstoff hergestellte **Streckverband.**

2. Die durch blutiges Einschlagen von Nägeln oder Klammern in den Knochen erzeugte **Nagelextension.**

Beide haben ihre Vorteile und ihre Nachteile. Die Nagelextension erfordert einen aseptischen Eingriff und kann daher nur da vorgenommen werden, wo die Möglichkeit hierzu vorhanden ist. Ihre Empfehlung für die Behandlung im Privathause dürfte zumeist bedenklich sein. Die Gefahr der Infektion ist bei sauberer Technik gewiß gering, aber sie ist vorhanden und besonders dann, wenn die Nagelung in der Nähe des Frakturhämatoms angelegt wird. Bei Nagelung in der Nähe von Gelenken, z.B. an den Kondylen des Femur, droht bei eintretender Infektion die schwere Gefahr der Gelenkeiterung. Bei der Nagelung des Kalkaneus kann, wie ich in der Frühzeit des Verfahrens einmal erlebt habe, eine Druckschädigung der Arteria tibialis postica zustande kommen. Es entstand in diesem Falle ein Aneurysma der Arterie, dessen Beseitigung einen besonderen operativen Eingriff erforderte. Liegt der Nagel zu lange, so kann es zu schwer heilenden Fisteln kommen.

Alle diese Gefahren fallen beim Pflaster-Streckverband fort. Dem gegenüber müssen wir jedoch hier mit der Möglichkeit des Auftretens von Dekubitalgeschwüren rechnen, und es bedarf bei den großen Streckverbänden einer guten Technik im Anlegen und sorgfältigster Beobachtung und Pflege des Kranken, um sie zu vermeiden.

Der Hauptvorteil der Nagelextension beruht darauf, daß die Wirkung auf den Knochen unmittelbar erfolgt, dadurch ist die Zugwirkung eine viel stärkere, die Größe der Extensionsgewichte kann eine geringere sein. Schwer dislozierte und veraltete Fälle, bei denen der gewöhnliche Streckverband versagt, können durch die Nagelextension noch mit Erfolg richtig gestellt werden. Ein weiterer Vorteil der Nagelextension ist die kleine und exakt bestimmbare Angriffsfläche, während der Heftpflasterzug große Strecken unversehrter Haut für seine Einwirkung nötig hat. Bestehen gleichzeitig Wunden, wie bei komplizierten und Schußfrakturen, oder ist die Haut irgendwie sonst geschädigt, so kann der Heftpflasterverband nicht, oder nur mit geringem Erfolg angelegt werden.

Zugunsten des Heftpflasterverbandes spricht wiederum ein Umstand, der gewöhnlich nicht berücksichtigt wird, das ist die große Labilität der Nagelextensionsverbände, während der Streckverband durch seine große Angriffsfläche und die zahlreichen zirkulären Streifen gleichzeitig eine nicht unbedeutende fixierende Wirkung ausübt. Wenn aus irgend einem Grunde der Zugmechanismus einmal nicht funktioniert (und das kommt viel öfter vor als man sich gewöhnlich einbildet, z. B. durch Herunterrutschen des Kranken, durch unerlaubte Bewegungen usw.), so ist die Fraktur bei der Nagelextension dem Spiel dislozierender Kräfte im höheren Grade ausgesetzt als beim Streckverband.

Was endlich die **subjektiven Folgen** der beiden Verbandarten betrifft, so sind, richtige Technik vorausgesetzt, beide Arten für den Kranken nicht von Schmerzen begleitet.

Aus diesen Erwägungen ergibt sich zusammenfassend folgendes:

**Beide Verfahren** erfordern eine geschulte Technik in der Ausübung und eine sorgfältige tägliche Kontrolle des Kranken.

**Der Streckverband** ist wegen seiner einfacheren Handhabung anzulegen **bei allen frischen unkomplizierten Frakturen** mit nicht ungewöhnlich schwerer Dislokation, sowie in solchen Fällen, wo aus anderen Gründen, z. B. bei **Gelenkentzündungen**, Streckverbände verlangt werden.

**Die Nagelextension** kommt in Frage **bei frischen Fällen mit sehr schwerer Dislokation, bei komplizierten Frakturen mit großen Weich**teilwunden, **bei vielen Schußbrüchen, bei Schädigungen der Haut,** endlich **in allen veralteten Fällen.** Sie findet ein weiteres Indikationsgebiet **bei der künstlichen, operativen Verlängerung der Glieder und bei Beseitigung von Kontrakturen.**

## 2. Technik des Heftpflaster- (und Klebstoff-) Streckverbands.

**a) Material.** Zur Herstellung des Längszuges dient ein starkes reizloses **Segeltuchheftpflaster** (Collemplastrum Zinci auf grauem Segeltuch, Helfenberg) von 6 cm Breite. Die Befestigung dieses Zuges am Glied geschieht durch Streifen von gewöhnlichem, bei zarter Haut perforiertem **Heftpflaster** (Leukoplast u. dgl.).

Bei Verwendung von **Klebstoff** ersetzt man den Längszug durch Köperstreifen, die mit Flanellbinde angewickelt werden. Der ganze Gliedumfang wird vorher mit der Klebmasse, entweder **Mastisol** oder **Heusners Harz**lösung (S. 270) bestrichen bzw. besprayt. Eine andere Art Klebeverband wird so hergestellt, daß man einen **Trikotschlauch** von entsprechendem Durchmesser über das mit Klebstoff versehene Glied aufrollt; die unteren gespaltenen Enden des Schlauchs dienen zur Befestigung des Zuges.

An der Schleife des Längszuges wird mit Hilfe eines **Querbretts** oder runden **Holzstabes,** wie man sie zum Tragen der Pakete gebraucht, die **Zugschnur,** eine 2—3 mm starke, gedrehte Schnur, befestigt. Als **Gewicht** dienen im Behelfsfalle Sandsäcke, Wagegewichte, Ziegelsteine u. dgl., im eingerichteten Krankenhaus benutzt man Scheiben aus Blei von bestimmter Schwere, die an einem Stab aufgereiht werden (Abb. 238a).

Die **Unterlage** muß so beschaffen sein, daß die Wirkung des angehängten Gewichts in der gewünschten Richtung möglichst vollständig und reibungslos zur Geltung kommt. Am besten eignen sich eigens angefertigte **Streckbetten,** deren wesentliche Eigenschaften folgende sein müssen: Länge 2,40 m oder Verlängerung eines 2 m langen Bettes durch Herunterklappen des Fußendes auf der einen Seite. Vorrichtungen zur Anbringung der Zugrollen und Galgen. Feste dreiteilige Roßhaarmatratze. Von gewöhnlichen Betten eignen sich stabile Metallbetten moderner Konstruktion am besten, Holzbetten sind weniger geeignet.

Die Leitung der **Zugschnur** in der gewünschten Richtung geschieht durch eiserne **Rollen.** Man wähle möglichst große und feste Formen, solide Schmiede-

arbeit; meist sind zu schwächliche Rollvorrichtungen im Gebrauch, die bei
starker Belastung versagen. Durch gute Ölung muß für spielend leichten
Gang der Rollen Sorge getragen werden. Das Anbringen der Rollen geschieht
in verschiedener Weise: durch Einschrauben in Holz, durch Festklemmen
oder Schrauben an den Stäben des Eisenbetts usw. (Abb. 238a). In vielen Fällen
sind Bettgalgen aus Holz oder Metall nötig, die in der Quer- oder Längsrichtung
über das Bett geführt werden. Bisweilen dient auch das Nachbarbett oder ein
besonderes Stativ zur Anbringung der Rollen.

Zum Hochstellen des Fußendes des Bettes müssen besondere Bänkchen
oder Kistchen, im Behelfsfall Ziegelsteine u. dgl. beschafft werden (Abb. 238a
und b).

Lagerungsgeräte für das untere Glied bilden die Braunsche Schiene
(S. 115) und ihre Modifikationen. Beim Verband in Streckstellung des Beins
sind besondere Lagerungsgeräte, insonderheit die Volkmannsche Schiene, im
allgemeinen entbehrlich. Für das stark abduzierte untere oder obere Glied
muß  in starkes glattes, am Ende abgeschrägtes Brett beschafft werden,
welches das Bett seitlich überragt und durch einen Bock oder andere Stütz-
vorrichtungen gehalten wird.

**b) Anlegung des Streckverbands.** Die Haut des Gliedes wird gut gereinigt
und mit Benzin abgerieben. Rasieren ist nur bei starker Behaarung notwendig.
Ekzeme, ausgedehnte Wunden verbieten die Anlegung. In jedem Falle muß
der Urin des Kranken auf Zucker untersucht werden, da bei Diabetikern schwere
Dekubitusgefahr besteht.

Die Polsterung beschränkt sich auf die direkt unter der Haut liegenden
Knochenteile. Verwendung von Watte ist hier zu widerraten, da sie sich zu-
sammenschiebt; besser ist eine etwa achtfache Lage von Mull; die genau zu-
geschnittenen Lagen werden mit etwas Mastisol angeklebt. Zu polstern sind
am Bein: Tibiakante, beide Knöchel, Achillessehne, bei Mageren auch die Kondylen des Femur.

Nun wird der Längszug vorbereitet. Das Segeltuchpflaster wird zunächst
probeweise um das Glied geführt, indem man z. B. am Bein beim Trochanter
beginnt, längs der Außenseite herabgeht, am Fuß einen etwa 3 cm von der
Sohle abstehenden Bogen für das Querbrett bildet und an der Innenseite bis
zum Damm zurückkehrt. Mit Bleistift werden diejenigen Stellen des Pflasters
angemerkt, welche abgestumpft werden müssen: Kniegelenk beiderseits etwa
3 cm oberhalb bis unterhalb des Gelenkspaltes, dann der ganze um den Fuß
gehende Bogen von beiderseits einigen Zentimetern oberhalb der Knöchel an.
Die Abstumpfung geschieht durch Aufkleben eines Stücks gleich breiter Mullbinde. Hierzu wird das wieder abgenommene Pflaster auf einem Tisch ausgebreitet. Vor dem endgültigen Anlegen muß das Pflaster erwärmt werden
(Zentralheizung, Ofen, Spiritusflamme).

Dann wird der Längszug dem Gliede angelegt. Die Befestigung geschieht
durch Kreisgänge von 2—3 cm breiten Heftpflasterstreifen, welche so lang
geschnitten werden, daß sie immer etwas mehr als der jeweilige Gliedumfang
an Länge betragen. Die Streifen decken sich zur Hälfte in proximal fortschrei-
tender Richtung, jeder Streifen wird sehr straff von unten her, z. B. um die
Wade, angezogen und mit den Enden vorn gekreuzt. Jede Faltenbildung muß
peinlichst vermieden werden. Streifen, die sich falten wollen, glättet man durch

straffes Anziehen in der Längsrichtung. Die Gelenke bleiben entsprechend den erwähnten Abstumpfungen des Längszuges von der Pflasterung frei.

Über das Pflaster kommt eine Bindenwicklung mit gut sitzender Mullbinde; diese beginnt an der Spitze der Extremität und nimmt auch die Gelenke mit.

Nun folgt die Lagerung des Gliedes auf der vorbereiteten Unterlage. Am Bein wird das Knie durch eine Querrolle, der Hacken durch einen Wattekranz unterstützt. Die Zugschnur wird durch einen Schlitz am unteren Ende

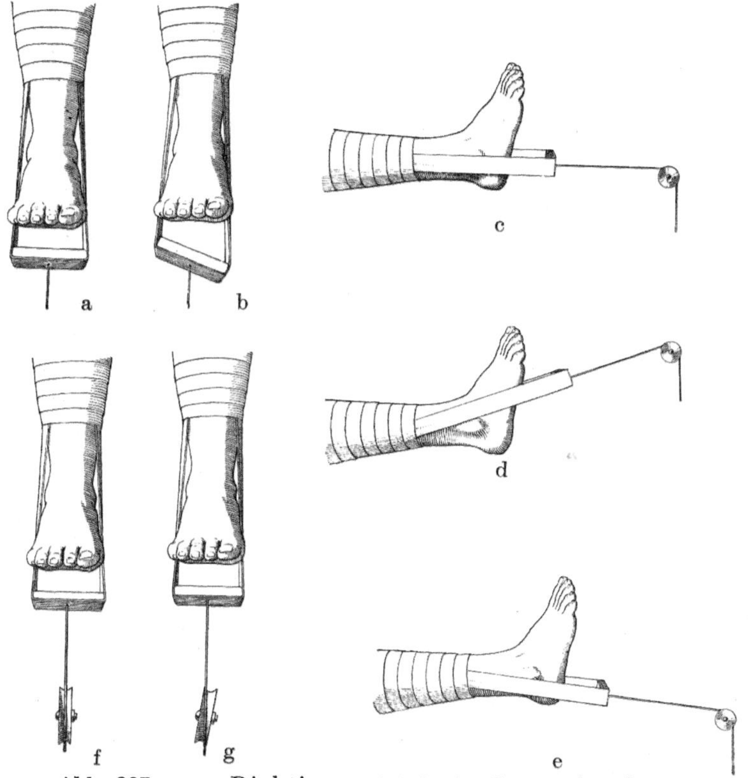

Abb. 237 a—g.  Richtige und falsche Zugverbände.

a richtig: Querbrett senkrecht zur Zugrichtung, b falsch: Querbrett schief; c richtig: Zug in der Gliedachse, d falsch: Zug nach oben abweichend, e falsch: Zug nach unten abweichend; f richtig: Zugrolle in der Zugebene, g falsch: Zugrolle schief, Zugschnur klemmt.

des Längszuges geführt, durch ein Loch in der Mitte des Querbretts gezogen und mit Knoten oder Knebel festgelegt. Das Querbrett muß die Breite des Heftpflasters haben, seine Länge ist am Fuß gleich dem Knöchelabstand; längere Querbrettchen verursachen Dekubitus an den Sehnen der Vorder- und Rückseite. Bei Verbänden, die über die Finger oder Zehen gehen, ersetzt man das Querbrett durch ein Rundholz. Die Einfügung des Querbretts in die Schlinge muß auf das genaueste so erfolgen, daß seine Ebene senkrecht zur Zugrichtung steht (Abb. 237a, b). Die Zugrichtung entspricht der Längsachse des Gliedes, die Zugschnur bildet die Fortsetzung dieser Achse und darf weder nach oben oder unten, noch seitlich von ihr abweichen (Abb. 237c, d, e).

12*

Die Rollen, über die die Schnur geleitet wird, müssen so stehen, daß sie mit
der Zugrichtung in einer Ebene liegen, denn sobald die Zugschnur die Rollen-
ebene etwas kreuzt, klemmt sie sich und gibt Reibung (Abb. 237f, g). Das
Gewicht muß so angehängt werden, daß es frei pendelt (Abb. 238a u. b).
Zwischen Gliedende und erster Rolle muß ein genügend großer Spielraum sein.
Man überzeuge sich sofort und bei jeder Visite, daß das ganze System
im Gleiten bleibt und nirgends festsitzt.

Das Herunterrutschen des Kranken im Bett macht der Zugwirkung ein
Ende. Es muß unter allen Umständen vermieden werden, was durch folgende
drei Dinge geschieht: möglichst flache Lagerung des Oberkörpers —

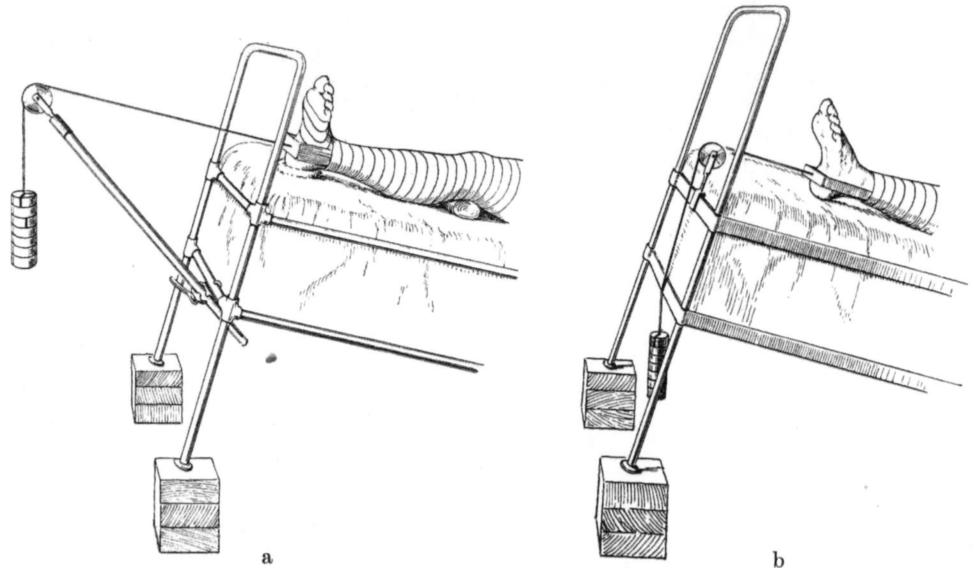

a         b

Abb. 238. a richtige, b falsche Befestigung des Zuggewichts.

Gegenstützen des gesunden Fußes gegen ein Querbrett — Hochstellen des Fußendes des Bettes um 20—40 cm.

Die Anbringung von Querzügen wird folgendermaßen ausgeführt: ein
mit Mull unterfütterter Segeltuchstreifen wird an der betreffenden Stelle um
das Glied geführt und an den überragenden Enden dicht am Glied durch
Naht zusammengefaßt; die Übertragung der Zugschnur geschieht durch ein
Hölzchen. Geht der Querzug nach oben (Abb. 239a), so wird die Schnur über
zwei Rollen an einen Galgen geleitet und durch Gewicht beschwert. Bei seitlichem Querzug hängt das Gewicht über den Bettrand herab. Beim Zug nach
unten wird der Streifen nicht vereinigt, sondern mit seinen Enden durch
einen sogenannten Schlitten durchgeführt (Abb. 239b) und dann beiderseits
seitlich belastet. Bisweilen ist ein konzentrisch wirkender Querzug erforderlich, z. B. bei Gelenkbrüchen; es werden zwei Züge an gleicher Stelle mit
entgegengesetzter Richtung nach Art der Fascia uniens angelegt (Abb. 239c).

Die Zugrichtung des Querzuges muß den Mittelpunkt des Gliedes mit der
Abgangsstelle des Zugs am Gliede verbinden (Abb. 240a); sobald das nicht

geschieht, entsteht gleichzeitig eine rotierende Wirkung (Abb. 240 b). Stärkere Rotation erzielt man durch im Dreiviertelkreis um das Glied geklebte Pflasterstreifen, die das Glied von unten oder oben her (Abb. 240 c, d) umfassen. Um jede Querzugwirkung dabei auszuschalten, müssen zwei solcher Züge an derselben Stelle (Abb. 240 e) angebracht werden.

Jedem Quer- und Rotationszug entspricht mindestens ein Gegenzug am anderen Ende (Abb. 236).

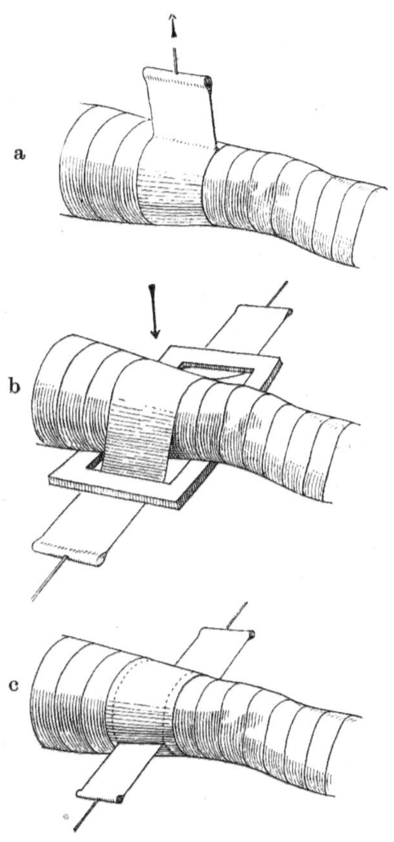

Abb. 239 a—c. Querzüge.
a Zug nach oben, b Zug nach unten mit **Bardenheuer**schem Schlitten, c konzentrischer Zug.

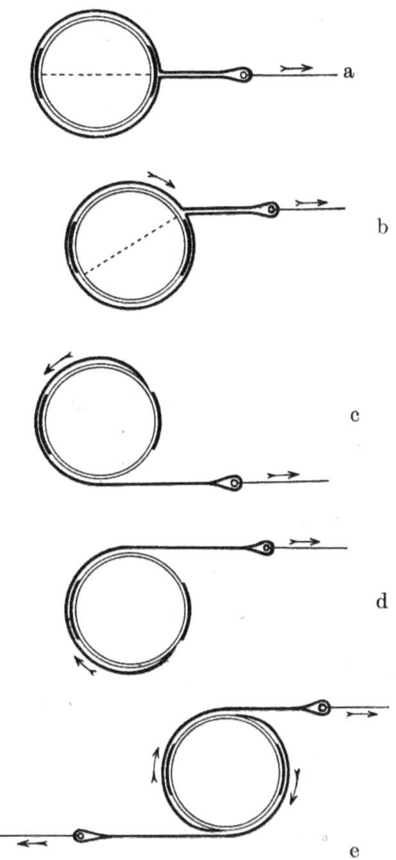

Abb. 240 a—e. Querzüge und Rotationszüge.
a Reiner Querzug, b Querzug mit rotierender Nebenwirkung, c, d Rotationszüge, e doppelter Rotationszug.

Bei allen vertikal nach oben gerichteten Gewichtszügen besteht die Gefahr, daß infolge Reißens der Schnur das Gewicht auf den Patienten herabfällt. Um dies zu verhüten, muß stets eine zweite Sicherungsschnur angebracht werden, welche das Gewicht lose an dem Befestigungsbügel der Zugrolle anbindet.

**c) Nachbehandlung.** Jeder Streckverband bedarf täglicher Kontrolle. Diese richtet ihr Augenmerk darauf, ob die Wirkung auf die Dislokation die gewünschte ist — ob Dekubitus auftritt — ob die Gelenkbewegungen in gewünschter Weise in Gang kommen.

Die Kontrolle der Stellung der Fraktur geschieht durch Visieren der Glied-achse, durch Längenmessung und durch das Röntgenbild. Die Röntgenaufnahme muß bei hängenden Gewichten im Bett vorgenommen werden; hierzu sind Vor-richtungen erforderlich, welche gestatten, den Kranken mit Bett ins Röntgen-zimmer zu fahren (Bettfahrer, weite Türen, Fahrstuhl), oder besser noch trans-portable Röntgeneinrichtungen. Jeder Fehler in der Stellung wird durch Ände-rung der Belastungen und Gewichtszüge korrigiert.

Dekubitus tritt vorzugsweise an ganz bestimmten Stellen auf, z. B. Knöchel, Sehnen des Fußgelenks, Schienbeinkante. Diese Gegenden müssen öfters nach-gesehen werden, jeder Klage des Kranken muß sofort Gehör ge-geben werden. Nachlässigkeiten rächen sich bitter durch schwere Dekubitalgeschwüre; bei sorg-samer Beobachtung ist jeder Dekubitus vermeidbar.

Schon wenige Tage nach An-legung muß mit den Bewe-gungen der Gelenke begonnen werden. Zu diesem Zwecke wird das Gewicht für eine kurze Zeit ($^1/_2$ Stunde) abgehängt. Beim Kniegelenk wird durch einen Schlingenzug, der nach oben über eine Rolle geht und vom Kranken selbst bedient wird (Abb. 241), die Bewegung ausgeübt. Beim Ellbogen geschieht sie durch Aufrichten des Oberkörpers mit Hilfe eines mit der gesunden Hand erfaßten Seils am Fußende usw.

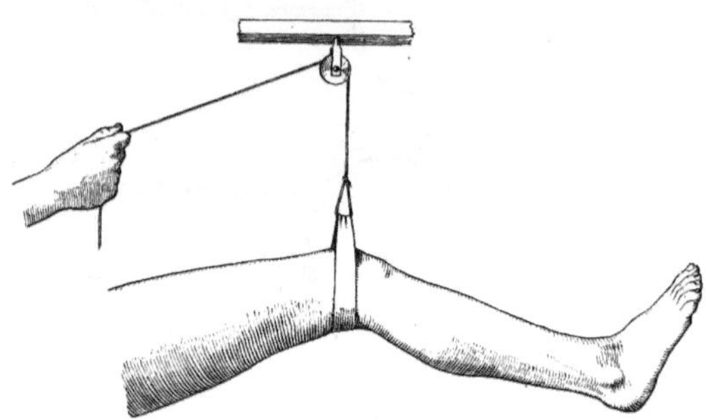

Abb. 241. Schlingenzug zur Bewegung des Knie-gelenks.

Die Abnahme des Streckverbands soll dem Kranken keine Schmerzen verursachen. Man übergießt nach Abwickeln der Mullbinden den ganzen Verband mit Benzin, schneidet ihn mit der Verbandschere auf und kann nun das Ganze mit leichtem Ruck abziehen. Danach wird die Haut sorgfältig mit Benzin und Alkohol abgerieben und gepudert. Dem Anlegen eines neuen Zug- oder Gipsverbands müssen einige Ruhetage (Lagerung auf Schiene) vorausgehen.

## 3. Streckverbände für die einzelnen Körperteile.

**a) Oberes Glied.** Die Streckverbände für das obere Glied werden entweder bei Bettruhe oder als portative Verbände angelegt. Im ersteren Falle bedarf es als Unterlage eines festen Kissens oder eines Bretts, in manchen Fällen wird der Arm auch durch den Streckverband frei emporgezogen, ohne aufzuliegen. Portative Streckverbände des Oberarms werden in einfachen Fällen so angelegt, daß das Gewicht am unteren Ende des Oberarms frei herabhängt, während der im Ellbogen gebeugte Vorderarm in einer Mitella liegt. Bei allen anderen portativen Streckverbänden des oberen Gliedes sind gleichzeitig Schienen erforderlich. So zahlreiche Schienen auch für diese Streckverbände angegeben worden sind, so kommen letzten Endes alle nur auf drei grundsätzlich verschiedene Wirkungsarten heraus; dies sind

1. Außenschiene des Oberarms. Der Ellbogen ist gebeugt, der Oberarm-streckverband wird am unteren Ende einer längs der Außenseite laufenden Schiene

mit einer Feder u. dgl. als elastischer Zugkraft befestigt, den Gegenzug bilden Bindenzüge von der Achsel zum oberen Teil der Schiene (vgl. Abb. 135, S. 102).

Sehr ähnlich, aber weniger zweckmäßig sind Extensionslatten, welche sich nach Art einer Krücke in die Achsel einstemmen, an der Innenseite des Arms laufen und den Arm, dessen Zugverband an ihrem unteren Ende angebracht ist, durch ihr freies Herabhängen extendieren (z. B. Borchgrevink).

2. **Innenschiene des Arms.** Der Oberarm ist abduziert, der Ellbogen gebeugt. Der Arm liegt auf einem modifizierten am Rumpf befestigten Triangelgestell, das in der Verlängerung der Oberarmachse eine Vorrichtung zur Anbringung des Zuges trägt, während die Spreizung der gegen den Rumpf sich anstemmenden Schiene den Gegenzug abgibt.

3. **Ellbogenschiene des Vorderarms.** Sie geht an der Streckseite um den gebeugten Ellbogen bis nach distal über die Finger hinaus; hier wird der Zug angebracht, während der Gegenzug durch Anwickeln des unteren Oberarms an den vertikalen Teil der Schiene hergestellt wird (Abb. 145, S. 109).

Alle drei Schienenarten können, wie früher beschrieben (vgl. S. 101 ff.) aus Schienenmaterial hergestellt werden; außerdem gibt es zahlreiche vorrätige Modelle, von denen wir als Beispiele anführen: für die Außenschiene die Bardenheuersche Oberarmschiene; für die Innenschiene die Schienen von Wild, Böhler usw., für die Ellbogenschiene die Bardenheuersche Vorderarmschiene.

Es sei auch hier betont, daß wir in der Praxis der Frakturbehandlung den Schienenstreckverbänden des Oberarms keinen allzu großen Wert beimessen. Eine gut sitzende Innenschiene in der S. 103 beschriebenen Form leistet auch ohne besondere Zugvorrichtung eine genügende Extensionswirkung. Werden solche Abduktionsschienen noch seitlich mit Zuggewichten belastet, so wird ihr Schwerpunkt zu weit nach außen verlegt und die Stabilität des Verbands leidet. Dagegen sind die Schienenextensionen des Vorderarms und der Finger (Ellbogenschiene) als ausgezeichnet gute Verbandmethoden nicht zu entbehren.

Je nach dem Umfang unterscheiden wir nun folgende Arten von Streckverbänden für das obere Glied:

1. **Großer Streckverband des Arms.** Der Ellbogen ist gestreckt, der Vorderarm supiniert. Der Längszug läuft von der Vorderseite der Schulter über Bizeps, Ellbeuge, Vorderarm, Handteller, Fingerspitzen und auf der Dorsalseite zurück. Ellbogen, Handgelenk und Finger bleiben von Pflaster frei (Abstumpfung), das übrige wird mit Zirkulärstreifen festgeklebt. In die Schlinge kommt ein Querhölzchen mit der Schnur. Der Verband ist nur bei Bettruhe anwendbar. Der Arm wird je nach dem Bedarf des Falles in vertikale Elevation, Abduktion oder Adduktion des Schultergelenks gestellt und mit Gewichten über angebrachte Rollen gestreckt. Als Unterlage dient ein Kissen oder Brett, der Arm kann auch frei schweben. Zur Anbringung der Rolle dient ein Galgen (Bardenheuers Rahmen für vertikale Extension) u. dgl. Außerdem können Querzüge oder konzentrische Querzüge (z. B. für Ellbogengelenkbrüche) angebracht werden. Bei Elevationsstellung sorgt das Gewicht des Körpers für Gegenzug, bei Abduktion ist unter Umständen ein Gegenzug um den Thorax nötig. Die Indikation für diesen leistungsfähigsten Zugverband des oberen Glieds geben alle schweren Brüche vom Schlüsselbein bis zum Vorderarm.

2. **Streckverband des Oberarms.** Der Ellbogen ist gebeugt, der Längszug umfaßt den Oberarm seitlich außen und innen und wird unter dem Ellbogen durch ein Querbrett von der Länge des Epikondylenabstandes gespreizt. Der Verband kann in Bettruhe angewandt werden. Bei portativen Verbänden hängt in leichten Fällen das Gewicht frei herab, bei Verwendung von Außen- oder Innenschiene wird der Zug an der Schiene mit Federung (Spirale, Gummizug usw.) fixiert, auch mit Rollen und Gewichtszug sind manche Innenschienen versehen. Bei der Bardenheuerschen Schiene sind Querzüge in Form verstellbarer Laschen und Pelotten vorgesehen. Die Anzeige für den Verband bilden **Brüche des Oberarms.**

3. **Streckverband des Vorderarms.** Er wird ähnlich dem großen Armstreckverband (1.), aber nur bis hinauf zum Ellbogen angelegt. Der Ellbogen steht gebeugt und wird bei Bettruhe mit einem Gegenzug versehen. Meist findet der Verband jedoch als portativer Verband in Verbindung mit der Ellbogenschiene (Abb. 145) Anwendung. Die Schiene wird in der Mitella getragen. Die Indikation bilden **Brüche des Vorderarms.**

4. **Kombinierter Streckverband des Ober- und Vorderarms.** Es werden gleichzeitig der unter 2. und 3. beschriebene Verband angelegt und zwei Gewichte oder andere Zugkräfte vorgespannt. Der Vorderarm wird frei suspendiert.

5. **Streckverband der Hand und Finger.** Der Verband wird immer mit einer Schiene angelegt. Die Befestigung des Zuges, der je nach Bedarf nur die Finger, die Hand oder das untere Ende des Vorderarms mitnimmt, geschieht zweckmäßig durch Klebmittel, da das Pflaster auf so kurze Strecke wenig Halt gibt. Man bestreicht z. B. Finger und Hand mit Mastisol, streift einen Zwirnhandschuh über, den man noch mit Binden festwickelt, und befestigt die Zugschnüre an den Spitzen der Handschuhfinger durch Naht. Jeder Finger wird einzeln mit kleinen Gummizügen an der Aufbiegung der Schiene befestigt. Anwendung bei **komplizierten Frakturen von Fingern, Handknochen und Handwurzel.**

**b) Unteres Glied.** Die Streckverbände der unteren Extremität werden in der Regel bei **Bettruhe** angewendet. Darin liegt ein Nachteil insofern, als der Kranke während der Dauer der Behandlung ans Bett gefesselt ist, was namentlich bei älteren Leuten unzuträglich ist. Man hat deshalb versucht, auch für die untere Extremität **portative Streckverbände** mit Hilfe von Schienen herzustellen, welche auf dem Prinzip der **Thomas-Brunsschen** Schiene (s. Abb. 119, S. 78), einem mit einem Sitzring am Becken angreifenden Gehbügel, beruhen. Das Vollkommenste in dieser Hinsicht leistet gewiß der **Hessingsche** Schienenhülsenapparat, doch ist seine Herstellung für den vergänglichen Zweck der Frakturbehandlung zu umständlich und unökonomisch. Die ambulante Streckbehandlung des unteren Glieds hat bisher jedenfalls nur in der Hand sehr geübter Spezialisten Erfolge zu verzeichnen, für die allgemeine Praxis kommt sie zur Zeit noch kaum in Frage. Ob die an einen Beckengipsverband angeschlossene Schiene von Goetze berufen sein wird, das Problem zu lösen, steht noch dahin. Über Distraktionsverbände s. S. 196.

Ähnlich steht es mit den **transportablen Streckverbänden,** wie sie vor allem die Bedürfnisse der Kriegschirurgie hervorgebracht haben. Auch hier hat man entweder durch Extensionsschienen im Sinne Désaults (vgl.

S. 77) oder durch Kombinationen von Gips- und Streckverbänden (Dreyer) die Aufgabe zu lösen versucht. Es kann sich bei diesen Verbänden, ebenso wie bei den portativen, natürlich nie um Gewichtsextension handeln, da die unberechenbaren Erschütterungen des Transports das Gewicht in verderblicher Weise hin und her schleudern würden, sondern um eine elastische Zugkraft in Form von Gummizug oder Spiralfeder. Aber auch bei dieser Art besteht noch eine unerwünschte Labilität, die mehr Schaden als Nutzen stiften kann. Von besonderen günstigen Transporten (Lazarettzug, Schiffstransport) abgesehen, möchte ich daher raten, von den transportablen Streckverbänden abzusehen und hier einem guten Fixationsverband den Vorzug zu geben.

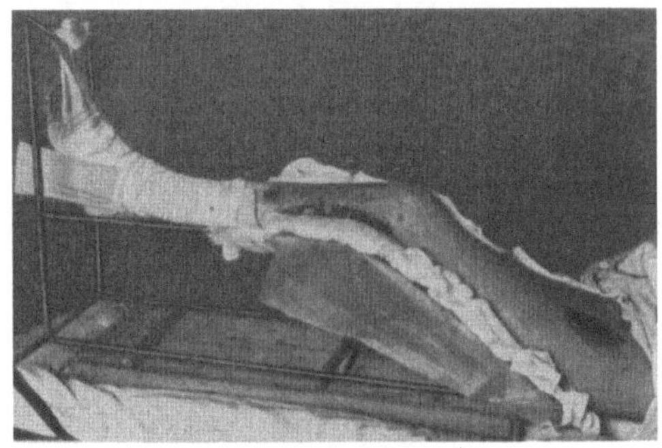

Abb. 242.  Streckverband in Semiflexion auf Braunscher Schiene.

Der Heftpflasterstreckverband des unteren Gliedes wird entweder in der bereits geschilderten Weise als einziger Längszug des ganzen Gliedes angelegt. Das Pflaster geht vom Trochanter um das ganze Glied herum bis zum Damm unter Aussparung des Kniegelenks und des Fußes. Die Zugkraft wirkt in horizontaler Richtung. Bei kleinen Kindern wird das Bein senkrecht nach oben mit rechtwinklig gebeugtem Hüftgelenk extendiert und die Extensionsschnur über zwei an einem Galgen befestigte Rollen geführt. Die Belastung beträgt so viel, daß das Gesäß soeben angehoben wird.

Dieser Längszugverband des ganzen Beins ist nun aber unmöglich, wenn in Semiflexionsstellung bei gebeugtem Knie extendiert werden soll. Für diesen Fall kann der Zug entweder nur den Unterschenkel fassen (Abb. 242)[1]), oder es müssen zwei Streckverbände angelegt werden für Ober- und Unterschenkel. Beide Verfahren sind je nach Lage des Falles anwendbar. Die Lagerung geschieht auf einem Planum inclinatum duplex, z. B. der Braunschen Schiene, oder in einer Schwebevorrichtung (Abb. 243).

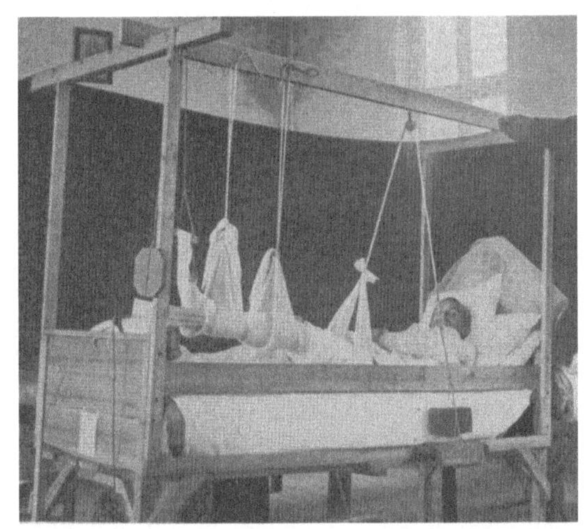

Abb. 243.  Streckverband in Schwebeaufhängung (behelfsmäßig).

---

[1]) Die Abb. 242 und 243 sind von Herrn Prof. Braun-Zwickau zur Verfügung gestellt.

Streckverbände am Fuß dienen meist nur dazu, als Gegenzug die Spitzfußstellung zu beheben, indem daran der Fuß an einem Bügel wie bei der Braunschen Schiene aufgehängt oder mit Gewichtsbelastung nach oben und kranial-
wärts gezogen wird. Extensionen an den Zehen können in gewissen Fällen
in Verbindung mit Bügeln ähnlich wie bei den Fingern angebracht werden.

Die Behandlung der einzelnen Frakturen usw. der unteren Extremität mit Hilfe dieser Streckverbände geschieht nun in folgender Weise:

**Schenkelhalsbruch.** Bei den medialen, nicht eingekeilten Formen sind
bekanntlich die Aussichten auf knöcherne Konsolidation gering, da die abgelöste
Kopfkalotte nur schwer wieder anheilt. Trotzdem empfiehlt es sich, ehe man

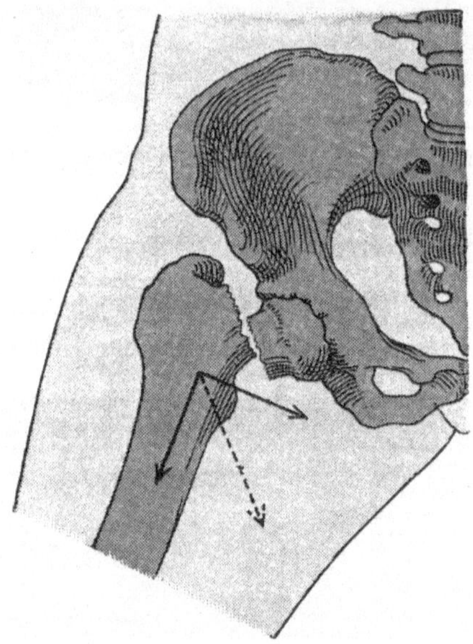

Abb. 244. Streckbehandlung des
Schenkelhalsbruches I in Abduktion
mit Querzug nach medianwärts: als Wirkung
resultiert Tiefertreten des Trochanter und
Näherung der Fragmente.

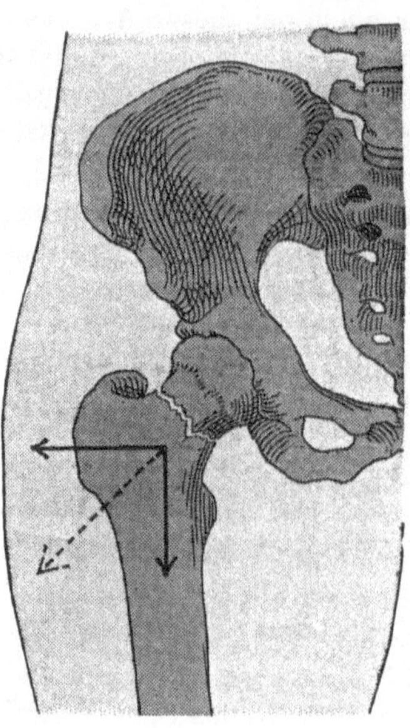

Abb. 245. Streckbehandlung des
Schenkelhalsbruches II in Körperachse mit Querzug nach lateral-
wärts: als Wirkung resultiert Streckung
des Schenkelhalses und Distraktion der
Gelenkkapsel.

resigniert auf jede Behandlung verzichtet oder den nicht unbedenklichen operativen Weg wählt, die Extension nach Bardenheuer zu versuchen, die in vielen
Fällen doch zu einer mindestens fibrösen Verheilung führt. Bei der häufig eingekeilten lateralen Form soll der Extensionsbehandlung die Lockerung
der Fragmente vorausgehen, um die Dislokation zu beseitigen. Bei jugendlichen Leuten wird man dies unter allen Umständen ausführen; bei älteren
Kranken ist es meist besser, auf die exakte Reposition zu verzichten. Die Prognose des Schenkelhalsbruches ist ja bei alten Leuten durch die Begleit-
erscheinungen der langen Bettruhe diktiert, so daß in diesen Fällen
die Streckbehandlung überhaupt nur mit Auswahl durchgeführt werden darf.

Die Dislokation ist folgende: Das Bein rollt durch das Gewicht der Weichteile und durch die meist stärkere Schädigung im hinteren Teil des Schenkelhalses nach außen herum, es verkürzt sich, teils infolge der Achsenknickung

des Schenkelhalses im Sinne der Coxa vara, teils, bei losen Frakturen, durch Höhertreten des ganzen Oberschenkels an dem in der Pfanne feststehenden Kopf vorbei; das Bein ist adduziert, der Trochanter der Körpermitte genähert.

Zwei Formen der Zugwirkung können diese Dislokation beseitigen: I. Längszug in starker Abduktion, dazu ein Querzug, der den Trochanter nach medianwärts zieht (Abb. 244), mit einem entsprechenden Gegenquerzug am Becken. Bei dieser Anordnung wird der in Varusstellung eingeknickte Schenkelhals gerade gerichtet, die Fragmente werden einander genähert. Die andere Anordnung lautet: II. Längszug in der Achse des Körpers, dazu ein Querzug am oberen Ende des Beins, der in lateraler Richtung wirkt, mit entsprechendem Gegenzug (Abb. 245). Bei dieser Anordnung ergibt sich als Resultierende der beiden Zugrichtungen ein Zug in der Achse des Schenkelhalses; gleichzeitig wird das Hüftgelenk distrahiert. Beide Arten werden durch Rotationszüge zwecks Beseitigung der Außenrotation vervollständigt.

Bardenheuer empfiehlt, zunächst die I. Anordnung anzuwenden. Um die starke Abduktion des Beins durchführen zu können, muß dieses aus dem Bett seitlich herausragen und auf ein dicht angeschobenes zweites Bett oder ein Gestell gelagert werden. Nach achttägiger Behandlung wird nun allmählich zur II. Anordnung übergegangen. Und zwar wird zunächst der Querzug in die entgegengesetzte Richtung umgelegt; nach einigen Wochen wird die Abduktion dann beseitigt, und in der Körperachse längsgestreckt. Das Vorgehen Bardenheuers hat die Absicht, zunächst die Varusstellung zu beseitigen und die Bruchflächen für den Beginn der Kallusbildung aneinanderzubringen. Der dann einsetzende Zug nach außen soll den interfragmentalen und interkartilaginalen Druck vermindern und vermittelst noch erhaltener Kapselteile bei der inneren Fraktur eine Einwirkung auch auf das zentrale Fragment ausüben; die Abduktion wird dann als unnötig fortgelassen.

Ich halte es nicht für zweckmäßig, in diesen Vorschriften zu sehr zu schematisieren, sondern rate, immer die Röntgenkontrolle heranzuziehen und die bestwirkende Anordnung danach auszusuchen. Ich habe auch häufig mit sofortiger Anlegung des Verbands in der Anordnung II gute Erfolge erzielt.

**Koxitis.** Streckverbände für das erkrankte Hüftgelenk werden, entsprechend der Regel, bei Gelenkerkrankungen die Gebrauchsstellung als Grundlage für den mechanischen Verband anzunehmen, in leichter Abduktion und bei gestrecktem Hüftgelenk angelegt. Um diese Streckstellung durchzuführen, ist flache Lagerung des Oberkörpers erforderlich; in Fällen mit starker Beugekontraktur muß die Gesäßgegend durch ein untergeschobenes Kissen angehoben werden.

**Oberschenkelbruch.** Die Dislokation der Oberschenkelbrüche ist meist eine ganz charakteristische: sitzt der Bruch in den höheren Abschnitten des Knochens, so wird das proximale Bruchstück durch den Zug des Ileopsoas aufgerichtet, das distale Bruchstück bleibt liegen und sinkt durch seine Schwere nach hinten, während es gleichzeitig durch die Adduktoren nach innen abgewinkelt wird. Es entsteht ein nach hinten und innen offener Winkel. Beim Bruch im unteren Teil ist das Bild umgekehrt: hier wird durch die Wadenmuskeln das distale Bruchstück nach hinten gezogen, das proximale folgt dem Zug der Adduktoren nach innen, und es entsteht ein Winkel, der nach vorn und außen offen ist. Durch die Lagerung des Beins auf flacher Unterlage werden diese Dislokationen vergrößert. Legt sich ein Mensch mit gesunden Beinen flach auf die Erde, so erfolgt eine Streckung im Knie- und Hüft-

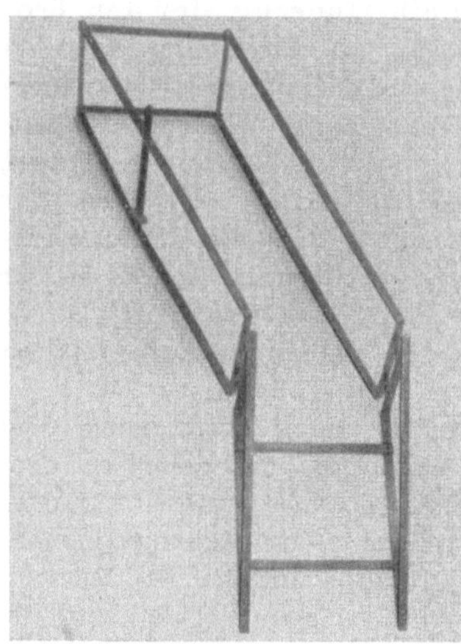

Abb. 246. Loefflers Lagerungsschiene für den Extensionsverband der Oberschenkelfraktur.

gelenk. Hat er einen Bruch im oberen Femurteil, so steht der obere Teil des Knochens im Hüftgelenk, wie gezeigt, in Zwangsbeugung. Er vermag bei der flachen Lagerung dem Zug des Beins nicht zu folgen, und die im Hüftgelenk nunmehr unmögliche Streckung erfolgt an der Bruchstelle in Form eines die Hüftbeugung kompensierenden, nach hinten offenen Winkels. Ganz ähnlich beim Kniegelenk: die Streckung kann im Gelenk nicht erfolgen, und es entsteht an der Bruchstelle der entgegengesetzt gerichtete Dislokationswinkel, der nach vorn offen ist. Ähnliche Verhältnisse finden wir im übrigen bei den meisten gelenknahen Frakturen als Regel, vgl. Fingerfraktur, suprakondyläre Oberarmfraktur usw. Dazu kommt bei den oberen Brüchen, daß die Adduktion des Beins eine weitere Abwinklung an der Bruchstelle zur Folge haben muß. Aus diesen Darlegungen ergibt sich, daß die flache Lagerung des Beins, ganz abgesehen von der Forderung der Mittelstellung der Gelenke, schon wegen der Art der Dislokation der Bruchformen fehlerhaft ist und vermieden werden muß.

Die Bardenheuersche Streckbehandlung, welche diese flache Lagerung

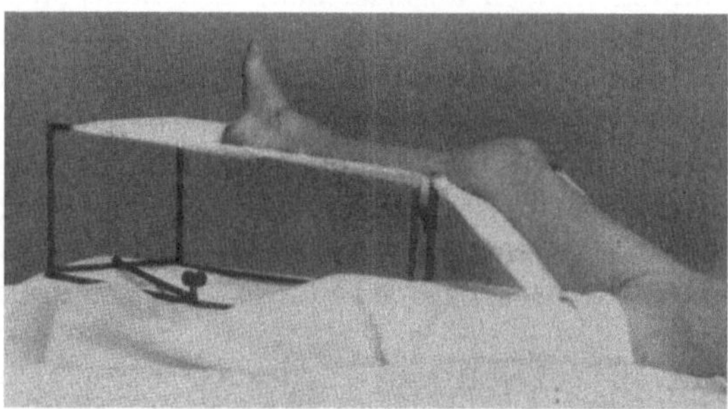

Abb. 247. Lagerung auf Loefflerscher Schiene.

beibehält, vermag zwar durch Anwendung sehr großer Gewichte und entsprechender Querzüge die Dislokation auszugleichen und Heilung in achsengerechter, unverkürzter Stellung herbeizuführen, aber sie ist nicht rationell, sondern verschwendet die anzuwendenden Kräfte in unökonomischer Weise.

Ist das Pflaster nicht ganz erstklassig, ist die Haut gegen Druck sehr empfindlich, so muß sie versagen. Aus diesem Grunde ist man jetzt bei der Streckbehandlung mit Recht dazu gekommen, grundsätzlich in Semiflexionsstellung zu extendieren.

Sowie man das Bein in Beugestellung des Hüft- und Kniegelenks bringt, erfolgt bei beiden Brucharten eine Korrektur der Winkelstellung der Dislokation von allein, und die Streckbehandlung hat nur noch die Aufgabe, die Verkürzung auszugleichen, was bei der nunmehr entspannten Muskulatur durch viel geringere Zugkraft möglich ist. Man legt am besten zwei Längszüge an, einen am Oberschenkel mit Spreizbrett vor den Kondylen und schräg nach oben gehender Zugrichtung, einen zweiten am Unterschenkel, der horizontal nach kaudalwärts gerichtet ist. Die Lagerung erfolgt auf Braunscher Schiene oder in Schwebesuspension mit Hilfe breiter Tuchschlingen oder Filzlonguetten (Abb. 242 und 243). Um der Außenrotation des oberen Fragmentes entgegenzukommen und Heilung in falscher Drehstellung zu vermeiden, empfiehlt neuerdings Loeffler die Lagerung auf einer im Kniegelenk winklig abgebogenen Leerschiene, wie sie Abb. 246 und 247 darstellt. Bei Brüchen im unteren Teil ist bisweilen doppelt geneigte Lage des Beins notwendig. Querzüge ergänzen je nach Bedarf die Wirkung.

Bei Kindern ist die vertikale Suspension in der beschriebenen Form anzuwenden, auch hier können noch Querzüge angebracht werden.

Versagt infolge schwerer Dislokation bei Oberschenkelbruch die Pflasterextension oder ist sie wegen komplizierender Wunden usw. erschwert, so soll man nicht zögern, Nagelextension anzuwenden (vgl. S. 190).

**Kniegelenk.** Streckverbände bei Entzündungen oder Frakturen im Kniegelenk werden in leicht gebeugter Gelenkstellung angelegt. Bei Y-förmigem Auseinanderweichen der Kondylen ist ein konzentrischer Querzug nach Bardenheuer angebracht.

**Unterschenkelbruch.** Brüche ohne stärkere Dislokation, besonders im unteren Teil, Knöchelbrüche werden am besten nach erfolgter Reposition sofort mit Gipsgehverbänden behandelt, die Streckbehandlung bedeutet hier eine unnötige Umständlichkeit. Sobald aber stärkere Dislokation vorhanden ist, muß Streckbehandlung einsetzen. Der Verband wird nach Bardenheuer bei gestrecktem Bein angelegt mit großem Längszug um das ganze Bein und Querzügen. Die Resultate sind sehr gut. Um bei Brüchen im unteren Drittel eine bessere Wirkung auf das distale Bruchstück zu bekommen, muß bei diesem Verband das Spreizbrett an der Fußschlinge des Pflasterzuges wegfallen und durch ein Querholz ersetzt werden.

Neuerdings werden auch Unterschenkelbrüche vielfach in Semiflexionsstellung extendiert. Bei schweren und komplizierten Fällen ist Nagelextension durch den Kalkaneus am Platze (S. 190).

Es folgt eine tabellarische Zusammenstellung über die Zuggewichte, die Dauer der Extension, den Beginn der Bewegungen und den frühesten Zeitpunkt der Belastung des Glieds, im wesentlichen nach Bardenheuers Vorschriften, nicht um schematisch bindende Normen aufzustellen, sondern um eine Grundlage zu geben, nach der man sich ungefähr — stets unter Berücksichtigung der Erfordernisse des einzelnen Falls — zu richten hat.

Tabelle über Streckbehandlung.

| Fraktur | Gewicht am Längszug | Gewicht an den Querzügen | Dauer der Extension | Beginn mit Bewegungen nach | Früheste Belastung nach |
|---|---|---|---|---|---|
| Schlüsselbein | 4—6 kg | — | 14 Tage | 8 Tagen | — |
| Oberarm | 4—6 kg (oder Schiene) | — | 3—4 Wochen | 8 Tagen | — |
| Vorderarm | Schiene | — | 3 Wochen | 8 Tagen | — |
| Schenkelhals | 15—20 kg | 3—5 kg | 8 Wochen | 8 Wochen | 16—17 Wochen |
| Oberschenkel | 25 kg | 5—6 kg | 6 Wochen | 4 Wochen | 10 Wochen |
| Oberschenkel, Kind | 3—4 kg | 1 kg | 3 Wochen | — | — |
| Unterschenkel | 12—15 kg | 3—4 kg | 4 Wochen | 14 Tagen | 7—8 Wochen |

# 4. Technik der Nagelextension.

Wollen wir bei der Frakturbehandlung die Nagelextension anwenden, so gebrauchen wir dazu folgendes Instrumentarium (Abb. 248):

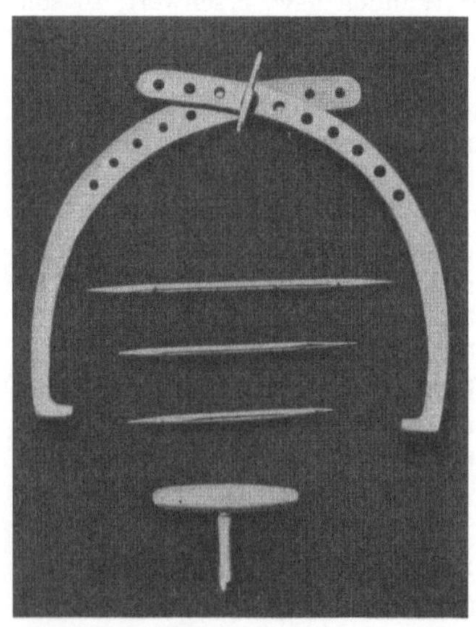

Abb. 248. Instrumentarium zur Nagelextension.

1. Verschieden lange, runde Nägel von durchschnittlich 3—4 mm Durchmesser, deren beide Enden in lange vierkantige Spitzen auslaufen.

2. Einen Handgriff, in dem das vierkantige Nagelende gut und fest sitzt.

3. Zwei leicht bogenförmig gekrümmte flache Halter. Die dem Nagel zugekehrten Enden sind rechtwinklig abgebogen und besitzen ein kleines Loch, in das das Nagelende gut und tief genug hineinpaßt. In einiger Entfernung von dem abgebogenen Ende sind beide Halter mit einer Reihe von Löchern versehen.

4. Eine Flügelschraube, welche je zwei zur Deckung gebrachte Löcher der beiden kreuzweise übereinander gelegten Halter durchbohrt und diese somit fest verbindet.

Vor Anlegung der Extension wählt man einen Nagel aus, dessen Länge den zu durchbohrenden Gliedabschnitt beiderseits um etwa 3 cm überragt. Die Dicke des Nagels soll bei jugendlichen Patienten geringer sein als bei Erwachsenen. Bei Kindern genügt Stricknadeldicke.

Genau ist auch das „Wo" bei der Anlegung des Nagels zu überlegen. Es ist ein großer Kunstfehler, wenn man Stellen wählen wollte, bei denen die Gefahr einer Verletzung von Nerven oder Gefäßen schon bei der Anbringung des Nagels oder nach längerem Liegen desselben vorhanden ist. Auch muß jede Möglichkeit einer Infektion oder Schädigung des Knochenwachstums verhütet werden. Daher soll man beim Durchbohren des Nagels folgende Stellen vermeiden:

a) das Frakturhämatom,
b) die Markhöhle,
c) den Gelenkspalt,
d) die Epiphysenlinie.

Die folgenden Abbildungen (249—254) zeigen die typischen Nagelstellen am Knochen. Bei Brüchen des Oberschenkels im oberen oder mittleren Drittel wird der Nagel oberhalb der Gelenkknorren durchgetrieben. Bei suprakondylären Oberschenkelbrüchen muß zur Vermeidung des Hämatoms die Nagelstelle an der Schienbeinrauheit gewählt werden. Unterschenkelbrüche werden am besten am Fersenbein extendiert. Bei Oberarmbrüchen nimmt man die Ellenbogenspitze als Nagelstelle.

Da die Anlegung einer Nagelextension ein operativer Eingriff ist, so müssen selbstverständlich alle Forderungen an eine strenge Asepsis der Instrumente, des Patienten und des Arztes peinlichst erfüllt werden. Die Instrumente werden ausgekocht, der Patient an der Extensionsstelle gesäubert und mit einem Jodanstrich versehen, der Arzt wäscht sich wie zu jeder Operation. Nur bei größter Asepsis werden unliebsame Komplikationen vermieden.

Ist so alles zur Extension vorbereitet, wird der Patient durch Chloräthylrausch oder Lokalanästhesie, bei der besonders Haut und Knochenhaut infiltriert werden müssen, schmerzunempfindlich gemacht. Der Chloräthylrausch ist zu empfehlen, wenn außer der Nageldurchbohrung eine schmerzhafte Korrektur der Bruchenden nötig ist, die Lokalanästhesie dann, wenn die Bruchenden schon einigermaßen richtig stehen. Die Lumbalanästhesie kommt wegen des zu großen Eingriffes und der zu lange wirkenden Anästhesie für die kurze Betäubung nicht in Frage.

Vor der Durchbohrung des Nagels gilt es noch, einen zwar kleinen, aber sehr wichtigen Punkt zu berücksichtigen. Es hat sich gezeigt, daß manchmal an der Stelle, an der der Nagel die Haut durchbohrt, die Patienten bei der Extension über Schmerzen klagen, und man sieht dann an diesen Stellen ein kleines Druckgeschwür auftreten. Diese Nekrose der Haut durch Druck des herabbiegenden Nagels läßt sich umgehen, wenn man vor der Nageldurchbohrung die Haut etwas proximal verschiebt.

Hat man nach Berücksichtigung der oben genannten Punkte eine günstige Nagelstelle gewählt, so wird der Handgriff mit einem passenden Nagel versehen und die leicht proximal verschobene Hautstelle bis auf den Knochen durchstoßen. Unter leichten Drehbewegungen des Handgriffes bei kräftigem Druck wird der Nagel durch den Knochen getrieben. Man muß darauf achten, daß der Knochen in senkrechter und nicht in schräger Richtung durchbohrt wird. Hat das Nagelende auch die gegenüberliegende Hautstelle weit genug (ca. 3 cm) durchstoßen, wird der Handgriff abgenommen und die Nagelstellen steril versorgt, durch Bepinselung mit Jodtinktur und Auflegen von

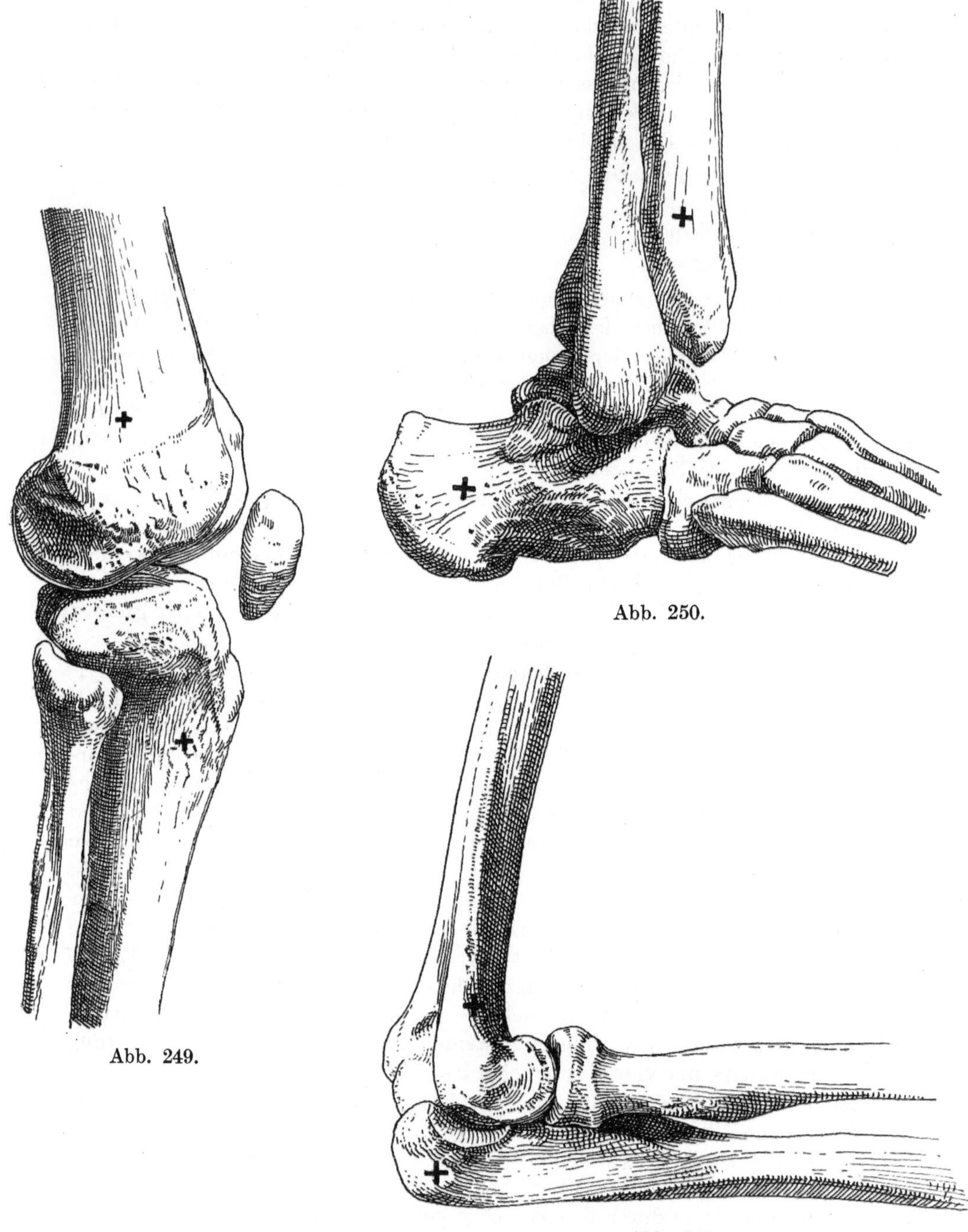

Abb. 249.

Abb. 250.

Abb. 251.

Abb. 251.

Abb. 249—251. Typische Nagelstellen am Knochen.

steriler Verbandgaze. Dann werden die bogenförmigen Halter angelegt, zusammengeschraubt und das Gewicht zur Extension angehängt.

Anstatt den Nagel mit einem Handgriff durchzubohren, hat Becker einen elektrischen Motor verwendet, Wägner mit einem Hammer den Nagel durch

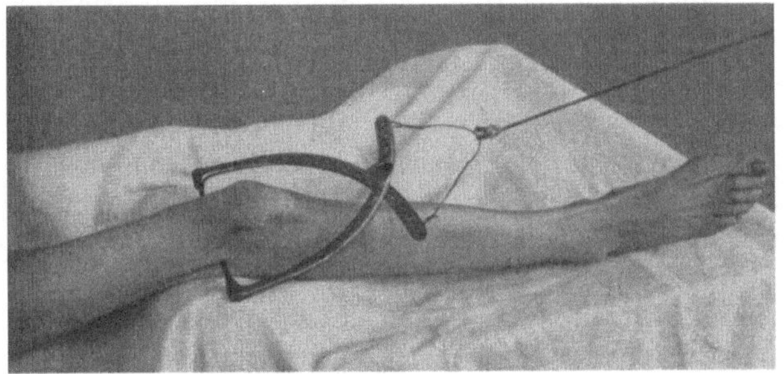

Abb. 252.

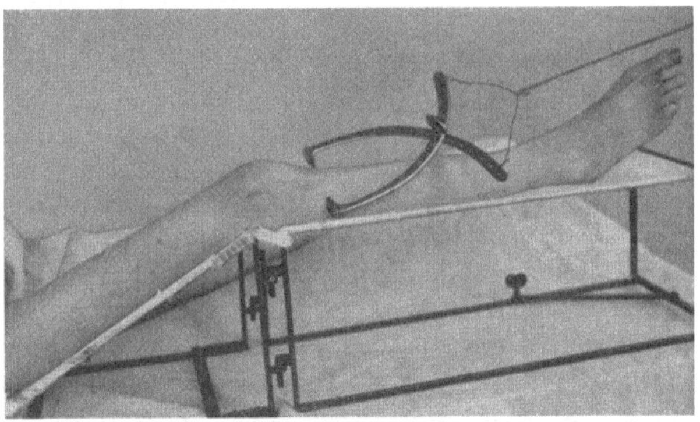

Abb. 253.

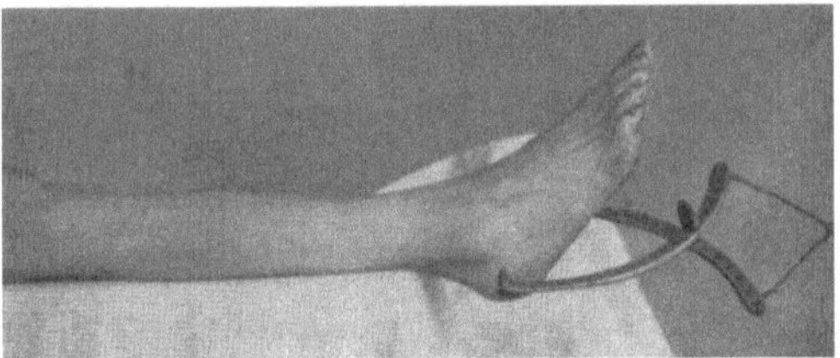

Abb. 254.

Abb. 252—254. Angelegte Nagelextensionen. (Der Deutlichkeit halber ist der aseptische Wundverband fortgelassen.)

den Knochen geschlagen. Auf Grund meiner Erfahrungen halte ich einen Handgriff am praktischsten.

Die Herausnahme des Nagels bietet keine Schwierigkeiten. Um den im Knochen und in den Weichteilen sich befindenden Nagel bildet sich bald

ein Granulationsgewebe, das den Fremdkörper (den Nagel) aus dem Körper
entfernen will. Je länger also der Nagel liegt, um so lockerer wird er. Will man
den Nagel herausziehen, so wird die Nagelspitze und die Nagelstelle auf der
gleichen Seite am besten mit Jodanstrich desinfiziert und der Nagel nun mit
einer Faßzange, die ihn am anderen Ende faßt, leicht herausgezogen. Nach
Entfernung des Nagels werden die Nagelstellen mit Jodtinktur betupft und
mit einem sterilen Verband versehen. So heilen die Nagelstellen meist in
kurzer Zeit glatt aus.

Nun zum Anwendungsgebiet der Nagelextension.

Die Nagelextension kann man natürlich bei jedem Knochenbruch, bei dem
eine Extensionsbehandlung überhaupt in Frage kommt, anwenden. Da aber
die Nagelextension ein kleiner operativer Eingriff ist, so wird man sie naturgemäß zunächst nur bei den Frakturen anwenden, bei denen eine starke Längsverschiebung der Knochenenden durch kräftigen Muskelzug verursacht ist,
und es nun gilt, durch schwere Gewichtsbelastung den Muskelzug zu überwinden
und die Längsverschiebung auszugleichen. Vor allem sind es daher die Frakturen der langen Röhrenknochen, die für die Anwendung der Nagelextension
in Frage kommen, d. h. die Oberschenkel-, Oberarm- und Unterschenkelbrüche.
Wenn es auch bei diesen Brüchen gelingt, durch Heftpflasterextension eine
gute Stellung der Bruchenden zu erzielen, so gibt es doch eine Reihe von Zu-
fällen, die eine Heftpflasterextension unmöglich machen.

Zunächst muß das Heftpflastermaterial eine sehr gute Klebkraft besitzen,
die es leider nicht immer hat. Mit der Gewichtsbelastung muß man einige
Stunden nach Anlegen der Heftpflasterstreifen warten, da sonst die Streifen
rutschen. Aber auch nach längerer Wartezeit und bei einigermaßen schwerer
Belastung rutscht der Heftpflasterstreifen und verhindert jegliche erforderliche
Extension. Außerdem gibt es Patienten, die das Heftpflaster auf ihrer Haut
nicht vertragen können, es tritt bei ihnen Ekzem- und sogar Blasenbildung
auf. Abgesehen von diesen Nachteilen des Heftpflasters an sich ist es bei manchen
Frakturfällen überhaupt ganz unmöglich, eine Heftpflasterextension anzulegen, z. B., wenn es sich um schwere komplizierte Frakturen oder solche mit
größeren Hautverletzungen handelt.

Was uns die Nagelextension geleistet hat, haben wir bei der Behandlung
unserer zahlreichen, durch Knochenschuß verletzten Soldaten gesehen. Und
nicht nur bei der Behandlung von Knochenbrüchen, sondern auch bei der
operativen Verlängerung verkürzter Gliedmaßen und bei der Mobilisation
versteifter Gelenke ist die Nagelextension nicht zu entbehren.

Wir haben also in ihr eine Behandlungsmethode, mit der, richtig angewendet, es möglich ist, eine absolut zuverlässige, gleichmäßige, kräftige
und schmerzlose Extension auszuüben.

Wie dürfen aber nicht verfehlen, auf einen Nachteil der Nagelextension
hinzuweisen. Sehen wir von der Infektionsgefahr ab, die sich ja bei guter Asepsis
vermeiden läßt, so besteht noch die Gefahr der Fistelbildung an der Extensionsstelle. Diese Fistelbildung läßt sich umgehen, wenn wir den Nagel nicht
zu lange liegen lassen, denn durch den dauernd starken Druck des Nagels auf
den Knochen kommt es zu kleinen Drucknekrosen im Knochen, die sich später
als kleine Knochensplitterchen durch eine Fistel an der Durchbohrungsstelle
abstoßen. Es dauert manchmal wochen- und monatelang, ehe sich eine solche

Fistel schließt. Natürlich ist diese Fistelbildung ein Nachteil, mit dem man rechnen muß, aber in Anbetracht der großen Vorteile der Nagelextension sollte man diesen kleinen Nachteil ruhig in Kauf nehmen. Im übrigen läßt sich ja die Fistelbildung meistens vermeiden, wenn der Nagel nicht zu lange liegen bleibt.

Wie lange soll man nun den Nagel liegen lassen? Selbstverständlich wird man den Nagel entfernen, sobald durch Messungen, Palpation oder Röntgenkontrolle festgestellt ist, daß die Bruchenden gut stehen. Je schneller dieses erreicht wird, um so besser ist es. Daher soll durch anfängliche starke Belastung so schnell wie möglich die Längsverschiebung und dann erst die Seiten- und Drehverschiebung der Bruchenden ausgeglichen werden. Sobald dieses erreicht

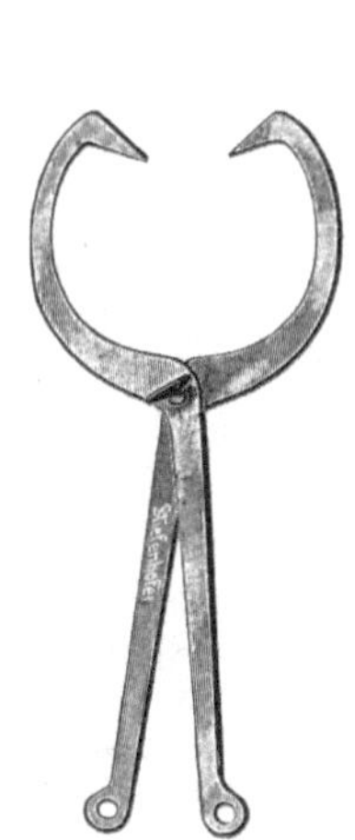

Abb. 255. Extensionszange nach Reh.

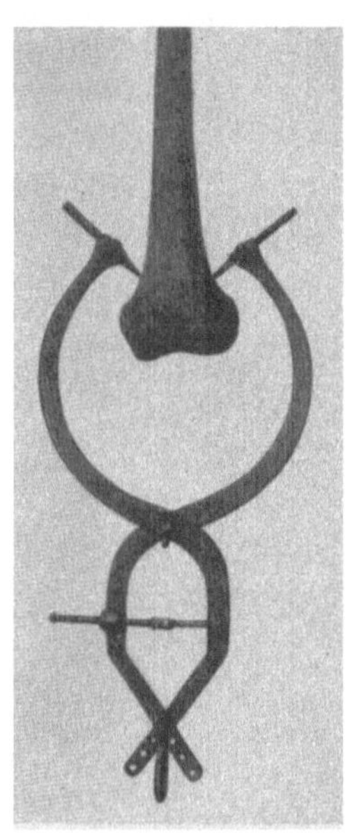

Abb. 256. Extensionszange nach Hofmann.

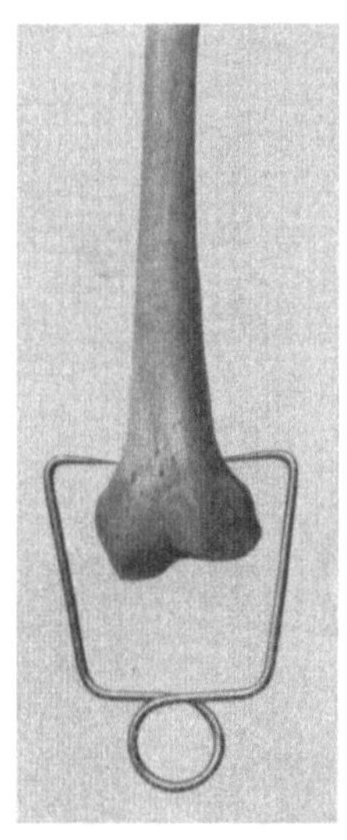

Abb. 257. Extensionsklammer nach Schmerz.

ist, kann der Nagel entfernt und wenn noch erforderlich, eine Heftpflasterextension angelegt werden.

Es sollte also der Nagel nur ausnahmsweise über 3, niemals über 4 Wochen liegen bleiben. Bleibt er noch länger liegen, ist natürlich die Gefahr der Fistelbildung auch größer.

Aber gerade diese Fistelbildung ist als solcher Nachteil der Nagelextension empfunden worden, daß man immer wieder versucht hat, an Stelle des perforierenden Nagels Zangen mit scharfen spitzen Backen zu verwenden. Ich will nur die Heinekesche Kalkaneuszange und die Extensionszangen von Reh (Abb. 255), Hofmann (Abb. 256), Schmerz (Abb. 257), Schömann und andere erwähnen.

Auch die von Steinmann schon früher angewandte Drahtextension, die von Klapp und Gelinsky am Kalkaneus empfohlen wurde, sucht die Fistelbildung zu umgehen.

Doch sind auch diese neueren Verfahren nicht frei von Nachteilen. So kann es bei den Zangen vorkommen, daß sie abrutschen und Gelenkkomplikationen verursachen. Wir sind daher dem Steinmannschen Nagel treu geblieben.

# 5. Verbindung von Gips- und Streckverband, Distraktionsverbände.

Die Verbindung der beiden scheinbar so wesensfremden Behandlungsarten entspringt dem Bestreben, transportable, portative und Gehverbände herzustellen, ohne die Vorteile des Streckverbandes aufzugeben. Versucht man, mit Hilfe des starren Gipsverbandes einen Dauerzug auf ein Glied auszuüben, so müssen notwendigerweise bestimmte Teile einem starken Druck ausgesetzt werden und die Gefahr des Dekubitus ist außerordentlich groß. Nur durch eine besonders sorgfältige Polstertechnik ist es Hackenbruch gelungen, die Verbindung lebensfähig zu gestalten und mit seiner „Distraktionsbehandlung" gute Erfolge zu erzielen.

Die Hackenbruchsche Klammer besteht aus folgenden Teilen (Abb. 258a, b):

1. dem stählernen Gewindestab mit auf beiden Seiten verschieden laufendem Gewinde und einem Knopf in der Mitte, der eine Durchlochung zum Andrehen mit dem Drehstift enthält,

2. zwei stählernen Gewindebüchsen mit zylindrischem, schraubengewindetragenden Teil und hohlkugelförmiger Anschwellung für das Kugelgelenk,

3. zwei eisernen durchbrochenen Fußplatten, die am Ende den durch einen Stahlbolzen angenieteten Kopf des Kugelgelenks tragen. Der Kopf ist in das Gelenk eingefügt und durch eine Druckschraube in der Hohlkugel feststellbar.

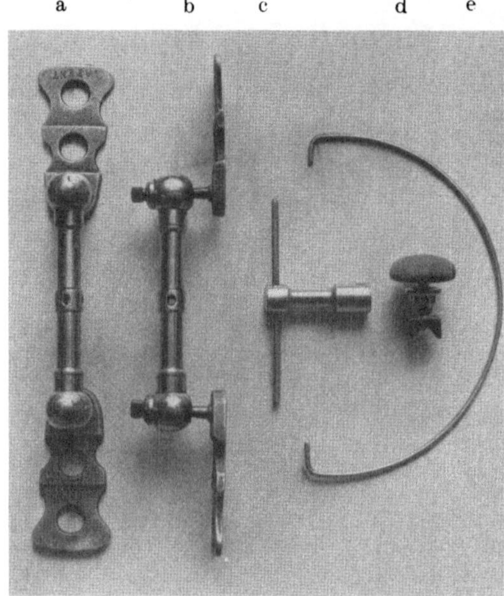


Abb. 258. Hackenbruchsche Klammer mit Zubehör.
a und b Klammer, c Schraubschlüssel, d Pelotte für Seitendruck, e Bügel zum Feststellen des Gewindes.

Zur Bedienung der Klammer gehört ein Schraubschlüssel (Abb. 258c).

Die Klammern werden paarweise in einen unterbrochenen Gipsverband eingefügt und gestatten folgende Beeinflussung des Gliedes: 1. Längsverschiebung durch Andrehen der Gewindestäbe. 2. Seitenverschiebung und Torsion in jeder Richtung durch Lockern der Kugelgelenke und Wiederfeststellung nach erzielter Korrektur (Abb. 262); der infolge des entstehenden Parallelogramms eintretende Verlust an Längsdistraktion wird durch erneutes Anziehen der Gewindestäbe ausgeglichen. Auch Seitendruckpelotten sind in Gebrauch (Abb. 258d). 3. Liegen zwei der Kugelgelenke in der Achse eines Gelenks, so können in gewissem Umfang Bewegungen in diesem Gelenk ermöglicht werden.

Die Klammern bilden eine stabile Brücke zwischen den beiden Verband-hälften und gestatten bei Verbänden der unteren Extremität ein frühzeitiges Aufstehen und Belasten des Verbandes.

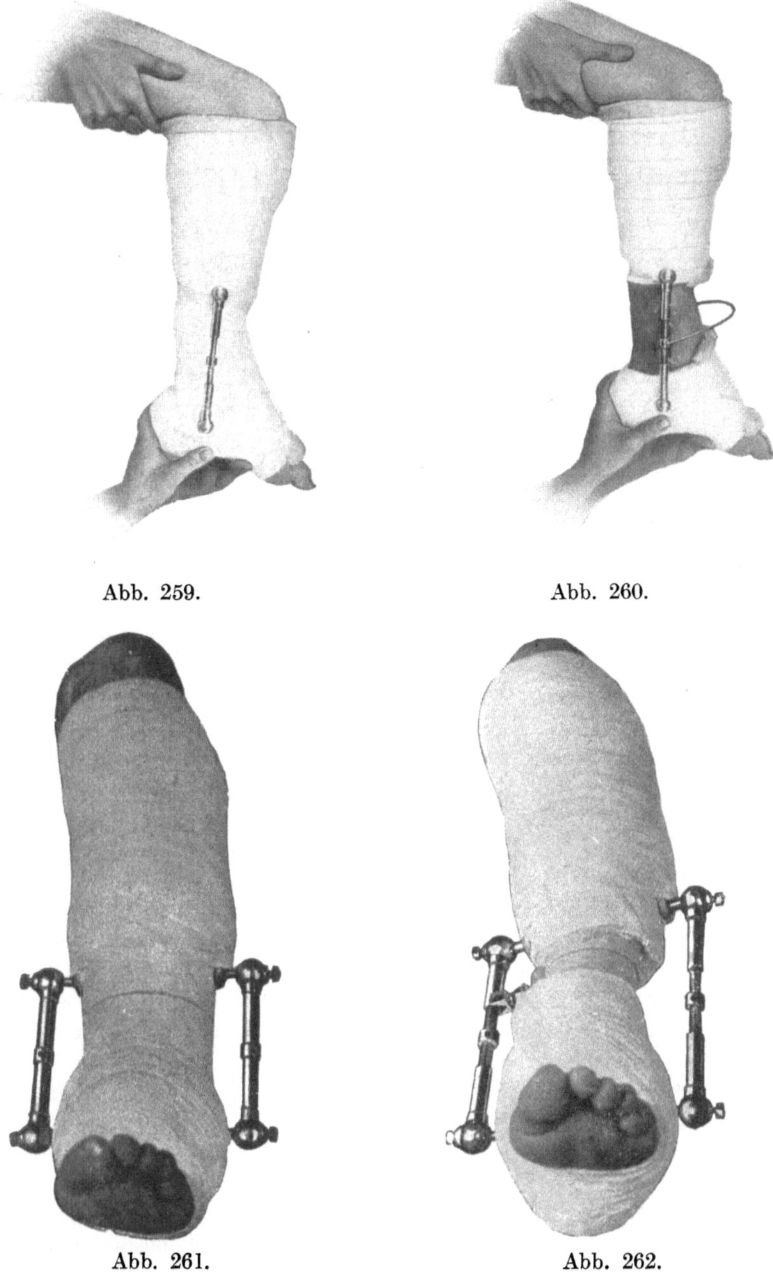

Abb. 259.        Abb. 260.

Abb. 261.        Abb. 262.

Abb. 259—262. Hackenbruchsche Klammer in Anwendung.
Abb. 259. Gipsverband mit Klammer. Abb. 260. Gipsverband aufgeschnitten, Gewinde aufgeschraubt, mit Bügel festgestellt. Abb. 261. Hackenbruchscher Verband von vorn. Abb. 262 zeigt die Wirkung der seitlichen Verschiebung in den Klammergelenken.

Die Anlegung der Klammern geschieht nun ohne Rücksicht auf den Sitz der Frakturstelle stets so, daß die Unterbrechung des Gipsverbandes sich nahe dem distalen Ende des Gliedes befindet und die Verbindungslinie des distalen Kugelgelenkpaares mit der Achse des distalen Gliedgelenks zusammenfällt. Die Verbände werden nach erfolgter Reposition des Bruches in Semiflexion der Gelenke angelegt. Demgemäß bestehen die Hackenbruchschen Verbände aus folgenden Teilen:

1. Für den Unterschenkel aus distalem Gipsverband um Fußgelenk und Fuß, proximalem Gipsverband um die oberen zwei Drittel des Unterschenkels bis zum Kniegelenk. Unteres Kugelgelenkpaar entspricht dem Sprunggelenk (Abb. 259—262).

2. Für den Oberschenkel aus distalem Gipsverband um Fuß, Unterschenkel und Kniegelenk, proximalem Gipsverband um obere zwei Drittel des Oberschenkels mit eventuell anschließendem Beckengipsverband. Distale Kugelgelenke am Kniegelenk.

3. Für den Vorderarm: distales Handgelenkstück und proximales Vorderarmstück bis zum Ellbogen.

4. Für den Oberarm: Vorderarm-Ellbogenstück und Oberarmteil. Ähnlich werden auch für den Rumpf bei Brüchen der Wirbelsäule Distraverbände ausgeführt mit Unterbrechung im Lenden- oder Halsteil.

Die beiden Teile des Hackenbruchschen Gipsverbands stellen also relativ kurze, zylindrische Hülsen dar, welche durch die Klammern voneinander entfernt werden und durch Anstemmen an Gliedteile die Distraktion bewirken. Die Stellen, an denen der Druck des Gipsverbands auf das Glied übertragen wird, sind am Unterschenkel Knöchelgegend und obere Epiphysen der Tibia und Fibula, am Oberschenkel Kondylen und Sitzring usw. Die Polsterung dieser Gegenden wurde ursprünglich durch Faktiskissen erzeugt; neuerdings wird lediglich Watte verwendet. Die Watte wird in mehreren Lagen um das Gliedstück gewickelt, mit einer Mullbinde fest umwickelt, dann folgt nochmals Watte- und Mullschicht, und über diesem festen Wattepreßpolster erst die übrige Polsterung des ganzen Glieds. Die Gipsverbände werden in beiden Teilen getrennt angelegt und dann, nach genauer Reposition der Fraktur, durch Angipsen der Klammern verbunden. Das Anziehen der Distraktionsschraube und die Stellung der Kugelgelenke erfolgt sofort nach Erhärten des Gipses unter Kontrolle des Röntgenapparates. Entsteht Druckschmerz, so muß sofort mit der Distraktion aufgehört und eventuell zurückgegangen werden. Um spontanes Zurückgehen der Schrauben zu verhüten, wird ein Drahtbügel (Abb. 258e) in die Schraubenköpfe gesteckt.

Der Verband wird so bald als möglich nach der Verletzung angelegt und bleibt bis zur Konsolidation liegen. Gelenkbewegungen und Aufstehen sollen möglichst frühzeitig, im einzelnen individualisierend, durchgeführt werden.

Bei komplizierten Frakturen wird der Verband so modifiziert, daß die Klammern gleichzeitig als Brücken für die freizulassenden Wunden dienen. Es sind zu dem Zweck Klammern von größerer Länge in Gebrauch.

Diese „Distrabehandlung" leistet in der Hand besonders eingeübter Ärzte Vorzügliches. Wer sie ohne Schaden (Druckgefahr!) anwenden will, muß sich jedoch aufs genaueste mit den Einzelheiten der nicht leichten Technik vertraut machen.

Dritter Teil.

# Der Wundverband.

## IX. Geschichte des Wundverbands.

Die Geschichte der Wundbehandlung beginnt, so wenigstens will es uns Heutigen scheinen, mit Lister, dem Schöpfer der Antisepsis. Und doch dürfen wir, die wir noch ganz im Banne dieses gewaltigen Fortschritts stehen, nicht vergessen, daß auch Lister seine Vorläufer gehabt hat, und daß die großen Chirurgen aller Zeiten ein richtiges, sagen wir instinktives Verständnis für die Grundsätze der Reinlichkeit, für die Forderungen der Sekretableitung, für die Unterstützung des Körpers im Kampf gegen Infektion gehabt haben, ohne freilich die Ursachen der Wundkrankheiten zu kennen. Sonst wäre es nicht verständlich, daß die operative Chirurgie ihre Ursprünge bis in die ältesten Zeiten zurückverfolgen läßt und daß, wie Brunner in seinem vorzüglichen Werke über Wundbehandlung sagt, „bei alledem und trotz alledem, über die Opfer der Wundkrankheiten hinweg, die operative Technik, die spezielle Chirurgie, in unverwüstlichem Optimismus stets munter vorwärts geschritten ist".

Und noch eins dürfen wir nicht vergessen. Es gibt außer Antisepsis und Asepsis noch andere Gesichtspunkte, noch andere Bedingungen der Wundheilung, die nicht vernachlässigt werden dürfen. Dies haben gerade die Arbeiten der neueren Zeit, vor allem Biers gezeigt, welche gegenüber einer einseitig bakteriologischen Auffassung eine physiologische und biologische Richtung in der Wundbehandlung anbahnten. Diese Anschauungen knüpfen vielfach an die vorantiseptische Zeit an, ebenso wie viele dem verflossenen Weltkrieg entstammenden Arbeiten.

Wie der Weltkrieg mit seinen Folgezuständen einen Rückfall in scheinbar überwundene Kulturepochen bedeutet, so hat er uns auch auf dem Gebiete der Chirurgie mit den barbarischen Wundkrankheiten früherer Zeiten wieder bekannt und vertraut gemacht, die wir dank der antiseptischen Ära und der „humanen Kriegführung" für überwunden hielten. Auch dies verweist uns darauf, Anknüpfung an die Geschichte früherer Jahrhunderte herzustellen.

**a) Vorantiseptische Zeit.** Von den Völkern der vorgeschichtlichen Zeit sind die Inder zu erwähnen, welche die Wundnaht ausgebildet haben, plastische Operationen ausführten und die Blutung durch Glüheisen, siedendes Öl und Kompression stillten. Die Israeliten hatten in ihren hygienischen Gesetzen gute Vorschriften über die Reinhaltung der Wunden, deren Berührung verboten war. Die Wunden wurden mit warmem Wasser und Öl gewaschen. Im übrigen stand ihre Chirurgie mangels anatomischer Vorstellungen auf niedriger Stufe. Das uralte Kulturvolk der Ägypter kannte sehr wohl eine operative Chirurgie;

in der Wundbehandlung jedoch arbeitete es vielfach mit Zauberkünsten und hatte als Wundmittel Rezepte der „Dreckapotheke", wie wir sie im finsteren Mittelalter wiederfinden.

Hippokrates, auch hier unter den „Alten" der „Modernste", offenbart treffliche, noch heute richtige Anschauungen über die Vorgänge der Wundheilung und die Forderungen der Sauberkeit. Er bevorzugt im allgemeinen austrocknende Verbände und benutzt zur Reinigung der Wunden Wein, sowie abgekochtes und filtriertes Regenwasser. Er läßt die Umgebung der Kopfwunden rasieren. Als Trockenmittel dienen Alaun, Kupfersalze, zur Okklusion werden Harz- und Pechpflaster verwendet. In den Zeiten der Römer und Byzantiner waren es Celsus (Zeit Christi), Galen, Paulus von Aegina (7. Jahrh.), welche die Hippokratischen Lehren fortsetzten. Sie führten zur Blutstillung die Ligatur aus, Galen verwandte dazu Fäden aus Holzstoff, Seide und Darmsaiten (Katgut). Er hat auch metallene Drains gebraucht. Im übrigen wurden das Glüheisen, die Tamponade und die Naht zur Blutstillung verwendet.

Von den Völkern des Mittelalters seien zunächst die Araber erwähnt, die uns als wichtigste Erfindung den Alkohol bescherten (Rhazes 850—923) und ihn bereits als Wundmittel kannten. Die Chirurgen der italienischen Schulen Bologna und Salerno, sowie Frankreichs, im 12. und 13. Jahrhundert knüpften an die Lehren des Hippokrates an, beobachteten die Wundheilungsvorgänge, unterschieden die Heilung per primam, per secundam intentionem und stritten lebhaft über die Frage, ob man die Wunden tamponieren solle oder nicht. Theoderich (13. Jahrh.) verwirft Tampons und Sonden, Guy de Chauliac (14. Jahrh.) erwähnt die Ligatur, die Wundnaht, die Drainage und fördert die Granulationsbildung der sekundär heilenden Defektwunden durch eitererzeugende Mittel. Er beschrieb einen Kompressionsverband zur Behandlung des varikösen Unterschenkelgeschwürs. Von diesen Ausnahmen abgesehen, lag die Chirurgie des Mittelalters zumeist in den Händen untergeordneter Feldschere und Bader. Die Ligatur war unbekannt, Zauber- und Kotmittel spielten in der Wundbehandlung ihre verhängnisvolle Rolle. Die Schußwunden, deren zuerst bei Pfolespeundt Erwähnung getan wird, wurden als verbrannt und durch Pulver vergiftet angesehen und mit siedendem Öl (de Vigo), mit Haarseilen, Glüheisen und Ätzpasten behandelt, um das Gift zu zerstören und heilende Eiterung zu erzeugen. Die Geschosse extrahierte man. Als Wundmittel spielte das Eiweiß eine Rolle.

16. Jahrhundert: In Frankreich Ambroise Parè, der die Arterienklemme angab und mit den barbarischen Methoden des Ausbrennens der Schußwunden aufräumte, in Deutschland Paracelsus, der unter allerhand abergläubischem Wust doch gerade in der Wundbehandlung vernünftige Anschauungen im Sinne eines konservativen Verfahrens äußerte, die Polypragmasie seiner Zeit verwarf und der Naturheilung das Wort redete.

Im 17. Jahrhundert beginnt mit Loewenhoek das Zeitalter der mikroskopischen Forschung; damit wird der Grundstein gelegt zur Erkennung des „Contagium vivum". Harvey entdeckt den Blutkreislauf. In der Wundbehandlung arbeitete man noch immer mit eitererzeugenden Mitteln, z. B. Terpentin. Die Blutstillung wurde gefördert durch die Erfindung des Tourniquet (Morel 17., Petit 18. Jahrh.).

Von den hervorragenden Köpfen des 18. Jahrhunderts nennen wir John Hunter in England, Petit und Désault in Frankreich, Heister und Richter in Deutschland. Hunter macht wertvolle Beobachtungen über die Wundheilung, die Granulationsbildung, die Heilung unter dem Schorf und befürwortet die Anwendung der Kataplasmen. Im übrigen steht die Wundbehandlung unter dem Einfluß des Glaubens von der Schädlichkeit der Luft und gipfelt in Scharpietamponade, Okklusion und möglichst seltenem Verbandwechsel. Als neue Wundreizmittel tauchen auf Kalkwasser, Quecksilbersalben, Höllenstein, Perubalsam, Myrrhen; innerlich wird Chinarinde verabfolgt. Vereinzelt begann man in der Kontaktinfektion durch die Scharpie die Ursache der Wundkrankheiten zu erkennen (nach Brunner).

Erst im Anfang des 19. Jahrhunderts kam man von der Okklusionsbehandlung Schritt für Schritt zurück und endete beim Gegenteil, der offenen Wundbehandlung. Larrey, der Chirurg Napoleons, empfiehlt das Débridement der Schußwunden und behandelt noch mit Dauerverbänden. Ph. v. Walter (1826), Vinzenz v. Kern (1869) treten der Auffassung von der Schädlichkeit der Luft entgegen, verwerfen die eitererregenden Reizmittel und behandeln mit feuchten Verbänden und Kataplasmen. Vezin (1856) rät, die Wunden ohne jeden Verband zu lassen.

Die Geschichte der „offenen Wundbehandlung" beginnt also, um das hier kurz zusammenzustellen, mit Paracelsus im 16. Jahrhundert, der den Satz ausspricht, daß die Wunden am besten von selbst, ohne ärztliches Zutun heilten. Er blieb mit dieser Anschauung vereinzelt. Erst im 19. Jahrhundert wurde, zuerst durch Vezin, eine grundsätzliche offene Behandlung durchgeführt. Das Verfahren wurde bis zum Krieg 1870/71 geübt und verschwand dann unter dem Einfluß der Lehren von der Antisepsis. Billroth war noch ein warmer Anhänger des Verfahrens, v. Volkmann übte es im Kriege 70/71. Ende des 19. Jahrhunderts waren es die Klimatotherapeuten Bernhard und Rollier, welche die offene Behandlung der chirurgischen Tuberkulose im Hochgebirge mit glänzenden Erfolgen durchführten, Dosquet trat für Freiluftbehandlung auch in der Ebene ein. Der Weltkrieg mit seiner Häufung von jauchigen Eiterungen und Gasphlegmonen brachte das Verfahren wieder zu allgemeiner Anwendung (Schede, Braun u. a.).

Andere Verbesserungen der Wundbehandlung in jener Zeit sind die systematische Anwendung des permanenten Wasserbades und der Dauerberieselung durch v. Langenbeck, die Verbesserung der Drainage durch Einführung der Gummidrains durch Chassaignac.

Hier soll auch des aus Laienkreisen stammenden Verfahrens der Wasserheilkunde gedacht werden, dessen bedeutsamer Einfluß auf die ärztliche Therapie nicht geleugnet werden kann. In England von Wright und Currie Ende des 18. Jahrhunderts empfohlen, wurde es in Deutschland von dem Landwirt Prießnitz (geb. 1799) in seiner Heilanstalt in Schlesien eingeführt. Der Prießnitzsche Verband, bestehend in kalt aufgelegten feuchten Kompressen, in denen sich durch luftdichte Bedeckung Wärme entwickelt, spielt noch heute eine wichtige Rolle in der Verbandtechnik.

Ehe wir uns der antiseptischen Zeit zuwenden, wollen wir nun noch den Wundverband beschreiben, wie er in früherer Zeit üblich war. Nachdem durch Listers Entdeckung der alte Scharpieverband endgültig beseitigt ist, dürfte es für uns nicht ohne geschichtliches Interesse sein, was es eigentlich mit diesem früher ebenso hoch gepriesenen wie nachher verachteten Verband auf sich hatte.

Unter Scharpie versteht man (nach Bernstein [1806]) ein Verbandmaterial, welches aus weißer, sehr rein gewaschener, aber durch Abnutzung weicher Leinwand hergestellt wurde. Die Verwendung von solcher Leinwand, welche schon bei Krankheiten und

besonders bei eitrigen Verbänden benutzt war, war streng untersagt, ebenso die Bereitung
in den Krankenzimmern und durch die Hände der Kranken. Die Herstellung geschah
zum Teil durch Schaben mit einem stumpfen Messer (Linteum rasum), vorzugsweise
aber durch Auszupfen der Fäden aus dem Gewebe der in Stücke geschnittenen Leinwand
(Linteum carptum). Die so gewonnenen Fäden wurden nun durch sorgfältiges Aus-
kämmen in parallelen Verlauf gebracht und zu regelmäßigen Bündeln und Strähnen ge-
ordnet. Aus diesen wurden dann durch Zusammenlegen, Umschnüren mit Fäden und
Abschneiden der überstehenden Fäden bestimmte Gebrauchsformen hergestellt, deren
reichhaltige Benennung den Wert zeigt, den man ihrer exakten und sorgsamen Bereitung

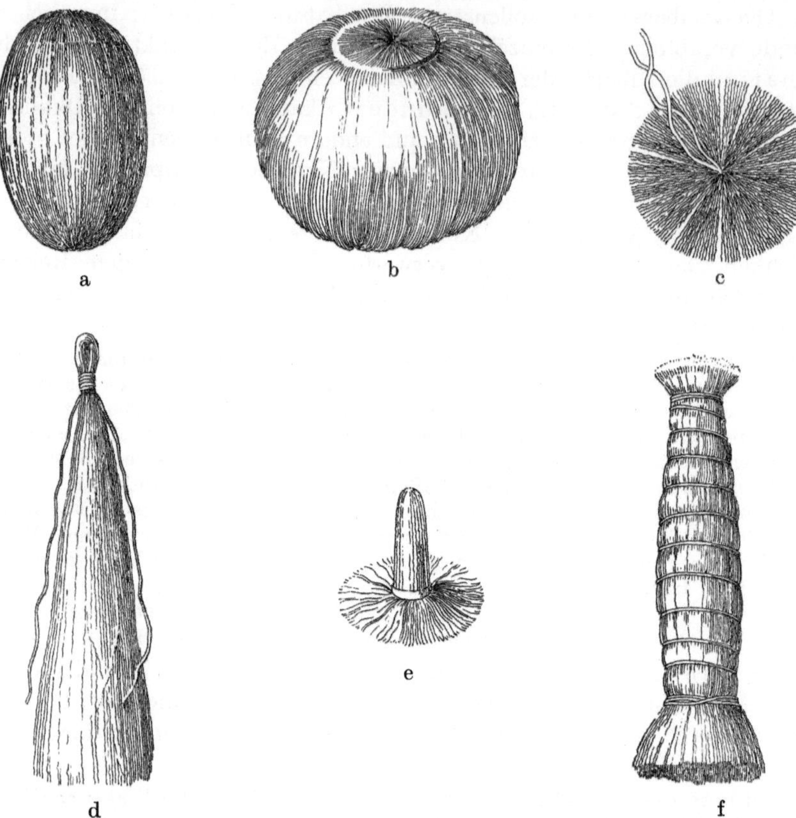

Abb. 263. Formen des Scharpieverbandes (nach Bernstein).
a Plumaceau, b Scharpiekuchen, c Sindon, d Mesche, e, f Meisel.

beilegte. Zur Bedeckung der Wunden dienten regelmäßige, ellipsoid- oder eiförmige Scharpie-
körper, welche genau der Größe und Form der Wunde angepaßt wurden, so das Scharpie-
bäuschchen oder Plumaceau (Abb. 263a), der Scharpiekuchen (Abb. 263b), das
Plättchen oder Sindon, dieses mit einem zentralen Faden zum Herausnehmen versehen
(Abb. 263c). Zum Einlegen in Wund- oder Körperhöhlen gebrauchte man Dochte oder
Meschen (Abb. 263d), Wieken, Meisel oder Turunden (Abb. 263e), Zapfenmeisel
oder Bourdonnets (Abb. 263f), abgeschnürte Kugeln usw.
   Außer der Scharpie wurden auch noch andere Stoffe, zum Teil recht bedenklicher Natur,
in die Wunden gebracht, z. B. verschiedene Sorten aufsaugender oder blutstillender
Schwämme, als Scharpieersatz Hechel oder roher Flachs, ferner Leinwand, Baum-
wolle (Watte), Löschpapier, sowie gewöhnliches Zeitungspapier und Schreibpapier. Zur
Bedeckung waren verschiedene Arten wasserdichter gewachster Papiere und Stoffe in

Gebrauch, ferner die aus Tierdarm hergestellte Goldschlägerhaut; zur Vereinigung der Wunden dienten verschiedene Arten Heftpflaster (Heft = Naht). Unter Kompressen verstand man zur Polsterung verwendete Lagen von Leinwand, Flanell oder Filz, unter Longuetten dasselbe in länglicher Form. Tampons nannte man pyramidenförmige feste Körper aus Scharpie, Schwamm oder Pflaster, eventuell mit Wachs überzogen, welche in die Wunde auf blutende Gefäße gedrückt bzw. mit Tourniquets gepreßt wurden. Quellmeisel sind Einlagen quellender Stoffe, z. B. von Preßschwamm, entsprechend unseren Laminariastiften. Ein recht bedenkliches Mittel ist die Haarschnur, deren Herstellung und Anwendung folgende war: Aus einem Streifen Leinwand, 1 Elle lang und $^1/_2$—2 Zoll breit, wurden alle Längsfäden bis auf etwa 6 herausgezogen, während die Querfäden stehen blieben. Dieses feuerleiterähnliche Gebilde wurde nun durch das Öhr der Haarseilnadel eingefädelt und durch die Haut gezogen, um künstlich Eiterungen zu erzeugen. Zu all dem kamen verschiedene meist reizende Medikamente, mit denen die Scharpie bestrichen wurde.

Aus alldem geht hervor, daß wir es beim Scharpieverband mit einem uns heute unverständlichen Gemisch teils richtiger und zweckmäßiger, teils bedenklicher und gefährlicher Maßnahmen zu tun haben.

**b) Antisepsis und Asepsis.** All die bisherigen Verfahren der Wundbehandlung bedeuteten ein Tappen im Dunkeln, solange nicht die Ursachen der Wundinfektion erkannt waren und ihre Entstehung vermieden werden konnte. Dem schottischen Chirurgen Lister gebührt das unvergleichliche Verdienst der Einführung der antiseptischen Wundbehandlung. Er verwirklichte mit dieser Tat die Sehnsucht und das Ideal von Jahrtausenden und legte den Grund zu einem ungeahnten Ausbau der operativen Chirurgie.

Über die für Listers Entdeckung notwendigen Vorbedingungen und seine Vorläufer, sowie über die weitere Ausbildung seines Verfahrens möge zunächst folgendes Schema Aufschluß geben:

| Semmelweis 1847.<br>Ursachen und Verhütung<br>des Kindbettfiebers. | Pasteur 1857—63.<br>Alle Zersetzung entsteht<br>durch von außen einge-<br>schleppte Keime. | Lemaire 1860—63.<br>Antiseptische Eigenschaf-<br>ten der Karbolsäure. |
|---|---|---|

**Lister 1867—71.**
Antiseptische (Karbol-)behandlung der Wunde,
Karboldesinfektion, Karbolverband, Karbolspray

| Neuber 1879—83.<br>Antiseptischer<br>Dauerverband. | Koch, v. Bergmann 1880. Sublimat-<br>antisepsis. | Bruns 1880, Neuber 1883. Beseiti-<br>gung des Sprays,<br>der antiseptischen<br>Spülung. Physio-<br>logische Kochsalz-<br>spülung. | Pasteur, Buchner, Koch, Bergmann, Schimmelbusch 1881.<br>Physikalische Desinfektion. |
|---|---|---|---|

Die wichtigste Vorbedingung für Listers Entdeckung waren die Ergebnisse der Forschungen Pasteurs, der die Theorie von der Urzeugung beseitigte und nachwies, daß alle Zersetzung und Fäulnis durch von außen eingeschleppte Keime zustande kommt. Ferner ist hier der Name des Apothekers Lemaire zu nennen, welcher die keimzerstörenden Eigenschaften der Karbolsäure nachwies. In der Praxis muß als Vorläufer Listers der Wiener Gynäkologe Ignaz Semmelweis genannt werden, welcher schon 1847, von seinen Zeitgenossen verspottet und mißachtet, klar die Ursachen des Kindbettfiebers erkannte in der Infektion durch die Hände der untersuchenden Ärzte durch Berührung mit Leichengift und zersetzter organischer Substanz. Er gab zur

Händedesinfektion wässerige Chlorkalklösung an, desinfizierte auch die Instrumente und Verbandmittel und erzielte damit einen Abfall der Mortalität der Wöchnerinnen von 8,3 bis auf 1,6% (Neustätter).

Lister trat im Jahre 1867 mit einer Arbeit über die Behandlung der komplizierten Frakturen hervor, worin er sein antiseptisches Verfahren darstellt, das er dann in zahlreichen Arbeiten weiter ausbaute. Der Grundgedanke ist der, daß sowohl die Wunde als auch alles mit ihr in Berührung Kommende einschließlich der Luft des Operationsraums durch Desinfektion keimfrei gemacht werden müsse. Als Desinfiziens benutzt er die Karbolsäure. Im einzelnen besteht das Verfahren in folgenden Maßnahmen:

Beseitigung der Luftkeime durch einen Spray von $2^{1}/_{2}$%iger Karbolsäure. Auswischen der Wunde in allen Teilen mit 5%iger Karbolsäure. Drainage durch Streifen oder Drains, welche in Karbolöl getränkt sind. Verband mit karbolgetränkter Gaze.

Der Listersche Verband wurde folgendermaßen angelegt: Die Wunde wird mit Protektive Silk bedeckt, darüber kommt eine achtfache Lage Gaze, die mit einer Mischung von Karbol, Harz und Paraffin getränkt ist. Dann folgt wieder eine undurchlässige Schicht, Mackintosh, darüber die Befestigung mit Mull- oder Cambricbinde. Dieser Verband wurde täglich gewechselt.

Der glänzende Erfolg des Verfahrens war der, daß die zu einer Seuche ausgewachsenen Wundkrankheiten des Hospitalbrands, der Pyämie und des Erysipels mit einem Schlage verschwanden und daß alle Operationswunden primär heilten. Nach kurzem, hier und da auftauchenden Widerspruch verbreitete sich das Verfahren bald über den Kontinent, und den deutschen Chirurgen jener Zeit gebührt das Verdienst, es begeistert aufgenommen und weiter ausgebildet zu haben. Wenn uns heute das ursprüngliche Verfahren in einer in fast allen Teilen veränderten Form entgegentritt, so ändert das nichts an der Bedeutung Listers. Denn das Wesentliche ist nicht das Handwerkszeug, sondern der Geist der Asepsis, die rigorose Trennung von steril und nicht steril. Und dies erkannt zu haben, bleibt Listers Verdienst.

Die der Listerschen Antisepsis noch anhaftenden Mängel sind uns heute ohne weiteres einleuchtend; es sind vor allem drei: die Störung der zur Heilung notwendigen Ruhe der Wunde durch die häufigen Verbände, die Giftigkeit der Karbolsäure und die Unvollkommenheit der chemischen Desinfektionsverfahren.

Neuber, der Schüler v. Esmarchs, dem wir in erster Linie den Ausbau unserer heutigen Wundverbandstechnik verdanken, ersetzte den Listerverband durch den „antiseptischen Dauerverband". Darunter ist folgendes zu verstehen:

Die Wunde wird unter Fortlassung undurchlässiger Stoffe mit einem antiseptisch imprägnierten Stoff von hoher Aufsaugungsfähigkeit bedeckt (Neuber verwendete Torfmullkissen), und dieser erste Verband, der mit entsprechender Immobilisation einhergeht, bleibt, normalen Wundverlauf vorausgesetzt, liegen, bis die Wunde geheilt ist. Vorbedingung hierzu ist eine gründliche Ausbildung der Ableitungsvorrichtungen und peinliche Vermeidung toter Räume in der Wunde. Letzteres geschieht z. B. durch Schichtnaht, durch Kompression, durch Einschlagen plastischer Hautlappen in Höhlenwunden. Die Ableitung wurde hergestellt durch Kanalisation der Haut: mit einer Lochzange werden an abhängigen Stellen runde Löcher in die Haut gestanzt; durch Muskelkanalisation: Einnähen der Haut in Muskellücken, sowie durch Drains, welche Neuber aus resorbierbarem Stoff (in Salzsäure entkalkten Knochen) herstellte. Zur Ruhigstellung benutzte er Glasschienen. Die Beurteilung des Wundver-

laufs erfolgt weniger nach der Temperatur (Resorptionsfieber!) als nach dem Allgemeinbefinden des Kranken. Anzeige zum Verbandwechsel bilden nur ernstere Störungen des
Wundverlaufs und übler Geruch; durchblutete und beschmutzte Verbände werden nur
in den oberflächlichen Schichten gewechselt.

Die giftigen Eigenschaften der Karbolsäure machten sich bald verhängnis-
voll bemerkbar. Als wichtigstes Ersatzmittel wurde das freilich noch reichlich
giftige Sublimat durch Robert Koch und v. Bergmann eingeführt.

Von anderen Ersatzmitteln sind zu nennen: Salizylsäure (Thiersch), Thymol (Ranke),
Borsäure (Lister, Credé), essigsaure Tonerde (Burow), Chlorzink (Lister, Kocher),
Jodoform (Mosetig). Daß es nicht gelang, die Karbolsäure ganz zu verdrängen, wissen
wir heute, wo sie als Mittel für antiseptische Gelenkspülungen noch ihre Bedeutung hat,
während ihre Verwendung zu feuchten Verbänden heute als Kunstfehler betrachtet werden
muß. Das Jodoform wurde durch harmlosere Mittel, wie Dermatol, Vioform usw. ersetzt.
Alle diese Antiseptika zeigten sich freilich proportional ihrer keimtötenden Wirkung auch
schädlich für die Zellen des Körpers. Erst der neuesten Zeit war es vorbehalten, Mittel
zu finden, welche bei relativer Harmlosigkeit für die Gewebe die Keime elektiv schädigen
(chemotherapeutische Antisepsis). Hierüber siehe S. 235, 236.

Die Suche nach ungiftigen Antisepticis sowie die Erkenntnis der Unsicher-
heit der chemischen Desinfektion führten mehr und mehr zur physikalischen
Desinfektion des Materials. Der Name „Antisepsis" stammt nach Brunner
aus der Mitte des 18. Jahrhunderts (Pringle, Alexander). Der Name „Asepsis"
findet sich bei Whatson Cheyne, dem Assistenten Listers, als Bezeichnung
des Listerschen Verfahrens. Heute verbinden wir mit diesem Wort den Begriff
der physikalischen Keimprophylaxe (Brunner). In diesem Sinne voll-
zog sich der Übergang von der Antisepsis zur Asepsis folgendermaßen:

Der Karbolspray verschwand nach dem Vorgehen von Trendelenburg und v. Bruns
1880. Die antiseptischen Spülungen, anfangs ein unerläßlicher Bestandteil des antiseptischen Verfahrens, wurden durch solche mit indifferenten Lösungen (gekochtes Wasser,
0,6%ige Kochsalzlösung, Neuber) ersetzt und schließlich auch fortgelassen.

Die Imprägnierung der Verbandstoffe, das Einlegen der Instrumente in antiseptische
Lösungen machte der sicherer wirksamen Hitzesterilisation Platz. Diese knüpft sich
an folgende Namen und Zeiten: Sterilisation der Verbandstoffe usw. in trockener Hitze
von etwa 150°: Pasteur 1874. — Auskochen der Instrumente: Pasteur, v. Buchner
1878. — Sterilisation der Verbandstoffe im strömenden Dampf: Koch, Gaffky,
Loeffler, v. Bergmann, Schimmelbusch 1881—1891.

c) Neuere Zeit. Vier Jahrzehnte lang beschäftigte der Ausbau der Anti-
und Asepsis die Chirurgen in vollem Maße und das Endergebnis war die
Erkenntnis, daß eine ideale Sterilisation sich nur am toten Material, an Instrumenten und Verbandstoffen durchführen läßt,
während bezüglich der Haut des Arztes und des Operationsgebiets
und mehr noch in der Wunde eine Vernichtung aller Keime als
unmöglich zu bezeichnen ist. In diesem Sinne bedeutet der Schlußstein
des Listerschen Gebäudes, die Jodtinkturdesinfektion der Haut nach
Grossich (1907) einen Verzicht, denn sie kommt wieder auf die chemische
Antisepsis zurück und fügt zu dem Prinzip der Keimabtötung das der Keim-
arretierung, des Festhaltens der nicht vertilgbaren Keime in unschädlicher
Tiefe. Auch die Händedesinfektion mit Alkohol (Kümmell-Fürbringer
[1886/88]) folgt dem gleichen Grundsatz, ferner gehören hierher die Klebstoffe,
von denen v. Oettingers Mastisol (1906) als der bekannteste hier erwähnt
sei. Als wichtige Ergänzung der Asepsis muß daher die Tatsache herangezogen werden, daß nicht alle Keime gleich virulent sind und daß die Schutz-

kräfte des Körpers imstande sind, Keime von geringer Virulenz und geringer Menge aus eigener Kraft zu vernichten. In der Fernhaltung aller virulenten, d. h. auf Menschen vorgezüchteten Keime, z. B. durch Enthaltsamkeit jeder Berührung der sekretbenetzten Verbandstoffe, von unseren Händen, und in der Stärkung der Schutzkräfte des Körpers müssen wir den unentbehrlichen Bundesgenossen erblicken, welcher uns heute befähigt, im Verein mit den Waffen Listers den Kampf gegen die Wundinfektion mit vollem Erfolge aufzunehmen.

Der Wundverband unserer Zeit ist nun durch ganz besondere Maßnahmen, welche die Stärkung der Schutzkräfte in zielbewußter Weise verfolgen, bereichert worden, ich meine die von August Bier ins Leben gerufene Hyperämiebehandlung. Die geschichtliche Entwicklung der hyperämisierenden Verbandmethoden ist folgende:

In der Bekämpfung und Verhütung der Entzündungen haben in früheren Zeiten klare Anschauungen nicht geherrscht. Während, wie wir gesehen haben, viele Ärzte Mittel anwendeten, um die Eiterung in den Wunden, z. B. durch Terpentin, zu befördern, sie demnach für nützlich hielten, bekämpften andere, wie Paracelsus, diese Maßregeln. In der Behandlung innerer Entzündungen waren die Maßnahmen vorherrschend darauf gerichtet, die Entzündung zu bekämpfen bzw. abzuleiten. Schon seit Hippokrates und Galen unterschied man derivierende und revulsive Mittel, erstere auf Nahwirkung, letztere auf Fernwirkung berechnet. Bis in die neueste Zeit hielt man an der Anschauung fest, die alten Haarseile und Fontanellen, die Schröpfköpfe und Blutegel, Krotonöl und spanische Fliege, Bähungen und Kataplasmen, die Maßnahmen endlich der Wasserheilkunde, Gießungen und kalte Umschläge, alles das in obigem Sinne wirkend zu erklären. Erst Bier wies nach, daß die Wirkung der Derivantien nicht auf Ableitung und Anämisierung, sondern im Gegenteil auf Hyperämisierung beruht und daß diese als ein wesentlicher Teil der Entzündungserscheinungen einen nützlichen und heilsamen Faktor in der Bekämpfung zahlreicher Leiden darstellt. Der Gedanke von der Nützlichkeit der Entzündung war vorher nur vereinzelt geäußert worden, zuerst wohl von Hunter (1797), dann durch Experimente von Leber, Marchand, Ribbert Ende des 19. Jahrhunderts. Bier übersetzte ihn ins Praktische durch den Ausbau der hyperämisierenden Verbände.

Von den Wirkungen der Bindenstauung war vor Bier nur die Förderung der Kallusbildung bei Knochenbrüchen bekannt. Hippokrates schon bekämpfte die Atrophie bei Frakturen durch schnürende Binden. Ambroise Paré empfahl, durch feste Bindenschnürung oberhalb der Bruchstelle die verzögerte Kallusbildung anzuregen. Das dann wieder in Vergessenheit geratene Verfahren wurde von v. Dumreicher und Nicoladoni 1875 wieder empfohlen. Letzterer wendete Gummibinden an und wickelte den peripheren Teil des Gliedes ein. Außerdem wurden keilförmige Kompressen mit einer Schiene festgewickelt zur Verstärkung der Durchblutung an der druckfreien Stelle. Thomas (1886), Helferich (1887) empfahlen ebenfalls die Methode v. Dumreichers, die auch heute noch ihren Wert besitzt. Bier wandte anfangs die Technik der Bindenstauung oberhalb und Auswicklung unterhalb der zu beeinflussenden Stelle an, später fiel die periphere Auswicklung fort.

Bier war der erste, der die Stauung zur Behandlung entzündlicher Erkrankungen empfahl, und zwar zuerst (1892) bei der chirurgischen Tuberkulose. Auch akut entzündliche Erkrankungen wurden von ihm schon um diese Zeit (1893) mit Stauung behandelt, zuerst die gonorrhoischen Gelenke, doch gelangte diese Behandlung erst in den ersten Jahren des 20. Jahrhunderts zur Kenntnis weiterer Ärztekreise und wurde, anfangs von vielen Seiten heftig bekämpft, schließlich allgemein anerkannt.

Die Heißluftapparate in der heute noch gebräuchlichen Form wurden von Bier 1891 konstruiert, wobei er das Prinzip der Zuleitung der heißen Luft durch einen Schornstein der Schwitzbadbehandlung Quinckes entlehnte.

Tallermanns Heißluftapparate aus Metall (1895) konnten als weniger einfach und praktisch nicht mit Biers Apparaten in Wettbewerb treten, dagegen erfreuen sich daneben die durch Glühbirnen erhitzten Kästen von Kellog (1902) und die Heißluftdusche von Frey (1900) beliebter Anwendung.

Das Saugverfahren mit trockenen Schröpfköpfen ist ein uraltes Verfahren, das zunächst zu derivierenden und revulsiven Zwecken, aber vereinzelt auch zur Absaugung des Eiters schon im Altertum und bei den Naturvölkern Verwendung fand. Die Luftverdünnung wurde z. B. bei letzteren durch Ansaugen mit dem Mund und Verschluß der Öffnung mit Wachs erzeugt (Abb. 264 a und b) oder ebenso früh durch Hitze. Saugspritze und Saugballons sind Kinder des 19. Jahrhunderts (Bell [1804], Blatin). Bier wandte Schröpfköpfe zur Hyperämisierung seit 1894 an, das

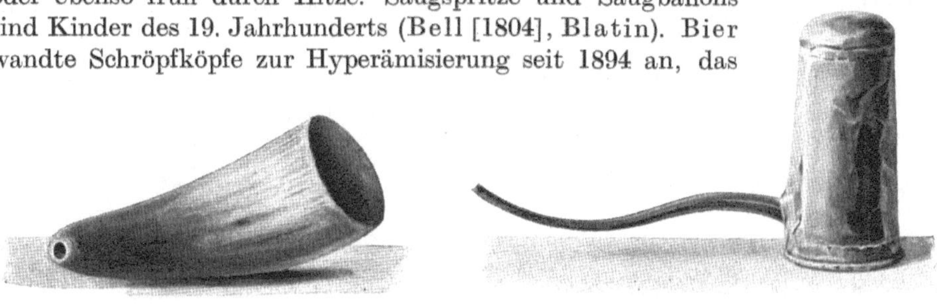

a          b

Abb. 264 a und b. Saugvorrichtungen aus Horn (a) und Metall (b) im Gebrauch der Naturvölker (nach Bartels, Die Medizin der Naturvölker, 1893).

heute allgemein geübte Verfahren der Saugbehandlung inzidierter Abszesse, Furunkel, Panaritien und Mastitiden wurde von Klapp ausgebildet (1905). Aus dieser Zeit stammen auch die in der Rhinologie verwendeten Saugapparate (Sondermann, Spieß, Much). Erwähnt sei hier noch, daß der Apparat von Perthes zur Saugbehandlung eröffneter Empyeme im Jahre 1901 angegeben wurde.

Eine andere Art der Saugbehandlung mittels großer, ganze Glieder einschließender luftleer gemachter Kästen, welche Bier vor allem für orthopädische Zwecke ausbaute, ist dem Schröpfstiefel Junods entlehnt (1834), der damit zu revulsiven Zwecken, analog dem Aderlaß, z. B. zur Erzeugung von vorübergehender Ohnmacht, auch zum Zwecke allgemeiner Betäubung, dem Körper Blut entzog.

Neben diesen Bierschen Verfahren haben sich die alten Formen der Derivantien, als da sind Kataplasmen, Prießnitzsche feuchte Verbände, hautreizende Salben, Jodpinselung usw. zum Teil erhalten, nur daß wir heute ihre Wirkung nach Biers Erklärung als Hyperämisierung auffassen. Als jüngste dieser Methoden hat wohl der Alkoholverband Salzwedels (1896) zu gelten.

Von größtem Einfluß auf die moderne Gestaltung der Wundbehandlung sind nun weiterhin die Erfahrungen des Weltkrieges 1914—1918 geworden.

Die in den Krieg ziehenden Chirurgen standen zunächst unter dem Einfluß der Lehre von der konservativen Behandlung der Schußwunden, wie sie sich in den vorangegangenen Kriegen mit überwiegenden Verletzungen durch Infanteriemantelgeschosse entwickelt hatte. Die wesentlich anders gearteten Wunden des Weltkrieges, hervorgerufen durch Sprengkörper der verschiedensten Art, ließen diese konservative Therapie völlig versagen und forderten alsbald gebieterisch andere Maßnahmen, um den schweren Folgen der Verletzungen wirksam entgegentreten zu können. Diese Folgen waren häufiges Auftreten von Tetanus, schwerste Eiterungen in komplizierten Frakturen und Gelenkschüssen, Gasbrand in muskelreichen Körperteilen und, als Spätfolge, Entstellungen durch große Defekte,

Pseudarthrosen und schlechte Narben. Demgegenüber krankte unsere Verband- und Wundbehandlungstechnik an folgenden Unzulänglichkeiten: Der aseptische Mullverband in Form der Verbandpäckchen und größerer Verbände galt als alleinige Verbandart und veranlaßte häufige Vornahme des Verbandwechsels. Dieser führte durch Lösung der Auflagen zu Blutungen und Schmerzen, so daß vielfach Narkose hierfür erforderlich wurde; die Schienen wurden dabei jedesmal mit gewechselt. Die Unterbrechung der Ruhe führte zu neuen Infektionen und Temperatursteigerungen. Granulierende Höhlenwunden wurden durch Tamponade abgeschlossen und an der Entfaltung der Heilungsvorgänge und Bildung einer guten Narbe gehindert.

Sehr bald erfolgte die Abschaffung dieser Mängel, sie bestand in folgenden neuen Maßnahmen: Zunächst gelang es, durch Einführung der obligatorischen Tetanus-Schutzimpfung durch den Truppenarzt nach jeder Schußverletzung die Gefahr des Tetanus so gut wie ganz zu beseitigen. Die Verhütung der schweren Eiterungen und der Gasphlegmone wurde gefördert durch die Einführung der Frühoperation bei allen komplizierten Schußwunden (Garrè, Perthes, Schmieden u. a.), bestehend in ausgiebiger Spaltung und Ausschneidung der Wunden. Weiterhin wurde der Infektion wirksam entgegengetreten durch die prophylaktische Wundantisepsis nach der Revision. Hierfür wurden die bekannten Antiseptika, wie Wasserstoffsuperoxyd (Ortizon), Jodtinktur, Kali permanganicum, sodann als besonders wirksam die durch v. Bruns in Deutschland eingeführte Carrel-Dakinsche Lösung empfohlen. Für die Gelenke wurde die prophylaktische Spülung und Füllung mit $3^0/_0$iger Karbolsäure oder Phenolkampfer (Payr) mit nachfolgendem Nahtverschluß angegeben. Neue Wege der Antisepsis beschritt Morgenroth durch Herstellung der chemotherapeutisch wirksamen Chininpräparate, die durch Bier, sowie durch Klapp in Form der Tiefenantisepsis mit Vuzin (Name von Vouziers in Frankreich) eingeführt wurden und besonders in der Gelenkbehandlung große Erfolge zeitigten. In der Verbandtechnik verschaffte sich die Forderung seltenerer, schonendster Verbandwechsel und die grundsätzliche Trennung des Wundverbands vom fixierenden Verband allgemeine Anerkennung. Der Grundsatz der Ruhigstellung der Wunden wurde durch die Wiedereinführung der offenen Wundbehandlung und Ausarbeitung der dazu erforderlichen nicht leichten Verbandtechnik (vgl. S. 237) weiterhin erheblich gefördert. In der Behandlung granulierender Wundhöhlen wurde durch die Einführung der Bierschen Regenerationsverbände die Heilungsdauer abgekürzt und eine bessere Narbenbildung erzielt.

Alle diese erwähnten Maßnahmen sind zwar in erster Linie für die Kriegschirurgie bedeutsam geworden, doch ist es unverkennbar, daß sie auch auf die Friedenstätigkeit einen bleibenden Einfluß gewinnen werden im Sinne einer rationelleren Wundbehandlung und einer wirksameren Bekämpfung der Wundinfektion.

## Zeittafel zur Geschichte der Wundbehandlung.

Inder. Wundnaht. Plastische Operationen. Darmnaht. Steinschnitt.

Israeliten. Hygienische Vorschriften über Sauberkeit in der Wundbehandlung.

Hippokrates, 450 v. Chr. Vernünftige Grundsätze der Wundbehandlung.

Celsus, Galenus, 1. und 2. Jahrh. n. Chr. Ligatur. Drains.

Araber, 8.—11. Jahrh. Alkohol. Zusammenhang zwischen Wundeiterung und Fieber.

Italiener, 12. u. 13. Jahrh. Heilung per primam, per secundam.

Theoderich, 13. Jahrh. Naturgemäße Wundbehandlung.

Guy de Chauliac, 14. Jahrh. Ligatur, Naht, Drains, eitererzeugende Mittel.

Pfolespeundt, 15. Jahrh. Erste Erwähnung der Schußwunden.

de Vigo, 15. Jahrh. Behandlung der Schußwunden mit siedendem Öl.

Ambroise Parè, 16. Jahrh. Gefäßklemme. Konservative Behandlung der Schußwunden.

Paracelsus, 16. Jahrh. Konservative Wundbehandlung.

Megati, um 1600. Luftabschließender Verband.

Wirtz, 1612. Verwirft die Tamponade.

Loewenhoek, 17. Jahrh. Mikroskopische Forschung. Bakterien. Idee des Contagium vivum.

Morel, 17. Jahrh. Petit, 18. Jahrh. Einführung des Tourniquet zur Blutstillung.

John Hunter, 1728—1791. Wundheilung unter dem Schorf. Nützlichkeit der Entzündung. Kataplasmen.

Wundbehandlung im 18. Jahrhundert. Charpieverband, Okklusion, Reizmittel.

Larrey, Zeit Napoleons I. Débridement der Schußwunden. Dauerverbände.

Vezin, Anfang 19. Jahrh. Offene Wundbehandlung.

Prießnitz, 1799—1851, Laie. Naturheilkunde, Prießnitzsche Verbände.

Semmelweis, 1847. Ursachen des Kindbettfiebers richtig erkannt.

Chassaignac, 1859. Gummidrains.

Pasteur, 1857—63. Bakteriologie der Fäulnis. Lemaire, Karbolsäure.

Lister, 1867. Antiseptische Wundbehandlung.

v. Esmarch, 1871. Künstliche Blutleere.

Buchner, Koch, Neuber, v. Bergmann, Schimmelbusch usw., 1878 bis 1890. Asepsis.

Kümmell und Fürbringer, 1886/88. Händedesinfektion mit Heißwasser-Alkohol.

Bier, 1891. Hyperämiebehandlung durch Heißluft und Stauung.

Salzwedel, 1896. Alkoholverband.

v. Oettingen, 1906. Mastisol.

Grossich, 1907. Jodtinkturdesinfektion des Operationsfeldes.

# X. Aufgaben des Wundverbands.

Eine Wunde ist eine gewaltsam entstandene Lücke in der natürlichen Bedeckung eines Körperteils, welche Blut und Sekret entleert und der Einwirkung äußerer Reize sowie dem Eindringen schädlicher Substanzen schutzlos preisgegeben ist. Aufgabe der ärztlichen Behandlung ist es, durch Operationen und Verbände die bestehenden Beschwerden und Gefahren zu beseitigen und die Heilung zu fördern.

Zu den Wunden, die der Wundverband bedecken soll, zählen Operationswunden und Verletzungen, weiterhin Geschwüre und andere offene Stellen, endlich auch alle entzündeten, gequetschten und sonst geschädigten Teile, an denen offene Wunden zwar nicht vorhanden sind, aber bei mangelndem Schutz entstehen können.

Fehlerhaft angelegte, zu häufig gewechselte oder zu lange liegende Wundverbände haben das Gegenteil der erstrebten Wirkung zur Folge, sie erhöhen die Beschwerden und Gefahren und verzögern die Heilung. Daher muß jeder Verband, jeder Verbandwechsel unter dem Gesichtspunkt vorgenommen werden, daß die Voraussetzungen des größtmöglichen Nutzens für den Kranken zutreffen.

# 1. Beseitigung der mit der Wunde verbundenen Beschwerden und Gefahren.

**a) Schmerzstillung.** Abgesehen von den im Augenblick der Verletzung entstehenden Schmerzen und den in den nächsten Stunden auftretenden Nachschmerzen bilden mechanische Reize und Infektion die wichtigsten Quellen des Wundschmerzes. Der Wundverband ist berufen, diese Schmerzen zu verhüten, indem er durch Bedeckung alle Reize fernhält und die Wunde und ihre Umgebung ruhig stellt. Bei größeren Wunden müssen mechanische Verbände diese Ruhigstellung des verletzten Gliedes ergänzen. Ruhe der Wunde bildet auch den besten Schutz gegen Infektion.

Fehlerhafte Verbände verursachen Schmerzen, indem z. B. durch zu losen Sitz die Verbandstoffe auf der Wunde scheuern, oder durch Verhaltung der Wundsekrete Entzündung entsteht. Eine besondere Quelle des Wundschmerzes können ungeschickte Verbandwechsel sein. Hier jeden Schmerz auszuschalten, ist das Ziel rationeller Wundbehandlung.

In einem gut geleiteten Kranken- oder Verwundetensaal sollen Stöhnen und Wehklagen nicht vernommen werden, sollen Schmerz und Qual nicht zu Hause sein. Wenn bei einem Kranken der so charakteristische friedliche und beruhigte Gesichtsausdruck des gut Verbundenen fehlt, wenn die Züge ängstlich und schmerzverzogen aussehen, dann muß, auch ohne daß schon laute Klagen geäußert werden, der Verband nachgesehen und gewechselt werden. Die Ursache des Schmerzes wird dann in Form einer Druckstelle, einer Verhaltung usw. festgestellt und beseitigt werden können.

Abgesehen von diesen allgemeinen Vorschriften gibt es besondere Maßnahmen der Verbandtechnik, welche Schmerzlinderung hervorrufen. Salbenverbände sind hier den festklebenden Trockenverbänden vorzuziehen. Örtliche Anästhetika von schwerer Wasserlöslichkeit und langsamer Resorption werden als Wundschmerzmittel gebraucht, wie Orthoform, Zykloform. Sie werden den Salben zugesetzt oder in Pulverform auf das schmerzende Geschwür gestreut. Hochlagerung und Abkühlung durch Feuchtigkeit, Salben, Eis — Erwärmung durch feuchte Wärme, Lichtbogen, Thermophor usw. können beide je nach Lage des Falles schmerzstillend wirken. Ein hervorragendes Mittel der Schmerzstillung ist bei gewissen Entzündungen die Stauungshyperämie.

**b) Blutstillung.** Die Blutstillung nach Verletzungen oder Operationen ist in erster Linie Aufgabe des operativen Handelns. Der Wundverband soll nicht eher angelegt werden, als bis jede Blutung auf das sorgfältigste durch Unterbindung gestillt ist. Nur wo dies nicht möglich ist, sind als Notbehelf verbandtechnische Maßnahmen angebracht. Größere arterielle Blutungen werden durch Abschnürung oberhalb der Verletzung oder durch Kompression der Arterie so lange gestillt, bis operative Hilfe vorhanden ist. An den Gliedern dient diesem Zweck die Esmarchsche Binde, an den Arterien des Stammes und Halses (Subclavia, Carotis, Iliaca) muß das Gefäß durch Fingerdruck komprimiert werden. Da der Finger schnell erlahmt, wird er nach den Kriegserfahrungen besser ersetzt durch einen abgerundeten Holzstiel, dessen Ende mit Watte etwas gepolstert wird (Abb. 265). Bei schweren Blutungen des Beckens und der Hüftgegend kann auch die um die Taille angelegte Blutleere nach Momburg notwendig werden. Diffus blutende Wunden werden, falls nicht auch hier operative Maßnahmen, z. B. die bei parenchymatösen Organblutungen vorzüglich wirksame freie Muskelplastik, anzuwenden sind, durch eine kräftige Tamponade im Notbehelf versorgt.

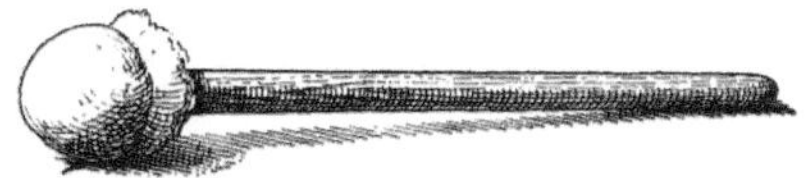

Abb. 265.　Gepolsterter Holzstiel zum Ersatz der Digitalkompression der Arterien.

Will man zur Erhöhung der blutstillenden Wirkung, wie empfohlen, die Haut über dem Tampon vernähen, so darf es nur durch sehr weit stehende Situationsnähte mit starker Seide geschehen, deren Fäden mit jederzeit zu öffnenden Schleifen über einer Tamponrolle geknotet werden.

Venöse Blutungen, z. B. aus geplatzten Varizen, können durch steilste Hochlagerung und komprimierenden Watteverband beherrscht werden. Am Rumpf kann die Kompression durch aufgelegte Sandsäcke erzeugt werden, z. B. in den ersten Stunden nach einer Bruchoperation.

Nachblutungen entstehen durch Lösung der Thromben durch Erschütterung, z. B. beim Transport, durch Läsion der Wunde, z. B. bei ungeschicktem Verbandwechsel, am häufigsten durch Infektion, indem der Eiter die Thromben verflüssigt oder Gefäße arrodiert. Werden solche Nachblutungen befürchtet, so muß durch peinliche Überwachung Tag und Nacht Sorge für schnelle Hilfe getragen werden. Bei Gliedern kann man um die Wurzel des Gliedes einen Esmarchschen Schlauch so unter dem Verband anbringen, daß die Enden hervorstehen und bei Blutung sofort angezogen werden können. In der Beurteilung einer Nachblutung im Verband ist eine Täuschung dann möglich, wenn die Watte nicht genügend aufsaugende Fähigkeit besitzt. In solchem Fall bleibt der Verband frei von Blut, dieses sickert unter dem Verband an dem Glied entlang und tritt erst am Ende des Verbands zum Vorschein.

**c) Ableitung der Wundsekretion.** Der Wundverband darf dem Austreten der Sekrete aus der Wunde nicht hinderlich sein, er muß durch Ableitungsvorrichtungen, z. B. Drainage, ihren Austritt befördern. Er muß durch entsprechend häufigen Wechsel in die Lage gesetzt werden, die Absonderungen aufzunehmen. Die meisten Wundverbände enthalten aufsaugendes Material, das in seinen Maschen die Sekrete aufnimmt. Mit längerem Liegen leidet diese Aufsaugungsfähigkeit und die Sekrete stagnieren. Die Folge ist, daß weitere Absonderungen in der Wunde zurückgehalten werden, daß im Verband Zersetzungen auftreten und daß die Umgebung der Wunde gereizt wird.

Die Häufigkeit des Verbandwechsels richtet sich demnach in erster Linie nach der Stärke der Absonderung. Übermäßig starke Absonderungen werden besser überhaupt nicht durch Verbandstoffe, sondern durch besondere Gefäße aufgefangen, wie z. B. bei eröffneten Empyemen, Drainage der Gallenwege, Kotfisteln, Gelenkeiterungen. Auch die Behandlung im Dauerbad vermag in gewissen Fällen profuse Sekretion besser aufzunehmen als Verbände. Die Mazeration der Haut der Umgebung der Wunde muß durch peinliche Reinigung und Bestreichen mit Salben verhütet werden. Bei Kombination von Wundverbänden mit Fixation muß am Rand des Fensters durch Abdichtung mit wasserdichtem Stoff verhütet werden, daß die Sekrete unter den Fixationsverband laufen. Bei Zersetzung der Sekrete im Verband kommt es zu üblem Geruch und zum Auftreten des Bac. pyocyaneus. In schwerer verwahrlosten Fällen treten Maden im Verbande auf. **Durchtränkung des Verbands mit Wundsäften gebietet daher die Vornahme des Verbandwechsels.**

Bei diesem Verbandwechsel ist es, um die Ruhe der Wunde nicht zu stören, nicht immer angebracht, alle Schichten zu entfernen. Bei leicht durchbluteten und durchtränkten Verbänden genügt „Überwickeln" bzw. die Erneuerung nur der äußeren aufsaugenden Schichten.

Die Sekretion kann durch die Wahl des richtigen Verbands sehr wohl beeinflußt und in gewünschte Bahnen gelenkt werden. Übersekretion wird durch austrocknende Verbände eingeschränkt, zu geringe Sekretion durch Salben, Feuchtigkeit und gewisse Medikamente angeregt.

Sekretionshemmend wirken: offene Wundbehandlung, Pulver (Dermatol, Bolus alba).

Sekretionsfördernd wirken: feuchte Verbände, hygroskopische Mittel (Zucker, hypertonische Kochsalzlösung).

Üblen Geruch beseitigen: $H_2O_2$, Kali permangan., Ichthyol, Borsäure, Tierkohle, offene Wundbehandlung, Besonnung (natürliche oder Höhensonne).

Im übrigen steht die Frage der Wundsekretion natürlich in engstem Zusammenhang mit der Frage der Infektion. Aseptische Wunden sondern wenig ab und bedürfen nur selten des Verbandwechsels, bei septischen Wunden ist das Gegenteil der Fall. **Aber auch bei der Häufung septischer Verbände,** wie sie z. B. die Kriegschirurgie mit sich bringt, **ist es wohl möglich, durch große Sorgfalt und durch die Wahl richtiger Verbandmethoden seine Säle von dem üblen Geruch stinkender Verbände frei zu halten.**

**d) Verhütung der Infektion.** Infektion der Wunde entsteht entweder primär durch Eindringen von Keimen mit dem verletzenden Instrument oder sekundär durch Einwandern aus der Umgebung, durch unsaubere Verbandstoffe und Instrumente. **Der Körper besitzt eigene Schutzvorrichtungen, welche bis zu einem gewissen Grade imstande sind, eingedrungene Keime zu vernichten.** Außerdem bildet sich bei älteren Wunden mit dem Auftreten von Granulationen auch eine schützende Decke aus, welche das sekundäre Eindringen der Keime verhütet. **Aufgabe des Verbands ist es, diese Schutzvorrichtungen des Körpers unter keinen Umständen zu durchkreuzen und seinerseits auf das peinlichste alle Keime von der Wunde fernzuhalten.** Vermag er das nicht zu leisten, so kann der — unzweckmäßig ausgeführte — Verband und Verbandwechsel die Hauptquelle der Wundinfektion werden.

**Bei stärker primär infizierten Verletzungen muß dem Wundverband eine operative Versorgung vorausgehen, sobald das möglich ist.** So ist der erste Verband über einer Granatverletzung, über einer komplizierten Fraktur stets nur als Notverband aufzufassen. Erst nach operativer Erweiterung der Wunde, Ausschneidung der gequetschten Teile, Entfernung des Schmutzes und der Fremdkörper, Spaltung der Wundtaschen kann der endgültige Wundverband angelegt werden. Aber auch nach länger dauernden aseptischen Operationen bleiben in der Wunde eine Anzahl von Keimen zurück, die der Körper bei normalem Verlauf zu bewältigen vermag. Fehlerhafte Verbände können diese Schutzkräfte lahm legen, indem sie z. B. durch Reiben und Scheuern, durch unzweckmäßige Tamponade die Gewebe unnötig reizen und durch zu starke Kompression die nötige Blutzufuhr unterdrücken. Bei Kriegsverletzungen ist das Auftreten der Gasphlegmone, welche schlecht durchblutete Gewebe bevorzugt, häufig die klare Folge zu straffer Verbände (Verbandpäckchen!) oder unnützer straffer Tamponade (z. B. in per nefas zugenähten Amputationswunden) gewesen.

Kommt es nun zur Entwicklung der Infektion, so ist die rechtzeitige Erkennung des Zustandes und Revision des Verbandes eine ärztliche Aufgabe von ungeheurer Verantwortung. Pulskurve, Fieberkurve, subjektives Befinden und Gesichtsausdruck des Kranken weisen den Weg.

Sekundäre Infektionen können zunächst durch Einwandern der Keime von der umgebenden Haut her entstehen. Um das zu verhüten, muß die

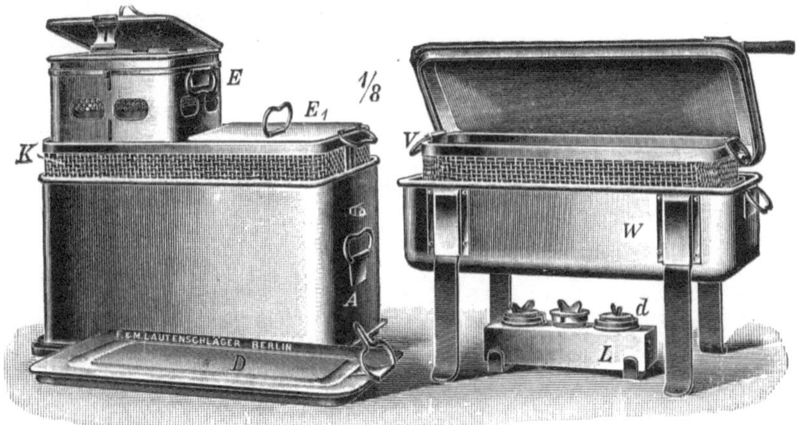

Abb. 266. Kleiner Sterilisierapparat für Instrumente und Verbandstoffe (Lautenschläger). L Heizquelle, W Wasserbehälter, V Einsatz für Instrumente, A Aufsatz für Dampfsterilisation, K Einsatz für die Verbandtrommeln E und $E_1$, D, d Deckel.

Haut der Wundumgebung stets trocken gehalten werden. Waschungen in der Umgebung frischer Wunden sind zu vermeiden. Vorsichtige Entfernung groben Schmutzes mit Benzin oder Terpentin, während die Wunde durch sterile Gaze geschützt ist, Bestreichen der Haut mit 5%iger Jodtinktur sind die richtigen Maßnahmen. Später muß die Mazeration der Haut durch Zink- oder Dermatolsalben verhütet werden. Bei Bädern und feuchten Verbänden ist besondere Vorsicht geboten. Nach aseptischen, genähten Wunden sind feuchte Verbände stets als fehlerhaft zu betrachten.

Das traurige und beschämende Ereignis der Infektion der Wunde durch den Verband oder die Hand des Arztes, ein Ereignis, das die ärztliche Hilfe als falschen Freund brandmarkt und dem hilflosen Tier im Walde Vorzug vor dem Menschen verleiht — es ist durch die Entdeckung der Asepsis in seinen Ursachen erkannt und sicher vermeidbar gemacht worden. Uns, die wir uns dieser wohltätigen Entdeckung als einer Selbstverständlichkeit erfreuen, fällt die Aufgabe zu, mit stets erneuter, reger Wachsamkeit die leicht sich einschleichenden Fehler bei jedem Verband und Verbandwechsel immer wieder zu beachten und zu vermeiden. Die Sterilisation der Verbandstoffe geschieht durch Einwirkung strömender Dämpfe von $^3/_4$ Stunden Dauer und Aufbewahrung in den zur Sterilisation benutzten Verbandtrommeln (Abb. 266). Für kleine Praxis werden fertig sterile Verbandstoffe in Verpackungen benützt. Der Arzt hat zunächst zu achten auf fortdauernde Kontrolle seiner — vom Unterpersonal ausgeübten — Sterilisations-

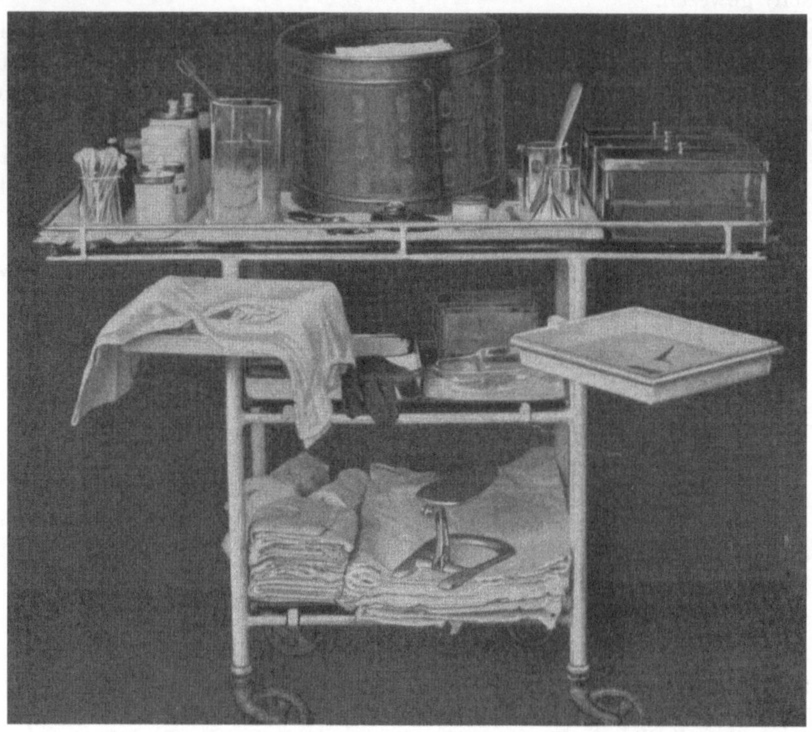

Abb. 267. Fahrbarer Verbandtisch der Chir. Klinik Halle.

Obere Etage, von links nach rechts: Wattestäbchen, Flaschen und Undinen mit Äther, Mastisol, Jodtinktur, Wasserstoffsuperoxyd. Graue Salbe, schwarze Salbe, Ichthyolsalbe, Zinksalbe, Vaseline. Standgefäß mit Lysollösung und Kornzange zum Zureichen. Trommel mit Verbandstoffen. Scheren, Taschenlampe, Heftpflasterrollen, Trichter, Spatel, leere Glasgefäße. (Nicht sichtbar: Katheterpurin, Chloräthyl und Stethoskop). In den drei bedeckten Glasschalen Drains und (nicht sichtbar) sterile Handschuhe und Vioformgaze.
Mittlere Etage: In den beweglichen Schalen links sterile, rechts gebrauchte Instrumente. In den Blechschalen Binden und Gummihandschuhe, rechts daneben Eiterschale, dahinter leere Schalen für antiseptische Flüssigkeiten.
Unterste Etage: Zellstofflagen, Watterollen, Beckenbänkchen.

methoden. Die Entnahme der Verbandstoffe aus den Trommeln oder Verpackungen muß mit großer Sorgfalt geschehen. Hier liegt eine häufige Fehlerquelle. In der Eile faßt die Hand mal in den Kasten, um nur den obersten Tupfer herauszunehmen — dies muß unter allen Umständen vermieden werden. Lange aseptische, in einem zylindrischen Behälter mit Karbollösung stehende Zureichzangen müssen stets bereit stehen (Abb. 267).

Die übrigen zum Verband gebrauchten Instrumente liegen — sterilisiert durch 10 Minuten langes Kochen in 1%iger Sodalösung — in einer flachen, steril abgedeckten Schale bereit und werden ebenfalls mit der Zureichzange ergriffen. Eine zweite Schale dient zum Ablegen der gebrauchten Instrumente, welche sofort wieder sterilisiert werden müssen. Die Sitte, die sterilen Instrumente in einer antiseptischen Flüssigkeit (Alkohol, Karbol usw.) bereitzuhalten, vermag ich nicht zu befürworten, da die Flüssigkeit die Hände des Arztes befeuchtet und von da in die Wunde herabtropft.

Zum Aufnehmen gebrauchter Verbandstoffe und Auffangen abfließender Sekrete dient die nierenförmige Eiterschale (Abb. 268), bei deren Handhabung daran erinnert sei, daß meist die konvexe Seite dem Körper angelegt werden muß. Stets muß ein Verbandeimer bereit stehen, Verbandstoffe dürfen niemals auf den Boden geworfen werden. Abb. 269 zeigt eine Schere zum Zurechtschneiden der Pflaster und Kompressen, Abb. 270 eine Verbandschere zum Aufschneiden der Verbände.

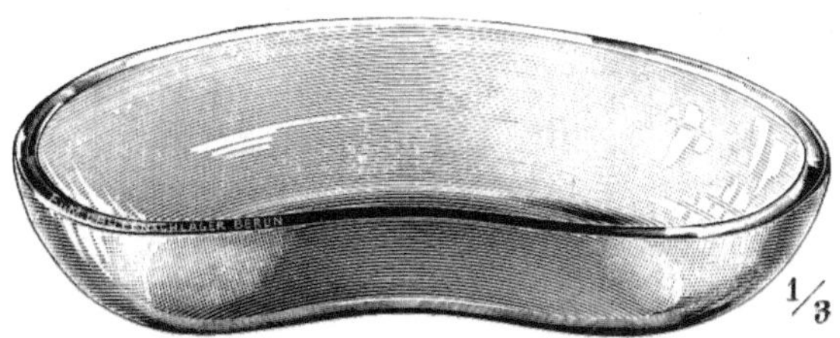

Abb. 268. Eiterschale.

So sicher die Sterilisation der Verbandstoffe und Instrumente, so unsicher ist die der ärztlichen Hand. Wollten wir zu jedem Verbandwechsel unsere Hände einwandfrei sterilisieren, so wäre dazu eine jedesmalige Waschung in Heißwasser-Seife und Alkohol von je 5 Minuten Dauer erforderlich. Wir tun das nur bei besonders großen und heiklen Verbandwechseln und bei solchen, wo Operationen sich anschließen können. In allen übrigen Fällen genügt für den Verbandwechsel die

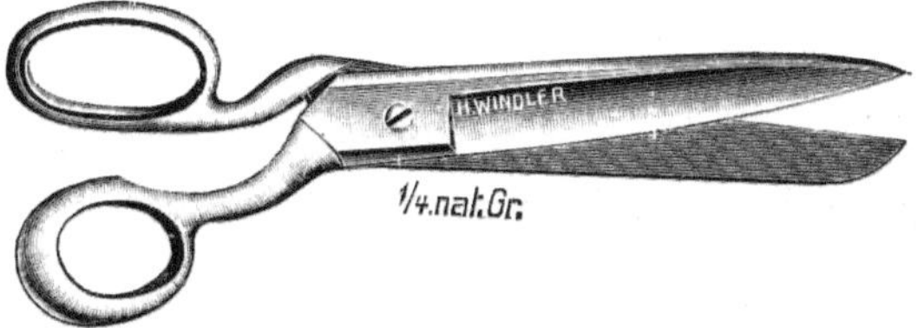

Abb. 269. Pflasterschere.

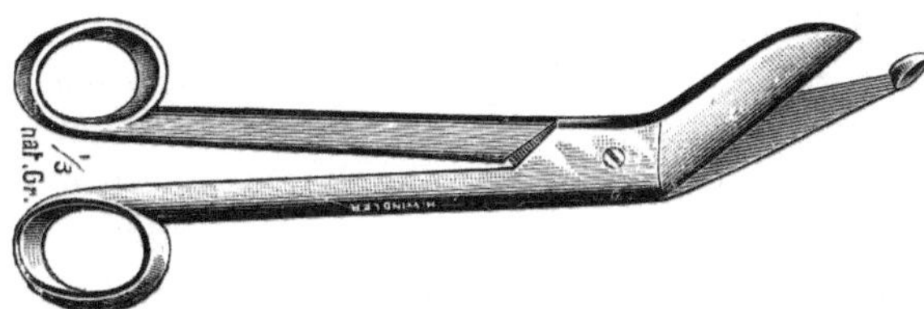

Abb. 270. Verbandschere.

einfache kurze Waschung mit Seife unter folgenden zwei Bedingungen: 1. daß man auf das peinlichste die Berührung der Wunden und der durchtränkten Verbandstoffe mit den Fingern vermeidet und alle Manipulationen mit Instrumenten ausführt, und 2. daß man in der Reihenfolge der Verbände eine genaue Ordnung innehält derart, daß die aseptischen Verbände zuerst, die septischen Verbände zuletzt daran kommen.

Über die Verwendung von Handschuhen ist folgendes zu sagen: Wo die wirtschaftliche Lage des Betriebes es zuläßt, sollten außer den erwähnten Vorsichtsmaßregeln bei allen septischen Verbänden Gummihandschuhe angelegt werden. Man nimmt zweckmäßig nicht die feinen zerreißlichen Operationshandschuhe, sondern die teureren aber viel länger haltbaren dicken Sektionshandschuhe. Um die Haltbarkeit zu erhöhen, kann die Sterilisation im Dampf durch ausgiebiges Waschen in Sublimat umgangen werden.

Über die zweckmäßigste Sterilisation der sonstigen zum Verband gebrauchten Gegenstände mag nebenstehende Tabelle Auskunft geben.

Sekundäre Infektionen der Wunde werden weiterhin dadurch vermieden, daß man Kranke mit septischen Wunden in besonderen Räumen unterbringt und verbindet, Kranke mit Erysipel gänzlich isoliert. Nach Ablauf der Erkrankung ist für Desinfektion der Räume und Betten Sorge zu tragen.

Infektion bzw. Vermehrung der bestehenden Infektion entsteht weiterhin durch Anreicherung der Keime in den Verbänden bei zu langem Liegen des Verbands, besonders unter feuchten Okklusionsverbänden.

## 2. Förderung der Wundheilung.

Der Wundheilung stehen entgegen: die Lücke und die Infektion. Die Behandlung eingetretener Infektion und der Verschluß der Lücke sind weitere Aufgaben der Wundbehandlung, an denen der Wundverband in hervorragendem Maße beteiligt ist.

**e) Behandlung der Infektion.** Wundinfektionen spielen sich ab unter dem Bilde des Infiltrats, des Abszesses, der Phlegmone und der Gangrän. Die Behandlung strebt an: bei Infiltraten die Resorption oder die Erweichung, bei Abszessen die Eröffnung durch operativen Eingriff und die Ableitung des Eiters, bei Phlegmonen die operative Freilegung, die Umkehr des Gewebsstroms aus der verhängnisvollen zentripetalen in zentrifugale Richtung und die Verhütung des Eindringens der Infektion in den allgemeinen Kreislauf, bei Gangrän die Überführung in trockene Nekrose und Demarkation. Dem Wundverband stehen für die Bekämpfung der Infektion zahlreiche Mittel zu Gebote.

Ehe wir sie aufzählen, ist es notwendig, sich über die erwartete Wirkung klar zu sein und die scheinbar ganz verschiedenen Wirkungen dieser Mittel unter einheitlichen Gesichtspunkten zusammenzufassen. Die Anschauung, nach der Entzündungen durch Derivation und Antiphlogose bekämpft werden müssen, ist als veraltet abzulehnen. Wir fassen die Entzündung als einen nützlichen Vorgang auf, den wir durch unsere Maßnahmen unterstützen sollen und nur insoweit beeinflussen, als er schädliche Nebenerscheinungen macht, in der erwarteten Intensität zurückbleibt oder über das Ziel hinausschießt. Wir wenden im allgemeinen Mittel an, welche die Blutversorgung des infizierten Gebiets steigern, den Säftezustrom vermehren, die örtliche Temperatur erhöhen. Ruhigstellung ist nach wie vor unerläßlich, um den Körper in der Entfaltung seiner Abwehr nicht zu stören. Sie darf jedoch nicht so weit getrieben werden, daß Versteifungen und Atrophie die Folge sind. Die Wirkung der Antiseptika beurteilen wir kritisch, da sie nur zum Teil den gedachten Zweck der Keimabtötung erfüllen, oft nur als hyperämisierende Reizmittel und nicht selten gewebsschädigend und störend wirken.

Zur Verteilung der Infiltrate und zur Einschmelzung dienen im allgemeinen dieselben Mittel, die, je nachdem das Leiden vorgeschritten ist,

## Tabelle I. Sterilisation.

| Gegenstand | Methode der Sterilisation | | | | | | | | | | | | | Bemerkungen |
| --- | --- | --- | --- | --- | --- | --- | --- | --- | --- | --- | --- | --- | --- | --- |
|  | Kochen in Sodalösung | Kochen in Wasser | Kochen im Wasserbad | Strömender Dampf | Trockene Hitze von 160° | Ausglühen über der Flamme | Ausbrennen mit Spiritus | Sublimat 1‰ | Karbol 3% | Karbol-Glyz. Rp. Glyzerin Aq. dest. āā 100 Karbol 3 | Formalin-dämpfe | Absoluter Alkohol | Steril verpackt zu beziehen |  |
| Ampullen (Morphium, Novokain usw.) | — | — | — | — | — | — | — | 2 Std. einleg. | aufbewahr. | — | — | — | ja | — |
| Blechschalen | — | 5 Min. | — | 3/4 Std. | 1 Std. | — | im Notfalle | — | — | — | — | — | — | — |
| Bürsten | — | — | — | 3/4 Std. | — | — | — | — | — | — | — | — | — | — |
| Bougies, elastische | — | — | — | — | — | — | — | 20 Min. | — | — | aufbewahren | — | — | — |
| Katgut | — | — | — | — | — | — | — | — | — | — | — | — | ja | — |
| Dermatol | — | — | — | 3/4 Std. | — | — | — | — | — | — | — | — | — | — |
| Glasflaschen, -rohre, -drains usw. | — | 5 Min. | — | 3/4 Std. | 1 Std. | — | — | — | — | — | — | — | — | — |
| Gummihandschuhe | — | — | — | 3/4 Std. | — | — | — | — | — | — | — | — | — | mit Talkum eingestreut, mit Mull ausgefüllt und verpackt |
| Gummischläuche, Drains | — | — | — | — | — | — | — | — | Koch. 20 Min. | aufbewahren | — | — | — | — |
| Holzhammer, Holzgriffe an Instrumenten | 2 Min. | 2 Min. | — | — | — | — | — | — | — | — | — | — | — | — |
| Instrumente aus Metall | 5 Min. | — | — | — | — | im Notfalle | — | — | — | — | — | — | — | — |
| Irrigator mit Zubehör | — | — | — | 3/4 Std. | — | — | — | — | — | — | — | — | — | — |
| Jodoformgaze | — | — | — | 3/4 Std. | — | — | — | — | — | — | — | — | ja | — |
| Jodoformglyzerin | — | — | 1 Std. | — | — | — | — | — | — | — | — | — | — | — |
| Kanülen | 5 Min. | — | — | — | 1 Std. | — | — | — | — | — | — | — | — | — |
| Katheter aus Metall | 5 Min. | — | — | — | — | — | — | — | — | — | — | — | — | — |
| Katheter aus weichem Gummi, Nélaton | 5 Min. | — | — | — | — | — | — | — | — | — | — | — | — | — |
| Katheter, halbweich | — | — | — | 3/4 Std. | — | — | — | 20 Min. | — | — | aufbewahren | — | — | — |
| Lösungen: Kochsalz | — | — | 1 Std. | — | — | — | — | — | — | — | — | — | — | — |
| Messer | 2 Min. | — | — | — | — | — | — | — | — | — | — | — | — | — |
| Öl | — | — | 1 Std. | — | — | — | — | — | — | — | — | — | — | — |
| Operations-Wäsche | — | — | — | 3/4 Std. | — | — | — | — | — | — | — | — | — | — |
| Seide | — | — | — | — | — | — | — | 5 Min. kochen | — | — | — | aufbewahren | ja | — |
| Spritzen (Rekordspritzen) | — | 5 Min. | — | — | — | — | — | — | — | — | — | aufbewahren | — | vorher auseinandernehmen und kalt ansetzen |
| Spritzen aus Kautschuk oder mit Kautschuk-, Asbest-, Leder-, Hartgummistempel | — | — | — | — | — | — | — | — | — | — | einleg. u. aufbewahren | einleg. u. aufbewahren | — | — |
| Talkum | — | — | — | 3/4 Std. | — | — | — | — | — | — | — | — | — | — |
| Verbandstoffe (Mull, Watte, Zellstoff usw.) | — | — | — | 3/4 Std. | — | — | — | — | — | — | — | — | ja | — |

ihre Wirkung in dem oder jenem Sinne entfalten: Feuchte Wärme in Form
von Prießnitzschen Umschlägen oder, stärker wirksam, Kataplasmen; Wärme
in Form von Thermophor oder Heißluftbehandlung; Stauung. Arznei-
mittel, die in Form von Salben angewendet werden, sind Quecksilberpräparate,
wie graue Salbe, Präzipitatsalbe, ferner Jod, Ichthyol. Viele verwenden Umschläge mit Alkohol.

Bei all diesen Mitteln muß peinlich auf die Pflege der Haut
Rücksicht genommen werden, um nicht durch Aufquellung oder Ver-
ätzung neue Schäden zuzufügen und das Bild zu verschleiern. Namentlich
ist der Alkohol in dieser Hinsicht mit Vorsicht zu verwerten; an den Fingern
soll der Alkohol wegen der Gefahr der Ernährungsstörungen ganz vermieden
werden.

Abszesse unterliegen dem Gesetz: ubi pus, ibi evacua. Alle heißen Abszesse müssen gründlich gespalten und unter günstige Abflußbedingungen gesetzt
werden. Der Wundverband wird durch Ableitungsvorrichtungen ergänzt;
bei kleineren Abszessen sol jedoch die Drainage stets unterbleiben, es genügt,
durch Salbenverbände die Verklebung der Wundränder und Verhaltung des
Eiters zu verhüten. Die Absonderung des Eiters kann durch Saugvorrichtungen
oder Stauung gefördert, die Infektiosität des Eiters in gewissen Fällen durch
antiseptische Spülungen bekämpft werden.

Bei Phlegmonen spielen nach Ausführung der notwendigen operativen
Eingriffe hyperämisierende Methoden in Form von Kataplasmen, Stauung,
Heißluft eine wesentliche Rolle. Feuchttrockene Verbände oder offene Wund-
behandlung, hygroskopische Mittel (Zucker, Kochsalz) fördern die Ableitung.
Antiseptika wie übermangansaures Kali, Wasserstoffsuperoxyd, unterchlorig-
saures Natron (Dakin), Karbolsäure (bei Gelenken), chemotherapeutische
Antiseptika stehen zur Verfügung.

Die Überführung der Gangrän in trockene Nekrose setzt voraus die Weg-
nahme der die Feuchtigkeit zurückhaltenden Epidermis; offene
Wundbehandlung, Trockenpulver, auch Alkohol fördern die Austrocknung,
Reizmittel, wie Perubalsam u. a. die Demarkation.

**f) Schluß der Lücke, Ausheilung der Wunde.** Der Verschluß der Wundlücke
wird bei hierzu geeigneten Wunden am besten durch operativen Eingriff
hergestellt. Solche Eingriffe sind: die primäre Naht der Haut bzw. auch der
tieferen Schichten, das Einschlagen eines Hautlappens in Wundhöhlen, die
sekundäre Naht, die Epidermistransplantation, sowie größere plastische Operationen. Die Heilung genähter Wunden erfolgt per primam intentionem.
Der Verband hat die Aufgabe, die Naht bis zum Eintritt der Heilung vor
Berührung und Infektion zu schützen. Dies geschieht am besten durch den
aseptischen Mullverband. Er muß möglichst bis zur Heilung, also etwa
8 Tage, als Dauerverband liegen bleiben; häufiger Verbandwechsel verzögert
die Heilung und führt zur Infektion. In gewissen Fällen, z. B. im Gesicht,
ist auch offene Wundbehandlung (Schorfheilung) angebracht.

Wunden, welche nicht genäht werden können, müssen der Heilung per
secundam intentionem überlassen bleiben. Unsere Maßnahmen sollen diese
Heilung zeitlich beschleunigen und qualitativ möglichst gut gestalten. Hierzu ist es notwendig, die Bedingungen kennen zu lernen, unter
denen die Heilung am besten erfolgt.

Die Fähigkeit, verloren gegangenes Gewebe durch Neubildung zu ersetzen, „Regeneration" zu erzeugen, kommt nur einem Teil der Körpergewebe zu, und diesem in verschieden hohem Grade. Am leichtesten regeneriert sich die Epidermis. Bei der Mehrzahl der Wunden kommt es schließlich früher oder später zur Überhäutung und damit zum Abschluß der Wundheilung. Nächstdem sind Bindegewebe und Kapillaren neubildungsfähig; vom interstitiellen Gewebe geht durch Sprossung der Gefäße die Granulationsbildung aus; sie überwuchert alle anderen Gewebe, wie Muskeln, Sehnen, Knochen und vermag schließlich den ganzen Defekt auszufüllen. Später wandelt sich das Granulationsgewebe in gefäßarmes Narbengewebe um. Von den höher organisierten Geweben zeigen Knochen, Sehnen, auch Nervenfasern Neigung zu vollkommener Regeneration; bei allen anderen ist von Regeneration nur in verschwindendem oder gar keinem Maße die Rede.

Die Bedingungen, unter denen die Gewebsneubildung vor sich geht, sind nach Bier folgende:

  Reichliche Blutzufuhr,

  Feuchtigkeit und Wärme,

  Geeigneter Nährboden.

Störend wirken unter allen Umständen:

  Fremdkörper,

  Infektion.

Blutzufuhr: In alten Wunden, deren Umgebung bereits narbig verändert ist, erfolgt der Fortschritt der Heilung immer langsamer und kann schließlich ganz zum Stehen kommen; es entsteht eine Dauerwunde oder Geschwür. Durch akute Entzündung, z. B. in Form eines zufälligen Erysipels, können solche Geschwüre zur Ausheilung kommen. Wundreizmittel wirken durch Hyperämie, auch die Lichtbehandlung verdankt ihre Wirkung der vermehrten Blutzufuhr.

Feuchtigkeit und Wärme: Abgesehen von der Epidermis, deren Lebenselement die Luft ist, wirkt Austrocknung auf die tiefen Gewebe wachstumshemmend. Bei offener Wundbehandlung wird die Granulationsbildung deutlich verzögert.

Geeigneter Nährboden: Subkutane Frakturen heilen besser als komplizierte, weil der Bluterguß für das Wachstum des Kallus notwendig ist. Auch bei offenen Wunden zeigen die Versuche Biers, daß die Entfernung der Wundsekrete die Granulation verzögert, die Belassung derselben sie deutlich fördert.

Fremdkörper sind ebenso wie Infektion Feinde gesunder Gewebsneubildung. Fremdkörpergranulationen und infektiöse Granulome sind dem Verfall geweiht. Vorbedingung für die Wundheilung ist, daß die Fremdkörper entfernt, daß alle Nekrosen abgestoßen sind, daß die Wunde „gereinigt" ist. Für uns ist besonders wichtig, daß auch Verbandstoffe als Fremdkörper wirken, und zwar je mehr, je trockener und rauher ihre Oberfläche. Drains, Tampons und andere Ableitungsvorrichtungen müssen daher, sobald sie ihren Zweck, die Ableitung der infektiösen Sekrete, erfüllt haben, rechtzeitig entfernt werden, sollen sie nicht ein bedeutendes Hindernis für die Heilung werden. Das Gewebe erschöpft sich, wie Bier sagt, in Bemühungen, den Fremdkörper auszustoßen und kommt daher nicht zur notwendigen Energie für den Gewebsersatz. Über die Fremdkörperwirkung des Mullverbands wird später noch die Rede sein.

Bezüglich der Infektion ist noch zu sagen, daß in offenen Wunden eine milde, in ihrer Virulenz geschwächte Bakterienflora auf der Wundoberfläche für die Heilung kein Hinderungsmittel bildet, sonst würden, da granulierende Wunden stets mit Keimen bedeckt sind, Heilungen ja überhaupt nicht zustande kommen. Bei tieferer Infektion stockt die Heilung, die Granulationen nehmen ein mißfarbenes, glasiges Aussehen an.

Die verschiedenen Arten der Gewebsregeneration verhalten sich gegenüber den geschilderten Bedingungen wie folgt: Regeneration höherer Gewebe verlangt Abschluß von der Außenwelt und vollkommene Asepsis, sie findet nur unter geschlossener bzw. primär verheilter Haut statt. Beispiel für eine solche Regeneration ist die Heilung unter dem feuchten Blutschorf (Schede): Nach Entfernung von Knochenteilen wird die aseptische Wunde dicht vernäht, die Höhle füllt sich mit Blut und es erfolgt Neubildung des Knochens. Granulation findet auch in offenen Wunden statt, wird jedoch durch Abschluß bedeutend gefördert. Überhäutung wird durch Abschluß ebenfalls am besten gefördert; bei Austrocknung der Wunden gedeiht sie im Vergleich zu der Granulation besser und führt zu frühzeitiger Überhäutung, noch ehe die Narbe genügend ausgebildet ist.

Das Resultat der Wundheilung bildet die Narbe. Durch geeignete Maßnahmen der Wundbehandlung haben wir es in der Hand, zu bewirken, daß eine weiche, nicht eingezogene, nicht schrumpfende Narbe entsteht, indem wir die oben dargelegten Bedingungen so gut als möglich erfüllen.

Wir unterscheiden folgende Stadien der Heilung klaffender Wunden:

    I. Die frische Wunde.

    II. Die infizierte Wunde.

    III. Die granulierende Wunde.

    IV. Die Wunde in Überhäutung.

    V. Dauerwunden oder Geschwüre.

Frische Wunden, die mit Infektionsstoffen und Nekrosen beladen sind, müssen das II. Stadium durchmachen, ehe sie das III. erreichen. Saubere bzw. exzidierte frische Wunden können bei geeigneter Behandlung sofort in das III. Stadium übergeführt werden. Granulierende Wunden sind nicht keimfrei, aber diese Keime sind in ihrer Virulenz geschwächt und unschädlich. Überhäutung tritt bei normalem Verlauf erst ein, wenn die Granulationen die Lücke völlig ausgefüllt haben; bei verhinderter Granulation kommt es zu frühzeitiger Überhäutung und schlechten Narben. Stocken Granulation und Überhäutung, so kommt es zum Geschwür.

Beeinflußt durch die Maßnahmen der Verbandstechnik, unterscheiden wir nun folgende Arten der Wundheilung.

    1. Die Heilung unter dem Schorf.

    2. Die Heilung unter Wechselverbänden.

    3. Die Heilung unter Abschluß.

1. Schorf ist eingetrocknetes Wundsekret. Überläßt man eine Wunde ohne Verband sich selbst, so bedeckt sie sich mit Schorf. Darunter erfolgt die Heilung, vorausgesetzt, daß nicht infolge einer Entzündung stärkere Sekretion auftritt, welche sich unter dem Schorf anstaut. Der Schorf bildet die beste Wachstumsbedingung für die Überhäutung. Man läßt daher unter dem Schorf zweckmäßig nur solche Wunden heilen, welche nicht zu groß sind und oberflächlich liegen, z. B. Hautabschürfungen, Verbrennungen zweiten Grades, Entnahmestellen von Thierschschen Transplantationen, ausgranulierte Wunden im IV. Stadium. Der Schorf darf natürlich nicht entfernt werden, sondern muß bis zur vollendeten Überhäutung sitzen bleiben. Bei geringer

Sekretion bildet auch der aufgelegte aseptische Mull mit den Sekreten einen trockenen Heilschorf, so bei genähten Wunden. Es ist ein Fehler, ihn beim Verbandwechsel abzulösen.

Bei der offenen Wundbehandlung größerer Wunden handelt es sich, darüber muß man sich klar sein, nicht um Schorfheilung, sondern um Einwirkung der Luft zwecks Bekämpfung der Infektion. Hier wirkt der Schorf störend (s. unten).

2. Wechselverbände. Unsere gewöhnliche Art des Wundverbands besteht darin, die Wunde mit aseptischem Mull zu bedecken und diese Auflage, sobald sie durchtränkt ist, zu wechseln, dies geschieht alle 2—3 Tage. Es findet, nach Abklingen der Infektion, unter diesen Verbänden Granulation und Überhäutung statt, aber, wie aus obigem hervorgeht, diese Verbandart ist nicht diejenige, welche die für das III. und IV. Stadium verlangten Bedingungen vollkommen erfüllt. Man hat daher schon immer versucht, den Verband dadurch zu verbessern, daß man eine geeignetere Wundbedeckung zu erhalten suchte. Salbenaufstrich verhütet das Festkleben des Mulls, Paraffin (Lauenstein) ebenfalls. Pyoktaningaze soll nicht festhaften. Besser noch sind Metallblättchen in Form des Credéschen Silberverbandstoffs (Lauenstein, Lexer), Protektive Silk ebenfalls. Trotz dieser Vorsichtsmaßregeln erlebt man oft ungenügende Wundheilung und ist gezwungen, zu Reizmitteln wie Perubalsam, Granugenol usw. Zuflucht zu nehmen. Das Endergebnis bilden oft derbe, eingezogene Narben.

3. Der Abschluß in Form der Verklebung vermag diesen Übelständen am besten abzuhelfen. In der vorantiseptischen Zeit spielte, wie gezeigt, die Okklusion eine große Rolle. Sie geriet durch die Asepsis in Vergessenheit, wurde nur noch bei Geschwüren in Form der Heftpflasterverklebung von einigen geübt. Die Verklebung der Wunden in der heutigen Form wurde, nachdem sie zuerst von Vogel vorgeschlagen war, von Bier eingehend wissenschaftlich begründet und zu allgemeiner Anerkennung gebracht. Sie ahmt gewissermaßen die Bedingungen der tiefen Regeneration nach. Natürlich ist sie nur anwendbar unter aseptischen Bedingungen oder bei geringer, unschädlicher Virulenz der vorhandenen Keime. Sie kommt also vor allem im Stadium III und IV zur Anwendung, kann aber auch, wie ich an Kriegswunden gezeigt habe, mit bestem Erfolg bei sauberen oder exzidierten frischen Wunden angewandt werden. Hat man z. B. nach aseptischen Operationen ungedeckte Hautstellen, so ist die beste Bedingung für die Bildung einer guten Narbe, daß man sie sogleich mit wasserdichtem Stoff übernäht. Auch im Stadium V leistet das Verfahren Vorzügliches, regt die längst erloschene Fähigkeit der Granulation in ungeahnter Weise wieder an und führt bei solchen veralteten Geschwüren oft zu rascher Heilung, nachdem die üblichen Behandlungs- und Reizmittel alle versagt haben (Ulcus cruris, Dekubitus usw.).

# 3. Einiges über den Verbandwechsel.

Der Verbandwechsel bildet das große Ereignis im Leben des Verwundeten. In den langen Tagen und Nächten des Krankenlagers kehren seine Gedanken immer wieder zu ihm zurück, Furcht zugleich und Hoffnung bergend. Ein Stümper der Arzt, der die Mitwirkung dieser seelischen Faktoren bei der Ge-

nesung unterschätzen wollte, ein guter Arzt der, bei dessen Kranken die Furcht
dem Vertrauen, die Hoffnung der Gewißheit sicherer Genesung Platz macht!

Jeder Kranke hat den begreiflichen Wunsch, von den Maßnahmen des
Verbandwechsels am liebsten gar nichts wahrzunehmen. Es ist ein großer
Fehler, wenn man dem nachgebend jeden größeren Verbandwechsel in Narkose
vornimmt. Abgesehen von den schweren Schäden, welche die häufigen Nar-
kosen für das Allgemeinbefinden bedeuten, ist es auch für die Wunde selbst
keineswegs gleichgültig, ob mit oder ohne Betäubung verbunden wird. Wir
brauchen unbedingt die Mitwirkung des Kranken, der psychische
Konnex mit ihm ist notwendig. Denn der Schmerz ist für uns der wichtigste
Indikator unserer Fehler, das Mienenspiel des Kranken ist uns der Spiegel, der
uns sagt, ob unsere Maßnahmen richtig oder falsch sind. Jeder kleinste Handgriff

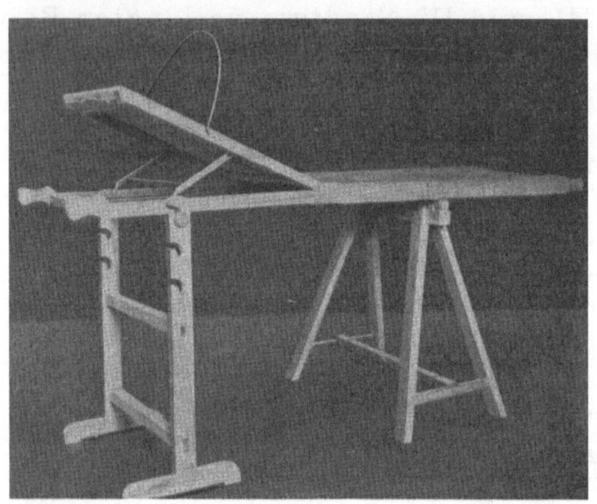

unterliegt so der unerbittlichen
Kontrolle der feinen Sensibilität
des Kranken, und erreichen wir
es, auch große Verbandwechsel
stets ohne Schmerzäußerung
durchzuführen, so haben wir
die sichere Gewißheit, niemals
Schaden zu stiften, bilden wir
in uns die Gabe der „leichten
Hand" zur Virtuosität aus und
gewinnen bald das unbegrenzte
Vertrauen des Kranken. Bei
erregbaren Kranken sind rechtzeitig verabfolgte Morphiuminjektionen oft gewiß nicht zu
widerraten, aber auch damit soll
man so sparsam wie möglich umgehen. Zeitlich eng umschriebene
Eingriffe, wie Sperrung von
Verhaltung, Drainwechsel, In-

Abb. 271. Behelfsmäßiger Verbands- und
Operationstisch, dessen Platte zugleich als Trag-
bahre verwandt werden kann und dessen Konstruktion Beckenhochlagerung und Hochstellen der
Kopflehne gestattet (Härtel).

zisionen müssen natürlich unter Betäubung gemacht werden, hierfür genügt
stets der Chloräthylrausch.

Man legt dem Kranken eine Mullkompresse auf das Gesicht und tropft in rascher Folge
Chloräthyl auf, während man sich ruhig mit ihm unterhält. Sobald die Antworten aus-
bleiben oder sich verwirren, ist das Rauschstadium da. Die Kompresse wird sofort entfernt und der Eingriff ausgeführt.

Hier einige Ratschläge zur schmerzlosen Vornahme des Verbandwechsels: Man bedenke stets, daß das Lager des Kranken einen Teil des
Verbandes darstellt und das Herausnehmen aus dem Bett schon einen groben
Eingriff in die Ruhe der Wunde darstellt. Deshalb sollen alle großen Verbandwechsel im Bett vorgenommen werden. Zu einem guten Krankenhaus
gehört die Möglichkeit, die Kranken im Bett in das Verbandzimmer oder den
Operationssaal zu fahren. Ist Transport auf Trage unumgänglich, so richte
man es so ein, daß das Umlagern nur einmal geschieht und die Trage gleichzeitig, auf Stützen gestellt, als Verbandtisch benutzt werden kann (Abb. 271).
Ist Umbettung beabsichtigt, so wird ein zweites Bett fertig gemacht und der

Kranke, nach Ausführung des Verbandwechsels im alten Bett, behutsam umgelegt. Zur Umlagerung sind stets zahlreiche Hilfskräfte heranzuziehen und jeder ihrer Handgriffe streng zu überwachen.

Über die Vornahme des Wundverbandes ohne Aufhebung der Fixation, über das schonende Abnehmen der Verbandstoffe wird an anderen Stellen gesprochen, ebenso über die mit jedem Verbandwechsel vorzunehmende Hautpflege (S. 82, 213, 224, 226).

Wie der Arzt den Kranken, so beobachtet dieser das Mienenspiel des Arztes und zieht seine Schlüsse. Hier ist große Selbstbeherrschung unerläßlich; ein leichter Schatten auf dem Gesichtsausdruck des Arztes kann dem Kranken zur Nacht der Verzweiflung werden!

Jeder Verbandwechsel muß schnell und glatt erledigt werden, alles Nötige muß vorher genau bedacht und bereitgestellt werden. Ärztlicher Takt erfordert es, niemals einen Kranken in Gegenwart eines anderen zu verbinden.

# XI. Arten der Wundverbände.

## 1. Einfache Verbände.

**a) Der trockene aseptische Verband.** Der aseptische Verband besteht grundsätzlich aus drei Schichten: 1. Aseptische Mullbedeckung der Wunde, 2. aufsaugende Polsterschicht, 3. Befestigung dieser Schichten durch Binden oder Ersatzverbände. Der die Wunde bedeckende sterile Mull wird in Form von Kompressen, das sind ungefähr 8—16fache glatte Lagen von rechtwinkliger Form und einer Länge von ungefähr 10—15 cm, zurechtgeschnitten. Für kleinere Gliedmaßen, z. B. Finger, werden solche Lagen besser in Form kleiner Röllchen zurechtgelegt. Will man eine stärkere aufsaugende Wirkung über größeren Wundflächen erzielen, so empfiehlt sich, statt der Kompressen die sogenannte Krüllgaze zu verwenden, welche aus regellos durcheinander liegenden, locker geschichteten einzelnen Mullstücken besteht. Will man an Mull sparen, so kann man sich billigere aufsaugende Kompressen so herstellen, daß man entsprechende Stücke von Zellstoff in eine einfache Lage Mull einnäht und mit Dampf sterilisiert (Zellstoffkissen).

Bei kleineren, wenig sezernierenden Wunden kann man diese Kompressen sofort mit Hilfe eines Deckverbandes befestigen; dies geschieht entweder durch einen Mastisolverband oder durch Pflasterstreifen. Bei allen größeren Wunden ist eine aufsaugende Polsterung erforderlich. Hierzu benutzt man am besten ebenfalls sterilen Zellstoff, dessen einzelne Lagen in Rollen von ungefähr 12 cm Breite zurechtgemacht werden. Zellstoff hat von allen Verbandstoffen das beste Aufsaugungsvermögen, besser noch als die entfettete weiße Watte. Letztere ist im übrigen ebenfalls ein ausgezeichnetes Polstermaterial. Sie hat vor dem Zellstoff den Vorzug, daß die Verbände wegen der weicheren und schmiegsameren Beschaffenheit leichter anzulegen sind, ist aber im allgemeinen zu kostspielig. Wir wenden sie deshalb nur da an, wo es sich um gleichzeitige mechanische Beeinflussung im Sinne eines genau zu dosierenden Druckes usw. (Kompressionsverband) handelt. Andere mehr behelfsmäßige Aufsaugungsmittel sind Torfmull, Sägespäne, Holzwolle, Moos usw. Sie müssen vor ihrer Verwendung in Form von Kissen zurechtgemacht und mit einigen

Mullschichten überzogen werden. Sie finden in der Friedenspraxis nur Anwendung bei übermäßig stark absondernden Wunden.

Ein eigenartiges Polstermittel sei hier erwähnt. Das ist die Jute (ein indischer Hanf, welcher, minderwertiger als Flachs, zu billigen Geweben verarbeitet wird) oder Werg s. Hede (das ist der Abfall bei der Bereitung des Flachses oder Hanfes zum Spinnen). Diese Stoffe erzeugen, als Polstermittel gebraucht, eine starke Wärmestauung unter dem Verband und werden deshalb mit Vorteil zur Behandlung entzündeter Gelenke usw. benutzt.

Bei der Anlegung der Polsterung soll stets so verfahren werden, daß ihre Verteilung sich nach der Menge des zu erwartenden Sekrets richtet. Man wird also vor allem die abhängigen Teile der Wundumgebung mit Zellstoff versehen. So ist es z. B. bei Amputationsstümpfen nicht notwendig, den ganzen Stumpf in gleichstarke Zellstoffschichten ringsum einzuschnüren, sondern besser, die Unterseite mit einer großen Polsterkompresse zu unterlegen und oben nur wenig Zellstoff zu verwenden.

Über die Befestigung mit Hilfe des Deckverbandes ist im 1. Teil ausführlich gesprochen. Hier sei nur wiederholt, daß man zumeist Kombinationen von Binden- und Ersatzverbänden verwendet, indem man zunächst die auf der Wunde liegende Mullschicht mit Pflaster oder Mastisol gegen ein Verschieben sichert und dann die Polsterung mit Mullbinden festwickelt.

Die Abnahme des Verbandes geschieht so, daß die Mullbinden abgewickelt werden, während man die Zellstoff- oder Watteschichten besser durchreißt. Das Abheben der Mullschicht von der Wunde erfordert besondere Vorsicht. Zunächst muß man sich fragen, ob es überhaupt notwendig ist und ob nicht die angetrocknete unterste Mullschicht als Schorf bis zur völligen Heilung liegen bleiben kann. Nur wenn die den Verband durchtränkende Blutkruste zu dick ist, wird man ihn abheben, besonders, wenn Beschwerden dadurch verursacht werden. Um die Ablösung ohne Schmerzen und Blutung vornehmen zu können, muß sie durch Auftropfen von konzentriertem Wasserstoffsuperoxyd vorbereitet werden. Man entnimmt dieses aus einer Phiole, wie sie in Abb. 110, S. 70 wiedergegeben ist, und läßt es eine Zeitlang im Verband aufschäumen. Dann erfolgt auf das vorsichtigste, immer unter erneutem Zutropfen von Wasserstoffsuperoxyd und Absaugen des Schaumes mit sterilen Tupfern, die Ablösung mit Hilfe zweier Pinzetten.

Der abgenommene Kompressen- und Bindenmull kann wieder gereinigt und desinfiziert werden, z. B. nach folgender Vorschrift:

Die Verbandstoffe werden $\frac{1}{2}$ Stunde in $3\%$iger Seifensteinlösung (Natr. caust. crud.) gekocht und darauf mit soviel Wasser gespült, daß die alkalische Reaktion des Spülwassers verschwindet. Es ist besonders auf letzteres zu achten, da die Baumwollfasser sehr schwer Alkalien abgibt. Die Verbandstoffe werden dann getrocknet, gebügelt, die Binden aufgerollt, sodann neu sterilisiert.

Der aseptische Mullverband findet Anwendung als gegebene Form des einfachsten Wundschutzverbandes, sowohl für erste, als auch spätere Verbände im Verlauf der Wundbehandlung.

Für die Kriegs- und Unfallchirurgie ist es sehr empfehlenswert, solche Verbände in einer Verpackung bereitzuhalten, welche auch dem Laien ihre sterile Entnahme und Anwendung gestattet, man nennt das Verbandpäckchen. Das Verbandpäckchen in der Armee besteht aus einem sterilen Bausch von Sublimatmull, welcher am Ende einer 4 m langen und 7 cm breiten Mullbinde befestigt und in eine wasserdichte Zwirntuchhülle verpackt ist. Dieses Verbandpäckchen hat sich jedoch nicht als durchweg praktisch bewährt, da es sich nur zum Verbinden einer kleineren Wunde eignet. Eine nicht selten beobachtete Gefahr liegt darin, daß die schmale Mullbinde, welche ohne Polsterung um das Glied gewickelt wurde, einen schnürenden Verband von sehr unangenehmen Folgen abgibt. Es empfiehlt sich doch, die Verbandpäckchen etwas größer zu gestalten und wenigstens mit etwas Polstermaterial zu versehen, wie das zum Teil bei anderen Armeen üblich ist.

**b) Der Salbenverband.** Zwischen der Verbandstoffbedeckung und der Wunde, bzw. Wundumgebung, wird eine Schicht von Salbe eingeschaltet, indem entweder die Salbe mit Hilfe eines sterilen Spatels oder Tupfers auf Haut oder Wunde gestrichen, oder der Verbandstoff vor dem Auflegen mit der Salbe bedeckt wird. Für das letztere Vorgehen gebraucht man eine Unterlage, bestehend aus einer Porzellan- oder Glastafel, und einen dicken Salbenspatel aus Glas oder Metall. Der zu verwendende Verbandstoff ist entweder ebenfalls eine Mullkompresse; besser noch ist, da die Salbe zu leicht in den Mull hineingesogen wird, ein etwas dichterer Verbandstoff, z. B. der sehr schöne, aber teure Baumwollstoff Lint.

Wenn die Salbenverbände, wie gewöhnlich, bei granulierenden oder infizierten Wunden angelegt werden, so ist eine Asepsis in der strengen Form wie beim aseptischen Mullverband nicht üblich. Es genügt, die einmal sterilisierten Verbandstoffe in sauberer Verpackung bereitzuhalten, während die Salbe mit dem sauberen Spatel ohne spezielle bakteriologische Kautelen dem Salbengefäß, dessen Rand stets peinlich sauber zu halten ist, entnommen wird.

Ehe man einen Salbenverband anlegt, muß man die beabsichtigte Wirkung sowohl hinsichtlich der Salbengrundlage als des Salbenmedikaments sich überlegen. Salbengrundlagen können in sehr verschiedener Weise auf die Haut einwirken. Zunächst dienen sie alle als Feuchtigkeitsspeicher und verhüten die Austrocknung, dann aber wirken sie sehr verschieden, je nach dem Grad der Verwandtschaft, den sie mit dem natürlichen Fett der Haut haben. Dem Hautfett verwandt ist in erster Linie das Lanolin, welches aus Schafwolle hergestellt wird (Liebreich), sodann andere tierische Fette, z. B. Schweineschmalz. Dagegen sind alle dem Vaselin und Paraffin nahestehende Fettarten dem Hautfett fremd und können nicht in die Haut eindringen. Beabsichtigt man also mit Hilfe der Salbe ein Medikament auf die Haut einwirken zu lassen, so wird man die ersteren wählen, z. B. Lanolin; will man aber durch die Salbe die Haut vor dem Eindringen fremder Stoffe schützen, so muß man Vaselin benutzen. Daß die Salbengrundlage frisch und nicht zersetzt oder von reizender Beschaffenheit sein darf, ist selbstverständlich. Die Konsistenz der Salbe wird durch den Zusatz von Pulvern je nach Bedarf von halb flüssiger bis zu Pastenform geändert.

Zunächst werden in der Chirurgie sehr häufig neutrale Salben verwendet, ohne Zusatz von Medikamenten, oder nur mit einem schwachen Antiseptikum, welches vor allem dazu dient, die Salbe selbst vor Zersetzung zu behüten. Für eiternde Wunden benutzt man am besten das gewöhnliche gelbe amerikanische Vaselin oder die offizinelle 3%ige Borsalbe. Das Vaselin dient ja lediglich mechanischen Zwecken, es soll die Verklebung der Wunde durch Borkenbildung verhüten und die Umgebung der Wunde vor Infektionen schützen. Ist die Wundumgebung gereizt oder ekzematös verändert, so verwendet man besser Pasten, welche direkt auf die Haut gestrichen werden. Als solche gelten Zinksalben oder Zinkpasten von verschieden starker Konsistenz, in schwereren Fällen mit einem Zusatz von Dermatol (Rezept S. 269).

Medikamente werden den Salben zugesetzt zu verschiedenen Zwecken, am häufigsten zu folgenden:

1. Zur Anregung der Granulationsbildung. Hier ist sehr beliebt die v. Langenbecksche schwarze Salbe, sowie das neuere aus mineralischen Ölen bestehende Granugenol, ferner auch Enzympräparate.

2. Zur Förderung der Überhäutung findet ebenfalls die schwarze Salbe Verwendung. Eine spezifische Überhäutungssalbe ist die von Schmieden angegebene Scharlachsalbe (Rezept S. 270).

Bei der Anwendung dieser, das Gewebswachstum anregenden Salben ist in zweierlei Richtung Vorsicht geboten: Einmal darf man mit ihnen nur die Wunde und nicht die Haut in Berührung bringen, um letztere nicht zu reizen. Man streicht den Salbenlappen daher am besten so, daß man die schwarze Salbe usw. in dünner Schicht nur in einer genau der Wunde entsprechenden Fläche dem Lappen aufstreicht, während man den übrigen Teil des Lappens mit einer neutralen Salbe, z. B. Zinkpaste bedeckt. Sodann darf dieser Verband aus gleichen Gründen nicht zu oft hintereinander Anwendung finden, sondern muß durch Verwendung neutraler Salbenverbände unterbrochen werden.

3. Für die Behandlung entzündeter Wunden sind resorbierende Mittel in Gebrauch, so wirkt eine $5\%$ige Ichthyolsalbe günstig auf die Reinigung jauchiger Wunden ein und befördert die Resorption von Infiltraten. In letzterer Hinsicht noch wirksamer ist das Quecksilber in Form der gewöhnlichen grauen Salbe oder der weißen Präzipitatsalbe.

Der Salbenverband wird in derselben Weise mit Polsterung und Bedeckung fertiggestellt wie der Mullverband. Bei jedem Verbandwechsel muß nach Abnahme des Verbandes der auf der Haut noch befindliche Rest der alten Salben sorgsam entfernt werden mit Hilfe eines fettlösenden Mittels (Benzin, Benzol, Tetrachlorkohlenstoff usw.). Das Mittel wird auf einen Mull- oder Wattetupfer aufgegossen, dieser sehr gut ausgedrückt und dann die Haut damit leicht abgerieben. Für die Reinigung der nächsten Umgebung der Granulationen nimmt man ein Wattestäbchen oder einen mit einer Pinzette gefaßten haselnußgroßen Mulltupfer. Die peinliche Reinigung der jungen Überhäutungszone am Rande granulierender Wunden ist wichtig, da bei Unterlassung sich leicht Schmutzstoffe anstauen können und in solchen schlecht gepflegten Wunden Pyocyaneus usw. sich einzunisten pflegen.

c) Pulververbände. Hierunter verstehen wir aseptische Mullverbände, unter denen die Wunde und ihre Umgebung mit einem Pulver bestreut wird. Hierzu ist zunächst zu sagen, daß bei allen größeren Verbänden die Haut, welche von dem Verband bedeckt ist, fleißig nach jeder Reinigung gepudert werden muß, um Schweißbildung und Zersetzung zu verhüten. Ein Kranker, dem bei einem Verbandwechsel die Haut auf das sorgfältigste von anhaftenden Zellstoffresten, eingetrockneten Sekreten usw. gereinigt, die auf der Unterlage liegenden Teile mit einer erfrischenden Flüssigkeit (Alkohol, Kampferwein und dergleichen) gewaschen, getrocknet und mit Reis- oder Zinkpuder eingestäubt sind, fühlt sich wie neugeboren und ist sehr dankbar, während bei Vernachlässigung dieser Dinge die Kranken, von Jucken gepeinigt, in ihrem Wohlbefinden und ihrer Ruhe dauernd gestört werden. Diese Faktoren sind natürlich auf die Wundheilung von größtem Einfluß.

Die Wunde selbst wird mit Pulver bestreut, entweder zu rein mechanischen Zwecken, um einen Trockenschorf zu erzeugen, oder zwecks medikamentöser Einwirkung. Zur Erzielung eines Schorfs benutzt man Dermatol oder auch Zinkpuder oder sterile Bolus alba. So werden frisch genähte Wunden, welche der Lufttrocknung überlassen werden sollen, zur Beschleunigung der Schorfbildung mit Dermatol eingestäubt oder auch mit einer sehr konsistenten Dermatolpaste bestrichen. Ebenso ist es vielfach üblich, nach Entfernung der Nähte Dermatol aufzustäuben. Im übrigen hat auch die bei gleichen Gelegenheiten verwendete Jodtinktur stark eintrocknende Wirkung. Für die Behandlung von gangränösen Wunden, deren Demarkation befördert werden soll, ist ebenfalls Dermatol oder Bolus alba das Gegebene, bei jauchiger Sekretion auch Tierkohle.

Eine andere Art der Pulverbehandlung ist die Bestäubung mit hygroskopischen Pulvern zwecks Förderung der Sekretion. Hierzu dient Milchzucker allein oder zu gleichen Teilen mit Naphthalin. Die Wunde wird offen gelassen und für Aufsaugung des reichlich sich einstellenden Sekrets fleißig gesorgt.

Bei stark schmerzenden, gereizten Geschwüren finden schmerzstillende Pulver in Form von Orthoform, Anästhesin usw. Verwendung. Die Menge darf nicht unbegrenzt genommen werden, da diesen Pulvern eine resorptive und toxische Wirkung innewohnt.

Erwähnt sei noch, daß es fertige mit Pulvern bestreute, steril verpackte Binden gibt, z. B. die Wismuth-Brandbinde; ihre Anwendung erscheint uns als eine unnötige Verteuerung.

Bei allen Anwendungen von Pulver ist auf die saubere Entnahme des Pulvers größter Wert zu legen. Das Streugefäß wird sterilisiert und mit einer Lage aseptischen Mulls an seiner Mündung überspannt, die durch Bedeckung vor Staub geschützt werden muß.

**d) Andere Auflagen.** Um das Ankleben der Verbandstoffe auf der Wunde zu verhüten, sind außer Salben auch noch andere Stoffe in Gebrauch. So findet einfaches oder perforiertes Protektive Silk zur Bedeckung frisch transplantierter Epidermis und von Wunden in Überhäutung Verwendung. Ein ausgezeichneter Verbandstoff ist das metallische Silber, das in Form des weißen Silberverbandstoffes auf die Wunde gelegt wird und gleichzeitig antiseptische Wirkung entfaltet.

# 2. Ableitungsvorrichtungen.

Der aseptische Deckverband erfüllt nur bis zu einem gewissen Grade die Forderung, den Strom der Wundsekrete nach außen abzuleiten; sobald Buchten und Taschen die Oberfläche der Wunde vergrößern, versagt die kapilläre Saugkraft der locker aufgelegten Krüllgaze, besonders dann, wenn die Sekrete dicke, eitrige Beschaffenheit annehmen. Es müssen besondere Ableitungsvorrichtungen in Kraft treten, es sind: Tamponade, Drainage und Saugverfahren.

**a) Tamponade.** Das Auslegen einer Wundhöhle mit Mullstreifen und anderen Verbandstoffen dient außer der Sekretableitung auch noch anderen Zwecken, nämlich dem der Blutstillung und ferner der Absicht, gewisse Medikamente mit der Wunde in Berührung zu bringen. Diese verschiedenen Zwecke müssen bei der Anwendung der Tamponade streng auseinander gehalten werden, da die Technik je nach der vorliegenden Absicht eine ganz verschiedene ist.

Welche Wirkung man auch immer mit der Tamponade beabsichtigt, es muß gesagt werden, daß wir in der letzten Zeit mehr und mehr von dieser Verbandform zurückgekommen sind. Sie stellt stets nur einen Notbehelf dar, und zwar deshalb, weil den erhofften Vorteilen fast immer schwerwiegende Nachteile gegenüberstehen. Es sind das folgende:

1. Die Sekretableitung durch die Tamponade ist problematisch. Sie erfolgt nur in der ersten Zeit nach dem Einlegen und kehrt sich nachher durch Vollsaugen oder Eintrocknen des Tampons sehr oft in das Gegenteil um, es entsteht Sekretverhaltung. Diese wird noch dadurch begünstigt, daß der als Fremdkörper wirkende Tampon die Sekretion steigert. So findet man oft Tampons als Ursache von Retentionsfieber, und hinter dem entfernten Streifen entleert sich der befreite Eiter in Strömen.

2. In solchen sekretstagnierenden tamponierten Wunden bleibt die erhoffte Ableitung der Keime und Toxine nicht nur aus, sondern verkehrt sich ins Gegenteil, und der Tampon wird zur Quelle einer sekundären aufsteigenden Wundinfektion.

3. Die Tampons sind Fremdkörper, welche die physiologischen Funktionen der Gewebe und Organe behindern. Der Druck fest eingelegter Tampons schafft in der Wundumgebung eine künstliche Blutleere, welche die Schutzkraft gegen Infektion und die aufbauende Tätigkeit der Gewebe lahm legt. In Kriegswunden führt diese Anämie in Verbindung mit der Abschließung leicht zur Entwicklung der Gasphlegmone. Zarte Gebilde, wie Sehnen, Nervenstämme, Gefäße usw. werden in verhängnisvoller Weise durch den Tampon ausgetrocknet und erleiden Nekrosen. Tampons in der Bauchhöhle hindern die Bewegungen der Darmschlingen und können Darmlähmung und Ileus hervorrufen.

4. Die Entfernung der Tampons ist mit Schmerzen verbunden, welche bisweilen trotz aller Sorgfalt nicht zu vermeiden sind. Auch das weist auf die Unnatürlichkeit des Verfahrens hin. Die frischen Granulationen bluten, neue Infektion und Fieber sind die Folge, der bisher aseptische Verlauf kann, z. B. bei Gelenkwunden, bei Trepanationen, im Anschluß an den ersten Tamponwechsel sich ungünstig gestalten. Auch Nachblutungen können hervorgerufen werden. Daß in einer tamponfrohen Zeit es sich gelegentlich ereignet hat, daß Tampons vergessen wurden und die Quelle langwieriger, rätselhafter Eiterungen, wenn nicht noch schlimmerer Schäden gewesen sind, welcher erfahrene Chirurg könnte das ableugnen!

Die Entwicklung unserer Verbandtechnik ist noch nicht so weit, daß man den Tampon vollständig entbehren kann. Es geht hier wie mit manchen anderen, mit Nachteilen behafteten Verbandmaßnahmen: man weiß, daß sie nichts taugen, und kann sie doch nicht entbehren. Doch gebietet die Pflicht, die Anwendung der Tamponade auf das mindeste Maß einzuschränken und sich stets vorher zu überlegen, ob man sie nicht durch ein zweckmäßigeres Mittel ersetzen kann.

Die verschiedenen Anwendungsarten der Tamponade sind folgende:

1. Blutstillung: Die blutstillende Tamponade wird mit steriler Gaze vorgenommen. Die Wunde wird gut auseinandergezogen und der tamponierende Streifen systematisch in alle Buchten und Tiefen eingelegt. Bei großen Höhlenwunden ist die Mikuliczsche Schürzentamponade empfehlenswert, welche darin besteht, daß zunächst die Wände der Wundhöhle durch eine große beutelförmige Mullhülle ausgekleidet werden und dieser Beutel dann mit Bindentamponade, Krüllgaze oder auch Zellstoff ausgefüllt wird. Beim Verbandwechsel wird die Hülle belassen und nur die Einlage gewechselt. Die Entfernung der Hülle erfolgt später, wenn alle Gefahr vorüber; sie wird eventuell durch einen, im zentralen Teil befestigten Faden erleichtert.

2. **Medikamentöse Zusätze** zu den Tampons geschehen entweder auch zwecks Blutstillung, z. B. Suprareninlösung, sonst meist zu antiseptischen Zwecken. Am meisten beliebt war die **Jodoformgaze**. Sie ist jedoch infolge ihres unangenehmen Geruchs und der Gefahr der Jodoformvergiftung (Schnupfen, Ekzeme, Albuminurie, bei längerer Anwendung nervöse und psychische Störungen) in ihrer Anwendung nur mehr auf die Fälle zu beschränken, wo man das Jodoform nicht durch eines der unschädlicheren Ersatzmittel, wie **Vioform, Xeroform** usw. ablösen kann, z. B. bei tuberkulösen Affektionen, bei jauchenden Wundhöhlen usw. Viel gerühmt wird neuerdings die antiseptische **Pyoktaningaze** (Kirschner), deren Anwendung der Veterinärmedizin entnommen ist.

Außerdem können mit Hilfe der **Tamponstreifen** noch andere Stoffe in Form von Salben, Pulvern oder Flüssigkeiten in die Wunden gebracht werden, z. B. Argentumsalbe, essigsaure Tonerde usw.

Zu erwähnen sind hier auch die in Form von **Stiften** in Wunden oder Körperhöhlen eingelegten Arzneistoffe, wie Ortizonstifte, Suppositorien, Bougies oder Cereoli usw.

Zur Erweiterung von Wundkanälen dienen **Quellstifte** aus Laminaria, einer getrockneten und gepreßten Algenart von starker Quellfähigkeit.

3. Die **ableitende Tamponade** soll durch kapilläre Saugkraft die Sekrete ableiten und die Wunde offen halten. Diese Tampons können nur dann wirksam sein, wenn sie ganz **locker** und **leicht** in Form eines **einfachen Streifens** in die Wunde eingelegt werden. Jedes stärkere Zusammenkrüllen und Hineinstopfen ist unbedingt zu vermeiden, da es zur Sekretverhaltung führt. Tampons von einer zur anderen Wunde durchzuziehen ist eine sehr schlechte Maßnahme. Im allgemeinen ist die ableitende Tamponade nur für **kleinere Wunden** geeignet.

Die **Saugkraft** des Tampons ist im Gegensatz zum Drain von der Schwerkraft unabhängig. Sie wirkt am besten bei dünner, wässeriger Sekretion, gegenüber dicken, zähen Sekreten ist sie machtlos. Die Saugwirkung kann nur aufrecht erhalten werden, wenn die über den Tampons liegende Mullschicht häufig gewechselt wird.

Die **Entfernung des Tampons** geschieht nach vorherigem Einträufeln von Wasserstoffsuperoxyd durch schonende Entfaltung des Streifens mit **zwei** anatomischen Pinzetten. Sie stellt einen keineswegs gleichgültigen Eingriff dar. Vorbereitung durch Morphiuminjektion ist oft nicht zu umgehen. Jede Blutung muß vermieden werden. Gelingt es, einen Tampon nicht in einer Sitzung zu entfernen, so kürze man ihn nur und warte einige Tage ab, bis genügende Lockerung schließlich von selbst erfolgt. Narkose soll nur in Ausnahmefällen Anwendung finden.

**b) Drainage.** Die Drainage bezweckt, mit Hilfe einer vorhandenen oder neu anzulegenden Wundöffnung einen Kanal zu bilden, in dem die Sekrete sich sammeln und abfließen können. Man benutzt dazu Röhren von der Stärke eines Federkiels bis zu Daumenstärke und mehr, die man mit zahlreichen seitlichen Öffnungen versieht.

Meist finden **Gummidrains** Verwendung (Abb. 272 c und d). Sie müssen aus gutem, starkwandigen gelben Kautschukschlauch hergestellt sein, um nicht abgeknickt zu werden. **Glasdrains** (Abb. 272 b) sind in vieler Hinsicht besser: infolge ihrer Starrheit kollabieren sie nicht, die Glätte der Wand erleichtert das Einlegen, sie sind leichter sterilisierbar, haltbarer und billiger. Sie sind jedoch wegen ihrer Zerbrechlichkeit nicht überall verwendbar. Metalldrains werden teils in Form starrer Röhren ähnlich den Glasdrains, teils elastisch aus Metallspiralen hergestellt. Sie haben vor Glas- und Gummidrains keine Vorzüge, dagegen den Nachteil schwererer Einführbarkeit. Spiraldrains sind wegen der Gefahr der Blutung beim Entfernen ganz zu verwerfen.

Eine besondere Art Ableitungsvorrichtung stellen die für flache Wunden statt der Drains empfohlenen Spreizfedern (Tiegel) dar (Abb. 273), die mit zwei auseinanderfedernden Backen die Wunde offen halten. Sie wurden für die Behandlung der Sehnenscheidenphlegmone angegeben.

Bei ganz schmalen Wundkanälen kann man, falls genügend feine Drains nicht vorhanden sind, Gummidrains der Länge nach zu Rinnenform aufschneiden oder dünne Rollen aus Billrothbatist zusammenlegen. Drains in T-Form finden in der Gallensteinchirurgie Verwendung (Abb. 272 a).

Drainage und Tamponade werden oft kombiniert verwendet, entweder, indem nebeneinander Röhren und Streifen eingelegt werden, oder indem man starke Glasdrains zur Erhöhung der Saugwirkung mit einer losen Mulleinlage versieht. Die aus Mull-Einlage und Protektive-Silk-Deckblatt bestehenden „Zigarettendrains" waren eine Zeitlang beliebt.

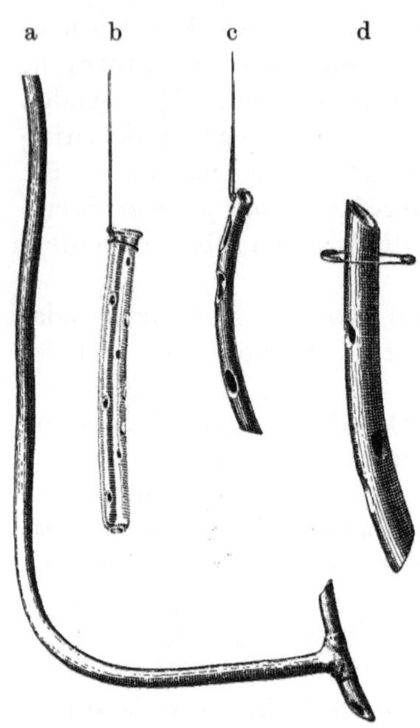

Abb. 272. Drains.
a T-Drain, b Glasdrain, c Fesseldrain, d Gewöhnliches Gummidrain.

Die beste Wirkung entfalten stets Drains, welche am tiefsten Punkt der Wunde eingelegt sind und für den Abfluß das nötige Gefälle haben. Drains, welche nach oben aus der Wunde herausragen, wirken lediglich als Steigrohr unter der Voraussetzung, daß der Druck des nachfließenden Sekrets den Flüssigkeitsspiegel emportreibt. Besser ist immer, bei oben liegenden Wunden Gegenöffnungen nach unten anzulegen.

Die Einführung der Drains geschieht mit langen gebogenen Kornzangen. Damit sie nicht im Gewebe verschwinden und vergessen werden (auch das soll vorkommen!) müssen sie am Ende mit Sicherheitsnadel versehen oder auch mit einer Naht an der Haut befestigt werden.

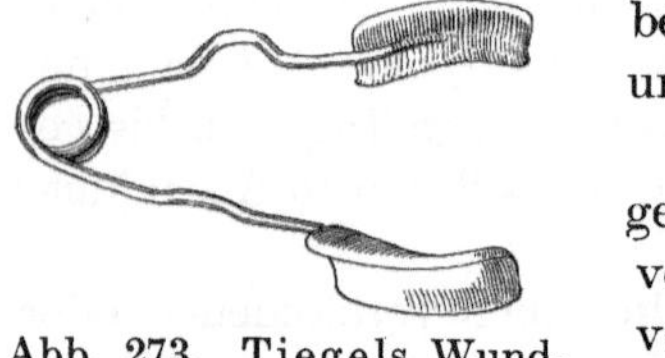
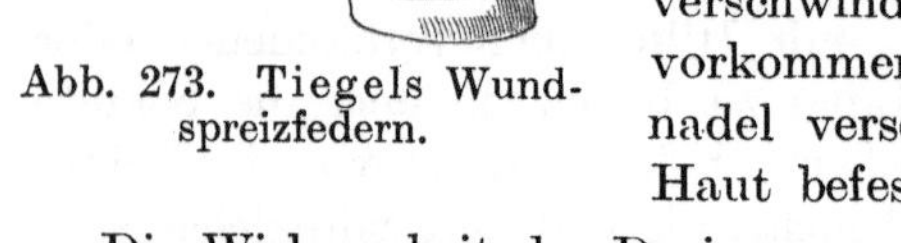

Abb. 273. Tiegels Wundspreizfedern.

Die Wirksamkeit der Drainage muß bei jedem Verbandwechsel geprüft werden, da die Rohre leicht durch Gerinnsel oder einwachsende Granulationen verstopft werden. Mit Irrigator und entsprechend starker Glasspitze, bei starken Röhren mit einem eingeführten weichen Katheter wird Kochsalzlösung hindurchgespült. Verstopfte Drains werden vorsichtig gewechselt.

Ihrer Wirkung nach muß man verschiedene Arten von Drains unterscheiden: die einen werden nach aseptischen Operationen eingelegt, um das nachsickernde Blut abzuleiten (z. B. nach Strumektomie, Mammaamputation usw.). Diese Drains bleiben nicht länger als 24, höchstens 48 Stunden liegen. Um sie ohne Verbandwechsel herausnehmen zu können, schlingt man sie mit einem langen Seidenfaden an (Fesseldrains, Abb. 272c). Drains, welche der Ableitung entzündlicher Sekrete dienen, bleiben liegen, bis die Infektion abgeklungen ist. In granulierenden Wunden haben Drains nichts mehr zu suchen.

**c) Saugvorrichtungen.** Die Ableitung der Wundsekrete kann noch wirksamer gestaltet werden durch besondere Vorrichtungen, mittels deren die Flüssigkeiten durch **Gummiballons, Saugpumpen oder Heberwirkung** an-

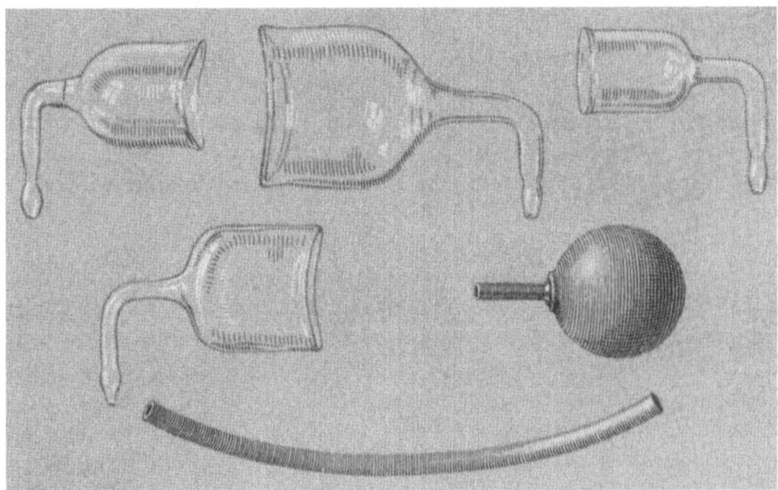

Abb. 274. Klappsche Sauggläser mit kreisrunder, ovaler und geschweifter Ansatzfläche, nebst Schlauch und Saugballon.

gesaugt und in Gefäße geleitet werden. Diese Apparate erfüllen häufig noch besondere Zwecke, wie Hyperämisierung der Gewebe, Entfaltung der Lunge, Hebung vertiefter Narben usw. und haben außerdem den Vorteil, daß die Durchtränkung der Verbandstoffe vermieden oder eingeschränkt wird.

1. **Schröpfköpfe.** Zweckmäßige Gebrauchsformen der Klappschen Sauggläser zeigt die Abb. 274. Gummiballon, Schlauch und Glas müssen nach dem Gebrauch auseinander genommen werden; Gläser mit fest angebrachten Ballons sind unzweckmäßig. Die Öffnung der Gläser ist flach oder geschweift, rund oder länglich, das Ansatzstück ist gebogen, um das Einfließen des Eiters in den Ballon zu verhüten. Glas und Schlauch werden durch Kochen sterilisiert, der Ballon wird in Sublimat gereinigt.

Die **Saugkraft der Klappschen Ballons** entsteht dadurch, daß nach Eindrücken einer Delle der elastische Ballon bestrebt ist, seine Kugelform wieder anzunehmen. Sie entspricht einem Unterdruck von 100—200 mm Hg, je nach Qualität des Kautschuks. Ist diese Höhe des Unterdrucks erreicht, so bleibt die Delle im Ballon stehen. Wir arbeiten jedoch meist mit geringeren Werten, bei denen die Saugkraft nicht voll ausgenutzt wird und eine Delle im Ballon nicht stehen bleiben darf.

Die anzuwendende Kraft durch manometrische Messung zu bestimmen ist in der Praxis jedoch unnötig, da die subjektiven Empfindungen des Kranken den besten Gradmesser für die erlaubte Stärke des Unterdrucks abgeben: Jede Saugbehandlung, bei der Schmerzen entstehen, ferner jede solche, bei der statt des Eiters Blut aus der Wunde tritt, ist fehlerhaft. Zu starkes Saugen hinterläßt zudem häßliche Pigmentierungen.

Die Umgebung der Wunde wird dick mit Vaselin bestrichen. Das passend gewählte Saugglas wird nun, mit Schlauch und Ballon versehen, angesetzt, nachdem in den Ballon eine flache Delle gedrückt ist. Das Nachlassen dieses Drucks muß nun ganz langsam geschehen, unter genauer Beobachtung des Kranken und der Wunde. Bei richtig gewähltem Saugdruck haftet das Glas, die Haut nimmt die blaurote Färbung der venösen Hyperämie an, aus der Wunde entleert sich Sekret. Kommt es mehr auf die Entleerung des Eiters an, so wähle man kleine Gläser, die den Wundrand nur wenig überragen, will man mehr hyperämisieren, nehme man große Gläser. Man läßt das Glas 3—4 Minuten sitzen, nimmt es einige Minuten ab und wiederholt nach Klapps Vorschrift diese Prozedur mehrere Male. Dann wird die Wunde mit Salbe verbunden. Die Saugung wird täglich wiederholt.

Der Saugbehandlung werden unterworfen: Frisch eröffnete Abszesse jeder Art einschließlich Mastitis. Bei dieser wird außerdem regelmäßig die Milch mit einem Sauger (Abb. 296) entleert. Für Panaritien und Handeiterungen sind besonders große, schuhförmige Gläser angegeben, ihr Gebrauch ist kompliziert und besser durch Stauung zu ersetzen. Stichkanaleiterungen, kleine Abszesse in genähten Wunden werden ohne Eröffnung der ganzen Naht nach geringer Lüftung der Wundverklebung erfolgreich gesaugt. Auch im III. Wundstadium zur Beförderung schlaffer Granulation ist das Verfahren angebracht. Bier rät, vertiefte Narben, nach Ablösung der Epidermis von einer Stichöffnung aus, dem Saugverfahren zu unterwerfen.

2. Saugdrainage. Während die Einwirkung der Schröpfköpfe zeitlich begrenzt ist, gestatten die Verfahren der Saugdrainage, eine dauernde Saugwirkung auszuüben. Hierfür kommen im allgemeinen nur geschlossene Höhlen oder Gangsysteme des Körpers in Frage, doch hat man auch versucht, Wunden der Saugdrainage zu unterwerfen.

Ein solches Verfahren wurde im Krieg von Weiler angegeben: Das aus der Wunde reichende Drainrohr wird mit dem einen Schenkel eines Y-förmigen Glasrohres verbunden. In den anderen Schenkel mündet der Schlauch des Irrigators. Das untere Ende des Glasstückes ist mit einem Schlauch verbunden, der in ein tiefstehendes Standgefäß eintaucht. Die aus dem Irrigator ausfließende Flüssigkeit saugt das Wundsekret an, bis sich durch Füllen des Schlauchs eine Heberdrainage aus der Wunde hergestellt hat. Dann kann der Zufluß des Irrigators gesperrt werden. Für die Friedenschirurgie kommt eine derartige Einrichtung wohl nur selten in Frage.

Folgende Verfahren der Saugdrainage sind zu erwähnen: 1. Die verschiedenen Verfahren der Saugdrainage der geschlossenen oder durch Rippenresektion eröffneten Pleurahöhle, 2. Heber- und Saugdrainage der Gallenwege

nach Gallensteinoperationen, 3. Heberdrainage des Darms bei Kotfistel und
Anus praeter., 4. Wasserleitung und Dauerspülung der Harnblase.

Die Einzelheiten der Technik werden im speziellen Teil (Kap. XII) besprochen werden.

# 3. Feuchte Wundbehandlung.

**a) Formen der Anwendung.** Wir können eine Wunde vorübergehend mit
Flüssigkeit in Berührung bringen beim Verbandwechsel durch Spülungen.
Diese werden mit einem Irrigator (Abb. 276) ausgeführt, auch Spritzen sind in
Gebrauch. Die Spülflüssigkeit soll, abgesehen von bestimmten Ausnahmen, körper-
warm oder mindestens lauwarm sein. Der Druck wird durch die Höhe des Irrigators und durch Zusammendrücken des Spülschlauchs mit den Fingern abgestuft,
auch die Dicke der Glasspitze reguliert den Druck. In Höhlen werden die Glas-
spitzen nicht direkt eingeführt, sondern mit einem weichen Katheter versehen.
Die überströmende Flüssigkeit wird mit einem Eiterbecken (Abb. 268),
dessen konvexe Seite dem Körper angelegt wird,
aufgefangen. Will man Wunden der Mundhöhle
mit Irrigator spülen, so muß das Gesicht des
Kranken vornübergebeugt werden, um Aspiration
zu vermeiden. Zur Spülung von Zahnhöhlen, der
Kieferhöhle usw. eignet sich besser eine Spritze
mit stumpfem gebogenen Ansatz (Abb.
275). Die Spülung bildet den schonendsten Weg,
auf der Wunde haftende Sekrete abzulösen, gelockerte Nekrosen und Sequester zu entfernen

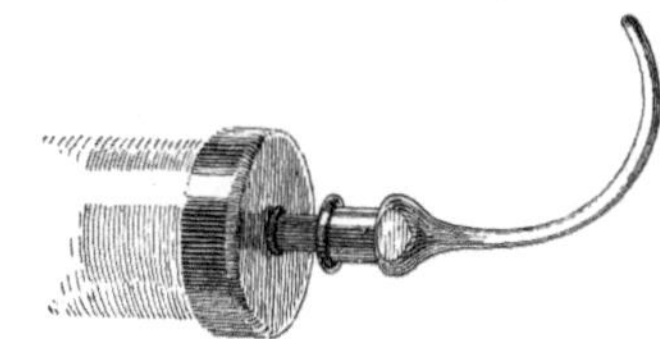

Abb. 275. Gebogener Ansatz für
Höhlenspülung.

und die Wunde zu reinigen. Tiefe Wundhöhlen müssen immer von innen
nach außen gespült werden, dadurch, daß man den Spülkatheter bis auf den
Grund einführt. Um diesen Grundsatz auch bei der Spülung von Gelenken
durchzuführen, ist es gut, zwei gegenüberliegende Öffnungen anzulegen, durch
deren eine die Spülflüssigkeit wieder abfließt, oder die Spülung nicht von der
Wundöffnung, sondern von einer gegenüberliegenden Punktion vorzunehmen.

Dauernde Befeuchtung erzielt man durch die verschiedenen Formen der
feuchten Verbände. Da bei diesen Verbandformen stets auch thermische
Einwirkungen mitspielen, müssen wir auch diese berücksichtigen. Wir
unterscheiden folgende Arten von feuchten bzw. feucht-thermischen Verbänden:

Heiße Umschläge oder Kataplasmen,
kalte Umschläge,
feuchte abschließende Verbände,
feuchttrockene Verbände,
triefendfeuchte Verbände.

Beim Kataplasma erfolgt die Wärmezufuhr von außen. In heiße Feuchtigkeit getauchte Kompressen, besser Säckchen, die mit Leinsamenmehl gefüllt
sind und über Dampf erwärmt werden, legt man über den Körperteil, den man
vorher mit Vaselin bestrichen hat, um Verbrennung zu vermeiden. Die Temperatur muß so hoch gewählt werden, daß sie eben erträglich ist. Sobald die
Kompresse kalt wird, ersetzt man sie durch eine neue.

Kalte Umschläge, aus kühl befeuchteten Kompressen bestehend, werden
ebenfalls ständig erneuert, sowie sie warm geworden sind.

Der feuchtabschließende Verband erzielt ebenfalls Wärme, aber hier wird die Wärme im Gegensatz zum Kataplasma vom Körper selbst erzeugt. Die Kompresse wird mit kühler Flüssigkeit durchtränkt, ausgedrückt, aufgelegt und mit einem ringsum gut abschließenden Stück wasserdichten Stoffs (Billrothbattist, Ölpapier) bedeckt, dann mit grauer Watte überpolstert und angewickelt. Die Kompresse stellt man sich dadurch her, daß man eine Watte- oder Zellstoffrolle aufrollt und mit einer gleich breiten Mullbinde umgibt. Der Verband bleibt 12 oder 24 Stunden liegen.

Ganz anders wirkt der feuchttrockene Verband. Die Kompresse wird in gleicher Weise befeuchtet aufgelegt, jedoch mit durchlässigen aufsaugenden Verbandstoffen, Watte, Zellstoff usw. bedeckt. Es findet eine lebhafte Verdunstung statt, welche Abkühlung und Austrocknung hervorruft.

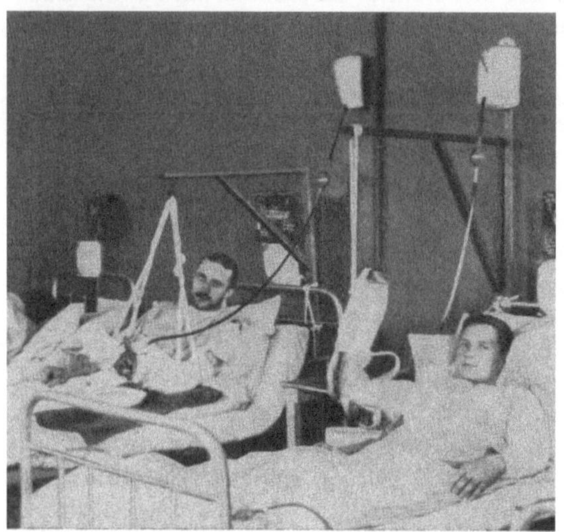

Abb. 276. Dauerberieselung komplizierter Schußfrakturen (Feldlazarett).

Der triefend feuchte Verband dient dazu, antiseptische Flüssigkeiten dauernd intensiv einwirken zu lassen. Er wird in ähnlicher Weise angelegt wie der feuchttrockene Verband und durch Berieselung oder oft wiederholtes Begießen feucht gehalten. Eventuell läßt man das Drain aus der Wunde hervorragen und benutzt es zum Eingießen der Flüssigkeit. Gleichzeitig muß für Vorrichtungen zum Auffangen der abfließenden Flüssigkeit Sorge getragen werden. Die Anwendung dieser Verbandart spielte in der Kriegschirurgie eine Rolle (z. B. Behandlung mit Dakinlösung).

Eng verwandt mit dieser Anwendungsart ist die Dauerberieselung, die entweder in Verbindung mit dem feuchttriefenden Verband oder besser mit der offenen Wundbehandlung vorgenommen wird: Über der Wunde hängt ein Irrigator, dessen Schlauch mit einer Tropfvorrichtung und Stellschraube versehen ist, wie sie beim Tröpfcheneinlauf in den Mastdarm in Gebrauch sind. Die Flüssigkeit berieselt frei oder durch ein Drain ständig die Wunde und läuft in ein untergestelltes Gefäß ab (Abb. 276). Auch diese Verbandform hat ihre Hauptanwendung bei den septischen Wunden des Krieges gefunden. Doch bietet auch die Friedenschirurgie Gelegenheit, sie anzuwenden.

Bäder kommen als Teilbäder und Vollbäder, als zeitlich begrenzte und Dauerbäder zur Verwendung. Die Temperatur des Wassers beträgt für Dauerbäder etwa 35° C und muß hier durch selbsttätige Regulierung ständig auf gleicher Höhe erhalten werden. Kurzdauernde Bäder werden je nach besonderen Indikationen temperiert. Für Teilbäder sind Hand-, Fuß- und Sitzbadewannen in Gebrauch.

Als segensreiche Einrichtung für Krankenhäuser und Lazarette sind hier die Wasserbetten zu erwähnen, das sind Wannenbäder mit gleichmäßig regulierter Temperatur und ständigem Zu- und Abfluß, welche in besonderen, gut geheizten Stationen aufgestellt werden und in denen der Kranke auf einer durch Winden heraushebbaren Trage dauernd liegt. Sie leisten unschätzbare Dienste bei der Behandlung ausgebreiteter Verbrennungen, multipler Wunden und universaler Eiterungen, sowie bei den mit zahlreichen Druckgeschwüren behafteten Rückenmarksgelähmten. Auch im Felde wurden derartige Vorrichtungen behelfsmäßig hergestellt und mit Vorteil bei schweren Granatverletzungen verwendet.

Eine wesentlich verschiedene Art der Feuchtigkeitsanwendung, die, obgleich nicht zu den Verbänden gehörig, mit der Wundbehandlung eng verbunden ist, können wir hier nicht übergehen, das ist die Injektion von Flüssigkeiten in geschlossene Wundhöhlen und in die Gewebe der Wundumgebung. Bei Spülung mit antiseptischen Flüssigkeiten werden oft gewisse Mengen zum Zweck einer länger dauernden Wirkung zurückgelassen. Systematisch geschieht das beim Auffüllen geschlossener Gelenkhöhlen mit antiseptischer Lösung. Die moderne Behandlung infizierter Gelenke sieht, so lange das möglich ist, im Interesse der Erhaltung der Funktion von der Eröffnung und Drainage des Gelenks ab und füllt die punktierte Gelenkhöhle nach Spülung mit der antiseptischen Lösung auf, in der Absicht, die Verklebung der entzündeten Innenflächen zu vermeiden und die Keime abzutöten. Diese Behandlung wurde besonders im Kriege durch Payr ausgebildet.

Ein weiterer Schritt in dieser Richtung, nämlich die Infiltration der Gewebe mit antiseptischer Lösung, ist dadurch ermöglicht worden, daß man chemotherapeutisch wirkende, das Gewebe nicht schädigende Antiseptika gefunden hat (s. u.). Ähnlich wie bei der zur Lokalanästhesie gebrauchten Umspritzung wird die Umgebung der Wunde mit der Lösung gleichmäßig entweder von der Wunde aus oder von Einstichen mit einer Kanüle und Rekordspritze infiltriert. Dies Verfahren der Tiefenantisepsis wurde im Kriege von Klapp ausgebildet.

**b) Wahl der Flüssigkeit. Wundantisepsis.** Die Wirkung der feuchten Behandlungsmethoden ist in erster Linie eine physikalische. Die Wirksamkeit antiseptischer Zusätze ist in den meisten Fällen fraglich und wird oft wettgemacht durch die Schädigung, welche diese Zusätze den Körperzellen zufügen. Aus diesem Grunde kommen wir in den meisten Fällen ohne diese Zusätze aus.

Handelt es sich um Umschläge auf die unversehrte Haut, so ist einfaches Wasser, Kochsalzlösung oder, wegen seiner leicht adstringierenden und angenehmen aromatischen Eigenschaften, ein Aufguß von Kamillen zu empfehlen. Flüssigkeit, die mit Wunden in Berührung kommt, muß isotonisch sein. Wasser würde aufquellend wirken und reizen. Die hier in allen Fällen sowohl für Spülungen wie für Verbände und Bäder richtige Flüssigkeit ist die sterile physiologische Kochsalzlösung (0,9%). In manchen Fällen bedienen wir uns mit Erfolg der zusammenziehenden und erregenden Wirkung der hypertonischen Kochsalzlösung (5%), so bei Spülungen und Verbänden schlaffer, träge sich reinigender, jauchender Wunden und Geschwüre. Bäder müssen, um die Gewebe nicht aufzuquellen, ebenfalls mit einer entsprechenden Menge Kochsalz oder denaturiertem Salz versehen werden. Hypertonische Solbäder sind oft von guter Wirkung.

Die früher allgemein beliebte essigsaure Tonerde ist mehr und mehr
verlassen worden, da sie die Verbandstoffe für die Aufsaugung der Sekrete
untauglich macht, die Haut mazeriert und die Gewebe reizt, Fehler, die ihre
vermeintlichen antiseptischen und adstringierenden Eigenschaften übertreffen.

Leicht antiseptische Spülflüssigkeiten wird man dort verwenden, wo man
das für die Kochsalzlösung vorauszusetzende sterile Arbeiten nicht bequem
durchführen kann, in der kleineren Praxis, im Behelfsfalle. Hier ist für Spülungen das übermangansaure Kalium besonders anzuraten; aus den bekannten Kristallen stellt man sich mit lauwarmem Wasser eine rotweinfarbene
Lösung dar. Das Mittel hat den Vorteil, daß es sich so lange braun färbt, als
noch zersetzte Substanzen vorhanden sind, und erst bei vollendeter Reinigung
klar abfließt. Für infizierte Wunden sind auch stärkere Konzentrationen empfohlen worden.

Gegen die Verwendung von Borwasser, Bleiwasser zu Umschlägen ist
im allgemeinen nichts einzuwenden.

Wasserstoffsuperoxyd unverdünnt oder in Lösung ist als Mittel zum
Spülen von guter Wirkung zur Lösung der Tampons, zur Desodorisierung,
hat sicher auch blutstillende Eigenschaften; seine bakterizide Kraft wird an-
gezweifelt.

Unterchlorigsaures Natron in Form der Dakinschen Lösung (Bereitung S. 269) wird für Berieselung und Benetzung triefend feuchter Verbände
in der Kriegschirurgie mit Recht gelobt. Man erzielt Beschränkung der Infektion und schnelle Reinigung der Wunden.

Die Karbolsäure ist als Benetzungsmittel feuchter Verbände wegen ihrer
toxischen, ätzenden und nekrotisierenden Eigenschaften verlassen. Als
Spülflüssigkeit in 3%iger Lösung ist sie zur Durchspülung und Auffüllung
infizierter Gelenkhöhlen von vortrefflicher Wirkung; auch zur Spülung
verjauchter und vermadeter Wunden ist sie oft nicht zu entbehren. Payr empfahl
zur Gelenkbehandlung die Chlumskische Phenolkampferlösung (Rezept
S. 270).

Alkohol erfreut sich als Mittel für feuchttrockene Verbände weitester
Verbreitung zur Behandlung beginnender Infektionen, bei Lymphangitis, bei
Gangrän. Abschließende Verbände mit Alkohol sind unter allen Umständen
zu unterlassen, da die Haut sehr leidet. Bei Fingern sind auch die feuchttrockenen Verbände wegen Gangrängefahr und Hautschädigung zu verwerfen.
Aber auch sonst sieht man nach Alkoholverbänden sehr unangenehme Aufquellung und blasenförmige Abhebung der Haut, so daß ich persönlich von
der Anwendung dieser Verbände ganz zurückgekommen bin.

Für die Injektionen in Gelenke und in die Gewebe zwecks Tiefenantisepsis ist Morgenroths Chininpräparat Vuzin von vortrefflicher Wirkung,
vor allem in der Prophylaxe der Kriegswunden gegen Eiterinfektion und Gasphlegmone. Die vorher revidierten und exzidierten Wunden werden mit einer
Lösung 1 : 5000 infiltriert und, soweit möglich, vernäht oder, wie ich vor-
schlug, primär verklebt (vgl. S. 242). Gelenkwunden werden nach Auffüllung
mit Vuzin 1 : 1000 dicht vernäht.

# 4. Offene Wundbehandlung.

**a) Schorfheilung.** Wie schon erwähnt, muß die Heilung unter dem Schorf von der offenen Behandlung größerer, infizierter Wunden unterschieden werden. Läßt man oberflächliche, wenig sezernierende Wunden an der freien Luft, so bedecken sie sich mit Schorf, unter dem die Heilung glatt von statten geht. Das Verfahren kann überall da angewendet werden, wo für diesen Schorf die notwendige Ruhe gewährleistet werden kann. Jede mechanische Reizung und Ablösung des Schorfs unterbricht die Heilung, führt zu Entzündung und Infektion. Im Gesicht ist, vernünftiges Verhalten des Kranken vorausgesetzt, die Schorfheilung für zahlreiche Fälle am Platze, so für alle frisch genähten Wunden, für alle Verbrennungen 2. Grades, für Hautabschürfungen usw. Auch wenn die Sekretion etwas stärker ist, so ziehe ich es vor, die überschüssige Absonderung durch einen Verband um den Hals abzufangen, ehe ich das Gesicht mit Mullverbänden verhülle. Will man an anderen Körperstellen Schorfheilung erzielen, was sich für gleiche Indikationen, vor allem bei Verbrennung, sehr empfiehlt, so muß man für die notwendige Ruhe sorgen durch eine Technik, wie wir sie sogleich unter b) besprechen werden.

**b) Offene Behandlung größerer, infizierter Wunden.** Der Ausdruck „offene Wundbehandlung" wird in verschiedenem Sinne gebraucht. So spricht man von offener Behandlung bei Wunden, die der Secunda intentio überlassen bleiben im Gegensatz zur Naht. Davon ist hier nicht die Rede. Wir verstehen hier unter offener Wundbehandlung ein Verfahren, bei dem die Wunde von einer Bedeckung durch Verbände frei bleibt und, nur geschützt durch Schleiergestelle, der Lufttrocknung ausgesetzt ist. Braun will den Begriff etwas weiter fassen und zählt zur offenen Wundbehandlung auch solche Fälle, bei denen die im übrigen ohne Deckverband gelassene Wunde mit Krüllmull, Salbenläppchen, feuchten Kompressen usw. lose bedeckt wird. Um jedoch Mißverständnisse zu vermeiden, halten wir es für besser, hierfür den Ausdruck „halboffene Behandlung" zu wählen.

Falsch wäre nun die Annahme, daß es sich bei der offenen Wundbehandlung immer um eine verbandlose Behandlung handelt. Ganz im Gegenteil ist die Verbandtechnik bei der offenen Wundbehandlung eine ausgiebige und oft schwierige. Sie besteht in Maßnahmen zur Fixation des betreffenden Körperteils und zum Schutz der unbedeckten Wunde vor Staub und Insekten. Es handelt sich nicht um einen Verband der Wunde, sondern um einen Verband „um die Wunde herum", bei dem oft weite Strecken des Körpers bedeckt sind und nur die Wunde leicht zugänglich, offen für alle Maßnahmen der Wundbehandlung, zutage liegt.

Trotzdem muß die Behandlung vom ökonomischen Standpunkt als eine sparsame bezeichnet werden, da der einmal angelegte umfangreiche Verband sehr lange liegen bleiben kann, im Gegensatz zu dem häufigen Wechsel bei den gedeckten Verbänden.

Zum Verband für die offene Wundbehandlung gehören folgende Dinge:

1. Gefensterte oder brückenförmige Fixation bzw. entsprechende Lagerung des Körperteils.

2. Vorrichtungen zum Aufsaugen der Wundsekrete und Schutz der Haut.

3. Vorrichtungen zum Schutz der Wunde gegen Staub und Insekten, auch Verschleierung gegen Besichtigung durch den Kranken und die Mitpatienten.

4. Maßnahmen, welche die Wunde selbst beeinflussen.

1. Hier gilt das, was bei den fixierenden Verbänden über die Trennung der Fixation vom Wundverband gesagt wurde (S. 82), ganz besonders, nur daß eben ein Wundverband gar nicht angelegt wird. Für das untere Glied eignet sich am besten die Braunsche Schiene zur Lagerung, da sie gestattet, Wunden an jedem Teil des Umfangs offen zu behandeln, ferner gefensterte Gipsverbände und Schienenschwebeverbände. Am oberen Glied werden gefensterte Schienen- oder Gipsverbände mit Suspension des Vorderarms im Liegen, oder auch als portative Verbände, angelegt. An Kopf und Rumpf ist eine besondere Fixation meist unnötig.

2. Vor dem Anlegen des Fixationsverbands wird die Haut in der Umgebung der Wunde dick mit Zinkpaste oder Dermatolsalbe bestrichen. An allen abhängigen Stellen wird sie sodann mit Mull- und Zellstofflagen bedeckt, die eventuell mit Mastisol angeklebt oder angewickelt werden. Diese aufsaugende Verbandschicht, und das ist von größter Wichtigkeit, muß

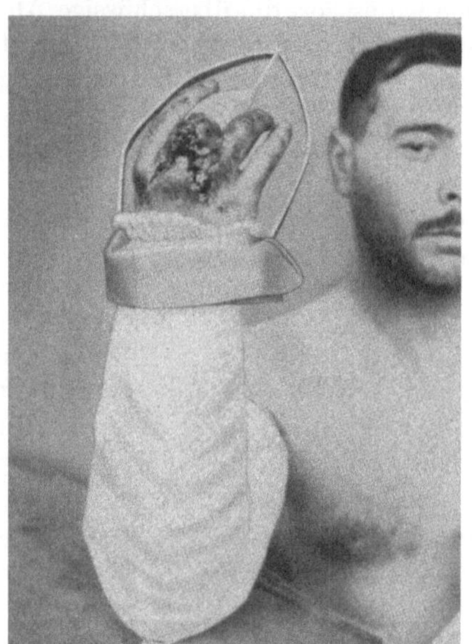

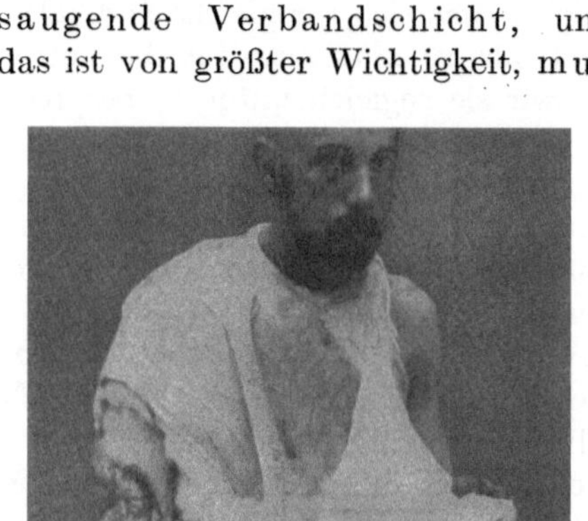

Abb. 277.   Fingerschußbruch.   Extension u. o. W.-B.

Abb. 278.   Großer Defektbruch des Oberarms. Gipsverband u. o. W.-B.

gegen die dem fixierenden Verband unterzulegende Polsterung streng abgegrenzt werden. Sonst saugen sich die Sekrete in den Fixationsverband und es kommt über kurz oder lang unausbleiblich zu Madenbildung. Die Abgrenzung geschieht dadurch, daß für die Polsterung des Glieds stets nicht entfettete Watte genommen werden muß, und daß an der Grenze beider Polsterschichten eine Lage von wasserdichtem Stoff an die Haut geklebt wird, welche das Wundfenster gegen das Eindringen des Sekrets abdichtet (Abb. 277). Die aufsaugenden Verbandstofflagen und -Kränze werden täglich gewechselt. Gleiche Vorsicht ist überall da notwendig, wo das Glied der Unterlage aufliegt. Bei nach unten schauenden Wunden, bei drainierten Gegenöffnungen usw. wird das Sekret direkt in einer untergestellten Verbandschale aufgefangen.

3. Der Schleierschutz wird entweder am Verband selbst befestigt oder an einem besonderen Gestell über dem Kranken angebracht. Stehen gleich-

zeitig mehrere Wunden in offener Behandlung, so ist ein über das ganze Bett gezogener Moskitoschleier verwendbar. Sonst dienen Reifenbahren, die mit Mullschleier bespannt werden, zum Schutz einzelner Glieder. Der Mull muß am Rand gut abgedichtet werden. Am Verband selbst lassen sich Schleier in der verschiedensten Weise anbringen: Erhöhung des Wundfensters durch Zellstoff- oder Pappringe, Bügel und Schleifen aus etwa 1 mm starkem biegsamen Draht (sog. Schmetterlinge [Abb. 281]), gebogene Aluminium- oder Draht-

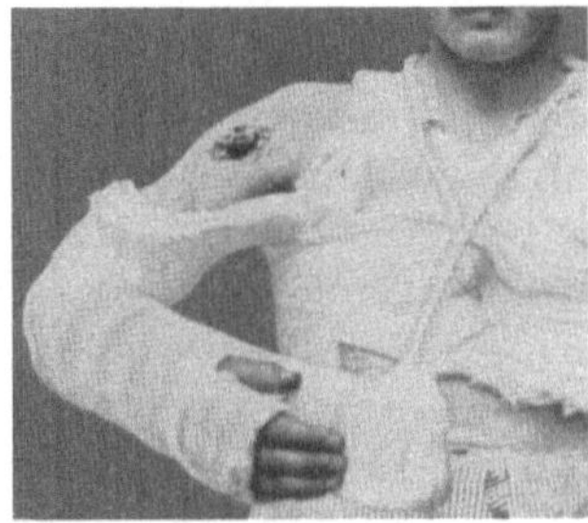

Abb. 279. Schußbruch der Schulter. O.W.-B. und Schienenverband.

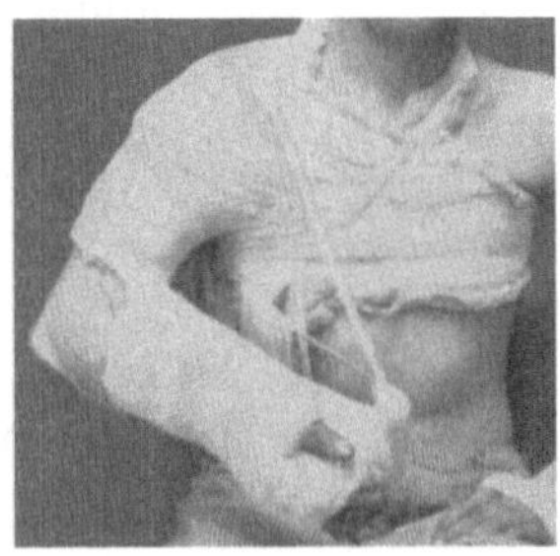

Abb. 280. Schußbruch des Ellbogens. O. W.-B. und Schienenverband.

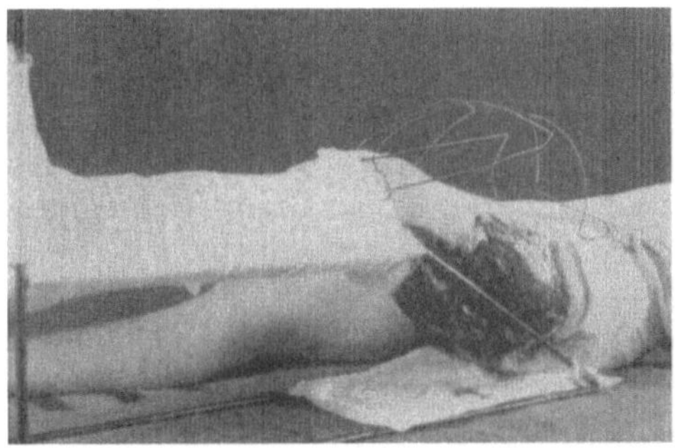

Abb. 281. Oberschenkelfleischwunde. O. W.-B. auf Braunscher Schiene mit Drahtschmetterlingen.

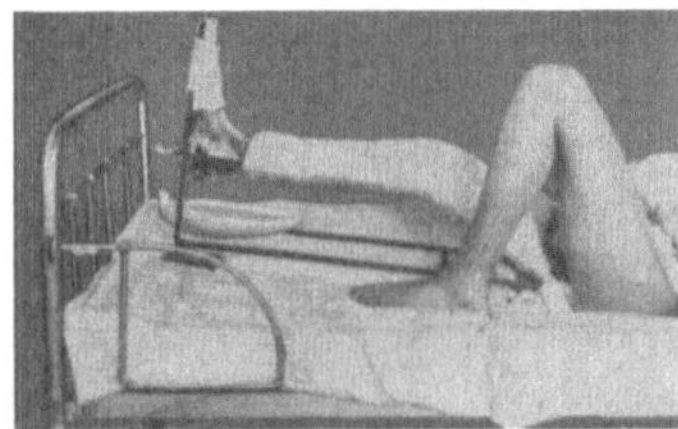

Abb. 282. Schußbruch des Fußgelenks. O. W.-B. auf Braunscher Schiene mit Schale zum Auffangen der Sekrete.

schienenbügel u. dergl. werden in den Verband eingewickelt und mit Mull überspannt.

4. Die Wunde selbst bleibt bei der offenen Wundbehandlung im engeren Sinne (s. o.) völlig frei der Luft ausgesetzt. Wo es ermöglicht werden kann, wird man eine gleichzeitige Besonnung herbeiführen und die Behandlung nicht im Krankenraum, sondern im Freien, auf Veranden, in Liegehallen usw. durchführen. Doch ist das nicht unbedingte Voraussetzung und auch nicht immer angezeigt. Buchten der Wunde werden wie sonst mit Drains versehen, dagegen fallen Tamponade und Mullbedeckung in jeder Form fort. Gerade der Wegfall des Wechsels dieser Mullschichten und der damit stets verbundenen Ruhestörung bildet einen wesentlichen Faktor der günstigen Wirkung.

Die Wunde wird sich nun unter dem Einfluß der Trockenheit bald mit Schorf bedecken. Im entzündlichen Stadium staut sich unter dem Schorf der Eiter und seine Beseitigung ist wünschenswert. Mittel hierzu sind Spülungen oder Dauerberieselung mit Kochsalzlösung. Andere raten, die Wunde zeitweise oder immer mit Salbenlappen, feuchten Kompressen, lockerem Krüllmull zu bedecken, ohne den Verband im übrigen zu ändern. Bei dieser „halboffenen Behandlung", die in bestimmten Fällen Vorzügliches leistet, fällt allerdings der austrocknende Einfluß der Luft zum Teil fort.

Die offene Wundbehandlung bedeutet eine vollkommene Ruhigstellung der Wunde in Verbindung mit einer energischen heilsamen Einwirkung von Luft und Licht. Sie gestattet dem Arzt jederzeit ohne Verbandwechsel eine Besichtigung und Kontrolle und ist somit für die dauernde Beurteilung des Zustandes sehr bequem. Aber sie soll kein Faulbett sein! Es bedarf einer sorgfältigen Pflege und täglichen Revision der Verbände durch den Arzt, und die ganze Verbandtechnik setzt ein gutes Maß von Können voraus.

Die Anzeige zur offenen Wundbehandlung geben stark sezernierende Wunden der Weichteile und infizierte komplizierte Brüche, in erster Linie infizierte Schuß- und sonstige Kriegsverletzungen ab. Wunden, die unter den Verbänden jauchen und übel riechen, sich immer wieder mit Pyocyaneus infizieren, gehören an die Luft: der Geruch wird nachlassen, die Sekretion geringer werden und das Fieber klingt ab. Voraussetzung ist, daß die Wunde auch in allen ihren Teilen der Luft zugänglich ist; tiefe Eiterungen, Gelenkinfektionen, wenn das Gelenk nicht radikal aufgeklappt ist, eignen sich nicht für diese Behandlung. Hier kann es durch trügerischen Abfall der Temperatur zu einer Verkennung des Zustandes kommen. Sobald die Infektion beseitigt und die Wunde gereinigt ist, muß die offene Behandlung ausgesetzt werden, da die Entwicklung der Granulationen durch die offene Behandlung entschieden verzögert wird.

Beispiele offener Wundbehandlungsverbände aus dem Felde zeigen die Abb. 277—282, sowie 242, S. 185. Die Mullschleier sind in den Abbildungen fortgelassen.

## 5. Abschließender Verband.

Der Behandlung mit abschließenden Verbänden liegt die Absicht zugrunde, eine feuchte Kammer zu schaffen, welche in Nachahmung der subkutanen Regeneration der Wundheilung, insonderheit der Entwicklung der Granulationen und dem Wachstum des Epithels, günstig ist. Das Wundsekret bleibt mit der Wunde in Berührung, der Fremdkörperreiz der Verbandstoffe und der Austrocknung fällt fort, die sich entwickelnde feuchte Brutwärme fördert das Wachstum. Dazu kommt, daß der Verbandwechsel äußerst selten vorgenommen wird und damit die Ruhe der Wunde gewahrt bleibt.

Die Anwendung solcher Verbände setzt voraus, daß die Wunde frei von Entzündung und virulenten Keimen ist, so daß die unumgänglich mit der Behandlung verbundene Verhaltung des Eiters keinen Schaden anrichtet. Wer die Behandlung durchführen will, soll über ein genügendes Maß chirurgischer Erfahrung und Kritik verfügen, um das Richtige zu treffen. Dies vorausgesetzt, sind die Erfolge dieser Behandlung im I., III. und IV. Stadium der sekundären Wundheilung (vgl. S. 220) unübertrefflich und durch die früher angewendeten Verbände mit Mullausfüllung und Reizmitteln in keiner Weise erreicht.

Der feuchtabschließende Verband (vgl. S. 234) erfüllt die Forderung des Abschlusses nicht in der hier nötigen Reinheit. Indem er zwischen Wunde und abschließenden Stoff Mullkompressen einschiebt, schafft er einen Fremdkörper, in dem der Eiter stagniert und Fäulnisprozesse entstehen. Beim abschließenden Verband ist im Gegensatz hierzu von jeder Mullbedeckung abzusehen und der abschließende Stoff direkt auf die Wunde zu kleben.

Abschließende Verbände werden ausgeführt mit Heftpflaster oder mit wasserdichten Stoffen und Mastisol.

**a) Heftpflasterverklebung.** Gutes reizloses Kautschukheftpflaster wird entweder im ganzen Stück oder in gedeckten Streifen über die Wunde und ihre Nachbarschaft geklebt, und bei größeren Wunden ein Deckverband mit Zellstoff und Binde darüber gelegt. Der Verband bleibt etwa 1 Woche liegen.

Geeignet für diese Behandlung sind ganz frische Wunden von geringer Ausdehnung, z. B. kleinere Fingerverletzungen des täglichen Lebens, ferner granulierende Wundflächen, welche in der Überhäutung nicht vorankommen, überschüssig emporgewucherte Granulationen, wie schlaffe Wundflächen und unspezifische Geschwüre. Auch bei leichten Entzündungen leistet die Pflasterverklebung bisweilen Gutes, so ist ein ausgezeichneter Verband für Paronychien die Pflasterverklebung der mit grauer Salbe bestrichenen Nagelgegend, auch beginnende Furunkel werden zweckmäßig mit einem kleinen Heftpflasterverband verklebt.

**b) Verklebung mit wasserdichtem Stoff.** Als Material dient Gaudafil, Protektive Silk, Guttapercha, Mackintosh, dünnes Billrothbatist. Die Stoffe werden sterilisiert. Die Umgebung der Wunde wird mit Mastisol bestrichen, bei reizbarer Haut nach Einfettung des nächst der Wunde gelegenen Randes mit Dermatolsalbe. Dann wird der Verbandstoff, dessen Form genau der Wunde entspricht und sie an Größe um 1—2 cm ringsum überragt, glatt darüber gespannt. Darüber kommt ein Deckverband. Der Wechsel findet erst nach 5—8 Tagen statt.

Dieser Verband findet Anwendung als Flächenverklebung (Abb. 283a) und Höhlenverklebung. Ersteres bei granulierenden Wundflächen zwecks Überhäutung, bei Hautdefekten nach Operationen, besonders Plastiken zwecks

Abb. 283 a—e. Schematische Darstellung der verschiedenen Formen der Verklebung. a Flächenverklebung, b Höhlenverklebung, c, d, e Ventilverschluß.

Erzeugung einer Granulationsschicht, an der Entnahme- und Einpflanzungsstelle Thierschscher Transplantationen, ferner in ähnlichen Fällen wie die Pflasterverklebung.

Die Höhlenverklebung (Abb. 283 b) wird so ausgeführt, daß unter Erhaltung des Hohlraums ein Dach aus wasserdichtem Stoff geschaffen wird, das die Hautbedeckung vertreten soll. Die Wunde zeigt nach oben und ist nicht drainiert. Das eitrige Sekret soll sich in der Wunde ansammeln und einen See bilden, in dem die Granulationen wachsen sollen. Sie ist angezeigt bei allen granulierenden Wund- und Knochenhöhlen, z. B. nach Sequestrotomien, nach Verletzungen usw. Ist das Stadium richtig gewählt, so erfolgt eine rapide Entwicklung gesunder Granulationen, die eine weiche Narbe hinterlassen. Auch die Überhäutung setzt lebhaft und mit sammetiger, dicker Epidermis ein, sobald die Granulationen die Oberfläche erreicht haben. Auch bei gewissen frischen Verletzungs- und Operationswunden, die, obwohl sauber, nicht genäht werden können, hat das Verfahren ausgezeichnete Wirkung.

**c) Ventilverschluß.** Nicht immer ist jedoch die Entscheidung so leicht, ob Verklebung angewendet werden darf oder nicht. Um auch solchen Fällen die Wohltat der feuchten Kammer und tamponlosen Behandlung zuteil werden zu lassen, kann man hier die Verklebung mit einem Sicherheitsventil in Gestalt eines Drains oder einer Öffnung im Verklebungsstoff verbinden, die dem Eiter, ohne ihn lebhaft abzusaugen, doch einen gewissen Abfluß verschaffen. Der Verband hat sich z. B. bei exzidierten frischen Kriegswunden, auch bei Schußfrakturen, gut bewährt. Einzelheiten der Technik sind aus den Abb. 283 a—e ersichtlich.

Endlich soll erwähnt sein, daß in solchen Fällen auch die einfache Überspannung der Wunde mit einem Salbenlappen zur Beförderung der Granulation gute Dienste leistet, wie ja das ja schon immer, nach Entfernung des Tampons und Drains, geübt wurde. Auch bei diesem Verband, den wir, wie erwähnt, auch unbedenklich auf septisch infizierte Wunden, über inzidierten Abszessen usw. anwenden, ist durch Fortfallen aller Wundeinlagen die Ruhe gesichert, das Sekret kann abfließen ohne Verhaltung. Es soll jedoch mit der Empfehlung dieser immerhin halben Maßnahmen die Wirkung der echten vollständigen Verklebung keineswegs in den Schatten gestellt werden: in allen Fällen, wo wir in der Indikationsstellung klar sehen, werden wir der vollständigen Verklebung als der weitaus wirksamsten Form den Vorzug vor dem Ventilverschluß einräumen.

## 6. Den Blutumlauf beeinflussende Verbände und Geräte.

Alle bisher besprochenen Verbände sollen den Blutumlauf in keiner Weise behindern, und es sei hier zunächst noch einmal im Zusammenhang auf die schädlichen Folgen hingewiesen, welche durch unbeabsichtigte Einwirkung fehlerhaft angelegter Verbände entstehen können. Besondere Beachtung verdienen in dieser Hinsicht zirkuläre Gipsverbände, Streckverbände, dann Wundverbände, die ohne genügende Polsterung mit Verbandpäckchen angelegt werden, Wundverbände nach Operationen, die in der Absicht, etwas zu komprimieren, des Guten zu viel tun, Verbände, die in einer anderen Haltung des Körpers oder Gliedes angelegt werden, als sie der Kranke nachher einnehmen soll. Wird der Kranke einem Transport übergeben oder die Behandlung ohne genügende Instruktion an einen anderen Arzt weitergegeben, so steigert sich die Gefahr. Die Folgen sind:

**Dekubitus**: Örtlich begrenzte Druckstellen und Schnürstreifen unterbrechen die Ernährung des betreffenden Hautbezirks. Die Folge ist eine Nekrose, welche sich nach Abstoßung zu einem Geschwür umwandelt. Fingereindrücke in Gipsverbänden, schlecht gepolsterte oder falsch gebogene Schienen sind die häufigste Ursache, ferner schnürende Pflasterstreifen beim Streckverband, scharfe Ränder von Stärkeverbänden beim Deckverband. Im Beginn wird die Druckstelle vom Kranken als heftig schmerzend empfunden, später nach Eintritt des Gewebstodes schweigt dies Warnungssignal, und das Leiden schreitet in verhängnisvoller Weise in die Tiefe fort und kann auf Sehnen und Knochen übergreifen.

**Ischämie**: Verbände, welche an einer Stelle das Glied zu eng umschnüren, führen zur Ischämie, die sich durch Schmerzen, kühle Temperatur und livide Verfärbung ankündigt. Die Nerven, als die gegen Ernährungsstörung empfindlichsten Gewebe, reagieren zuerst mit einer Lähmung, die bald irreparabel wird; in der Färbung der Haut zeigt sich Marmorierung, die Epidermis hebt sich in Blasen ab, die Muskulatur und schließlich das ganze Glied verfallen der Nekrose. Auch hier sind die Schmerzen nur im Beginn des Zustands vorhanden. Beispiel einer ischämischen Lähmung, Kontraktur und teilweisen Totalnekrose nach unzweckmäßigem Gipsverband zeigt Abb. 185 S. 134.

Zu diesen Ernährungsstörungen können sich sowohl beim Dekubitus wie bei der Ischämie Infektionen gesellen, die unter dem verwüstenden Bilde der Gangrän ihre heillosen Wirkungen entfalten.

Die beste Prophylaxe dieser Zustände ist eine gute und sorgfältige Verbandtechnik. Aber auch der Geübte soll sich nicht für unfehlbar halten und sich der kleinen Mühe regelmäßiger Kontrolle, vor allen Dingen in der ersten Zeit nach der Anlegung, unterziehen. Die subjektiven Angaben der Kranken kommen uns nicht immer zu Hilfe, sie sind selbstverständlich eingehend zu berücksichtigen. Aber es gibt genug indolente Patienten, die teils in psychischer Stumpfheit, vielleicht im nachwirkenden Schock, teils auch in allzu bescheidenem und blinden Vertrauen auf den Arzt Schmerzen nicht äußern oder klaglos ertragen. Farbe und Temperatur, Beweglichkeit und Gefühl der Finger und Zehenspitzen, die stets vom Verband freibleiben müssen, geben uns die wichtigen objektiven Unterlagen für Prüfung auf Ischämie, regelmäßiges Nachsehen der erfahrungsgemäß häufig gedrückten Hautstellen schützen vor Übersehen von Druckgeschwüren.

Die Behandlung besteht natürlich in erster Linie in sofortiger Beseitigung der Ursachen und teilweiser oder ganzer Entfernung des Verbands und entsprechender Wundbehandlung der Druckstellen und ischämischen Teile. —

Nun gebrauchen wir aber bei gewissen Gruppen von Verbänden bewußt eine **Beeinflussung des Blutumlaufs zu bestimmten Heilzwecken,** und hiervon soll nun die Rede sein. Es handelt sich entweder um anämisierende oder hyperämisierende Maßnahmen. Anämisierend wirken: Kälteanwendung, Aufhängung und Hochlagerung, künstliche Blutleere. Hyperämisierende Maßnahmen sind: Tieflagerung, Kompression anderer Teile, Heißluft und andere Formen der Wärmezufuhr, Stauung und Saugverfahren. Bei allen diesen Verbänden handelt es sich stets um vorübergehende, zeitlich genau zu begrenzende Einwirkungen, und eine verschärfte dauernde Kontrolle des Kranken ist unerläßlich.

16*

**a) Leichte Anämisierung.** Kompressionsverbände werden mit reichlichem Wattepolster unterlegt und mit Mullbinden oder, zur Erzielung noch stärkerer Wirkung, mit elastischen Trikotbinden gewickelt. Das Glied wird vorher eine Zeitlang steil hochgehalten. Die Wicklung geschieht in zentraler Richtung. Will man umgrenzte Gebiete, z. B. frische Operationswunden, zur Verhütung der Nachblutung anämisieren, so formt man ein der Größe der Wunde entsprechendes festes Pelottenpolster aus Zellstoff, umgibt es mit einer Lage Mull und zieht es straff mit Pflasterstreifen usw. über die Wunde. Hochlagerung wird außer zur Blutstillung besonders angewendet, um Ödeme zu beseitigen. Am oberen Glied wird eine Aufhängung vorgenommen, entweder indem man in den Verband eine Längstour wickelt, die um den gebeugten Ellbogen herum den Vorderarm entlang und als Schlinge über die Finger hinwegzieht, oder das in Abb. 284 gezeigte Halfter benutzt. Am Bein wird die Hochlagerung in der S. 112 besprochenen Weise ausgeführt. Kälteanwendung geschieht durch Eisblasen. Sie werden über dem zu kühlenden Teil an einem Galgen aufgehängt, so daß sie nicht mit ganzer Last aufliegen. Die Haut wird durch ein gefaltetes Handtuch vor zu starker Abkühlung geschützt.

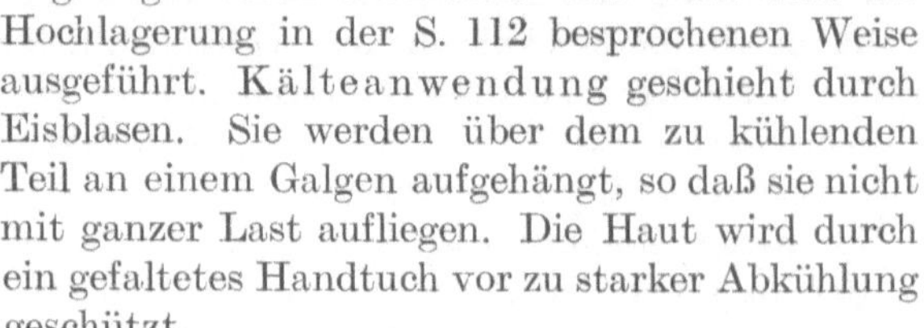

Abb. 284. Suspensionshalfter (Härtel).

**b) Künstliche Blutleere.** Man benutzt am oberen Glied stets eine Gummibinde aus reinem oder durchwirkten Gummistoff, für die Finger dünne, etwa federkielstarke Schläuche, für das Bein Gummibinden oder bei kräftigen Personen einen fingerstarken Gummischlauch. Für die Momburgsche Blutleere ist ein neuer, sehr elastischer Schlauch aus bestem Gummi von Kleinfingerdicke nötig. Die Länge der Binden bzw. Schläuche muß so sein, daß eine Anzahl von etwa 2—5 Umwindungen wenigstens ausgeführt werden können. Schläuche an der oberen Extremität zu verwenden ist unstatthaft wegen der Gefahr der Schlauchlähmung. Zur Vermeidung dieser unerwünschten Folge ist ferner zu beachten, daß man immer Teile des Glieds nimmt, welche allseitig ein gutes Muskelpolster aufweisen: in der Nähe der Gelenke, wo die Muskeln sehnig werden, ist die Schädigungsgefahr größer. Der Grad der Abschnürung soll nicht stärker sein, als gerade eben zum Erlöschen des Pulses nötig ist. Der Geübte braucht dazu keineswegs große Körperkraft, auch sind zarte Binden und Schläuche bei guter Technik völlig ausreichend. Binden werden in spiraligen Windungen umgelegt, um eine möglichst breite Schnürfläche zu erzielen. Man prüft Binde und Schlauch vorher auf den Grad der überhaupt möglichen elastischen Verlängerung und dehnt während des Anlegens die Binde in jedem Teil ihrer Länge Schritt für Schritt um dieses Maß aus. Bei ungleichmäßiger Beanspruchung erzielt man schlechte Wirkung und die Binde reißt. Vor dem Anlegen wird das Glied steil aufgehoben, das venöse Blut ausmassiert, eventuell mit einer dünnen Gummibinde ausgewickelt. Beim Anlegen darf die Haut nicht in Falten gequetscht werden. Die Befestigung des umgelegten Schlauchs geschieht durch angebrachte Bänder oder Ösen, auch durch eine starke Klemme nach vorheriger Knotung.

Nach gut gelungener Anlegung erscheint das Glied wachsweiß, nicht zyanotisch. Es werden bei richtiger Technik zunächst keine Schmerzen auftreten. Nach einiger Zeit jedoch, wenn sich der Mangel an Ernährung geltend macht, treten, etwa von $^1/_4$ Stunde an, in steigendem Maße heftige Schmerzen auf, die unerträglich werden, aber, nach Verlauf etwa der ersten Stunde, zumeist in eine Anästhesie des Glieds übergehen. Die Esmarchsche Blutleere darf nicht länger als zwei Stunden liegen, sonst treten irreparable Störungen in Form ischämischer Lähmungen und Nekrosen auf. Bei größeren Transporten nach Unfällen oder im Kriege müssen die mit „Esmarch" versehenen Verwundeten besonders auffällig gekennzeichnet werden und unter den im Lazarett eintreffenden zuerst versorgt werden.

Nach der Abnahme der Binde wird das Glied an der Schnürstelle etwas massiert. Es tritt alsbald lebhafte reaktive Hyperämie ein, die scharf an der oberen Bindengrenze abschneidet.

Nebenbei sei erwähnt, daß man die reaktive Hyperämie benutzt, um bei pathologischer Unterbrechung des Blutstroms durch Verletzungen, durch Arteriosklerose usw. zu prüfen, wie weit peripherwärts ein Glied noch normal ernährt ist, z. B. um festzustellen, wie hoch man amputieren muß (Moszkowitzsches Zeichen).

Die Blutleere nach Momburg erfordert besondere Besprechung, da hier andere Gefahren drohen, die zu vermeiden meist, aber nicht immer sicher gelingt. Es ist deshalb diese Form der Blutleere nur bei strengster Indikation in wirklichen Notfällen anzuwenden. Diese Gefahren sind Schädigungen des Darms, z. B. in Gestalt von Blutungen in die Wand, ferner Versagen der Herzkraft durch die Druckschwankungen namentlich beim Lösen des Schlauches. Momburg rät deshalb, stets die Glieder mit abzuschnüren und dem Kreislauf erst allmählich die ganze Blutmenge zurückzugeben. Die Anlegung erfolgt so, daß ein Schlauch von der erwähnten Beschaffenheit am liegenden Patienten unter voller Ausnutzung der Elastizität in 2—4 Touren um die Taille gelegt wird, bis der Puls der A. femoralis nicht mehr fühlbar ist.

Zum Ersatz des Gummis zur Blutleere wurden schon vor dem Kriege Binden aus Drahtspiralen empfohlen (Henle), dann im Weltkrieg die von Sehrt angegebenen Klemmen angewendet. Sie sind im Notfall brauchbar, aber den Gummibinden in vieler Beziehung unterlegen. Im Behelfsfalle muß man auf die alte Knebelung mit einem umgelegten Tuch zurückkommen. Auch sei auf die von Lauenstein noch befürwortete Anwendungsform der Blutleere hingewiesen, bei der zunächst auf die Gegend der Hauptarterie ein Bindenkopf gelegt und dieser dann mit elastischen Binden festgewickelt wird.

Die Gefahren der Momburgschen Blutleere sucht das dem alten Schraubentourniquet nachgebildete Aortenkompressorium von Gauß zu vermeiden, bei dem nach Festlegung des Abdomens in einem Rahmengestell durch eine mit grobem und feinem Trieb schraubbare Pelotte die Aorta direkt komprimiert wird. Der Vorteil soll vor allem darin bestehen, daß das Gefäßgebiet der Intestina von der Abschnürung frei bleibt.

Endlich sei nicht überflüssig, darauf hinzuweisen, daß ein schlecht angelegter „Esmarch" durch Stauung die Blutung vermehrt und dadurch mehr schadet, als wenn gar nichts geschieht. Die Indikation zur Anwendung der Blutleere ist so eng wie möglich zu stellen. Nur bei wirklich arteriellen Blutungen soll davon Gebrauch gemacht werden. Erwähnt sei, daß man auch bei Operationen von der Anwendung des Verfahrens immer seltener Gebrauch macht.

Grade der Abschnürung.

| Grad der Staung | Farbe des Glieds | Temperatur des Glieds | Puls | Subjektiv | Ödem | Reaktive Hyperämie | Anwendung | |
|---|---|---|---|---|---|---|---|---|
| | | | | | | | Dauer | Zweck |
| I. Heiße oder rote Staung | gleichmäßig blaurot, bei akuter Entzünd. hochrot | gleich oder erhöht | + | keine Beschwerden, Schmerzlinderung | stark | — | 22 Std. | Behandlung akuter Entzündung |
| II. Blaue Staung | gleichmäßig blaugrau | gleich | + | keine Beschwerden | — | — | 1—3 Std. | Behandl. chir. Tuberkulose |
| III. Kalte Staung | blaugrau, zinnoberrote Flecke und punktförmige Blutungen | herabgesetzt | — | Parästhesien, Schmerzen | — | + | — | Anwendung fehlerhaft |
| IV. v. Esmarchsche Blutleere | wachsbleich, mit cyanotischen Flecken | herabgesetzt | — | Schmerzen | — | + | nicht üb. 2 Std. | Blutleere |

**c) Stauungshyperämie.** Biers exakte Beobachtungen über die Wirkung verschieden starker Abschnürung des Arms durch Gummibinden lassen sich in nebenstehender Tabelle niederlegen. Es werden je nach der Stärke der Abschnürung folgende Grade unterschieden:

I. Grad. Die leichteste Form, sog. „heiße oder rote Stauung". Die Wirkung einer mit geringem Anziehen der Touren um die Wurzel des Gliedes gelegten Gummibinde äußert sich folgendermaßen: Das Glied nimmt nach anfänglichem starken Hervortreten der Venen eine gleichmäßig blaurote Farbe an. Bei akut entzündeten Gliedern tritt die Reaktion verstärkt auf, die Färbung des Glieds wird hochrot. Die Temperatur des Glieds ist gegen vorher gleich oder leicht erhöht, der Puls selbstverständlich gut fühlbar. Subjektiv treten nicht die geringsten Beschwerden auf, auch nach stundenlangem Tragen. In entzündeten und schmerzenden Gliedern tritt eine Linderung der Schmerzen ein. Einige Stunden nach Anlegung beginnend, entwickelt sich ein immer mehr zunehmendes Ödem. Diese Form der Stauung wird zur Behandlung akuter Entzündungen benutzt, die Dauer der täglichen Anwendung beträgt im allgemeinen 22 Stunden. Nach Abnahme der Binde ist für mindestens zwei Stunden steile Suspension erforderlich, um das Ödem verschwinden zu lassen.

II. Grad. Bei etwas stärkerem Anziehen der Binde ist die Farbe mehr blau als rot, mit grauer Beimengung, aber noch immer gleichmäßig. Die Temperatur soll nicht merklich herabgesetzt sein. Subjektiv dürfen keine Schmerzen auftreten, höchstens nach etwa 1 Stunde leichtes Prickeln. Diese stärkere Form der „blauen Stauung" empfiehlt Bier für die Behandlung der chirurgischen Tuberkulose. Sie wird nur kurze Zeit, 1—3 Stunden täglich, angewandt. Zu Ödembildung soll es dabei nicht kommen.

III. Grad. Wird die Binde noch stärker angezogen, so erhalten wir die zu starke, schädliche und fehlerhafte Form der „kalten Stauung". Treten die zu beschreibenden Symptome ein, so muß die Binde sofort entfernt werden. Die kalte Stauung äußert sich alsbald darin, daß die Färbung des Glieds nicht gleichmäßig sich ändert, sondern nach wenigen Minuten Flecken auftreten: blasse Stellen, entstanden durch Kontraktion der Arterien infolge Einwirkung des venösen Bluts, zinnoberrote Flecken, welche auf beginnenden Blutdurchtritt durch die Gefäße hinweisen, karminrote Blutpunkte, die später sich in braunes Blutpigment umwandeln. Das Glied fühlt sich kalt an, der Puls ist trotzdem gut fühlbar. Subjektiv treten schon nach etwa 5—10 Minuten lebhafte Parästhesien ein, die sich nach ca. $^3/_4$ Stunden zu unerträglichen Schmerzen steigern. Nimmt man die Binde ab, so entsteht eine reaktive Hyperämie wie nach der Blutleere.

IV. Grad. Wird die Abschnürung so weit getrieben, daß der Puls verschwindet, so entsteht die bereits besprochene Esmarchsche Blutleere.

Unter Bierscher Stauung versteht man also den hier als I. und II. Grad beschriebenen Zustand einer leichten elastischen Abschnürung zu therapeutischen Zwecken. Es muß gleich betont werden, daß die Erzielung des richtigen Grades große Übung und Erfahrung erfordert, daß individuell große Verschiedenheiten bestehen und man in jedem Fall den anzuwendenden Grad des Zugs ausprobieren muß. Nach jeder Anlegung der Staubinde muß der Kranke etwa 1 Stunde lang genau beobachtet und kontrolliert werden, ob der richtige Grad der Abschnürung erreicht ist.

Die Technik ist folgende. Man benutzt eine 6 cm breite Binde aus dünnem Gummi von 1—2 m Länge. An dem einen Ende bringt man zweckmäßig Bindebänder an. Das Glied wird gepudert, bei empfindlicher Haut mit Mull gepolstert. Zur Anlegung benutzt man die muskelstarken mittleren Teile des Gliedabschnitts. Die Muskulatur muß entspannt sein. Die Binde wird nun in mehreren Gängen mit etwas spiraliger Deckung unter leichtem Anziehen umgelegt und

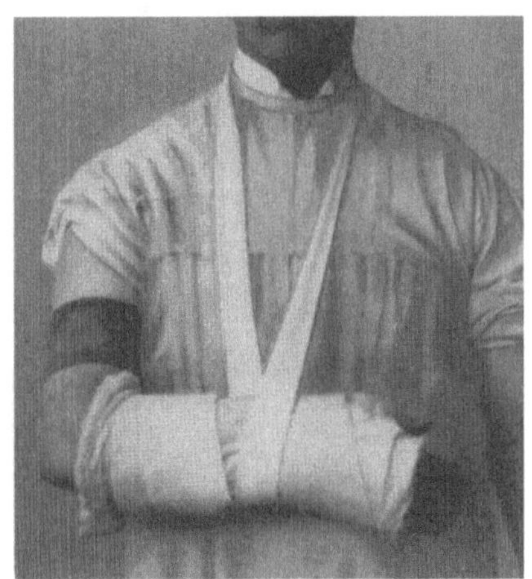

Abb. 285. Biersche Stauung am Oberarm mit zweckmäßigem losen Wundverband.

mit den Bändern befestigt. Von größter Wichtigkeit ist die nun folgende Kontrolle des Kranken: Es dürfen keine Schmerzen auftreten, auch keine Parästhesien; die Färbung ist oben beschrieben.

Der Wundverband an einem gestauten Glied muß so lose als möglich angelegt werden, damit die Ausdehnung der Gefäße und die Entstehung des Ödems nicht behindert wird. Man muß noch mit zwei Fingern unter den Verband fassen können. Sehr empfehlenswert ist Handtuchverband oder halboffene Verbandweise (Abb. 285). Auch die Lagerung und Ruhigstellung erfolgt nicht in festen Verbänden, sondern lose auf Lagerungsgeräten, beim oberen Glied auf ein neben dem Kranken liegendes Kissen, ambulant in der Mitella, am unteren Glied in Gipshohlrinnen, Laden, Volkmannschienen usw.

In der Staupause nach Abnahme der Binde wird das Glied hochgelagert bzw. aufgehängt, wobei sich das Suspensionshalfter (Abb. 284) gut bewährt. Die Stelle der Binde wird mit Spiritus abgerieben, massiert und gepudert.

Für die einzelnen Körperteile gilt folgendes:

Am Ober- und Vorderarm benutzt man die beschriebene Binde. Für die Fingerbasis verwendet man ein Stück schmal zugeschnittene Stauungsbinde, auch wird empfohlen, einen Heftpflasterstreifen oder das untere Ende eines Gummifingers zur Stauung zu verwenden. Die Schulterstauung wird nach Bier mit einem umpolsterten Schlauch an der Wurzel des Arms durchgeführt, der durch Gurte oder Binden in seiner Lage erhalten wird. Diese Stauung darf höchstens 12 Stunden liegen! Man kann auch die gewöhnliche Stauungsbinde in Form einer Spica humeri verwenden.

Bei kräftigen Oberschenkeln bedarf es einer etwas dickeren Gummibinde, z. B. der bekannten Martinschen Binde oder auch der Esmarchschen

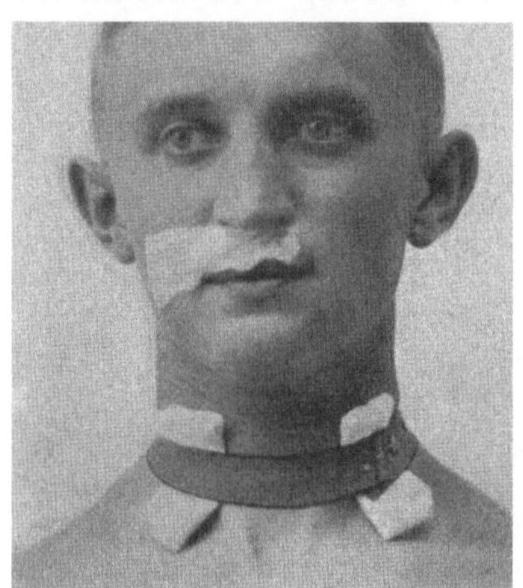

Abb. 286. Kopfstauung und Verband bei Gesichtsfurunkel.

Binde, wie sie für die Blutleere des oberen Gliedes gebraucht wird.

Für den Kopf benutzt man ein gewirktes Gummiband mit Ösen wie Abb. 286. Die Binde muß unterhalb des Pomum Adami den Hals umschließen und zu beiden Seiten über den Gefäßen mit Filz oder Zellstoff unterpolstert werden. Die Hodenstauung wird mit einem filzumpolsterten dünnen Schlauch vorgenommen.

Die Indikation zur Stauungshyperämie geben im allgemeinen bakterielle Entzündungen ab. Als besonders dankbar für die heiße Stauung sind zu nennen: Sehnenscheidenphlegmonen (nach Eröffnung der Scheiden mit kleinen Schnitten), akute Gelenkeiterungen, ebenfalls nach entsprechender Eröffnung, gonorrhoische Gelenkentzündungen, Gesichtsfurunkel usw. Bei der Gelenktuberkulose wird die etwas stärkere und dafür kürzer angewandte blaue Stauung (II. Grad) mit Erfolg verwendet.

Daneben kommen aber auch andere Zustände für die Stauung in Frage: Zunächst soll die historische Anwendung bei schwer heilenden Knochenbrüchen nicht vergessen sein (vgl. S. 206). Daß man die Stauung auch zu medikomechanischen Zwecken gut verwenden kann, indem unter dem erweichenden Einfluß der Hyperämie und gleichzeitigem elastischen Bindenzug es leicht gelingt, Versteifungen der Gelenke zu mobilisieren, haben mir zahlreiche Erfahrungen bewiesen. Die Technik zeigen Abb. 287a und b, die Wirkung in einem Falle hochgradiger traumatischer Ellbogenversteifung veranschaulicht die Umrißzeichnung Abb. 288. Die Dauer der Anwendung beträgt 1—2 Stunden täglich.

Endlich sei der prophylaktischen Stauung Erwähnung getan, welche bei Gelenkverletzungen und komplizierten Frakturen, bei frisch genähten Verletzungswunden am Platze ist. Im Kriege bewährte sich die Stauung vielfach bei der Behandlung infizierter Kriegswunden und Gelenkschüsse, auch gegen Gasphlegmone wurde sie empfohlen. Die Technik wurde dabei

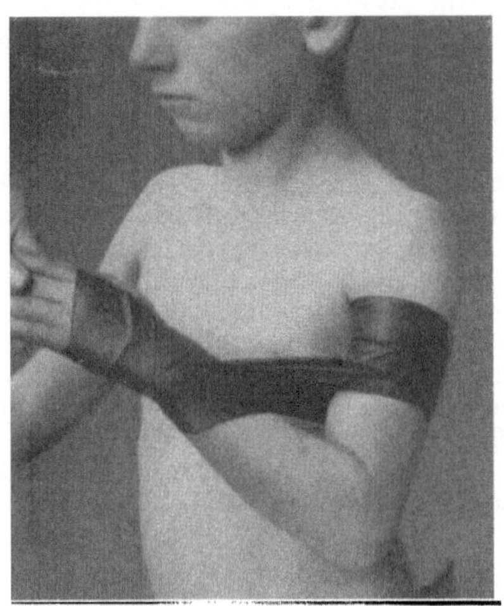
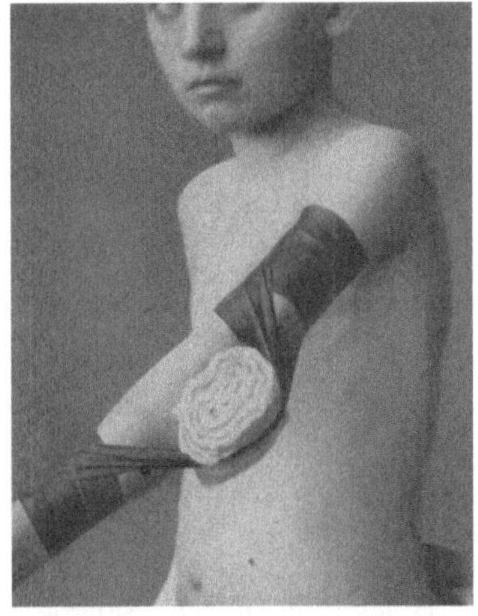

a          b

Abb. 287. Mobilisierende Stauung.
a Beugung, b Streckung des Ellbogens.

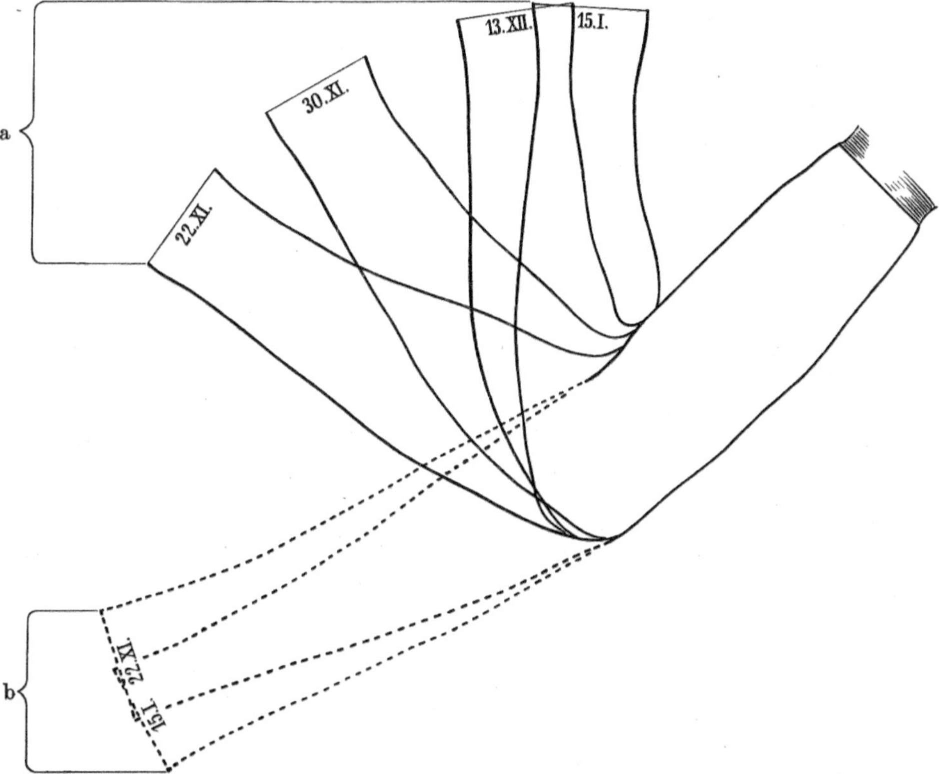


Abb. 288. Erfolg der mobilisierenden Stauung in einem Fall von traumatischer Versteifung
nach Ellbogenfraktur (Abb. 287).
a Beugung, b Streckung.

insofern vielfach verändert, als Dauerstauung bis zu 8 Tagen verwandt wurde. Eine besonders wirksame Form bildete die von Thies konstruierte rhythmische Stauung.

Durch einen selbsttätigen Mechanismus wird die Extremität eine Minute lang kräftig abgestaut, worauf eine Stauungspause von $1^1/_2-2$ Minuten folgt. Es werden Säle eingerichtet, wo gleichzeitig bis zu 20 Fälle behandelt werden können. Die Dauer der Behandlung beträgt bis zu acht Tagen. Es wird dadurch eine teils aktive, teils passive sehr energische Hyperämisierung erzeugt, welche zu gewaltigen Ödemen führt.

Der Thiessche Apparat besteht aus folgenden Hauptteilen: Kohlensäurebombe, Schlauch, Unterbrecher und Stauungsmanschette. Die Kohlensäurebombe ist mit einem Reduktionsventil versehen, welches die Regulierung des Druckes gestattet. Der anzuwendende Druck beträgt 0,12—0,15 Atmosphären. Das unter Druck ausströmende Gas wird durch einen Gummischlauch in die am Gliede angelegte Stauungsmanschette geleitet. Dieser Gummischlauch steht mit dem selbsttätigen Unterbrecher in Verbindung, welcher die Füllung und Leerung der Stauungsmanschette bewirkt. Der Unterbrecher besteht in einer Aneroidkapsel, deren Membran sich bei der Füllung vorwölbt und ein Ventil in Bewegung setzt.

**d) Hyperämie durch Saugbehandlung.** Der Saugbehandlung inzidierter Abszesse usw. ist bereits (S. 231) Erwähnung getan. Ihre Anwendung ergibt die glückliche Kombination einer sekretableitenden und gleichzeitig hyperämisierenden Wirkung, doch kann im Gegensatz zur Stauung das Verfahren nur kurze Zeit täglich angewendet werden. Auch für medikomechanische Zwecke ist die Saugbehandlung nach Art des alten Junodschen Schröpfstiefels von Bier und seinen Schülern ausgebaut worden: in bestimmten luftleer zu machenden Apparaten aus Glas oder Metall werden mit Erfolg Versteifungen der Finger, des Ellbogen- und Kniegelenks, Plattfuß und Klumpfuß behandelt.

**e) Heißluftbehandlung.** Der Biersche Heißluftkasten besteht aus einer Kiste aus Holz, die mit Segeltuch überzogen ist. Holz und Tuch sind mit Wasserglas durchtränkt. Die Kiste ist zum Aufklappen eingerichtet und enthält an einer oder beiden Schmalseiten in der Mitte die Öffnung für das zu behandelnde Glied. Eine Filzpolsterung sorgt an dieser Öffnung für Abdichtung und schützt das Glied vor Verbrennung. An der Langseite unten befindet sich der Einlaß für die heiße Luft in Gestalt einer Öffnung mit Blechansatz. Innen ist vor dieser Öffnung ein auf Stege gestelltes, mit Asbest bezogenes Brettchen angebracht, um die heiße Luft nicht direkt auf das Glied auftreffen zu lassen. Im Deckel befinden sich einige Luftlöcher, in deren einem ein Thermometer steckt. Der Kasten erfährt je nach dem Glied besondere Änderungen, die am Prinzip nichts ändern; es gibt Kästen für Hand und Arm, Ellbogen, Schulter, Fuß, Knie, Becken, für den Rücken (am sitzenden Patienten), für den Kopf. Die heiße Luft wird durch einen Schornstein zugeleitet und durch eine Gas- oder Spiritusflamme erzeugt. Die Regulierung erfolgt so, daß man durch ein verstellbares Stativ die Flamme mehr oder weniger weit von der unteren, konisch verbreiterten Öffnung des Schornsteins entfernen kann. Abb. 289 zeigt einen behelfsmäßig im Felde hergestellten Apparat, bei dem die Wärme durch einen Holzkohlenofen erzeugt und durch eine einfache Ofenklappe reguliert wird. Die Heißluftkästen können sehr gut vom Tischler hergestellt werden, es gibt natürlich auch fertig käufliche sowie Anlagen, bei denen gleichzeitig mehrere Glieder „geheizt" werden können.

Vielfach in Gebrauch sind auch die Lichtbogen aus Holz, die durch Kohlenfadenlampen elektrisch erwärmt werden.

Die durch diese Apparate erzeugte Hyperämie unterscheidet sich wesentlich von der Stauung. Sie entsteht dadurch, daß der Körper zum Selbstschutz gegen die Verbrennung einen lebhaften arteriellen Blutstrom, einen Kühlstrom, durch das Glied schickt, das eine hochrote Farbe annimmt und starke Schweißabsonderung zeigt. Die anzuwendenden Wärmegrade betragen über 100 bis 120, maximal sogar 140°. Verbrennungen können nur da entstehen, wo etwa das Glied mit einem anderen Gegenstand im Apparat in Berührung kommt. Es muß daher durch Wattepolster die Einlaßstelle des Glieds gut isoliert werden. Dünne Teile wie Finger, Zehen vertragen die hohen Grade weniger gut und werden ebenfalls gepolstert. Im übrigen bleibt das Glied nackt, eine Zellstoffunterlage fängt den sezernierten Schweiß auf. Die Zeit der Anwendung beträgt $^1/_2$ bis 1 Stunde.

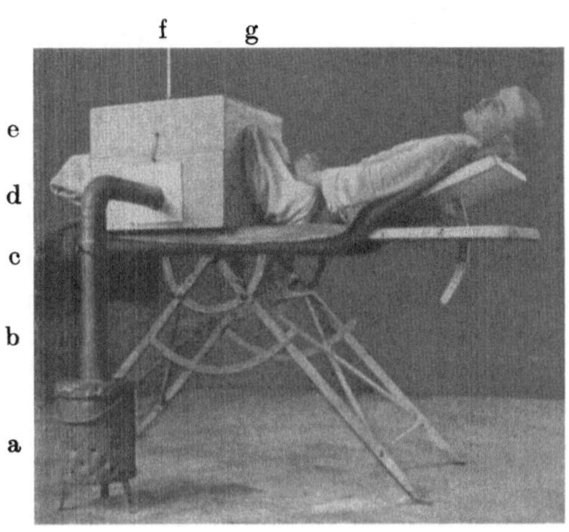


Abb. 289. Bierscher Heißluftkasten, behelfsmäßig (im Felde) hergestellt.

a Holzkohlenofen, b Schornstein, c Ofenklappe zum Regulieren der Temperatur, d Blechansatz als Zuleitung der Heißluft, e Heißluftkasten aus Holz und Asbest, f Thermometer mit Skala bis 200° C, g Abdichtung des Gliedes.

Das Anwendungsgebiet der Heißluft sind vor allem chronische, nicht bakterielle Entzündungen, z. B. Arthritis deformans, ferner alle traumatischen Ergüsse, Hämatome, Versteifungen. Auch akute eitrige Entzündungen werden von mancher Seite dieser Behandlung unterzogen. Es würde hier zu weit führen, das außerordentlich große Anwendungsgebiet dieser segensreichen Behandlungsmethode auch nur annähernd zu umschreiben.

**f) Andere hyperämisierende Methoden.** Bei Kollapsen sorgen wir durch Tieflagern des Kopfes und Oberkörpers dafür, daß das Gehirn die nötige Blutzufuhr erhält, an ausgebluteten Kranken ergänzt man diese Absicht durch Einwickeln der Extremitäten mit elastischen Gummi- oder Trikotbinden. Auf die hyperämisierende Wirkung zahlreicher sog. „derivierender" Verbandmethoden ist an anderen Stellen genugsam hingewiesen.

# XII. Anwendung der Wundverbände.

Hier sollen im Zusammenhang die für die einzelnen Wundarten und Körperteile zweckmäßigsten Verbandarten dargestellt werden. Da die technischen Einzelheiten zumeist schon in den vorhergehenden Abschnitten besprochen sind, erübrigt sich eine ausführliche Beschreibung und kann zumeist ein kurzer Hinweis im Telegrammstil genügen. Nur solche Spezialverbände einzelner Körperteile, die noch nicht erwähnt sind, werden näher beschrieben. Der Abschnitt soll ein praktischer Wegweiser sein und vor allem dem Anfänger auf jede Frage kurze, klare Antwort geben. Daß dabei nur mit einer gewissen Einseitigkeit und Subjektivität verfahren werden kann, ist selbstverständlich, schadet aber, glaube ich, nicht, denn der Sperling eines konkreten praktischen Vorschlags ist im Ernstfall brauchbarer als die Taube universaler Eklektik.

# 1. Allgemeiner Teil.

## I. Frische Wunden.

**a) Aseptische Operationswunden.** Nach Beendigung der Naht wird durch Kompression mit sterilem Mull das unter der Naht noch angesammelte Blut ausgedrückt („Ausrollen der Naht"), die Wunde mit 5%iger Jodtinktur bestrichen oder, bei reizbarer Haut, mit sterilem Dermatol bestreut. Verband: Aseptische Mullkompresse, am Rande durch Mastisol befestigt, darüber eventuell steriler Zellstoff und Deckverband. Bei größeren Wunden leicht komprimierender Verband oder Belastung. Erste Abnahme des Verbands am 7. Tag (Tag der Operation zählt nicht). Entfernung der Nähte am 7. Tag, bei Spannung zum Teil später. Nach Entfernung Jodierung oder Dermatol. Bei Durchblutung früherer Verbandwechsel.

Genähte Wunden im Gesicht: Dermatolpuder, kein Verband. Vor Entfernung der Nähte bei Verborkung 1 Tag Verband mit sterilem Öl.

Drainierte Operationswunden: Drain im allgemeinen am 1. oder 2. Tag entfernen („Fesseldrain"). Eingelegte Tamponstreifen meist erst am 5. Tag, unter Umständen erst am 12. Tag oder später anrühren; Ablösung mit $H_2O_2$. Keine Erneuerung der Tampons.

Muß die Wunde zum Teil von Haut unbedeckt bleiben, so wird dieser Teil sofort mit sterilem Gaudafil als Hautersatz überspannt, das an den Rändern angenäht oder festgeklebt wird. Tamponade offen bleibender Wunden möglichst vermeiden.

**b) Zufallswunden.** Groben Schmutz der umgebenden Haut durch Abreiben mit Benzin, bei den durch Ruß und Teer geschwärzten Händen der Maschinenarbeiter durch Terpentin entfernen. Haut jodieren. Bei Verschmutzung durch Erde prophylaktische Injektion von Tetanusserum. Primäre Naht nur bei sauberen glatten Wunden oder nach Exzision der gequetschten und verschmutzten Teile innerhalb der ersten 24 Stunden. Stets weitstehende Nähte, keine Tampons. An Gesicht und Händen darf Indikation zur Naht weiter gestellt werden als anderswo. Naht ist Sache des chirurgisch erfahrenen Arztes, der Anfänger sei damit äußerst zurückhaltend. Sonst lockere Mullbedeckung, bei tiefen Wunden Drainage. Sehr kleine Wunden können auch mit Heftpflaster verklebt werden. Der erste Verband bleibt, wenn Durchblutung oder Infektion nicht eintritt, mindestens 7 Tage liegen.

Schnittwunden: Weite Naht bei sauberer Verletzung; auch tiefe Schichten nähen. Verdächtige Wunden nur durch Pflasterstreifen nähern.

Stichwunden: Nicht nähen, Stichkanal bis zur Übersichtlichkeit freilegen und versorgen.

Quetschwunden: Aseptischer Verband ohne Naht, eventuell operative Revision. Abschürfungen: Puder, Schorfheilung.

Verbrennungen 1. Grades: neutrale Salbenverbände. Durch sofortige feste Kompression kann Blasenbildung verhütet werden. 2. Grades: Blasen nach Jodanstrich aseptisch anschneiden, nicht abtragen. Aseptischer Puder, offene Wundbehandlung (Schorfheilung) in Gesicht und Händen und wo sonst angängig, sonst trockene oder Salbenverbände. Fixierende Verbände bei Gefahr der Kontraktur. Verbandwechsel sehr selten, Schorfe nicht entfernen. 3. Grades: wie Nekrosen (S. 254).

Komplizierte Frakturen: Durchstechungsfrakturen: Jodierung, aseptischer Verband mit Mastisol, weitere Behandlung wie geschlossene Frakturen. Im übrigen: Wundrevision, Perubalsam, Ableitung und andere spezialchirurgische Behandlung.

Perforierende Gelenkwunden: chirurgische Behandlung: Wundrevision, bei Infektionsgefahr Punktion an Gegenseite und prophylaktische Spülung mit $3\,^0/_0$igem Karbol, Phenolkampfer oder $1\,^0/_{00}$igem Vuzin, Naht der Kapsel, aseptischer Verband, Ruhigstellung bzw. Streckverband.

Verletzungen von Blutgefäßen: Diagnose nicht aus der Stärke des Blutausflusses (Blutung kann durch Gerinnung und Blutdrucksenkung vorübergehend stehen), sondern aus der anatomischen Lage der Wunde. Notverband mit Abschnürung oder Kompression (Fingerdruck, Nottamponade usw.), Hochlagerung. Endgültiger Verband nach operativer Versorgung (Unterbindung). Venöse Blutung: Kompression und Hochlagerung.

**c) Schußwunden und Kriegsverletzungen.** Prophylaktische Injektion von Tetanusserum sobald als möglich. Notverband: Jodierung, steriler Verband, weitgehende Fixation. Vorher Stellung einer genauen Diagnose bezüglich Verletzung von Gefäßen, Nerven, Organen.

Glatte Gewehr-, Revolver- und Schrapnellschüsse: Kleiner mastisolbefestigter aseptischer Verband bleibt liegen bis Wunde verheilt (Schorfheilung). Operative Geschoßentfernung nur bei strenger Indikation und nach genauer Diagnose des Sitzes, entweder sofort, oder erst nach Heilung der Wunde.

Schrotschuß: Bei Trümmerwunden Revision, sonst aseptischer Verband. Entfernung der in der Haut sitzenden Schrotkörner erst später, je nach Indikation (kleine Abszesse usw.).

Wunden durch Granaten und andere Sprengkörper sind charakterisiert durch verhältnismäßig kleine Schußöffnungen in der Haut und ausgedehnte Zertrümmerungen in der Tiefe mit starker Verschmutzung und weitreichender Gewebsnekrose. Behandlung: Frühzeitige primäre Wundrevision, Eröffnung aller Taschen, bei Durchschüssen Freilegung des Schußkanals, bei Steckschüssen Entfernung des Geschosses, Ableitungsvorrichtungen, Tiefenantisepsis, weitgehende Fixation bei lockerem, aseptischem Wundverband. Jede Zirkulationsstörung muß vermieden werden. Hämatome sind auszuräumen. Scharfe Beobachtung auf Infektion, besonders Gasphlegmone (Schmerzen, Verfall, kleiner Puls, Tympanie bei Perkussion mit Pinzette). Sonst möglichst langes Liegen des ersten definitiven Verbandes.

Bei der Multiplizität dieser Wunden ist peinlich darauf zu achten, daß keine noch so kleine Wunde übersehen wird.

## II. Infizierte Wunden.

**a) Infektion in Operationswunden.** Symptome: Erhöhte Temperatur bei gleichzeitig erhöhtem Puls, Schmerz, gestörtes Allgemeinbefinden. Behandlung: Verbandwechsel. Bei infizierten Stichkanälen Entfernung der betreffenden Naht. Abszesse: behutsames Sperren mit kleiner Kornzange, Saugglasbehandlung. Bei ausgedehnter Eiterung und Fasziennekrose Entfernung aller Nähte, Drainage. Nach Abklingen der Infektion und Reinigung Sekundärnaht.

Schwerer zu beurteilen sind die Fälle, bei denen die Infektion unter primär heilender Haut in der Tiefe sich entwickelt. Nach Stellung der Diagnose (Punktion) Öffnung und Drainage.

**b) Infizierte Zufallswunden.** Symptome: Schmerz, Klopfen, gerötete Umgebung, Lymphangitis. Behandlung: Leichte Fälle ohne Beteiligung des Allgemeinbefindens: Verband der Wunde mit neutralen oder Quecksilbersalben, leichte Ruhigstellung, lymphangitische Streifen mit Salbe verbinden. Schwere, septische Fälle: Bettruhe. Stauung, geeignete Lagerung oder Fixation, ableitende, z. B. feuchttrockene Verbände.

Pyocyaneus: Peinliche Säuberung der Wundumgebung und Hautpflege. Borsäurepuder. Offene Wundbehandlung.

Erysipel: Neutrale Puder- oder Salbenverbände, Jodpinselung. Isolierung des Kranken.

Gasphlegmone: Operative Entfernung der erkrankten Teile so früh als möglich, Tiefenantisepsis, halboffene oder offene Wundbehandlung, Berieselung, empfohlen auch Kataplasmierung, Stauung.

Eitrig infizierte Kriegswunden: Ausgiebige Ableitung, offene Wundbehandlung, Berieselung mit Dakin, Sorge für größte Ruhigstellung.

**c) Abszesse.** Infiltrate im Beginn erweichen durch Kataplasmen, Ichthyolsalbe, Eiteransammlung erkennbar durch zentrale Erweichung beim Darüberstreichen und durch Fluktuation. Inzision im Zentrum oder an einem für die Entleerung günstigen Punkt, Saugbehandlung. Drain nur bei tiefem Sitz. Salbenverband.

Furunkel: Stets kleine, eng umgrenzte Verbände mit Mastisol oder Pflaster, niemals Wickelverbände. Pflege der umgebenden Haut durch Waschung mit Seifenspiritus und Puder. Infiltrate ganz im Beginn können unter abschließenden kleinen Pflasterverbänden, eventuell mit grauer Salbe, sich resorbieren. Sichtbare Kuppe mit Pinzette abheben, Salbenverbände. Pfropf erst nach Lösung entfernen, Lösung und Ableitung des Eiters durch Saugbehandlung befördern. Niemals Eiter ausdrücken. Inzision nur bei erschwerter Ausstoßung des Pfropfs und größerer Eiterverhaltung unter der Kutis. Sehr gut Stichinzision mit Glühbrenner. Injektionen von Antisepticis, Exzisionen sind nur bei spezialistischer Vertrautheit mit der Methode anzuraten. Karbunkel: Behandlung nicht grundsätzlich verschieden. Saugglas. Erweichende Verbände mit Ichthyol- oder Hg-Salbe. Inzisionen bei Verhaltung.

Gesichtsfurunkel: Kopfstauung, Behandlung durch erfahrenen Chirurgen.

**d) Nekrose und Gangrän.** Austrocknende Verbände. Epidermis, welche die Austrocknung verhindert, entfernen. Puder, feuchttrockene (Alkohol-) Verbände, offene Wundbehandlung. Sequester erst nach abgeschlossener Demarkation entfernen. Doch soll man dies Stadium auch rechtzeitig erkennen. Oft verschleppen z. B. längst abgestoßene, mit Fäulnis durchsetzte Fasziensequester unnötig die Heilung.

Ischämie, drohende Nekrose: offene Wundbehandlung, vorsichtige Heißluftbehandlung.

### III. Granulierende und in Überhäutung befindliche Wunden.

Gesunde Granulationen haben ein frischrotes Aussehen, sind grob-körnig, bluten leicht. Die beste Verbandart ist die Verklebung nach Bier. Nächstdem neutrale Salbenverbände, Silberverbandstoff; trockene, anklebende Mullverbände weniger empfehlenswert. Öfterer Wechsel der Verbandart ratsam.

Schlaffe, mißfarbene, glasige Granulationen sind Folge von noch vorhandener Infektion, Fremdkörpern oder Reizung durch unzweckmäßige Verbände. Zur „Reinigung" schlechter Granulationen dienen schwarze Salbe, feuchte Verbände, z. B. mit hypertonischer Kochsalzlösung, Bestrahlung mit Höhensonne; doch sollen alle diese Reizmittel vorsichtig dosiert werden.

Üppige, die Oberfläche überragende Granulation, „wildes Fleisch" ist ebenfalls meist Folge falscher Behandlung. Niederhalten durch leichte Ätzung mit Höllensteinstift, besser durch Verklebung mit Gaudafil oder Heftpflaster.

Unter normalen Verhältnissen beginnt die Überhäutung, nachdem die Granulationen die Oberfläche erreicht haben. Tamponade granulierender Wunden führt zu verfrühter Überhäutung mit vertieften Narben, ebenso offene Wundbehandlung. Anklebende zersetzte Sekrete, brüske Ablösung von ange-trockneten Verbandstoffen und Schorfen beeinträchtigen die Hautbildung. Im übrigen wächst das Epithel unter trockenen wie unter abschließenden Ver-bänden, auch an der Luft gleich gut, vorausgesetzt, daß die Ruhe der Wunde nicht gestört wird. Zweckmäßige Verbandarten sind: Protektive Silk, Gaudafil, Silberstoff, reizlose Salben, vorsichtige Anwendung von Scharlach-rotsalbe, Heftpflasterverklebung.

Gelingt es unter diesen Verbänden nicht, die Überhäutung zu erreichen, so muß bei schlechter Unterlage die Wunde durch Exzision in ein frischeres Stadium übergeführt werden, bei gesunder Unterlage Thiersche Trans-plantation von Epidermis vorgenommen werden. Der Verband nach dieser Operation wird mit Salbe, Protektive Silk, Silberstoff oder als offene Wund-behandlung angelegt.

### IV. Geschwüre.

**a) Nicht spezifische Geschwüre.** Geschwüre sind spontan oder traumatisch entstandene Wunden, deren Heilung sich hinschleppt. Ursachen der Heilungs-verzögerung sind Infektion und mangelnde Regenerationskraft. Wir müssen in der Behandlung diese beiden Ursachen streng auseinander halten. Unbehandelte Geschwüre sind infiziert, zeigen Entzündung, Jauchung, eitrigen und fibrinösen Belag. Die Beseitigung der Infektion, die „Reinigung" des Geschwürs, ist der leichtere Teil der Behandlung, sie geschieht durch Ver-bände, wie wir sie auch sonst bei infizierten Wunden anwenden. In leichten Fällen genügt die Reinigung, um die Heilung herbeizuführen. Die Schwierig-keit beginnt erst bei solchen „echten" Geschwüren, die trotz Reinigung nicht zuheilen oder, verheilt, alsbald wieder aufbrechen. Ursachen dieser mangelnden Heilfähigkeit sind zumeist allgemeine, konstitutionelle, wie Arteriosklerose, Diabetes, Stauung usw.; die kausale Allgemeinbehand-lung ist Voraussetzung einer rationellen Behandlung. Sie im einzelnen zu be-schreiben kann hier unterbleiben. Örtliche Ursachen mangelnder Heilung sind: Überreizung des Gewebes durch zu häufige und reizende Verbände, Atrophie und Gefäßarmut der narbig veränderten Umgebung, kurz, chronische Entzündungen der Gewebe. Die lokale Behandlung der Geschwüre unterscheidet also grundsätzlich 1. die Reinigung, 2. die Verheilung.

Reinigung wird erzielt durch Bäder, Spülungen, feuchttrockene Verbände, Hypertonie (hypertonische Salzlösung, Zucker usw.), neutrale oder antiseptische Salben (z. B. schwarze Salbe, Nafalansalbe usw.), Pulververbände, offene Wundbehandlung, Bestrahlung mit Höhensonne.

Die Verheilung wird nach eingetretener Reinigung herbeigeführt durch regenerationsfördernde Bedingungen: feuchte Wärme, Abschluß, Ruhe. Feuchtabschließende, Zinkleimverbände wirken in diesem Sinne, sie werden an Wirkung weit übertroffen durch die Methoden der Verklebung mit Pflaster oder wasserdichtem Gewebe (Gaudafil usw.). Verbandwechsel nach 5—8 Tagen. Das Geschwür wird in eine gesunde, üppige Granulationsfläche übergeführt, deren Überhäutung dann normal vonstatten geht.

Gelingt es auf diese Weise nicht, das Geschwür zur Heilung zu bringen, so müssen operative Verfahren, Exzision der narbigen Ränder, Transplantation, Plastik in Kraft treten.

Dekubitus wird nach denselben Regeln behandelt: Entlastung vom Druck, Reinigung, Verklebung; ebenso Mal perforant und andere trophoneurotische Geschwüre.

Fisteln sind gangförmige Wunden, deren Heilung durch einen tiefliegenden Krankheitsherd, Fremdkörper, Nekrose, Infektion, verhütet wird. Ohne Entfernung des Herdes ist Heilung nicht zu erwarten, die Fistel bricht immer wieder auf. Fadenfisteln werden mit Häckelnadel sondiert, um den Faden zu finden, Knochenfisteln durch Exkochleation des sequestrierten Knochens behandelt usw. Um die Ausgranulation des Fistelgangs zu beschleunigen, kann man mit Argentum ätzen: man zieht das erhitzte Ende einer Knopfsonde durch den Höllensteinstift und geht damit in die Fistel. Saugbehandlung kommt bisweilen in Frage. Desinfizierende und heilungsfördernde Plombierung wird erzielt durch Injektion der erwärmten Beckschen Wismutpaste (Rez. S. 271).

**b) Spezifische Geschwüre.** Im Vordergrund steht die Behandlung des Grundleidens. Als Verbände kommen außer den erwähnten Verbandarten nicht spezifischer Geschwüre noch Verbände mit spezifisch wirkenden Antisepticis und mit Ätzmitteln in Frage. Tuberkulöse Geschwüre werden heute allgemein einer Strahlenbehandlung mit natürlicher oder künstlicher Höhensonne, Finsenlicht, Röntgenstrahlen usw. unterworfen und im übrigen mit Salben- oder trockenen Verbänden gewöhnlicher Art bedeckt. Luetische Geschwüre können neben der allgemeinen Behandlung mit Quecksilber, Jodkali, Salvarsan mit spezifisch antiseptischen Verbänden, z. B. Quecksilbersalbe oder -Pflaster, Waschung mit 1⁰/₀₀igem Sublimat, Pinselung mit 1⁰/₀igem Sublimatalkohol behandelt werden. Bei Ulcus molle ist in dünner Schicht aufgetragenes Jodoformpulver von spezifischer Wirkung. Karzinomatöse Geschwüre neigen neben exzessiver Gewebswucherung zu Zerfall und Jauchung und stellen an die Geduld des schwergeprüften Kranken wie des Arztes die größten Anforderungen. Versagt die chirurgische und die Strahlentherapie, so bleibt nichts übrig, als durch geeignete Verbandmethoden den Zustand so erträglich wie möglich zu gestalten. Jauchung ist durch Pulververbände mit Tierkohle, Bolus, Kali hypermanganicum in Schach zu halten, der Gewebswucherung durch Ätzung mit Glühbrenner, konzentrierter Karbolsäure, Chlorzink usw. entgegenzuwirken.

# 2. Spezieller Teil.

## I. Oberes Glied.

**a) Operationen.** Nach Operationen an den **Fingern** sind die einzelnen Finger gut durch Mull zu isolieren, die Fingerkuppen müssen zur Kontrolle frei vom Verband bleiben. Nach Operation der **Syndaktylie** ist die gute Spreizung der Finger Vorbedingung des Erfolgs. Nahtextension durch Fingerkuppen, Schiene wie Abb. 92e, S. 92. Sehnennähte werden gewöhnlich in entspannter Stellung der genähten Sehne verbunden, die Fixation muß geringe spielende Bewegungen von Anfang an gestatten. Beginn systematischer Bewegungsübungen je nach Lage des Falls, spätestens am 7. Tage.

Nach Operationen an **Vorder-** und **Oberarm** Verband in Supination, mit leicht dorsal flektiertem Handgelenk, Suspension durch Bindenzügel oft erwünscht. Zu bevorzugen vor der steilen Suspension eine Aufhängung in nur leichter Erhebung. Nervennähte erfordern oft Verband in Extremstellungen der Gelenke.

**Amputationen** bedürfen sorgfältigster Verbandtechnik, um die Ruhe des Stumpfs zu gewährleisten und die Zirkulation nicht zu behindern. Kompressionsverbände sind bei guter Operationstechnik überflüssig, werden sie doch benötigt, so müssen sie nach längstens 24 Stunden einem loseren Verband Platz machen. Wird nach septischen Operationen die Wunde offen gelassen, so ist die Gefahr der Verhaltung unter den Lappen und zwischen den sich zurückziehenden Muskelstümpfen groß. Die Verbandmethode, welche rät, die Hautmanschette zurückgeschlagen zu verbinden, kann ich nicht befürworten, da durch das Umkrempeln der Lappen leicht ein Schnürring entsteht, der Sekrete verhält und die Ernährung beeinträchtigt. Ich empfehle in solchen Fällen sofort einen **Extensionsverband** anzulegen, der mit mastisolbefestigten Bindenzügeln und großem Spreizbrett die Lappen auseinanderhält. Über Lagerung des amputierten Oberarms s. Abb. 139, S. 105, des Unter- und Oberschenkels Abb. 169 und 170, S. 122.

**b) Verletzungen.** Der Grundsatz, **Fingerverletzungen** so konservativ wie möglich zu behandeln, muß schon beim Notverband beachtet werden: teilweise abgetrennte Teile müssen mit größter Schonung erhalten werden. Frühzeitige operative Wundrevision mit loser Naht der Wunden gibt die besten Resultate. Der Verband muß ohne jede Beengung und Zwangsstellung angelegt werden. Für **Verbrennungen** der Hand Schienenverband mit offener Wundbehandlung, in der Ellbeuge Schienenverband in Streckstellung zur Vermeidung der Kontraktur.

**c) Entzündungen.** Zunächst einige Worte zur **Prophylaxe:**

Die Infektion einer Fingerwunde erfolgt seltener primär, viel häufiger sekundär. Daraus ergibt sich die Folgerung, daß namentlich solche Personen, welche mit infektiösem Material in Berührung kommen, z. B. Ärzte, Gewicht darauf legen müssen, jede noch so kleine Wunde so schnell als möglich zur Überhäutung und Heilung zu bringen. Jede Wunde, jede Rhagade usw. wird sofort nach einer Bepinselung mit Jodtinktur mit einem einfachen kleinen Okklusionsverband aus guten Heftpflaster bedeckt, etwas größere Wunden werden mit trockenen, oder mit Spuren von Salbe bestrichenen

Mastisolverbänden versorgt. Wickelverbände, feuchte Umschläge und dergleichen sind zu unterlassen, da sie nur die Infektionskeime der Nachbarschaft in die Wunde hinein-reiben. Unter dem kleinen Verband wird man in wenigen Tagen, oft schon über Nacht, Überhäutung eintreten sehen. Der eventuell sich bildende Schorf bleibt bis zur Überhäutung sitzen.

Treten die Zeichen der Infektion ein, Lymphangitis usw., so wird ein Salbenverband mit Vaselin oder Ung. cinereum angelegt; ist die Infektion stärker, Biersche Stauung und Armtragetuch angewendet. Alkoholverbände sind zu widerraten, weil sie durch das Quellen der Haut das Krankheitsbild verschleiern und durch Reizung und Blasenbildung unnötige Komplikationen machen. Alkoholverbände um den Finger können sogar, wie bekannt, ebenso wie Karbolverbände zur Gangrän führen. Glaubt man feuchter Verbände nicht entraten zu können, so soll man sie mit physiologischer Kochsalzlösung anlegen, und zwar als feuchttrockenen Verband. Fixation und Suspension sind meist unnötig, besser ist immer die Lagerung der Hand bei Bettruhe auf ein seitlich vom Patienten liegendes Kissen, bei ambulanter Behandlung die Mitella in horizontaler Lage des Vorarms. Nur in den Stauungspausen wird der Arm zur Suspension in eine halfterartige Binde oder Lederschlinge hinein-gelegt (Abb. 284).

Bei der Behandlung der Paronychien soll man versuchen, den Nagel zu erhalten. Das ist in der Mehrzahl der Fälle durch eine richtige Verband-technik zu erreichen. Es muß jedoch betont werden, daß dies durch die üblichen Verbände, z. B. mit essigsaurer Tonerde, mit neutralen Salben usw. nicht gelingt, auch die Tamponade zwischen Nagel und Nagelfalz nach Art der Behandlung des Unguis incarnatus führt nicht immer zum Ziel. Wirksam dagegen ist die Durchführung einer energischen Hyperämiebehandlung.

E. Joseph (1911) empfiehlt Stauung um die Wurzel des Fingers mit einem zurecht-geschnittenen Stück der Bierschen Stauungsbinde. Der Finger bleibt im übrigen ohne Verband. Auch Gundermann (1919) rät, von jedem Verband des Fingers grundsätzlich abzusehen, und legt an der Fingerbasis eine Dauerstauung mit Heftpflaster an. Er befördert außerdem durch dreimal tägliche heiße Bäder die Hyperämisierung. Nach diesem Ver-fahren tritt nach durchschnittlich 8 Tagen Heilung ein ohne Opferung des Nagels.

Nach meinen Erfahrungen ist folgendes Verfahren erfolgreich: Dickes Be-streichen des Nagels bzw. des Nagelfalzes mit Ung. cinereum, darüber kommen ohne jede Mullschicht einige zirkuläre Heftpflasterstreifen. Der Finger wird durch einen gutsitzenden Schienenverband ruhig gestellt. Der Verband wird so selten als möglich gewechselt, am besten bleibt er 8 Tage liegen; es kommt durch die Wirkung der Salbe und der feuchten Kammer zu lebhafter Reaktion, der Finger schmerzt anfangs etwas, aber bald wird man die Eiterung versiegen und gesunde Granulation an dem Nagelfalz auftreten sehen. Eine Inzision wird nur dann gemacht, wenn auf dem Nagelfalz ein Eiterbläschen zutage tritt. Ich habe dieses Verfahren des Okklusionsverbandes mit grauer Salbe in der Poliklinik in zahlreichen Fällen mit Erfolg angewendet.

Subkutane Panaritien und Schwielenabszesse: nach tangentialer Abschälung der verhornten Epidermis Inzision des unter der Kutis sitzenden Abszesses. Nach der Inzision ist die Tamponade stets zu vermeiden. In den meisten Fällen ist jede Einlage in die Wunde überhaupt überflüssig. Liegt einmal der Herd sehr tief, so kann ein kleines Drainstück, ein zungenförmig gerolltes Stück Billroth-Battist, oder ein sehr schmaler Mullstreifen, der zwecks

Vermeidung der Adhäsion in Vaseline getaucht ist, eingelegt werden; sonst Salbenverband. Feuchte Verbände sind nicht zu empfehlen, weil sie die Epidermis, die an sich schon sehr dick ist, unnötig aufquellen und dadurch die Übersicht stören. Auch die beliebten Bäder zwischen den Verbänden dürfen nicht zu oft angewandt werden. In schwereren Fällen ist Stauung nach Bier am Platze.

Sehnenscheidenpanaritien und Phlegmonen. Nach Eröffnung, welche stets mit kleinen Schnitten, und zwar, wie ich vorgeschlagen habe, aus anatomischen Gründen nicht über den Phalangen, sondern über den Beugefalten der Finger vorzunehmen ist, ist für die Ausheilung die richtige Wahl der Verbände von entscheidender Bedeutung. Die Behandlung ist sehr heikel und sollte möglichst in einer Klinik durchgeführt werden. Die sich bietenden Schwierigkeiten sind folgende:

1. Die Schnitte verkleben und es gibt immer neue Retentionen. 2. Die Beweglichkeit kommt nicht in Gang, die Sehne wird nekrotisch. 3. Die Eiterung greift auf das paravaginale Gewebe und auf die Dorsalseite usw. über. Die Verklebung der Wunden durch Einlegung von Tampons zu verhüten ist unzulässig, da dieselben die Sehne austrocknen. Es dürfen höchstens feuchte Streifen bis an die Sehnenscheide gelegt werden. Tiegel hat zur Entfaltung der Wunde Spreizklammern angegeben und gute Erfolge davon gesehen (Abb. 273). Klapp empfiehlt, täglich von den mit feinen stumpfen Haken (Abb. 290) wieder auseinander gezogenen Schnitten die Sehnenscheiden mit Kochsalzlösung zu durchspülen, hierzu ist eine stumpfe gebogene Kanüle erforderlich (Abb. 275). Die Spülung muß mit größter Vorsicht geschehen, um nicht paravaginale Infektion, Blutungen und Schmerzen zu machen. Ich habe mich bei diesen Spülungen mehrfach mit Erfolg einer Vuzinlösung 1:1000 bedient. Die Erhaltung der Beweglichkeit muß durch tägliche aktive Bewegungen gefördert werden. Für diese Bewegungen kommen nur das Mittel- und Endgelenk in Frage.

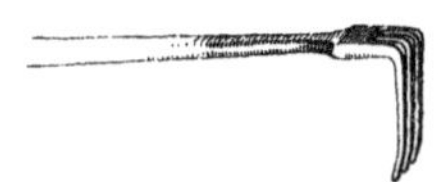

Abb. 290. Wundhaken für Panaritiumoperationen.

Bier, dem wir in erster Linie die moderne Behandlung des Sehnenscheidenpanaritiums verdanken, wendet nach den Inzisionen Hyperämiebehandlung in Form von Bindenstauung an. Auf die Wunde wird ein steriler Mull- oder Salbenlappen gelegt. Der Verband wird mit einem Handtuch locker zusammengesteckt oder ganz lose eingewickelt, um jede Schnürung zu vermeiden. Dann wird um den Oberarm eine Stauungsbinde angelegt (Abb. 285), welche 22 Stunden sitzen bleibt, dann nach 2 Stunden Pause und Suspension von neuem angelegt wird.

Treten paravaginale Abszesse auf, so müssen sie rechtzeitig gespalten werden. Man darf sich jedoch nicht verhehlen, daß mit dem Auftreten dieser Abszesse das Schicksal der Sehne zumeist im ungünstigen Sinne entschieden ist. Wir sehen sie vor allem bei den verschleppten und zu spät eingelieferten Fällen auftreten. Auch können sich nunmehr Infektionen der Gelenke und Knochen hinzugesellen, welche dem Finger den Rest geben.

Durch rechtzeitige Inzisionen und Hyperämiebehandlung innerhalb der ersten Tage gelingt es in der Mehrzahl der Fälle, die Sehne zu retten und bewegliche Heilung zu erzielen. Treten Nekrosen in der Sehne auf, so soll man auch jetzt noch mit der vollständigen Freilegung und Entfernung zurückhaltend sein, da unter weiter fortgesetzter Stauungs- oder Heißluftbehandlung es nur zu einer Teilsequestrierung kommen kann, bei der sich dann nach Abstoßung von Sequestern ein Teil der Sehne funktionsfähig erhält.

## II. Unteres Glied.

**a) Operationen und Verletzungen.** Wundverbände nach allgemeinen Gesichtspunkten. In der ersten Zeit leichte Hochlagerung des Beins in der S. 113 angegebenen Form. Verbände nach Amputationen s. S. 122.

**b) Ödeme, Varizen und Geschwüre.** Bei der Behandlung dieser Zustände ist die Wickelung des Beins mit elastischen Binden in der S. 33 geschilderten Weise die wichtigste Vorbedingung des Erfolgs. Der Verband muß stets den Vorderfuß mit einschließen und nach oben bis weit über die zu beeinflussende Stelle hinausgehen. Binden aus Trikotschlauch oder Krepp, niemals Mullbinden! Gummibinden und -Strümpfe sind im allgemeinen nicht zu empfehlen. Vor der Wicklung und über Nacht Hochlagerung.

Die Behandlung des Ulcus cruris erfolgt nach den S. 255 gegebenen allgemeinen Regeln über Geschwüre. Wird die Behandlung ambulant ausgeführt, so muß sie stets mit einer sehr genauen und straffen Wickelung verbunden werden. Als Salbe eignet sich erfahrungsgemäß gut die Nafalansalbe. Verbandwechsel nach 8 Tagen. Der vielfach beliebte Zinkleimverband (Unna) wird in folgender Weise angelegt:

Der im Wasserbad erwärmte Leim wird mit einem großen Tüncherpinsel auf die rasierte Haut des Unterschenkels und Fußes aufgestrichen. Die vorherige Bedeckung der Geschwüre mit Mull scheint überflüssig. Darüber kommt eine exakt liegende Mullbinde, dann eine zweite Schicht Zinkleim, die mit einer ganz dünnen Lage weißer Watte überzogen wird. Darüber wieder eine Mullbinde, Zinkleim, Watte, und schließlich eine Stärkebinde.

Die Verbindung der Verklebung mit dem Kompressionsverband leistet der Bayntonsche Heftpflasterverband:

Über Haut und Geschwüre werden, vom Fuß beginnend, dachziegelförmige Heftpflasterstreifen geklebt in ähnlicher Weise wie die queren Pflasterstreifen beim Bardenheuerschen Streckverband.

Thrombose, Thrombophlebitis muß stets bei Bettruhe behandelt werden: feuchte Verbände, feuchttrockene Alkoholverbände, resorbierende Salben (Quecksilber, Ichthyol) werden angewendet.

## III. Brust.

a) Von größter Bedeutung ist die Verbandbehandlung der verschiedenen Formen des **offenen Pneumothorax** und Pyothorax. Tritt infolge einer Verletzung durch Schuß oder Stich offener Pneumothorax ein, so muß ohne Zeitverlust für operative oder verbandtechnische Beseitigung dieses lebenbedrohenden Zustands gesorgt werden. Ist die Naht der revidierten Wunde nicht sofort möglich, so muß der Verband einen luftdichten Abschluß herbeiführen. Tampons sind jedoch wegen der Infektionsgefahr nur im Notfall zu empfehlen, besser ist, eine Verklebung mit wasserdichtem Stoff und Mastisol herzustellen und darüber einen festen Verband zu wickeln. Einige Heftpflasterstreifen wie bei Rippenfraktur stellen die Thoraxhälfte ruhig. Morphiuminjektionen sind nie zu unterlassen.

b) In der Behandlung des **Pleuraempyems** müssen Operation und Verbandtechnik Hand in Hand arbeiten. Ziel der letzteren ist nicht nur, die restlose Entleerung des Eiters herbeizuführen, sondern auch, durch luftdichten Abschluß die Entstehung des Pneumothorax zu vermeiden und durch dauernde Saugwirkung die Entfaltung der Lunge zu begünstigen. Nach der einfachen Trokarpunktion ist die Bülausche Heberdrainage das gegebene Verfahren:

Nach Einstoßen des Trokars wird der Stachel entfernt und durch das Trokarrohr ein Nélatonkatheter eingeführt, dessen Schnabel in der Pleurahöhle liegen bleibt, während der Trokar herausgezogen wird. Der Pavillon des Katheters wird an einen Gummischlauch angeschlossen, der in ein am Bette stehendes Standgefäß mit Flüssigkeit eintaucht und den Eiter dauernd ableitet. An der Brustwand wird der Katheter mit Hilfe eines umgeschlungenen und mit Pflaster angeklebten Seidenfadens befestigt.

Diese Drainage führt indes nur in einem kleinen Teil der Fälle zur Heilung. Meist ist die breite Eröffnung und Entleerung des Eiters und der Gerinnsel durch Rippenresektion erforderlich. Der Verband nach dieser Operation wird noch vielfach so geübt, daß ein einfaches Gummidrain eingelegt wird, über dem ein dicker Verband mit Mullkompressen und Watte zur Aufnahme der Sekrete dient. Dieser Verband hat den Nachteil, daß er infolge starker Durchtränkung häufig gewechselt werden muß, und daß ein dauernder

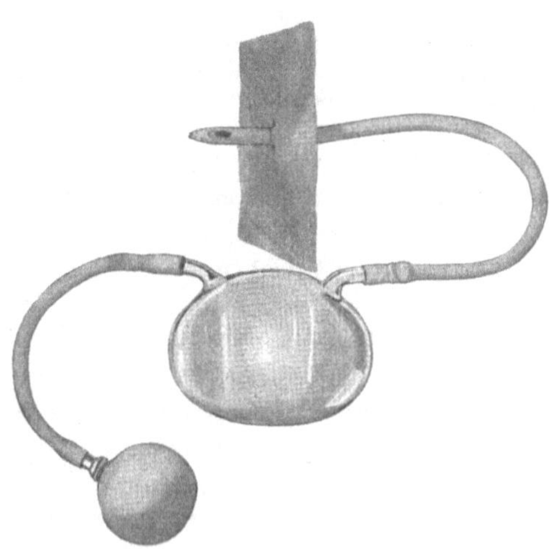

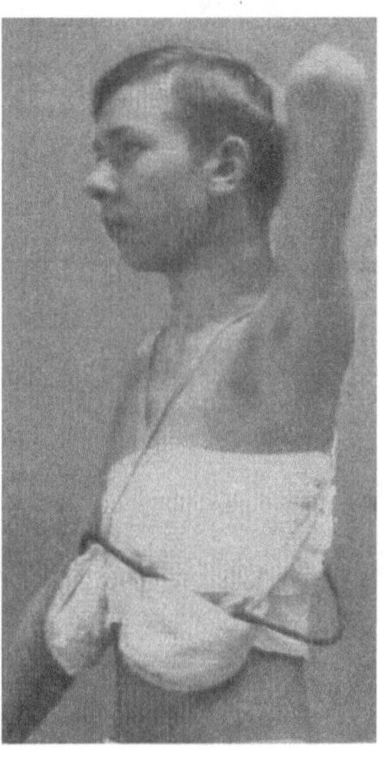

Abb. 291. Apparat zur Saugdrainage der Pleurahöhle usw. (Härtel).

Abb. 292. Saugdrainage in Betrieb.

Pneumothorax besteht, der häufig die Ausheilung verhindert und mit dem verhängnisvollen Zustand der Empyemfistel endet.

Die rationelle Nachbehandlung der Rippenresektion muß darauf abzielen, sofort nach der Operation den Thorax wieder luftdicht zu verschließen und Saugdrainage herzustellen. Bei den älteren Verfahren wurde dies durch ventilartige Verbände erreicht, z. B. nach Thiersch dadurch, daß ein mittels Gummiplatte luftdicht eingefügtes Drainrohr durch einen am äußeren Ende des Drains aufgebundenen Kondomschlauch gegen inspiratorisches Eindringen der Luft sich abschloß, oder noch einfacher nach Schede durch Verklebung mit Protektive Silk oder Billrothbattist nach Art der Abb. 283e, S. 241. Am vollkommensten wirkt der Perthessche Apparat (1898):

Das mit Hilfe eines Luftkissens luftdicht eingeführte Saugrohr steht in Verbindung mit einer Wasserstrahlpumpe, deren Saugkraft mit Hilfe eines seitlich eingeschalteten Manometers gemessen wird. Die aufzuwendende Saugkraft beträgt 30—50 mm Hg bei frischen, 100—130 mm Hg bei alten Fällen.

Zur Vereinfachung des etwas umständlichen und teuren Perthesschen Apparats sind zahlreiche Verfahren angegeben worden. Die Vereinfachung betrifft sowohl die Art der Abdichtung als auch die der Saugkraft.

Die Abdichtung geschieht in einfachster Form nach Grisson so, daß eine 10—15 qcm große viereckige Platte Cofferdam (Abb. 291) mit einer zahnärztlichen Lochzange (Abb. 293) etwa 1 mm stark durchlocht und der Katheter nach Dehnung der Platte in das Loch gesteckt wird. Der Cofferdam legt sich der Brustwand glatt an und wird durch die Atembewegungen angesogen. Ich pflege die Abdichtung außerdem durch die Technik der Operation zu befördern, indem ich die Muskulatur schichtweise in der Längsrichtung nach Art des Wechselschnitts durchtrenne und, wie schon Révilliod empfahl, die Wunde dicht um das Drain vernähe. Als Saugkraft wurden verschiedene Verfahren: Heberwirkung, Luftpumpe, Ballons, kommunizierende Gefäße usw. vorgeschlagen. Ich bediene mich für die ersten Tage bei starker Sekretion eines einfachen Hebergefäßes, späterhin des in Abb. 291 wiedergegebenen Saugfläschchens, das mit Hilfe eines Saugballons mehrmals am Tage luftleer gemacht wird. Auf ein Manometer kann man verzichten, da die subjektiven Angaben des Patienten den besten Maßstab für die Stärke des zulässigen Zugs abgeben. Die Behandlung geschieht demnach folgendermaßen:

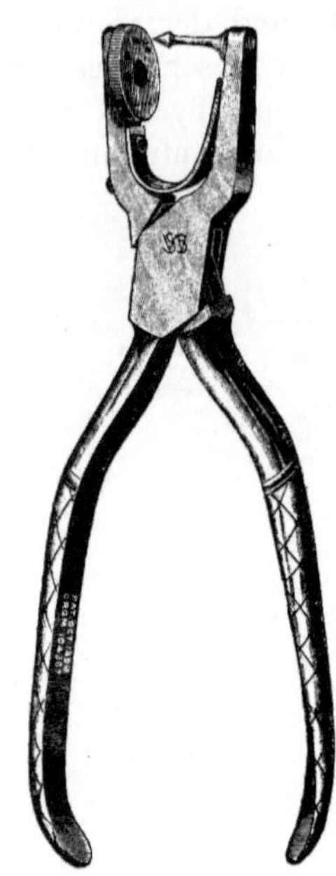

Abb. 293. Lochzange für Cofferdam.

Rippenresektion in der hinteren Axillarlinie am tiefsten Punkt der Pleurahöhle, nach Durchtrennung der Muskulatur in der Faserrichtung. Nach Ablassen des Eiters und der Gerinnsel Einfügen eines starken Gummischlauchs (Magensonde) nicht tiefer, als daß das Auge eben in die Pleurahöhle hineinragt. Schichtnaht der Wunde. Befestigung des Schlauchs mit Seidenfaden und Pflaster, kleiner Verband mit durchlochten Mullkompressen und Mastisol, oder, wenn vorhanden, Abdichtung auf der Haut mit Cofferdam. Anschluß des Drains an ein Hebergefäß.

Später Saugfläschchen und Ballon, die in einer umgehängten Tasche getragen werden (Abb. 292). Die Leerung und Reinigung des Fläschchens (Durchspülen von warmer Sodalösung) kann ohne Verbandwechsel täglich vorgenommen werden, der Schlauch wird dazu abgeklemmt. Der Verband selbst muß anfangs alle 3—5, später alle 5—8 Tage nur erneuert werden. Wichtig ist, die Ausdehnung der Lunge durch Atemgymnastik (Aufblasen von Luftkissen usw.), Überdruckapparat oder Druckmaske (Goetze) zu unterstützen.

c) Die Behandlung der **Mastitis** geschieht beim ersten Auftreten entzündlicher Erscheinungen durch Hochwickeln beider Brüste mit gut sitzendem Suspensorium mammae (S. 39). Für regelmäßige Entleerung der Milch muß Sorge getragen werden. Treten Infiltrate auf, so befördern hyperämisierende Verbände (Ichthyolsalbe, Quecksilbersalbe, Kataplasmen) die Erweichung. Abszesse werden mit kleinen radiären Schnitten eröffnet und der Saugbehandlung unterworfen. Die ganze Brust wird dick mit Vaselin eingefettet. Abb. 294 zeigt das zweckmäßigste Saugglas für Mastitis. Gläser mit steilen Wänden oder Sackform, wie sie vielfach noch üblich sind, weise man zurück, da erstere die Wunden verlegen (Abb. 295 b), letztere zu schwer sind. Zum Ansaugen dient eine Luftpumpe. Daneben werden auch kleinere, nur den einzelnen Abszeß umgreifende Sauggläser (Abb. 274) verwendet. Danach Salbenverband und Hochwicklung.

d) Der Verband nach **Amputatio mammae** ist eine gutgepolsterte Quadriga (S. 38). Der Arm der kranken Seite darf nicht an die Brust angewickelt werden,

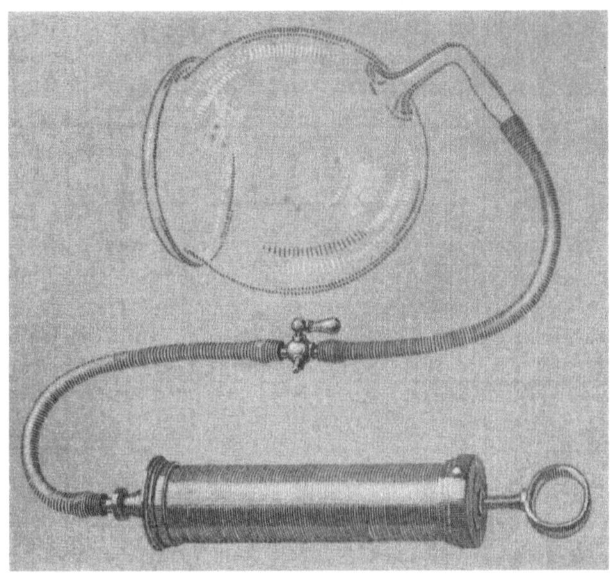

Abb. 294. Saugglas für Mastitis, mit Saugpumpe.

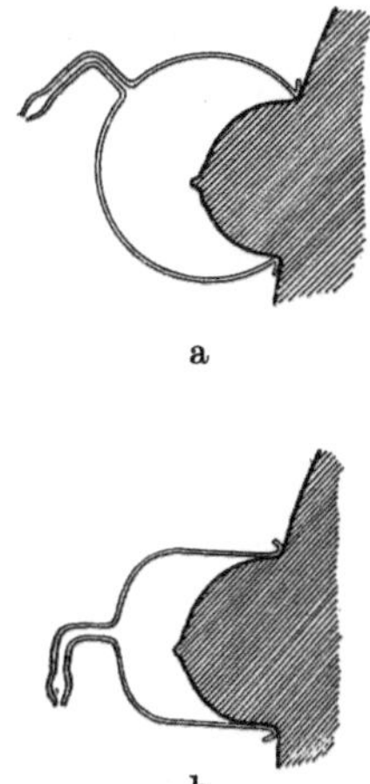


Abb. 295. Konstruktion des Mastitissaugglases.
a richtig, b falsch.

sondern muß beweglich bleiben, um Schulterversteifung zu verhüten; zur Vermeidung des der Ausräumung der Achselhöhle nicht selten folgenden Ödems muß er mit elastischer Trikotbinde eingewickelt werden. Kann nach ausgiebiger Amputatio die Wunde nicht völlig mit Haut bedeckt werden, so wird, wenn nicht plastisch operiert wird, über der defekten Stelle primäre Verklebung (S. 221, 241) angewendet. Das durch Gegenöffnung nach der Seite herausgeleitete Drain wird am 1. oder 2. Tag nach der Operation entfernt.

**e) Brustschüsse** bedürfen, abgesehen von den Maßnahmen beim offenen Pneumothorax (S. 260), der strengsten Ruhigstellung; Mastisoldauerverband der Wunde , Wickelverband oder halbkreisförmige Pflasterstreifen um den Thorax, Bettruhe in erhöhter Lage,

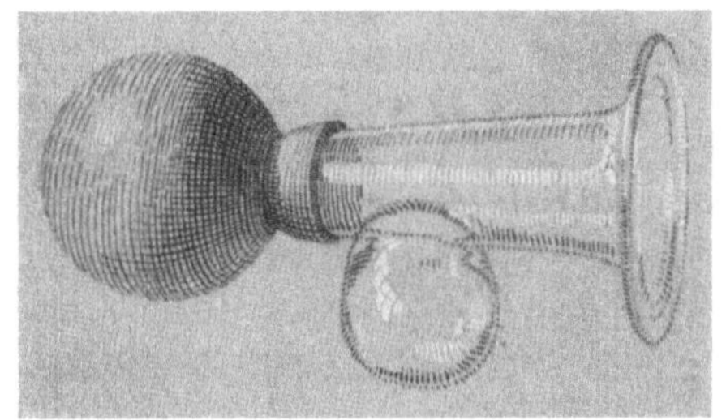

Abb. 296. Milchsaugglas.

Vermeidung jeglichen Transports, regelmäßige Morphiumgaben. Die Resorption des Hämothorax kann durch feuchte Verbände befördert werden, Entleerung durch Punktion, abgesehen von dringender Indikation, erst vom 8. Tage ab.

# IV. Bauch.

a) Der Verband nach **Laparotomien** hat außer dem einfachen Schutz der Wunde noch weitere wichtige Aufgaben zu erfüllen: jede Behinderung der Atmung muß vermieden werden, andrerseits sollen Schutzvorrichtungen gegen das Aufplatzen der Naht gegeben sein. Die Entleerung des Urins, das Einsetzen der Peristaltik muß befördert, Meteorismus bekämpft werden. Die genähte Wunde wird mit sterilem Mastisolverband bedeckt. In einfachen Fällen genügt solcher Verband, in schwereren Fällen wird ein Handtuchverband mit Polsterung, ein gepolsterter Mullverband (Wickeltechnik s. S. 41 ff.) oder eine Trikotbinde darüber gelegt. Gegen das Aufgehen der Naht ist zunächst die beste Gewähr in der Operationstechnik gegeben: strenge Asepsis, bei starker Spannung Stütznähte, die über eine Mullrolle geknotet werden, Brauns Bleiplattennaht. Verbandtechnisch kommen breite, den halben Umfang des Leibes umfassende Heftpflasterstreifen in Frage. Bei teilweise sekundär heilender oder vereiterter Bauchwunde ist folgender Verband zweckmäßig: der aus großer Platte bestehende Pflasterverband wird median aufgeschnitten und beiderseits mit mehreren Bändern versehen, die über den Mull- und Polsterschichten geknotet werden.

Zur Beförderung der Peristaltik und Urinentleerung wird schon am Tage der Operation Heißluft in Form des Lichtbogens (S. 250) stundenweise angewandt; Darmrohr, Glyzerinspritze seien erwähnt. Bei Meteorismus sind feucht abschließende Verbände um den ganzen Leib von guter Wirkung, die durch einige Tropfen Terpentin in den Verband erhöht wird (dazu Terpentineinläufe: $1/2$—1 l Wasser, 1 Teelöffel Terpentin, 1 Messerspitze Kochsalz). Der Wundverband muß dabei durch wasserdichten Stoff vor Durchfeuchtung bewahrt werden. Urinentleerung ist bei manchen Patienten erst nach Aufrichtung möglich, was bei guter aseptischer Naht unbedenklich ist.

Zum Aufstehen, das je nach Lage des Falls vom 2. bis 8. Tag an durchgeführt werden kann, muß der Leib exakt mit breiter Trikotschlauchbinde gewickelt werden (Abb. 78, S. 45), die noch einige Wochen weiter getragen wird. Nach sekundär geheilten Wunden Bandagen, jedoch stets ohne Pelotte!

Drainage und Tamponade nach Laparotomie bedeutet immer eine unerwünschte Komplikation, die die Gefahr der Darmlähmung in sich schließt und spätere Hernienbildung mit Sicherheit herbeiführt. Mit Recht wird daher, soweit irgend tunlich, neuerdings auch für die Gallensteinoperationen, der primäre völlige Verschluß der Bauchhöhle angestrebt. Für drainierte Laparotomien sind folgende Regeln zu geben:

Nach Gallensteinoperation: 1. Drainage des Cystikusstumpfs. Anschlingen des Drains an den Verschlußfaden des Stumpfs beliebt, aber nicht unerläßlich. Tampon meist unnötig. Entfernung nach 1—5 Tagen. 2. Drainage des Ductus hepaticus bzw. choledochus. Mit langem, federkiel- bis bleistiftstarkem Gummirohr so durchzuführen, daß normaler Abfluß der Galle in den Darm nicht behindert wird, z. B. durch T-Drain. Das Rohr wird in ein Standgefäß zwecks Heberwirkung geleitet oder mit dem S. 261, Abb. **291**, gezeigten Saugglas verbunden, das sich auch hier gut bewährt hat; Entfernung am 8.—14. Tag. 3. Drainage nach Cholecystotomie in ähnlicher Weise.

Pankreasfisteln werden ebenfalls erfolgreich mit dem eben erwähnten Saugapparat verbunden.

Nach Appendicitis gangraenosa, perforans, abscedens usw. ist Drainage oft unvermeidlich. Allmähliche Entfernung vom 3. Tag ab. Rektal eröffnete Douglasabszesse brauchen meist nicht drainiert zu werden.

Bei diffuser Peritonitis unterscheide Drains mit Gefälle (nach der seitlich-hinteren Bauchwand, der Scheide usw.) und Steigrohr (nach vorn), letztere werden in starrer Form (Glas, Metall) angewendet und mit aufsaugenden, oft zu wechselnden Tamponstreifen gefüllt. Tampons sonst unnötig. Im übrigen leisten feuchte Bauchverbände, Heißluftbehandlung Gutes.

**b) Künstliche Fisteln.** Bei Magen- und Jejunumfisteln, oft auch bei sonstigen Darmfisteln, wird ein Nélatonkatheter nach der Technik von Witzel oder Kader zwecks Kanalbildung in die Magen- bzw. Darmwand eingenäht und letztere mit Peritoneum umsäumt. Eine Naht befestigt das Rohr an Darm oder Haut, damit es nicht herausgeht. Verband um das Rohr mit durchlochten Mullkompressen und Pflaster. Nach ca. 7 Tagen hat sich der

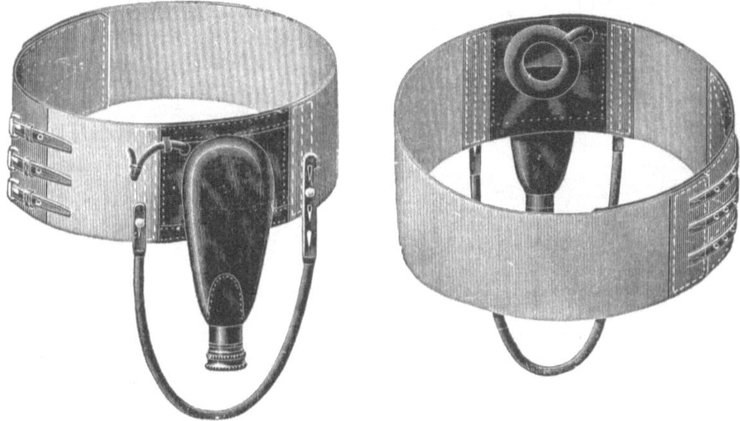

Abb. 297. Kotfänger für Anus praeternaturalis (Fa. Windler).

Kanal gebildet und Drainwechsel ist gefahrlos. Die Neigung zum Spontanverschluß ist bei solchen Kanälen groß; ist der Kanal zu weit geworden, so genügt oft Fortlassen des Drains über Nacht zur nötigen Verengerung. Umgebung muß durch Dermatolsalbe vor Mazeration geschützt werden.

Anus praeternaturalis wird in nicht dringenden Fällen erst 1 bis 3 Tage nach Operation durch Aufbrennen eröffnet. Ist sofortige Eröffnung notwendig, so wird ein gebogenes starkes Glasrohr nach Mixtor in den abführenden Schenkel eingebunden und mit ableitendem Schlauch versehen, die Wunde durch exakten abschließenden Verband mit Pflaster oder wasserdichten Stoff und Mastisol vor Kotbeschmutzung geschützt. Für später erhalten Patienten mit Anus praeternaturalis eine Bandage mit Kotfänger (Abb. 297).

**c) Bauchschüsse.** „Konservative" Behandlung ist durch Erfahrungen des Weltkrieges völlig in Mißkredit gekommen; sie ist nur da durchzuführen, wo Operation aus äußeren Gründen unmöglich oder durch schlechten Allgemeinzustand kontraindiziert ist. Strenge Bettruhe, Vermeidung von Transporten, Nahrungsenthaltung, rektale Flüssigkeitszufuhr, Opiate. Verbandtechnisch wurden komprimierende Verbände empfohlen (?). Verband nach Laparoto-

mie in sonst üblicher Weise. Ist Drainage nötig, wird am besten durch Gegenöffnung mit Gefälle drainiert und die Bauchwunde vernäht. Der Notverband
nach Bauchschuß steht besonderen Aufgaben gegenüber beim Darmvorfall.
Da eine Reposition ohne gleichzeitige Möglichkeit einer richtigen Laparotomie
unmöglich, bleibt meist nichts übrig, als den Vorfall mit sterilen Kompressen
zu bedecken, vor der Berührung mit der Bauchhaut zu schützen und mit gutem
Deckverband einzuschließen. Pressen und Unruhe des Patienten, welche den
Vorfall vergrößern, durch Morphium bekämpfen.

## V. Becken.

a) **Ein- und doppelseitige Bruchbänder** (Abb. 298 a und b) werden nach ärztlicher Vorschrift und Überwachung der Wirkung vom Bandagisten angefertigt;
improvisierte Bruchbandverbände haben heute kaum mehr Bedeutung. Nach
der Radikaloperation der **Leisten- und Schenkelhernien** genügt meist ein einfacher Mastisolverband. Der Hodensack muß stets unterstützt werden, hierzu
dient ein Suspensorium oder in den ersten Tagen ein zwischen die Schenkel

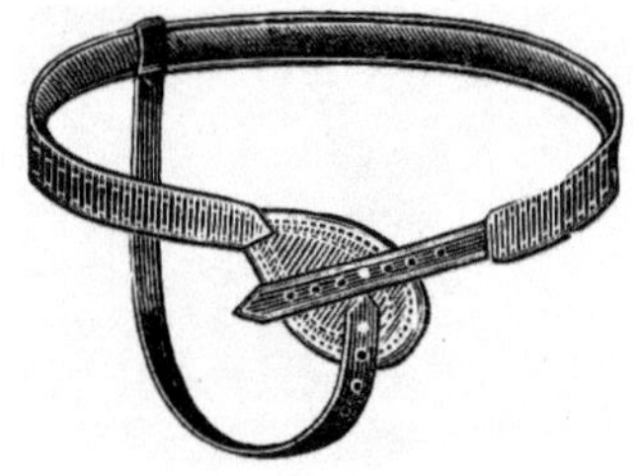
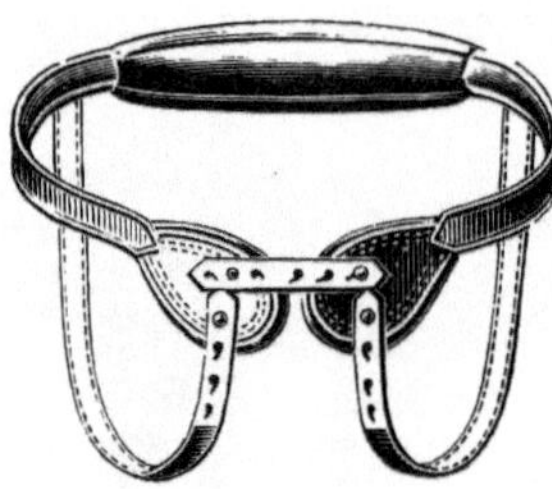

Abb. 298 a.　　　　　　　　　　　　Abb. 298 b.

Abb. 298 a einseitiges, Abb. 298 b doppelseitiges Leistenbruchband (Fa. Windler).

gelegtes Zellstoffkissen. Große Wickelverbände müssen das Skrotum mit einschließen (dreigliedriger Dammverband s. S. 47/48) und durch wasserdichten
Stoff in der Umgebung des Penis vor Durchnässung geschützt werden. Bei
Kindern sind sie ganz unzweckmäßig. Zur Vermeidung der Hämatome
kann in den ersten Stunden ein leichter und schlapp gefüllter Sandsack aufgelegt werden.

Payr empfiehlt einen Pflasterstreifen, welcher bei gebeugtem Bein spiralig um Schenkel-
innenseite und Bauch über den Bauchverband gelegt wird und sich beim Ausstrecken
des Beins anspannt.

Aufstehen des Patienten vom 2. bis 8. Tag ab mit Suspensorium und Trikot-
bindenwicklung des Leibes.

b) **Penis, Harnröhre, Blase.** Zur Befestigung des Dauerkatheters
wird empfohlen: Umschlingen des Katheters dicht vor der Eichel mit einem
starken Seidenfaden so fest, daß er nicht abgleitet, aber ohne das Lumen des
Katheters zu verengern, und Befestigung der Fadenenden zwischen Pflasterstreifen, die kreisförmig in Windungen um den Penis geklebt werden. Das untere
Ende des Katheters wird in eine zwischen den Schenkeln liegende Ente geleitet;
bei Cystitis ist ratsamer, eine sog. Wasserleitung anzulegen derart, daß der
Katheter mit einem Schlauch verbunden wird, der in ein tiefstehendes Gefäß
taucht und den Urin ständig abhebert. Steht der Patient auf, so wird der

Katheter abgeklemmt und nur zum Urinieren geöffnet. Alle Fälle mit Dauerkatheter müssen täglich 1—2mal Blasenspülung und Urotropin erhalten. Ein
Dauerkatheter darf nicht länger als 8 Tage liegen, da er sonst verkrustet.

Nach Blasenoperationen, besonders Prostatektomie, ist dauernde
Spülung nötig, um die Verstopfung des Katheters mit Gerinnseln zu verhüten.
Es wird außer dem Katheter ein zweites Rohr in die Blase geführt, bei der
suprapubischen Operation durch die Wunde oberhalb der Symphyse, bei der
perinealen Operation (Voelcker) von der Dammwunde aus, und nun abwechselnd
in beiden Richtungen Kochsalzlösung hindurchgespült oder durch Dauerirri-
gation durchgeleitet.

Nach Phimoseoperation (Circumcision) wird die Haut mit Katgut
genäht und der Verband in Gestalt eines Mullstreifens in die Fäden der Nähte
eingebunden (Bier). Es entsteht ein Kränzchen um die Eichel, das sich nach
8 Tagen im Bad von selbst abstößt.

**c) Damm.** Zur Befestigung der Wundverbände dienen die verschiedenen
Arten der T-Binde, dreigliedrige Verbände, sowie die Badehose.

**d) Anus und Mastdarm.** Nach Hämorrhoidenoperation wird ein sog.
Stopfrohr eingelegt, das ist ein mit einigen Lagen Mull umwickeltes und mit
Vaseline eingefettetes Gummidrain, das in den Mastdarm gesteckt und durch
eine Sicherheitsnadel und untergelegte gelochte Kompresse vor dem Hinein-
gleiten geschützt wird. Das Rohr bleibt 3—5 Tage liegen.

Ein Verband zur Retention des Prolapsus ani ist S. 123 beschrieben.

## VI. Kopf und Hals.

Den S. 48ff. gegebenen Regeln über die Verbandtechnik bei Kopf-, Gesicht-
und Halsverbänden ist nichts hinzuzufügen. Nur einige Spezialverbände seien
erwähnt.

a) Nach **Trepanationen,** Kopfschüssen usw. kann der Verband unter Umständen als gefensterter Dauerverband angelegt werden: die Wundgegend
wird freigelassen und durch einen Zellstoffkranz abgegrenzt (Krause). Der
Wundverband kann dann ohne jeden Druck über das Fenster angelegt werden.

b) Nach Zerstörung durch Alkoholinjektion oder operativer Entfernung
des **Ganglion Gasseri** ist zur Vermeidung des Ulcus corneae ein Verband für das
Auge nach folgenden Regeln anzulegen:

Mit einem Glasstab wird etwas $10^0/_0$ige Borvaseline (Vaselin. americ. puriss.) in das
Auge gebracht. Dann wird aus Filz ein rechteckiges Fenster geschnitten, das mit einem
passenden Uhrglas durch Heftpflaster verbunden wird (Abb. 299). Dieser Verband wird
mit Pflasterstreifen vollkommen dicht an den Rändern der Orbita befestigt. Täglicher
Verbandwechsel, Säuberung durch Kochsalzwaschung vom Sekret, Salbeneinstrich.
Nach 8 Tagen wird der Verband durch eine staubdicht schließende Automobilbrille (Abb. 300)
ersetzt, der Salbeneinstrich dauernd beibehalten. Später genügt eine gewöhnliche Schutzbrille.

c) Nach **Oberkieferresektion** wird der Defekt durch eine straffe Jodoform-
gazetamponade ausgefüllt, der Streifen wird zum Nasenloch herausgeleitet.
Später Ersatz durch zahnärztliche Prothese.

d) Nach **Hasenschartenoperationen** wird am besten kein Verband angelegt,
die Wunde mit Dermatol gepudert. Vor Entfernung der Nähte 1 tägiger Öl-
verband. Bei starker Spannung schmetterlingsförmiger Pflasterstreifen oder
Bleiplattenentspannungsnaht.

e) **Unterkiefer.** Frakturverbände s. S. 125ff. Auch bei temporärer Durchtrennung des Unterkiefers, z. B. bei Operation des Zungenkarzinoms, empfiehlt sich die Mitwirkung des Zahnarztes, um eine gute Vereinigung der Fragmente zu gewährleisten. Jede Unterkieferplastik und Resektion erfordert ebenfalls die Anfertigung zahnärztlicher Schienen bzw. Prothesen.

f) **Hals.** Verband und Pflege nach der Tracheotomie sind von größter Wichtigkeit zwecks Vermeidung von Dauerfisteln und Stenosen. Es seien hier die klassischen Vorschriften Glucks wiedergegeben: „Das Tracheostoma wird

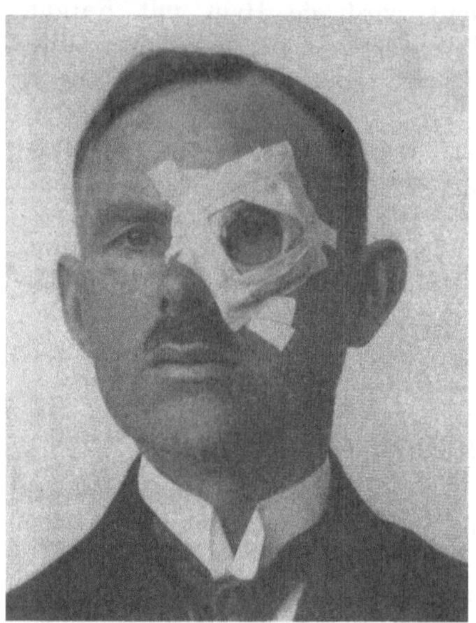

Abb. 299.

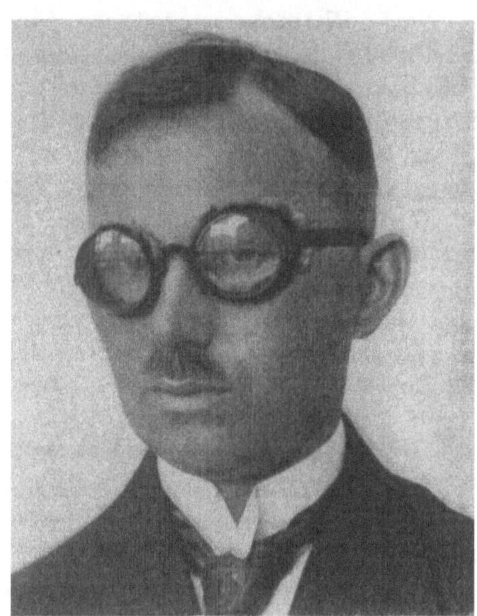

Abb. 300.

Abb. 299 Uhrglasverband, Abb. 300 Schutzbrille für das Auge nach Injektionsbehandlung oder operativer Entfernung des Ganglion Gasseri.

mit Borsalbe gut eingefettet. Je nach dem Alter kommt eine genügend weite Kanüle mit völlig glatten Rändern, gut eingefettet und vor allem gut gepolstert, mit Mullagen und exakt mit breitem Kanülenbande am Halse fixiert, in die Luftröhre. Zu jeder Kanüle gehören zwei gut eingearbeitete innere Kanülen, die fleißig gewechselt werden und mit sterilem Öl eingefettet dem Patienten zur Verfügung stehen. Bei Neigung zu Tracheitis und Borkenbildung wird fleißig inhaliert, z. B. mit doppeltkohlensaurem Natron, daneben Kodein oder Morphium gegeben, eventuell auch Kokain. Spirituöse Abreibungen des Rumpfes und methodische Lungengymnastik unterstützen die Behandlung. Auch in die Trachea selbst lassen wir tropfenweise steriles Öl einfließen oder nach Bedarf mit sterilem Tupfer einstreichen. — In ähnlicher Weise müssen Zähne, Zunge, Mandeln und Rachen in einem möglichst reizlosen Zustande erhalten werden. Verschlucken sich die Kranken, oder haben sie Schluckschmerzen, dann führen wir einen Dauerkatheter von der Nase ein und ernähren durch diesen so lange, bis der Schluckakt sicher und schmerzlos vor sich gehen kann.“

# Rezepte und Bezugsquellen.

**Zur Beachtung.** Bezugsquellen sind nur insoweit angegeben, als es sich um seltene, nur bei bestimmten Firmen erhältliche Mittel handelt. Zur Erleichterung des Gebrauches dieses Verzeichnisses ist hinter jedem Rezept usw. diejenige Seite des Textes angegeben, in der die Anwendung des Mittels beschrieben ist.

**Anästhesin,** schmerzlinderndes Wundpulver für Geschwüre.

    Rp.   Anaesthesin
          Sacch. lact. $\overline{aa}$ 5,0
    M. f. pulv.
    DS. Mittels Pulverbläsers einstäuben.

Vgl. S. 210, 227.

**Argyrol** (oder **Protargol**) in 20%iger Lösung zum Bepinseln der operierten Gaumenspalten.

**Borsalbe** für neutrale Salbenverbände.

      Ungt. acidi borici
      (Acid bor. 1. Vasel. alb. 9).

**Braunsche Schiene** (S. 114).

Bezugsquelle: Bernhardt Schädel, Leipzig, Georgiring.

**Carbolspülung** des Kniegelenks (Bier). Punktion des Hydrops genu unter Lokalanästhesie mit dickem Trokar. Entleerung des Exsudats. Spülung mit Borwasser, bis die Flüssigkeit klar abläuft. Sodann Durchspülen mit 3%iger Carbollösung, schließlich (bei Tbc.) Injektion von 10 ccm 10%igem Jodoformglyzerin.

Vgl. S. 253.

**„Chirosoter"** nach Klapp. Lösung verschiedener wachs- und balsamartiger Körper in Tetrachlorkohlenstoff. Dient als Hautlack zum Ersatz der Gummihandschuhe.

Vgl. S. 205.

Hergestellt von der Firma Krewel & Co., Köln.

**Dakinsche Lösung,** Wunddesinfiziens für Berieselung.

200,0 Chlorkalk werden gemischt mit 10 l Wasser und 140,0 Natriumkarbonat. Die Mischung wird geschüttelt und nach 30 Min.

filtriert. Man fügt Borsäure in Substanz hinzu, um die Lösung zu neutralisieren; im allgemeinen sind 25—40 g genügend (Phenolphthalein als Indikator.)

Vgl. S. 236.

Fertig lösliches Präparat: **Chloramin-Heyden** (nach Dobbertin).

**„Dermatolsalbe"** nach Lauenstein. Zum Schutz der Haut in der Umgebung von Wunden und Fisteln.

    Rp.   Bismut. subgallic. 4,0
          Zinc. oxyd.
          Amyl. $\overline{aa}$ 50,0
          Adip. lan. c. aqua 60,0
          Ol. lin. 36,0
      M. f. pasta.

Vgl. S. 225.

**Essigsaure Tonerde** (Liquor Alum. acetici). Selbst verdünnen: 1 : 10.

Lösliche neue Präparate: **Liquor Alsoli,** 50—100fach verdünnen. **Moronal.** Gibt mit Wasser schwach sauer reagierende haltbare Lösungen. 1—2%ig. Zu feuchten Verbänden. Vgl. S. 236.

**Extensionspflaster** nach Bardenheuer.

1. Für den Längszug:
   Collemplastrum Zinci (mit 20% Zinkoxyd) auf grauem Segeltuch (Helfenberg) 6 cm breit.
2. Für den Längszug bei Kindern:
   Leukoplast (Beiersdorf) 5 cm breit.
3. Für zirkuläre Touren:
   Perfor. mildes Kautschukheftpflaster (Helfenberg).
4. Für Querzüge:
   Graues Segeltuchheftpflaster.

Vgl. S. 177.

**Farblösung für Plattfußabdrücke** (Hoffa).

I. Auf den Fuß:

Rp. Ferri chlorati 90,0
   Glycerini 10,0
   Spir. ad 200,0.

II. Aufs Papier nach Abdrücken des Fußes:

Rp. Acid. tannici 10,0
   Alcoh. abs. ad 200,0.

Vgl. S. 165.

**Hackenbruchsche** Distraktionsklammer.

Vgl. S. 196.

Bezugsquelle: Veifa-Werke, Frankfurt a. M.

**Harzlösung** nach Heusner für Streckverbände.

Rp. Cerae flavae
   Res. damarae
   Colophon. āā 10,0
   Terebinth. 1,0
   Äther
   Spir.
   Ol. therebinth. aa 55,0.

Vgl. S. 177.

**Heftpflaster**: Leukoplast, Beiersdorf.

Bonnaplast:

Fa.: Vulnoplast, Fabrik Bonner Kautschukpflaster und chem.-pharm. Präparate. Bonn a. Rh.

**Ichthyolsalbe.**

Rp. Ichthyol 5,0—10,0
   Vasel. flav.
   Lanolin. āā ad 100,0
   M. f. ungt.

Anwendung s. S. 226.

**Jodbenzinersatz** (Heusner) zum Pinseln der Hände und Haut.

Rp. Jodi pur. 1,0
   Tetrachlormethan ad 1000,0.

Vgl. S. 205.

**Jodoformglycerin.**

Rp. Jodoform 1,0
   Glycerini
   ad 10,0
   MDS. Vor dem Gebrauche schütteln!
   Zur Injektion bei tuberkulösen
   Gelenken und Abszessen.

Vgl. S. 235.

Bereitung und Sterilisation:
   50 g Jodoform
   500 g Glycerin werden 1 Std. unter ständigem Schütteln gekocht und vor Gebrauch tüchtig geschüttelt.

**Jodoformknochenplombe.**

Rp. Jodoformii 60,0
   Ol. Sesami
   Cetacei āā 40,0
   Warm gemacht einfüllen.

Zur Füllung asept. Knochenhöhlen.

**Mastisol** (v. Oettingen).

Rp. Masticis 20,0
   Chloroform. 50,0
   Ol. lini gtt. XX.

Vgl. S. 69.

**„Nafalansalbe"** für Verbände beim Ulcus cruris.

Rp. Naphthalan 300,0
   Zinc. oxyd.
   Ad. suill. āā 100,0
   M. f. ungt.

Vgl. S. 260.

**Pellidolsalbe** 2%  zur Epithelisierung (= Scharlachsalbe).

Vgl. S. 226.

**Phenolkampfer** zur Gelenkbehandlung (Chlumsky, Payr).

Rp. Acid. carbol. liqu. 30,0
   Camphorae 60,0
   Alcohol. abs. 10,0.

Vgl. S. 253.

**Reh**sche Extensionszange.

Bezugsquelle: Stiefenhofer, München.

**Weiße Präzipitatsalbe.**

Rp. Hydrarg praecip. alb. 1,5
   Vasel. flav. ad 30,0
   M. f. ungt.

Vgl. S. 226.

**Sauggläser** nach Klapp.

Bezugsquelle: Windler, Berlin, Friedrichstr.

**Scharlachsalbe** (Schmieden) zur Epithelisierung.

Rp. Scharlach R. med. 8,0
   (= Amidoazotoluol)
   Ungt. Paraffin.
   Lanol. āā ad 100,0
   M. f. ungt.

Vgl. S. 226.

Bezugsquelle für Scharlachrot: Agfa, Treptow.

**Schränkeisen** (Abb. 124c, S. 93).

Bezugsquelle: Kaempf & Co., Halle a. S.

**Schwarze Salbe** nach von Langenbeck.

    Rp. Argent. nitr. 1
       Bals. peruv. 10
       Vaselini alb. 100
    M. f. ungt.

Vgl. S. 226.

**Stauungsbinde** nach Bier.

Bezugsquelle: Eschbaum, Bonn.

**Sublimatumschläge** (Lauenstein) bei Ulcus lueticum.

    Rp. Hydrarg. bichlor. 0,05
       Spir. vini 50,0
       Aq. dest. 100,0
    DS. Umschlag 3 mal tgl. wechseln.

Vgl. S. 256.

**Suspensionshalfter,** Fa. Windler, Berlin.

**Tanninlösungen** (Wederhake).

1. 5% ige wässerige Lösung von Acid. tann. für feuchte Verbände.
2. 10% ige alkoholische (90% ige) Tinktur zum Bepinseln der Hände sowie zur Hautdesinfektion und Trocknung der Wunden.
3. Tannin-Methylenblaulösung: 100 ccm der Tinktur zu 2) zu 20 ccm 20% iger wässeriger Methylenblaulösung zum Bepinseln septischer Wundumgebung.

**Vinum camphoratum** (Weißwein mit 2% Kampfer und etwas Gummischleim) bei Dekubitus.

Vgl. S. 226.

**Wismutpaste** nach Beck zur Ausheilung von Fisteln.

    Rp. Bismut. carb. 30,0
      · Vaselin. alb. 60,0
    M. f. l. a. pasta.

Vgl. S. 256.

Zur Spätbehandlung:

    Rp. Bismut. carb. 30,0
       Vaselin. alb. 60,0
       Paraff. moll. 5,0
       Cerae 5,0.

In flüssigem Zustande unter aseptischen Kautelen mittels Glasspritze unter mäßigem Druck in die Fistelgänge injizieren.

**„Zinkleimverband"** nach Unna.

    Rp. Zinc. oxydat. 15,0
       Glycerini 25,0
       Aq. dest. 45,0
       Gelat. alb. 15,0.

Anwendung: Auf die Haut Zinkleim, Binde, Zinkleim, Wattefusseln, Binde, Kleisterbinde.

Vgl. S. 260.

**Zinkpaste.**

    Rp. Acid. salicyl. 0,5
       Acid. boric. pulv. 5,0
       Zinc. oxyd. crud. 10,0
       Vaselin. flav. ad 50,0.

Anwendung vgl. S. 225.

**Zinkpuder.**

    Rp. Zinci oxyd. 1,0
       Talci 10,0.

Vgl. S. 226.

**Zinksalbe.**

    Rp. Zinci oxydat. crud. 5,0
       Vaselin. alb. ad 50,0

Anwendung vgl. S. 225.

**Zuckerbehandlung** bei schlecht granulierenden Wunden nach Schede.

    Rp. Naphthalin
       Sacch. alb. āā 50,0.
    MDS. Äußerlich zum Aufstreuen.

Vgl. S. 227.

# Literatur.

**Zur Beachtung.** Dieses Verzeichnis erhebt auf Vollständigkeit keinen Anspruch, es soll nur bringen: a) Die Lehrbücher und Monographien, welche sich mit den Stoffen dieses Buches befassen und b) die Zeitschriften-Literatur nur insoweit, als sie im Text mit Namen des Verfassers angezogen ist. Diejenigen Werke, in denen sich umfassende Literaturverzeichnisse befinden, sind mit Sternchen ausgezeichnet.

## I. Allgemeines und Deckverband.

### 1. Historische Literatur.

Sie findet sich erschöpfend bei Fischer (s. unter 2.) und in der Dissertation von Methner, Der chirurgische Verband in seiner geschichtlichen Entwicklung, Halle 1920.

### 2. Verbandlehren.

v. Esmarch, Handbuch der kriegschirurgischen Technik. I. Teil. Verbandlehre. Kiel, Lipsius & Tischer 1885.

*Fischer, Ernst, Handbuch der allgemeinen Verbandlehre. Deutsche Chirurgie. Bd. 21. 1884.

Hoffa-Grashey, Verbandlehre. 1. Aufl. 1896, 6. Aufl. München, J. F. Lehmann 1918.

v. Hofmeister, Verbandtechnik. 3. Aufl. Tübingen, Laupp 1919.

Klaußner, Verbandlehre. 4. Aufl. München, Rieger 1917.

van Eden, Verbandlehre. Jena, Fischer 1901.

Sonnenburg und Mühsam, Compendium der Verbandlehre. Berlin, Hirschwald 1910. 2. Aufl.

### 2. Andere einschlägige Lehrbücher.

Borchard und Schmieden, Lehrbuch der Kriegschirurgie. Leipzig, Barth 1917. 2. Aufl Die deutsche Chirurgie im Weltkriege. 1920.

Helferich, Atlas und Grundriß der traumatischen Frakturen und Luxationen. 9. Aufl. München, Lehmann 1914.

Lange und Spitzy, Chirurgie und Orthopädie im Kindesalter. Pfaundler-Schloßmanns Handbuch der Kinderheilkunde. Bd. 5. Leipzig, Vogel 1915. 2. Aufl.

Lejars, Dringliche Operationen. Übers. v. Stieda. 5. Aufl. Jena, Fischer 1914.

v. Saar, Ärztliche Behelfstechnik. Berlin, Verlag von Julius Springer 1918.

Zuppinger-Christen, Allgemeine Lehre von den Knochenbrüchen. Leipzig, Vogel 1913.

## II. Mechanischer Verband.

### 1. Monographien.

Bardenheuer und Graeßner, Die Technik der Extensionsverbände. 5. Aufl. Stuttgart, Enke 1918.

Gocht, Anleitung zur Anfertigung von Schienenverbänden. Stuttgart, Enke 1915.

Hackenbruch, Die Behandlung der Knochenbrüche mit Distraktionsklammern. Wiesbaden, J. F. Bergmann 1919.

Lewy, P. J., Die ärztliche Gipstechnik. Stuttgart, Ferdinand Enke 1912.

Peiser, Schienenverbände und ihre Technik. Berlin, Urban & Schwarzenberg 1916.

Port, Ärztliche Verbandkunst. Tübingen, Laupp 1917.

Steinmann, Die Nagelextension der Knochenbrüche. Neue Deutsche Chirurgie. Bd. 1. 1912.
— Lehrbuch der funktionellen Behandlung der Knochenbrüche und Schußverletzungen. Stuttgart, Enke 1919.
Williger und Schröder, Die zahnärztliche Hilfe im Felde. Berlin, Meußer 1915.

### 2. Zeitschriftenliteratur.

Ansinn, Kurt, Der Hebelstreckverband. Münch. med. Wochenschr. 1918. Nr. 4.
— Otto, Streckverband-Apparate mit passiven und automatischen Gelenkbewegungen. v. Bruns Beitr. z. klin. Chirurg. Bd. 97. Heft 5. 1915.
Böhler, Zur Errichtung von Spezialabteilungen für Knochenschußbrüche und Gelenkschüsse. Münch. med. Wochenschr. 1917. Nr. 51.
Barth, Eine zerlegbare Schiene für das Bein. Zentralbl. f. Chirurg. 1914. Nr. 3.
Bayer, C., Prag. Dorsale Fixation des Armes bei Schlüsselbeinbruch. Zentralbl. f. Chirurg. 1906. Nr. 37.
Couteaud, Traitement des fractures de la clavicule par la position. Rev. de chirurg. 29. année, 10. Zentralbl. f. Chirurg. 1910. S. 262.
Drüner, Die Behandlung von schwierigen Oberschenkelfrakturen in der Sitzlage, besonders mit Behelfen. Münch. med. Wochenschr. 1915. Nr. 24.
Franz, Eine Transportschiene für Hüftgelenksverletzungen und Oberschenkelfrakturen. Dtsch. med. Wochenschr. 1914. Nr. 27.
Feldmann, Stützverbände für die Extremitäten. Münch. med. Wochenschr. 1916. Nr. 10. S. 373.
Gruber (Kuhn), Die Leerschiene. Münch. med. Wochenschr. 1915. Nr. 36.
Härtel, Mechanik und Behandlung des typ. Schlüsselbeinbruchs. Arch. f. klin. Chirurg. 1921. Bier-Festschrift.
Herzberg, Fortschritte der Extensionsbehandlung in der Kriegschirurgie. Dtsch. Ztschr. f. Chirurg. Bd. 144. Heft 1/2. 1918.
Kuhn, Die Rabitzbrücke bei gefenstertem Gipsverband. Münch. med. Wochenschr. 1915. Nr. 22.
Klapp, Behandlung des Schlüsselbeinbruches mittels Hebelextension. Verhandl. D. G. f. Chirurgie. 1908. S. 295.
Loeffler, Ein Apparat zur Beseitigung hartnäckiger Knie- und Ellbogenkontrakturen. Münch. med. Wochenschr. 1916. Nr. 38.
— Ein neuer Apparat zur Behandlung der Fingerkontraktur. Münch. med. Wochenschr. 1916. Nr. 23.
Lüthi (Wildbolz), Eine neue Methode zur Behandlung der Claviculafraktur. Korrespbl. f. Schweiz. Ärzte 1916.
Lange, Fritz, Die Orthopädie im Kriege. Münch. med. Wochenschr. 1914. Nr. 33. S. 1826.
Loeffler, Eine neue, die Außenrotation ermöglichende Lagerungsschiene für die Behandlung hoher Oberschenkelfrakturen. Münch. med. Wochenschr. 1918. Nr. 48.
Reich, A., Tübingen, Ein neues Verfahren zur Behandlung der Schlüsselbeinbrüche. Zentralbl. f. Chirurg. 1914. Nr. 24. S. 1036.
Reh, Zur Extensionsbehandlung der Schußbrüche der unteren Gliedmaßen. Münch. med. Wochenschr. 1917. Nr. 28. S. 925.
Schwarz, Die direkte Klammerextension bei Knochenbrüchen. Bruns Beitr. z. klin. Chirurg. Bd. 97. Heft 4. 1915.

## III. Wundverband.

### 1. Monographien.

Bier, Hyperämie als Heilmittel. 1. Aufl. 1903, 6. Aufl. Leipzig, Vogel 1907.
*Brunner, Handbuch der Wundbehandlung. Neue Deutsche Chirurgie. Bd. 20. Stuttgart, Enke 1916.
*v. Gaza, Grdr. der Wundversorgung. Berlin, Verlag von Julius Springer 1921.
Neuber, Anleitung zur Technik der antiseptischen Wundbehandlung und des Dauerverbandes. Kiel, Lipsius & Tischer 1883.
Schimmelbusch, Anleitung zur aseptischen Wundbehandlung. Berlin 1892.
Joseph, Eugen, Lehrbuch der Hyperämiebehandlung. Leipzig, Klinkhardt 1911.

2. Zeitschriftenliteratur.

Bier, Regeneration und Narbenbildung in offenen Wunden, die Gewebslücken aufweisen. Berl. klin. Wochenschr. 1917. Nr. 9/10.

— Über die Behandlung von heißen Abszessen, infektionsverdächtigen und infizierten Wunden im allgemeinen und mit Morgenrothschen Chininderivaten im besonderen. Berl. klin. Wochenschr. 1917. Nr. 30.

Braun, Die offene Wundbehandlung. Bruns Beitr. z. klin. Chirurg. Bd. 98. Heft 1. 1915.

— Über offene Wundbehandlung und eine Behandlungsschiene für die untere Extremität. Münch. med. Wochenschr. 1916. Nr. 38.

— Weiteres zur offenen Wundbehandlung usw. Bruns Beitr. z. klin. Chirurg. Bd. 107. Heft 1. 1917.

Dobbertin, Chloramin-Heyden, ein physiologisches Antiseptikum. Münch. med.Wochenschr. 1921. Nr. 14. S. 428.

Härtel, F., Saugdrainage der Pleurahöhle. Berl. klin. Wochenschr. 1910. Nr. 25.

— Der luftabschließende Verband. Dtsch. med. Wochenschr. 1918. Nr. 15.

*Kaiser, F., Die Anwendung des Vuzins in der Friedenschirurgie. Dtsch. Ztschr. f. Chirurg. Bd. 149. Heft 5/6. S. 322. 1919.

Klapp, Die verstärkte Prophylaxe bei Kriegsverletzungen durch Tiefenantisepsis mit Morgenrothschen Chininderivaten. Dtsch. med. Wochenschr. 1917. Nr. 44.

Langenbeck, B., Das permanente warme Wasserbad zur Behandlung großer Wunden usw. Dtsch. Klinik. 1855. Nr. 37.

Morgenroth und Tugendreich, Die Desinfektionswirkung von Chinaalkaloiden auf Streptokokken. Berl. klin. Wochenschr. 1916. Nr. 29.

— und Bieling, Über experimentelle Chemotherapie der Gasbrandinfektion. Berl. klin. Wochenschr. 1917. Nr. 30.

Rosenstein, Die unblutige Bekämpfung eitriger Prozesse durch Morgenrothsche Chininderivate (Eukupin und Vuzin). Berl. klin. Wochenschr. 1918. Nr. 7. S. 158.

Schede, M., Über die Heilung von Wunden unter dem feuchten Blutschorf. v. Langenb. Arch. Bd. 34. Heft 2. 1886.

— F., Offene Behandlung eiternder Wunden. Münch. med. Wochenschr. 1914. Nr. 42. S. 2114.

*Schöne, Über antiseptische Wundbehandlung und der Einwirkung einiger Antiseptika auf die Gewebe. v. Langenb. Arch. Bd. 113. Heft 1/2. 1920.

Thies, Die Behandlung chirurgischer Infektionen mit rhythmischer Stauung. Münch. med. Wochenschr. 1916. Nr. 32.

— Die Behandlung der Gasphlegmone mit rhythmischer Stauung. Bruns Beitr. z. klin. Chirurg. Bd. 105. Heft 5. 1917.

Vogel, K., Zur Frage der Epithelisierung granulierender Hautdefekte. Münch. med. Wochenschr. 1914. Nr. 26.

Weiler, Eine Methode zur Dauerdrainage tiefer Wunden. Münch. med. Wochenschr. 1915. Nr. 8. S. 278.

# Sachregister.

Zur Beachtung: Ein Sternchen * hinter der Seitenzahl bedeutet, daß auf der betreffenden Seite sich eine Abbildung des Gegenstands befindet.